Heidelberger Taschenbücher Band 79

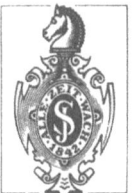

Elvin A. Kabat

Einführung in die Immunchemie und Immunologie

Übersetzt von
K. Jann und E. Rüde

Unter Mitarbeit von
M. Ferber, E. Günther, J. Knop, H. Wilhelms und J. Wrede

Mit 107 Abbildungen

Springer-Verlag Berlin · Heidelberg · New York 1971

Elvin A. Kabat
Departments of Microbiology and Neurology,
Columbia University and Neurological Institute,
Presbyterian Hospital, New York/USA

Dr. Erwin Rüde, Dr. Klaus Jann
Max-Planck-Institut für Immunbiologie,
7800 Freiburg-Zähringen

Titel der Originalausgabe
Structural Concepts in Immunology and Immunochemistry
Holt, Rinehart and Winston, Inc., New York
© 1968 by Holt, Rinehart and Winston, Inc.

ISBN-13: 978-3-540-05153-4   e-ISBN-13: 978-3-642-65069-7
DOI: 10.1007/978-3-642-65069-7

Das Werk ist urheberrechtlich geschützt. Die dadurch begründeten Rechte, insbesondere die der Übersetzung, des Nachdruckes, der Entnahme von Abbildungen, der Funksendung, der Wiedergabe auf photomechanischem oder ähnlichem Wege und der Speicherung in Datenverarbeitungsanlagen bleiben, auch bei nur auszugsweiser Verwertung, vorbehalten.
Bei Vervielfältigungen für gewerbliche Zwecke ist gemäß § 54 UrhG eine Vergütung an den Verlag zu zahlen, deren Höhe mit dem Verlag zu vereinbaren ist.
© by Springer-Verlag Berlin · Heidelberg 1971. Library of Congress Catalog Card Number 74-133372.

Die Wiedergabe von Gebrauchsnamen, Handelsnamen, Warenbezeichnungen usw. in diesem Werk berechtigt auch ohne besondere Kennzeichnung nicht zu der Annahme, daß solche Namen im Sinne der Warenzeichen- und Markenschutz-Gesetzgebung als frei zu betrachten wären und daher von jedermann benutzt werden dürften.
Herstellung: Konrad Triltsch, Graphischer Betrieb, 87 Würzburg

Inhaltsverzeichnis

1. **Was ist immunologische Spezifität? Komplementarität durch zwischenmolekulare Wechselwirkungen** ... 1
   Literatur ... 8

2. **Antigene** ... 9
   Proteine ... 9
   Polysaccharide ... 11
   Synthetische Polypeptide ... 16
   Nucleinsäuren ... 18
   Chemisch veränderte Antigene ... 19
   Nebenreaktionen ... 23
   Niedermolekulare Substanzen ... 23
   Literatur ... 25

3. **Die Reagentien der Immunologie — Nachweis der Antigen-Antikörperreaktion** ... 26
   Reaktion des Antigens mit dem Antikörper ... 29
   Gelpräcipitation ... 34
   Immunelektrophorese ... 39
   Nachweis löslicher Antigen-Antikörperkomplexe ... 41
   Antigen-Antikörperreaktionen mit mehr als zwei Komponenten. Hemmungsreaktionen ... 44
   Reaktionen unter Beteiligung von Komplement ... 45
   Lokalisierung von Antigen und Antikörper in Zellen und Geweben ... 48
   Literatur ... 51

4. **Genaue Messung der Antigen-Antikörperreaktion** ... 53
   Quantitative Präcipitationsreaktion ... 53
   Verwendung der quantitativen Präcipitationskurve zur Messung von Antigen in Lösungen ... 58
   Bestimmung des Gesamtantikörpergehalts in Antiseren ... 59
   Ausflockungskurven ... 59
   Quantitative Agglutininbestimmung ... 61
   Bestimmung des Antikörpergehalts mit Hilfe von Antigenen, die an unlösliche Träger gekuppelt sind ... 62
   Bestimmung der Antigen-Bindungskapazität ... 62
   Quantitative Komplementbindungsreaktion ... 63
   Literatur ... 65

5. **Genaue Messung der Hapten-Antikörper-Wechselwirkung** ... 66
   Gleichgewichtsdialyse ... 66
   Fluorescenzlöschung ... 71

Ultrazentrifugationsmessungen 74
Elektron-Spin-Resonanz (ESR) 76
Andere Methoden 77
Die Bedeutung thermodynamischer Größen für die Antigen-Antikörper-Wechselwirkung 79
Literatur 80

6. **Antigene Determinanten und die Größe des Bindungsbereiches am Antikörper** 82

Wie groß ist der Antikörperbindungsbereich? 82
Bindungsbereiche von Antikörpern gegen Proteinantigene 94
Wie klein kann der Antikörperbindungsbereich sein? 99
Welche Form kann der Antikörperbindungsbereich haben? . . . 103
Beteiligte Bindungsarten 105
Literatur 110

7. **Der Bindungsbereich am Antikörper als Hilfe bei der Strukturaufklärung antigener Determinanten** 112

Reinheitskriterien für Antigene 113
Identifizierung von Zuckerbausteinen in Polysaccharidantigenen durch Kreuzreaktionen 117
Verwendung der Hemmungsreaktionen bei der Strukturaufklärung antigener Determinanten 118
Antigene von Salmonella 119
Literatur 132

8. **Reinigung von Antikörpern** 133

Unlösliche Antigene als Absorbentien 136
Isolierung von Antikörpern mit verschiedener Bindungsaffinität gegenüber Antigenen oder mit verschieden großem Bindungsbereich 137
Eigenschaften von gereinigten Antikörpern und Immunglobulinen . 141
Literatur 141

9. **Heterogenität und Struktur der Immunglobuline und Antikörper** . 143

Antigene Unterschiede der Immunglobuline 143
Kettenstruktur der γG-Immunglobuline 151
Rekombination von γG-Immunglobulin aus den getrennten Ketten . 157
Antikörperaktivität der getrennten schweren und leichten Ketten . . 161
Durch enzymatische Spaltung erhaltene Bruchstücke von Antikörpern und von normalem γG-Immunglobulin 161
Die Beziehung zwischen γG-Immunglobulin des Menschen und γM- sowie γA-Immunglobulin 167
Antikörper in anderen Species 168
Antikörper des Pferdes 168
Meerschweinchen 170
Ratte 171
Maus 171
Struktur und Sequenz von Immunglobulinen 171
Die Methode des „Fingerprinting" 171
Sequenzen in γG-Immunglobulin-Ketten 174
C-terminale Bereiche der schweren Ketten 175
Die Sequenz des konstanten Bereiches von Bence-Jones-Proteinen des $\varkappa$-Typs 175

Die Sequenzen der N-terminalen Bereiche von leichten Ketten . . . 179
Sequenz des variablen Bereichs von Bence-Jones-Proteinen des ϰ- und λ-Typs 182
Folgerungen aus Sequenzstudien 187
Markierung des Bindungsbereiches von Antikörpern durch „Affinity-Labeling" 188
Aminosäurezusammensetzung gereinigter Antikörper 190
Antikörper-Haptenkomplexe im Elektronenmikroskop 191
Immunglobuline aus Sekreten 192
Biologische Aktivität von Antikörpern 196
Passage durch die Placenta 196
Literatur 197

10. Wo und wie werden Antikörper synthetisiert? 199

Dynamik der Antikörperbildung 202
Zur Antikörperbildung fähige Gewebe und Organe 203
An der Antikörperbildung beteiligte Zellen 205
Über die Fähigkeit einzelner Zellen zur Synthese von Immunglobulinen und Antikörpern 213
Molekulare Aspekte der Biosynthese von Immunglobulinen 217
Genetische Aspekte der Antikörperbildung 220
Einfluß verschiedener Faktoren auf die Antikörperbildung . . . 221
Thymus und Bursa fabricii 221
Röntgenstrahlung 224
Cortison 225
Rückkoppelungshemmung der Antikörperbildung 226
Literatur 227

11. Die Wechselwirkung von Antigen-Antikörperkomplexen mit Komplement und ihre Wirkung auf Zellen 230

Bactericide und bakteriolytische Wirkungen 242
Literatur 243

12. Auswirkungen der Antigen-Antikörperreaktion in vivo: Schutzwirkung 244

Literatur 249

13. Auswirkungen der Antigen-Antikörperreaktion in vivo: Allergie und Gewebsschädigung 251

Anaphylaxie 252
Aktive Anaphylaxie 252
Passive Anaphylaxie 255
Antikörperheterogenität und anaphylaktische Sensibilisierung . . . 258
Arthusreaktion 263
Serumkrankheit 265
Arzneimittelallergie 267
Überempfindlichkeit vom Spättyp (verzögerten Typ) 268
Gewebsschädigung 276
Literatur 282

14. **Immunologische Toleranz** 284
   Immunologische Grundlagen der Gewebstransplantation 284
   Immunologische Toleranz gegen Transplantate 286
   Graft versus host-Reaktion 290
   Einfluß verschiedener Faktoren auf die Toleranz gegen lebende Zellen 294
   Toleranz gegen nicht celluläre Antigene 296
   Immunologisches Enhancement 300
   Literatur 300

15. **Ausblick** 302
   Anwendungen auf andere Disziplinen 305
   Literatur 307

Sachverzeichnis 309

1. Was ist immunologische Spezifität? Komplementarität durch zwischenmolekulare Wechselwirkungen

Der Biosyntheseapparat der lebenden Zelle benützt bei seinen metabolischen Prozessen und zur eigenen Reproduktion in vielfacher Weise stoffliche Wechselbeziehungen, welche auf schwachen Bindungskräften beruhen. Diese — hydrophobe Bindung, Wasserstoffbrückenbindung, van der Waals-Kräfte und Ionen-Wechselwirkungen — kommen nur dann wirksam zum Zuge, wenn zwei reagierende Moleküle sich sehr dicht aneinander annähern können. Diese Annäherung kann in der Tat so dicht sein, daß aus dem einen Molekül herausragende Atome oder Atomgruppierungen in komplementär gebildete Höhlen oder Einbuchtungen des anderen Moleküls passen. Dieses Prinzip der Komplementarität — oft dem Schlüssel-Schloß-Verhältnis [1] verglichen — liegt so verschiedenen Phänomenen zugrunde wie der Kombination eines Enzyms mit seinem Substrat oder der Affinität bestimmter Proteine, wie z. B. Serumalbumin zu so verschiedenartigen Substanzen wie Farbstoffen oder Fettsäuren. Ferner gehorchen diesem Prinzip auch die enzymatische Reduplikation der Doppelspirale von Desoxyribonucleinsäure (DNS) durch Kopie der Einzelstränge, die Bildung von Messenger-Ribonucleinsäure (m-RNS) sowie die Bildung von Komplexen aus Messenger RNS oder Oligonucleotiden mit Ribosomen und Aminoacetyl-t-RNS.

Untersuchungen mit Hilfe der Röntgenbeugungsmethode haben gezeigt, daß durch das Molekül des aus Hühnereiweiß isolierten Enzyms Lysozym eine Kerbe verläuft. Diese nimmt das Substrat des Enzyms auf: Ein Polysaccharid, das aus sich wiederholenden Disaccharideinheiten aufgebaut ist. Eine Disaccharideinheit besteht aus N-Acetylglucosamin- und daran β(1 : 4)-gebundener N-Acetyl-muraminsäure, einem an C-Atom 3 durch Milchsäure ätherartig substituierten N-Acetyl-D-glucosamin. Sechs Zuckerringe des (Polysaccharid-) Substrates passen in die Kerbe des Enzymmoleküls. Sowohl das Methyl-β-D-glycosid von N-Acetylglucosamin als auch ein β(1 : 4)-verknüpftes Dimeres (Chitobiose) und ein gleichartig verknüpftes Trimeres (Chito-

---

[1] Diese Analogie für die Wechselbeziehungen zwischen Enzym und Substrat wurde durch Emil Fischer eingeführt und von Paul Ehrlich erstmalig für Antigen-Antikörper-Wechselbeziehungen angewendet.

triose) des N-Acetyl-D-glucosamins werden ebenfalls an das Enzym gebunden. Sie alle nehmen ganz bestimmte Positionen in der Kerbe ein. Dabei ist das Einpassen eines jeden Atoms jeder Zuckereinheit

genauestens abgestimmt auf die Lage der komplementären Atomgruppierungen im Enzym. Das Trisaccharid (Chitotriose) füllt die obere Hälfte der Kerbe aus und wird sowohl durch Wasserstoffbrückenbindungen als auch durch hydrophobe Wechselwirkungen in seiner Lage gehalten. Die Kerbe selbst scheint ihre Form durch Kontakt mit dem Substrat geringfügig zu verändern, um so bessere Komplementarität zu gewährleisten.

Komplementarität trägt auch zur Grundlage immunologischer Reaktionen bei. Darunter versteht man im Laufe der Evolution von Vertebraten entwickelte Reaktionen, welche dem Organismus dazu verhelfen, Erreger von Infektionskrankheiten — Bakterien, Viren und andere Parasiten — unschädlich zu machen. Diese Reaktionen führen oft zu Resistenz oder Immunität gegenüber dem infizierenden Agens. Diese Resistenz beruht im allgemeinen auf der Bildung bestimmter Serumproteine, die als *Antikörper* bezeichnet werden. Antikörpermoleküle haben auf ihrer Oberfläche kleine Bereiche, welche chemischen Partialstrukturen an bestimmten Protein- oder Polysaccharidkomponenten *(Antigene)* des infizierenden Agens komplementär sind. Jedes Antikörpermolekül hat mindestens 2 derartige Komplementärbereiche *(Bindungsbereiche)*. Bei manchen Antikörpertypen gibt es sogar 5 solcher Bereiche. Diese reagieren mit den ihnen komplementären Gruppen am Antigen *(determinante Gruppe)*, wobei mehrere Moleküle des multivalenten Antigens zu einem dreidimensionalen Netzwerk verknüpft werden. Das Einpassen der determinanten Gruppe des Antigens in den Bindungsbereich des Antikörpers ist vermutlich von der gleichen Art wie dasjenige der $\beta(1:4)$-verknüpften

N-Acetyl-D-glucosaminoligosaccharide in das Enzym Lysozym. Findet eine derartige Reaktion zwischen einem aus Bakterien extrahierten, löslichen Makromolekül und dem im Serum immunisierter oder rekonvaleszenter Tiere *(Antiserum)* vorhandenen Antikörpern *in vitro* statt, so bildet sich im allgemeinen ein Präcipitat *(Präcipitationsreaktion)*. Ein Antikörpermolekül kann aber auch zwei Bakterien (oder Viren) durch Reaktion mit Antigenen auf deren Oberfläche verknüpfen. Viele Antikörpermoleküle bewirken dann die Verklumpung einer größeren Zahl von Bakterien *(Agglutination)* (Abb. 1.1). Durch Zugabe kleiner, zur Agglutination nicht ausreichender Mengen von Antikörpern können die Geißeln beweglicher Mikroorganismen (z. B. Bakterien, Protozoen) verklebt werden, was zur *Immobilisierung* führt (Abb. 1.2 und 1.3). Die Bindung von spezifischen Antikörpern an Proteine wie Diphtherietoxin kann zur *Neutralisation* der toxischen Wirkung auf Zellen führen. Die Infektiosität von Viren kann ebenfalls durch spezifische Antikörper neutralisiert werden. Antikörper gehören zur Klasse der *Immunglobuline:* jedoch sind nicht alle Immunglobuline auch Antikörper (s. Kapitel 3 und 9).

Da die Entwicklung der Immunologie und Immunchemie gegen Ende des 19. Jahrhunderts begann, die moderne Biochemie und Molekularbiologie aber erst um die Mitte des 20. Jahrhunderts entstanden, hatten zu diesem Zeitpunkt Immunologen und Immunchemiker bereits ihre eigene Terminologie entwickelt. Das führte dazu, daß die Immunologie lange ein schwer zugänglicher Bereich war und immunologische Techniken und Betrachtungsweisen nur zögernd in der Biochemie Beachtung fanden. Erst die moderne Immunchemie überbrückt diese Kluft.

Antigen-Antikörperreaktionen haben ausgeprägte Spezifität. Diese wurde erstmalig erkannt, als man fand, daß Genesung von einer Krankheit wie z. B. Pocken mit einer lange dauernden Immunität verbunden war. Diese Immunität schützt aber nicht vor einer anderen Infektionskrankheit, wie z. B. Masern. Auf molekularer Ebene heißt dies, daß der Bindungsbereich des Antikörpers gegen das Protein-Antigen des Pockenvirus den determinanten Gruppen des Antigens aus Masernvirus in keiner Weise komplementär ist. Wie wir später sehen werden, kann Strukturähnlichkeit zweier verschiedener Antigene zu mehr oder weniger gutem Einpassen des einen Antigens in den Bindungsbereich einiger gegen das andere Antigen gerichteter Antikörpermoleküle führen. Dies führt zu den sogenannten *Kreuzreaktionen*. So wird z. B. nur eine beschränkte Menge der gegen ein bestimmtes Antigen gebildeten Antikörpermoleküle mit einem anderen, strukturverwandten Antigen präcipitieren. Kreuzreaktionen sind von besonderer Bedeutung für das Verständnis der Komplementarität oder der Spezifität von Antigen-Antikörperreaktionen überhaupt.

Die ersten Untersuchungen der Antigen-Antikörperreaktion wurden im allgemeinen mit sehr komplexen Antigenen — wie z. B. mit Mikro-

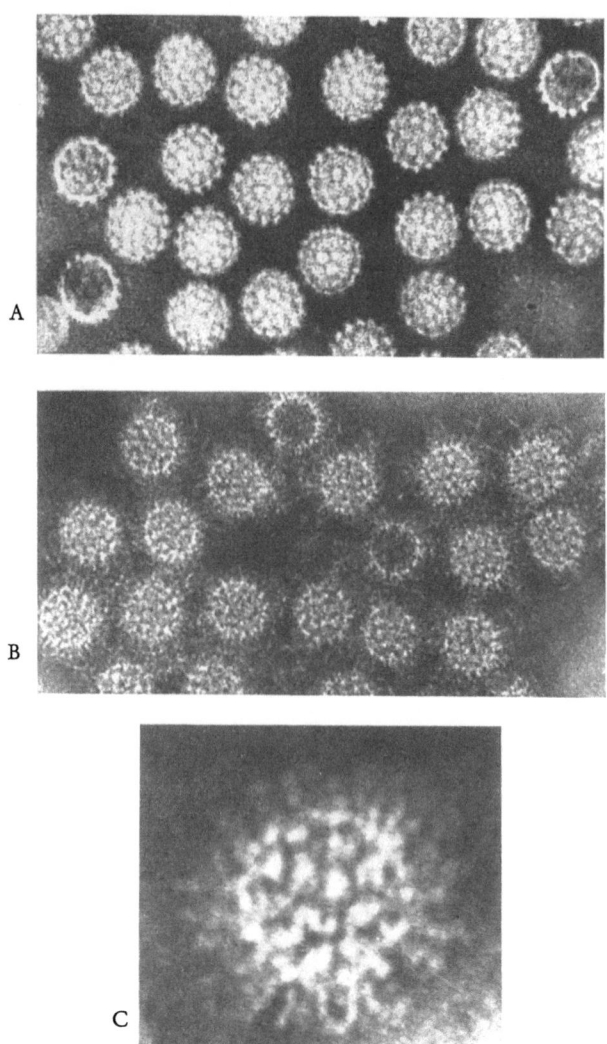

Abb. 1.1. *A* Elektronenmikroskopische Aufnahme negativ kontrastierter Warzenviren bei 178 500facher Vergrößerung. Die Feinstruktur des Virus ist deutlich zu erkennen. *B* Warzenvirus in Gegenwart von Antikörper bei 178 500facher Vergrößerung. Die Virenfeinstruktur ist wegen einer Lage von Antikörper um die Viren herum nur undeutlich erkennbar. *C* Mit beiden Bindungsbereichen an das gleiche Virusteilchen fixiertes Antikörpermolekül, dargestellt mit 1 200 000facher Vergrößerung. (Aus Almeida, J., Cinader, B., Howatson, A.: J. exp. Med. **118**, 327 [1963]. Die von einem Halbtondruck hergestellte Kopie zeigt weniger Details als das Original und repräsentiert damit nicht dessen Qualität. Mit Genehmigung der Rockefeller University Press)

organismen — durchgeführt. Es stellte sich bald heraus, daß die krankheitserregenden Eigenschaften eines Agens für dessen Antigenität völlig unwichtig sind. Außerdem fand man, daß eine Mischung von Proteinantigenen, wie z. B. artfremdes Serum, nach Injektion die Bildung von

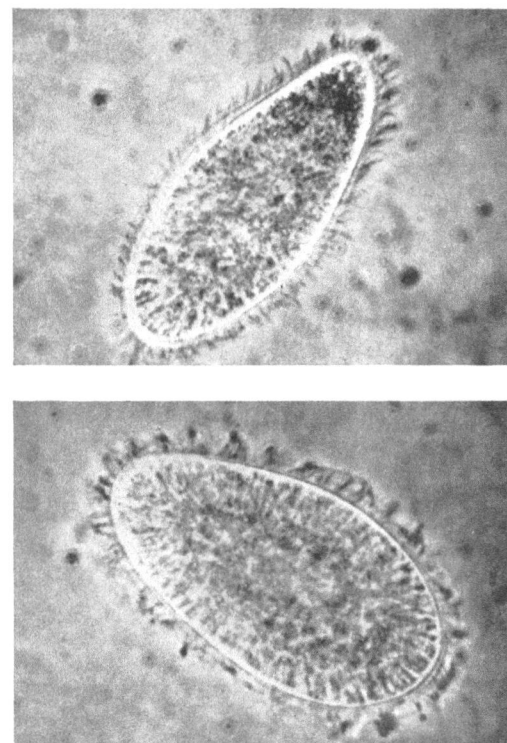

Abb. 1.2. *A* Normale Parameciumzelle bei 375facher Vergrößerung. *B* Durch Antikörper immobilisierte Parameciumzelle bei 375facher Vergrößerung; man beachte das Verklumpen der Cilien. Beide Präparate wurden mit Osmiumsäure fixiert und im Phasenkontrastmikroskop photographiert. (Aus Beale, G. H., Kacser, H.: J. gen. Microbiol. **17**, 68 [1957])

Antikörpern gegen die einzelnen Komponenten der Mischung bewirkt. Jedes Antigen präcipitiert dann nur mit seinem eigenen Antikörper. In gleicher Weise sind Erythrocyten, Leukocyten, Gewebeextrakte, Milch und Hühnereiweiß antigen. In allen Fällen werden spezifische Antikörper gebildet, die mit den entsprechenden Antigenen reagieren.

Erst mit der Entwicklung der modernen Proteinchemie erkannten die Immunologen die Bedeutung, welche in der Verwendung einzelner gereinigter Proteine als Antigene lag. Dadurch wurde die Komplexizität der untersuchten Systeme wesentlich reduziert. In dieser Zeit wurden die physikalischen Standardmethoden zur Auftrennung von

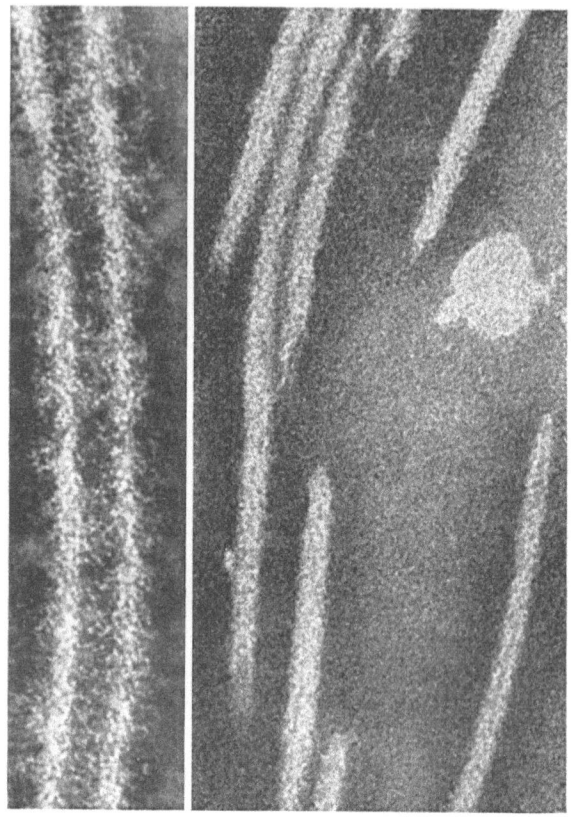

Abb. 1.3. Links: Zwei durch Antikörpermoleküle zusammengehaltene Geißeln ergeben einen „Strickleitereffekt", Aufnahme bei 60 000facher Vergrößerung. Rechts: Kontrolle mit Geißeln ohne Antikörper bei 60 000facher Vergrößerung. Die Geißeln stammen von *Salmonella enteritidis*. Es wurde Kaninchen-γG-Antikörper gegen *Salmonella enteritidis* verwendet. (Die Aufnahmen wurden freundlicherweise von Dr. K. E. Gillert, Robert-Koch-Institut Berlin, zur Verfügung gestellt)

Proteinmischungen — wie z. B. Ultrazentrifugation, Elektrophorese und Löslichkeitsmessung eingeführt. Es wurden eine Reihe immunologischer Methoden entwickelt, mit deren Hilfe Verunreinigungen eines Präparates nicht nur nachgewiesen, sondern auch quantitativ (bis zu etwa 1% und weniger) erfaßt werden können.

Nur durch die große Spezifität immunologischer Reaktionen werden Nachweis und Bestimmung antigener Verunreinigung überhaupt ermöglicht. Sogar mehrfach umkristallisiertes menschliches Serumalbumin wird geringe Mengen anderer Proteine enthalten, welche in dem Serum enthalten waren, aus dem das Albumin gewonnen wurde. Eine häufig vorhandene Verunreinigung ist Serum-Gamma-Globulin. Beide Proteine sind als Antigene völlig verschieden, denn Antikörper, die gegen das eine gerichtet sind, reagieren nicht mit dem anderen. So zeigen z. B. die Bindungsbereiche der gegen menschliches Serumalbumin gerichteten Antikörper keine Komplementarität zu den determinanten Gruppen des menschlichen Gamma-Globulins (und umgekehrt). Daher wird menschliches Albumin, wenn es frei von γ-Globulin ist, nicht mit Antikörper gegen Gamma-Globulin reagieren. Enthält jedoch das Albumin Spuren von Gamma-Globulin als Verunreinigung, dann werden die Gamma-Globulin-Moleküle mit dem entsprechenden Anti-Gamma-Globulin-Antikörper reagieren. Natürlich sind die experimentellen Bedingungen bei der Untersuchung auf antigene Verunreinigung von größter Bedeutung. Sie sollen später beschrieben werden. Sogar die Reaktion eines höchst gereinigten Antigens mit den dagegen gebildeten Antikörpern ist äußerst komplex. Jedes Antigenmolekül, wie z. B. das menschliche Serumalbumin, enthält verschiedene antigene Determinanten; ihre genaue Zahl ist unbekannt. Wird menschliches Serumalbumin in eine Gruppe von Kaninchen injiziert, um die Bildung von Antikörpern zu bewirken, so kann jedes Kaninchen Antikörper gegen nur einige oder gegen alle determinanten Gruppen des Albuminmoleküls bilden. Das Mengenverhältnis der Antikörper gegen eine bestimmte Determinante zu allen Antikörpern kann von einem Kaninchen zum anderen variieren. Bei fortgesetzter Immunisierung kann es sich sogar in ein und demselben Kaninchen verändern. Gelegentlich kann es geschehen, daß ein Kaninchen nicht in der Lage ist, gegen eine oder mehrere Determinanten Antikörper zu bilden. Die in einem Serum enthaltenen Antikörpermoleküle unterscheiden sich also durch die Beschaffenheit ihrer Bindungsbereiche; diese sind gegen verschiedene Determinanten (des gleichen Antigens) gerichtet. Dies ist eine der vielen Manifestationen der Antikörper-*Heterogenität*. Das ungeheure Ausmaß der Heterogenität unterscheidet Antikörper (Immunglobuline) von allen anderen Proteinen. Wir werden bald sehen, daß im Hinblick auf den Bindungsbereich nicht einmal die gegen eine einzige antigene Determinante gerichteten Antikörpermoleküle einheitlich sind, sondern daß einige Bindungsbereiche nur einem Teil der Determinante komplementär sind, die Bindungsbereiche anderer Antikörpermoleküle hingegen der gesamten Determinanten. Die Heterogenität der Antikörper betrifft nicht nur die Bindungsbereiche. Es gibt viele Parameter, mit Hilfe derer man Unterschiede zwischen Immunglobulinen gefunden hat, ja sogar in Fällen, in denen Antikörpereigenschaften solcher Moleküle nicht bekannt sind. Ernstzunehmende Hypothesen zum Mechanismus der Antikörperbildung auf cellulärer oder molekularer Ebene müssen eine vernünftige Erklärung für diese Heterogenität bieten können.

Die spezifische Reaktion zwischen Antigen und Antikörper kann für ein Individuum große Konsequenzen haben. Antikörper können für den Organismus von Vorteil sein z. B. durch direktes Neutralisieren der Infektiosität von Viren oder Unschädlichmachen von bakteriellen Giftstoffen und Schlangengiften. Das Auflagern von Antikörpern auf Mikroorganismen kann deren Phagocytose durch weiße Blutkörperchen und Gewebephagocyten und damit ihre Zerstörung fördern und so zur Infektabwehr beitragen. Antigen-Antikörperreaktionen sind nicht immer vorteilhaft — ja, sie sind die Basis vieler allergischer und zellzerstörender Reaktionen. Sie können die Freisetzung pharmakologisch aktiver Substanzen wie Histamin und anderer Stoffe verursachen, die bei Allergien (z. B. Heuschnupfen) eine Rolle spielen. Antigen-Antikörperkomplexe können Zellen zerstören. Das kann unter der Mitwirkung von Serumfaktoren geschehen, welche man als *Komplement* bezeichnet. Die Mechanismen dieser und anderer biologischer Auswirkungen der Antigen-Antikörperreaktion werden in späteren Kapiteln behandelt.

Literatur

Davis, B. D., Dulbecco, R., Eisen, H. N., Ginsburg, H. S., Wood, W. B., Jr.: Microbiology. New York: Hoeber Medical Division, Harper and Row Publishers 1967. *Eine ausgezeichnete Quelle für Informationen medizinischer Aspekte der Mikrobiologie und Immunologie.*

Humphrey, J. H., White, R. C.: Immunology for students of medicine. Philadelphia (Pa.): F. A. Davis Company 1963. *Gibt die medizinischen Aspekte der Immunologie.*

Kabat, E. A.: Kabat and Mayer's experimental immunochemistry. 2d ed. Chapter 1. Springfield (Ill.): Charles C Thomas Publ. 1961. *Hier finden sich weitere Definitionen und eine Diskussion anderer immunologischer Reaktionen.*

Karush, F.: Immunological specificity and molecular structure. Advanc. Immunol. 2, 1, 1962. New York: Academic Press. *Zur Bedeutung hydrophober Bindungen bei Antigen-Antikörper-Wechselwirkungen.*

Loewy, A. G., Siekevitz, P.: Cell structure and function. New York: Holt, Rinehart and Winston Inc. 1963. *Kapitel 8 gibt eine Übersicht über die Struktur von Proteinen und ihre Aufklärung; in Kapitel 9 werden Enzym-Substratbeziehungen beschrieben.*

Phillips, D. C.: Three-dimensional structure of an enzyme molecule. Scientific American 215, 78 (1966).

Watson, J. D.: The molecular biology of the gene. New York: W. A. Benjamin Inc. 1965. *In Kapitel 4 findet sich eine gute Diskussion über schwache Wechselwirkungen.*

2. Antigene

Im folgenden soll die Frage erörtert werden, welche Substanzen antigen sind, d. h. die Bildung von Antikörpern in Tieren auslösen und dann mit diesen Antikörpern reagieren. Unsere Vorstellungen auf diesem Gebiet haben sich rasch geändert aufgrund folgender Tatsachen: 1. Möglichkeit, immer kleinere Antikörpermengen nachzuweisen, 2. Studien mit synthetischen Polypeptiden, in denen die Aminosäurezusammensetzung geändert werden kann, 3. Zugabe verschiedener Hilfssubstanzen, sog. *Adjuvantien*, die zu erhöhter Antikörperbildung führt und 4. Nachweis von Antikörpern, die mit Antigen nicht präcipitieren.

In herkömmlicher Weise wurde ein überwältigend großer Anteil immunologischer Information erhalten durch: 1. Untersuchungen mit Kaninchen als Versuchstiere, 2. die Notwendigkeit breitangelegter Immunisierung von Menschen zum Schutz vor Seuchen und 3. klinische Beobachtungen an Patienten, bei denen die Bildung von Antikörpern als natürliche Reaktion abläuft. Immer wenn Antikörper sich therapeutisch nützlich erwiesen, hat man Pferde für die Antikörperproduktion verwendet. Das war der Fall für die Gewinnung von Antikörpern gegen Diphtherie- und Tetanus-Toxine (Antitoxine) sowie Antiseren gegen Mikroorganismen wie Pneumokokken und Meningokokken. Seit einiger Zeit werden häufig auch andere Tiere — vor allem Mäuse, Ratten, Meerschweinchen, Hühner, Ziegen, Schweine, Schafe — verwendet.

Proteine

In früheren Versuchen wurde empirisch gefunden, daß Proteine gute Antigene darstellen, wenn sie in eine andere Tierart injiziert werden als in diejenige, von der sie stammen. So führte die Injektion von Serumproteinen aus Kaninchen in Kaninchen selbst nicht zur Antikörperbildung, wenn diese Proteine während der Reinigung nicht verändert oder denaturiert wurden. Serumproteine anderer Species — z. B. Mensch, Maus etc. — bewirken leicht Antikörperbildung in Kaninchen. Zu Beginn dieses Jahrhunderts konnte sogar gezeigt werden, daß Kaninchen-Serumalbumin in so nahe verwandten Species wie Hasen Antikörperproduktion anregt (und umgekehrt). Die Herstellung von Antikörpern gegen Protein-Antigene aus so weit voneinander entfernten Quellen wie Bakterien, Viren, sowie Ei-, Milch- und Pflanzenproteinen bereitete keine Schwierigkeiten. In den meisten Fällen genügte es, die Tiere mit einer Lösung des Antigens zu immunisieren (ein Tier, das Injektionen eines Antigens erhält, wird immunisiert). Besser ist es, das Antigen an Aluminiumhydroxyd-Gel zu adsorbieren. Es hat sich nämlich gezeigt, daß die Verwendung partikulärer Antigene zu besserer Antikörperantwort im Tier führt. Man nahm allgemein an, diese Versuche würden zeigen, daß „Fremdartigkeit" die Voraussetzung zur Antigenität einer Substanz sei. Das bedeutet, daß das antikörperbildende System seine eigenen Proteine nicht als fremdartig erkennt und deshalb nicht mit ihnen reagiert. Diese Vorstellung war nicht mehr streng gültig, als man fand, daß gewisse Gewebeextrakte aus Gehirn, Niere, Hoden und dem Glaskörper des Auges im gleichen Tier, aus dem sie stammten, antigen waren. Der Begriff „Fremdartigkeit" mußte also eingeschränkt werden, in „der Zirkulation fremd" oder „den antikörperbildenden Zellen fremd". Sogar diese Beschränkung blieb nicht ausnahmslos gültig, als Krankheiten bekannt wurden, während derer sich Autoantikörper bildeten. Eine dieser Krankheiten, hämolytische Anämie, kann dadurch verursacht werden, daß eine Person Autoantikörper gegen ihre eigenen roten Blutzellen bildet. Eine andere, *Hashimoto thyroiditis*, hängt zusammen mit Autoantikörpern gegen Schilddrüsenproteine des erkrankten Individuums. Sie wurde experimentell in Kaninchen dadurch hervorgerufen, daß man den Tieren einen Teil ihrer eigenen vorher operativ entfernten Schilddrüsen injizierte (dazu bedarf es bestimmter Adjuvantien, wie das in Kapitel 3 erörtert wird). Die Vorstellung der Erkennung von „Selbst und Nicht-selbst" ist also komplex und wichtig für die Immunologie. Sie wird uns bei späteren Betrachtungen von Antikörperbildung und immunologischer Toleranz wieder beschäftigen.

Bei allen Tierspecies gibt es eine Klasse von Antigenen, welche man als *Isoantigene* bezeichnet. Bei manchen Vertretern einer Species sind sie vorhanden, bei anderen nicht. Sie werden entsprechend den Mendelschen Gesetzen vererbt. Die wichtigsten Gruppen der Isoantigene sind die wohlbekannten Blutgruppensubstanzen, wie A-, B- und Rh (D) [1]-Antigene, welche die Blutgruppe eines Individuums bestimmen. Antikörper gegen ein Isoantigen werden gebildet, wenn letzteres einem Vertreter der gleichen Species injiziert wird, dem dieses Isoantigen fehlt. Im Falle der Blutgruppen A- und B-Substanzen sind Anti-A und Anti-B normalerweise im Serum eines Individuums vorhanden, dem das entsprechende Antigen fehlt. Das rührt vermutlich daher, daß A- und B-Substanzen in verschiedenen tierischen und pflanzlichen Geweben sowie in Bakterien so weitverbreitet sind, daß früher Kontakt mit diesen Substanzen zu einem antigenen Stimulus führte. So enthalten Individuen der Blutgruppen 0 oder B normalerweise Anti-A in ihrem Serum und die Injektion von A-Substanz in solche Personen wird zu einem Anstieg des Anti-A-Spiegels führen. Natürlich vorkommende Anti-Rh-Antikörper sind sehr selten, aber die Injektion D-positiver Erythrocyten in D-negative (Rh-negative) Individuen kann zur Bil-

---

[1] Das D-Antigen ist das wichtigste der Rh-Antigene, denn es ist verantwortlich für die meisten Fälle von Isoimmunisierung.

dung von Anti-D-Antikörpern führen. Eine solche Isoimmunisierung kann auf natürliche Weise während der Schwangerschaft eintreten, wenn eine D-negative Mutter einen D-positiven Fetus trägt, welcher das D-Antigen vom Vater geerbt hat. Die Mutter kann dann durch Fetalerythrocyten immunisiert werden, die in ihren Kreislauf geraten. Die in der Mutter gebildeten Antikörper können durch die Placenta in die Fetalzirkulation geraten und dort die Erythrocyten schädigen. Dies führt zu einer als *Erythroblastosis fetalis* bezeichneten Krankheit.

Eine andere sehr wichtige Art von isoantigenen Verschiedenheiten findet sich bei den γ-Globulinen verschiedener Species. Sie werden gewöhnlich als *Allotypen* bezeichnet. Beim Menschen gibt es zwei, als Gm- und Inv-Faktoren bekannt. Dabei spielen geringfügige Verschiedenheiten in der Aminosäuresequenz der γ-Globulin-Ketten eine Rolle. In einem Fall bewirkt der Austausch nur einer einzigen Aminosäure (vgl. Kapitel 9) einen isoantigenen Unterschied. Derartige Unterschiede werden häufig bei Injektion von γ-Globulin mit einer allotypischen oder isoantigenen Determinante in ein Tier, dem diese fehlt, daran erkannt, daß spezifische Antikörper gegen die Determinante gebildet werden. Einige allotypische Antiseren können auch durch Injektion in heterologe Species erhalten werden. Einige Humanseren von normalen Individuen oder von Patienten mit rheumatischer Arthritis können ebenfalls gegen Gm- oder Inv-Determinanten gerichtete Antikörper enthalten.

Polysaccharide

Eine weitere Klasse von Substanzen, deren Antigenität sich leicht nachweisen ließ, sind die Polysaccharide. Sie erwiesen sich bei immunchemischen Studien als äußerst nützlich, weil sie zwar komplex sind, aber dennoch relativ einfach gebaute Antigene darstellen. Viele Aspekte der Feinstruktur von antigenen Determinanten und der Bindungsbereiche am Antikörper wurden anhand von Polysaccharid-Antigenen erarbeitet. Diese Polysaccharid-Antigene haben die ungewöhnliche Eigenschaft, nur in bestimmten Species immunogen zu sein, in anderen hingegen nicht. So reagieren Kaninchen und Meerschweinchen überhaupt nicht auf Injektion mit gereinigten Polysacchariden, obwohl beide gegen Proteine sehr gut Antikörper bilden. Mensch und Maus hingegen bilden gut Antikörper gegen Polysaccharide. Menschliche Antikörper gegen einige Polysaccharide sind sogar von großer Bedeutung für immunchemische Untersuchungen.

Die einfachsten Polysaccharid-Antigene sind Dextran und Levan, beides extracelluläre Substanzen, welche von Bakterien aus Sucrose gebildet werden:

$$n\ C_{12}H_{22}O_{11} \xrightarrow{\text{Dextransucrase}} \underset{\text{Dextran}}{(C_6H_{10}O_5)_n} + n\ \text{Fructose}$$

$$n\ C_{12}H_{22}O_{11} \xrightarrow{\text{Levansucrase}} \underset{\text{Levan}}{(C_6H_{10}O_5)_n} + n\ \text{Glucose}$$

Dextran ist eine Polyglucose, Levan eine Polyfructose. Die häufigste Bindung in Dextran ist α-(1,6). Das heißt eine α-anomere Glykosidbindung von C-Atom 1, einer Glucoseeinheit zum C-Atom 6 der nächsten, wobei durch Wiederholung der Bindung lange Ketten entstehen. In Levan sind die Fructose-Bausteine durch α (2,6)-Bindungen zu langen Ketten verknüpft. Bestimmte Stämme von Mikroorganismen bilden Dextrane, in denen andere Bindungstypen vorkommen. Diese können α (1,2), α (1,3) oder α (1,4) sein (Abb. 2.1). Die Verhältnisse der ver-

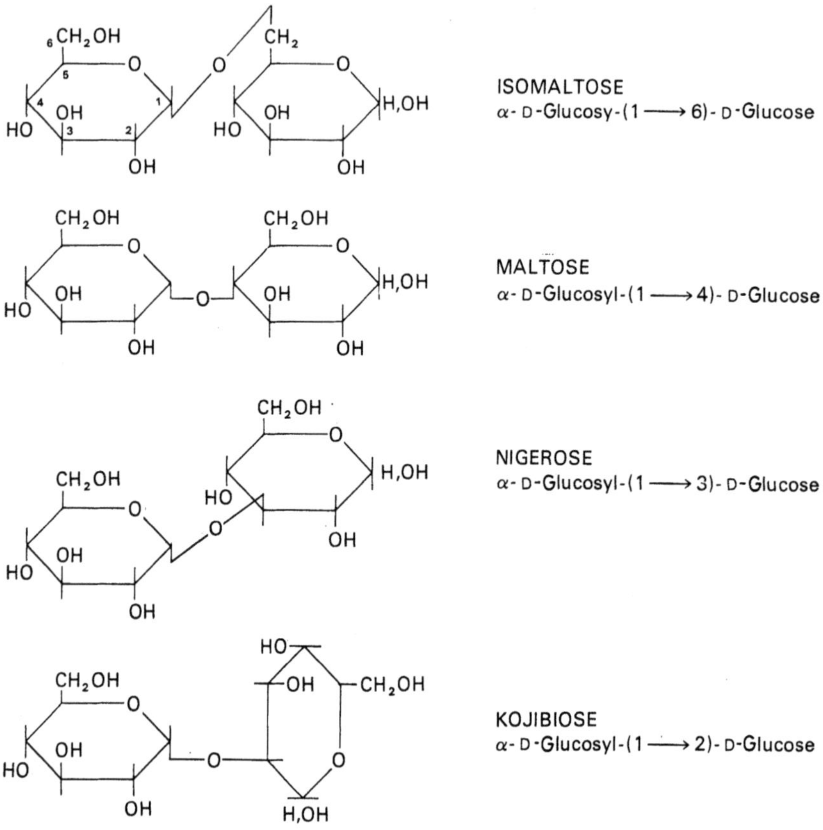

ISOMALTOSE
α- D-Glucosy-(1 ⟶ 6)- D-Glucose

MALTOSE
α- D-Glucosyl-(1 ⟶ 4)- D-Glucose

NIGEROSE
α- D-Glucosyl-(1 ⟶ 3)- D-Glucose

KOJIBIOSE
α- D-Glucosyl-(1 ⟶ 2)- D-Glucose

Abb. 2.1. Die vier in Dextran vorkommenden α-gebundenen Glucose-Disaccharide

schiedenen Bindungen innerhalb eines Dextrans können in weiten Grenzen variieren. Einige dieser Bindungen bilden Verzweigungsstellen, die z. B. Ketten von α (1,6)-gebundener Glucose miteinander verknüpfen. Andere können innerhalb einer Polyglucosekette mit α (1,6)-Bindungen oder an deren Enden vorkommen.

Das Dextran NRRL B512 mit der einfachsten Struktur, hat 96%
der Glucoseeinheiten $\alpha\,(1,6)$ gebunden und 4% in $\alpha\,(1,3)$-Bindung.
Würde jede dieser $\alpha\,(1,3)$-Bindungen zwei Ketten mit $\alpha\,(1,6)$-gebunde-
ner Glucose verknüpfen, dann wäre die mittlere Kettenlänge (96 ÷ 4)
ungefähr 20:1. Tatsächlich weiß man, daß in diesem Dextran ein Groß-
teil der $\alpha\,(1,3)$-Bindungen nur Glucose an die $\alpha\,(1,6)$-Hauptkette bindet. Die durchschnittliche Länge der $\alpha\,(1,6)$-Kette ist also vermutlich
viel größer als 20:1. Bei diesen Betrachtungen muß man im Auge be-

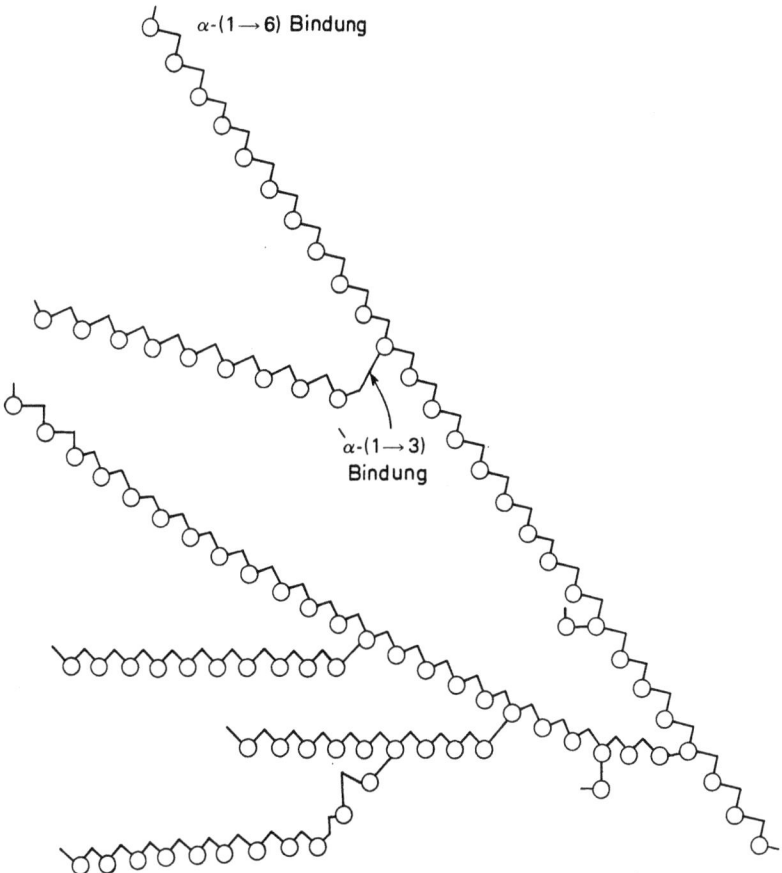

Abb. 2.2. Schematische Darstellung eines Teils des NRRL B512-Dextranmole-
küls

halten, daß es sich hier um statistische Werte handelt, und daß man es
bei diesem Dextran mit $\alpha\,(1,6)$-Ketten oder verschiedener Länge zu
tun hat, welche durch die Positionen der einzelnen $\alpha\,(1,3)$-Bindungen

bestimmt werden. Abb. 2.2 zeigt einen Ausschnitt aus einem Dextranmolekül. Die Ketten sind vermutlich etwas länger als in der Abbildung angegeben.

Dextrane, die von Mikroorganismen synthetisiert werden (native Dextrane), können Molekulargewichte von über 10 Millionen haben. Im Gegensatz zu Proteinen haben sie kein einheitliches Molekulargewicht, sondern sie sind polydispers und ihre Molekulargewichte streuen um einen Mittelwert. Da sie so einfach gebaut sind, kann man durch milde saure Hydrolyse Dextrane jeden erwünschten Molekulargewichtsbereiches erhalten. Dextrane sind in der Schockbehandlung von Bedeutung, wo sie aufgrund ihrer osmotischen Eigenschaften als Plasmaexpander dazu dienen, Flüssigkeit in den Blutgefäßen zu halten. Zu diesem Zweck wird aus dem Partialhydrolysat des Dextrans durch Alkoholpräcipitation eine Fraktion vom Molekulargewicht 75 000 ± 25 000 erhalten (klinisches Dextran). Durch drastischere Hydrolyse werden Oligosaccharide mit zwei bis zu sieben und mehr α (1,6)-gebundenen Glucoseeinheiten erhalten (Abb. 2.3). Diese können durch Chromatographie in reiner Form isoliert werden. Sie waren für immun-

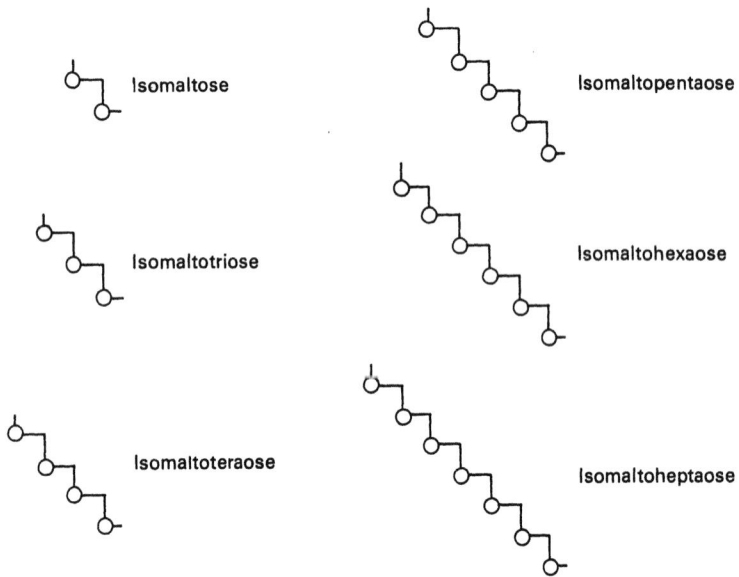

Abb. 2.3. Schematische Darstellung von Isomaltose-Oligosacchariden

chemische Studien von großer Bedeutung. Es muß hier an die Tatsache erinnert werden, daß jede Glucose-Einheit frei um die α (1,6)-Glykosidbindung rotieren kann, so daß die Modelle der Oligosaccharide in Abb. 2.3 nicht starr sind. Es ist durchaus möglich, daß die Moleküle in Lösung bestimmte Konformationen bevorzugen, bei denen die Ringebenen zueinander orientiert sind.

Eine andere sehr wichtige Gruppe von Polysaccharidantigenen sind die Kapselpolysaccharide der Pneumokokken. Pneumokokken wurden in über 80 Typen eingeteilt, von denen jeder, genetisch kontrolliert, ein bestimmtes Kapselpolysaccharid synthetisiert. Diese Polysaccharide können aus Kulturfiltraten isoliert werden. Sie sind antigen in Menschen. Die gegen sie gerichteten Antikörper schützen gegen Pneumokokken-Infektionen. Die Polysaccharide haben sich als wirksam erwiesen bei Immunisierungen von Menschen, wobei jedes Polysaccharid nur gegen Infektion mit demjenigen Pneumokokkentyp schützt, aus dem es isoliert wurde. Die gereinigten Polysaccharide sind zwar nicht antigen in Kaninchen und Meerschweinchen, man kann in diesen Tieren jedoch Antikörper erzeugen, indem man ganze bekapselte Pneumokokken injiziert.

Komplexe Lipopolysaccharid-Antigene wurden in einer großen Zahl von Mikroorganismen gefunden, vor allem in gramnegativen Enterobacteriaceen wie z. B. Salmonella und Shigella. Untersuchungen auf diesem Gebiet sind auch von großer Bedeutung für die Bakteriengenetik.

Glykoproteine und Glykopeptide (kohlehydrathaltige Proteine oder Peptide) können ebenfalls antigen sein. In einigen Fällen ist ihre serologische Spezifität durch den Kohlehydratanteil bestimmt. Die am besten bekannten und am ausführlichsten studierten Glykopeptid-Antigene sind die löslichen Blutgruppen-Substanzen A und B, welche in Mucosazellen mancher Gewebe synthetisiert und dann ausgeschieden werden (s. Kapitel 3 und Abb. 3.14). Sie finden sich in den Sekreten von nur ca. 80% der Individuen mit entsprechenden Blutgruppenantigenen auf den roten Blutkörperchen. Die Synthese der A- und B-Substanzen wird durch ein *Sekretor-Gen* kontrolliert. Diese 80% Individuen werden Sekretoren genannt, die restlichen 20% Nicht-Sekretoren. Ein weiteres Blutgruppen-Glykopeptid, die H-Substanz, findet sich ebenfalls bei A- und B-Sekretoren. Außerdem kommt die H-Substanz bei 80% der Personen mit Blutgruppe 0 vor. Man nimmt an, daß die H-Substanz eine biosynthetische Vorstufe von A- und B-Substanz ist. Die 20%, welche weder A, noch B, noch H-Substanz sekretieren, bilden eine andere Art von Blutgruppensubstanz, Lewis[a] oder Le[a] genannt, von der man annimmt, daß sie im Laufe der Biosynthese noch vor der H-Substanz gebildet wird. Sekrete, welche Blutgruppensubstanzen enthalten, sind u. a. Speichel, Magensaft, Amnionflüssigkeit, Samenflüssigkeit und Cervicalschleim. Geringe Mengen finden sich auch im Serum. Alle diese antigene Determinanten — A, B, H und Le[a] — sind genetisch kontrolliert. Dabei bestimmt jedes der vier Gene die Anwesenheit eines spezifischen Enzyms, welches Zuckerbausteine in strenger Reihenfolge an eine biochemische Grundsubstanz anknüpft. Letztere besteht aus einer Polypeptidkette, die an Serin und Threonin einige Zuckerketten trägt.

Synthetische Polypeptide

In den synthetischen Polypeptiden stehen zum Studium der Immunogenität und der Wechselwirkungen zwischen Antigen und Antikörper eine Reihe von Antigenen zur Verfügung, welche innerhalb gewisser Grenzen, nach Wunsch modifiziert werden können. Synthetische Methoden erlauben heute die Herstellung verschiedenster Typen von Poly-α-aminosäuren.

1. Homopolymere, oder Polymere einer einzigen Aminosäure.
2. Block-Copolymere, in den kurze Polypeptidketten bekannter Sequenz miteinander verknüpft sind.
3. Statistische Copolymere, in denen verschiedene Aminosäuren zusammen polymerisiert sind, wobei die Sequenz aber nur durch den Zufall bestimmt wird.
4. Verzweigte Copolymere, bei denen an ein Polypeptidrückgrat Peptidseitenketten der oben genannten 3 Typen anpolymerisiert wurden.

Reagentien zur Herstellung synthetischer Polypeptide sind N-Carboxy-α-aminosäureanhydride, von denen viele käuflich sind und die nach folgendem Schema polymerisieren:

$$n \begin{bmatrix} \text{HN}-\overset{\overset{\displaystyle R}{|}}{\text{CH}}-\text{CO} \\ | \quad\quad\quad | \\ \text{OC}\text{------}\text{O} \end{bmatrix} \longrightarrow -\left(\text{HN}-\overset{\overset{\displaystyle R}{|}}{\text{CH}}-\text{CO} \right)_n - + n\text{CO}_2$$

Diese Reaktion kann auch verwendet werden, um Aminosäureketten an die 2. Aminogruppe von Lysin in Proteinen zu kuppeln. So entstehen dann Polypeptidylproteine. Die Reaktion läuft in Wasser ab, oder, wenn als Starter eine starke Base oder ein Amin vorhanden sind, auch in inerten Lösungsmitteln.

Der große Vorteil der synthetischen Polypeptide als Antigene für immunologische Studien beruht darin, daß eine Reihe von Eigenschaften streng kontrolliert werden können, wie Zusammensetzung und Molekulargewicht. Gehalt an D- bzw. L-Aminosäuren, Strukturvariationen in verzweigten Copolymeren und hier auch die Position bestimmter Aminosäuren an den Enden von Seitenketten oder innen, dicht an der Hauptkette. So wurde es möglich, die Rolle zu untersuchen, welche diese Faktoren in der Antigenität oder Immunogenität spielen. Unter Immunogenität wird die Fähigkeit einer Substanz verstanden, die Bildung von Antikörpern — gleich welcher Spezifität — auszulösen. So bewirkt z. B. das Anpolymerisieren von wenig Tyrosin an Gelatine eine Steigerung ihrer Immunogenität, obwohl Tyrosin nicht als antigene Determinante wirkt. Die wesentlichste Einschränkung bei Verwendung von synthetischen Polypeptiden als Antigene liegt bei den statistischen Copolymeren. Hier ist es nicht möglich, die Sequenz der Anpolymerisation der einzelnen Aminosäuren an das Polymere zu kontrollieren. Dadurch entsteht eine sehr heterogene Population von Molekülen, bei denen der durchschnittliche Gehalt an einzelnen Aminosäuren zwar gleich sein mag, deren Aminosäuresequenz aber von einem Molekül zum anderen, ja sogar in verschiedenen Teilbereichen eines einzelnen Moleküls sehr stark voneinander abweichen kann. Ein Tier, das mit einem derartigen Antigen immunisiert wird, ist einer sehr großen Anzahl verschiedenartiger antigener Determinanten ausgesetzt. Bei der Synthese von verzweigten Copolymeren ist es nicht möglich, die Länge der Seitenketten zu kontrollieren. Wenn z. B. Alanin-Seitenketten an ein Grundskelet aus Polylysin aufgepfropft werden, kann jede Seitenkette eine verschiedene Länge haben. Werden nun die Alanin-Seitenketten mit anderen Aminosäuren verlängert, so kann wiederum das gleiche geschehen.

Vor kurzem wurde ein Verfahren entwickelt, das als „solid-phase"-Peptidsynthese bezeichnet wird. Dabei werden die Reaktionen an einem unlöslichen Träger durchgeführt. Diese Methode erlaubt eine schnelle Synthese definierter Oligopeptide nahezu jeder gewünschten Sequenz.

Durch Arbeiten mit synthetischen Polypeptiden entwickelte sich die Vorstellung, daß die wesentlichen antigenen Bereiche den antikörperbildenden Mechanismen direkt zugänglig sein müssen. Das wird am besten durch folgendes illustriert: Es wurden zwei verzweigte Copolymere gleicher Zusammensetzung hergestellt, bestehend aus Lysin, Alanin und einem Glutaminsäure-Tyrosinpeptid. Beide hatten eine Polylysin-Grundkette. In dem einen Polymeren wurden Polyalanin-Seiten-

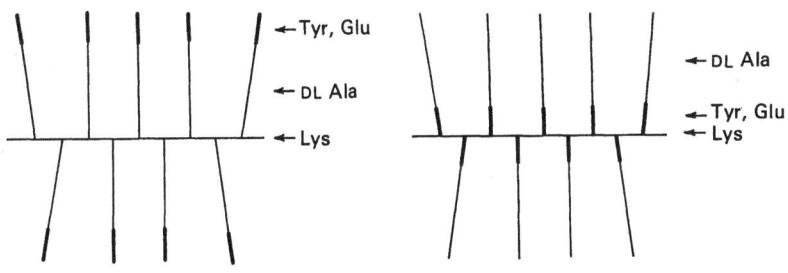

Abb. 2.4. Links: Schematische Darstellung eines verzweigten Kopolymeren, in welchem L-Tyrosin- und L-Glutaminsäurereste an die DL-Alanin-Seitenketten eines Copolymeren mit L-Lysin-Grundgerüst gebunden sind. Rechts: Schema eines verzweigten Copolymeren, in dem L-Tyrosin und L-Glutaminsäure direkt an das Lysingrundgerüst gebunden und auf diese Verzweigungen dann Alanylpeptide aufgepfropft sind. (Aus Stahmann, Mark [ed.]: Polyamino Acids, Polypeptides, and Proteins [1962]. Mit Genehmigung der Regents of the University of Wisconsin)

ketten auf die Polylysin-Grundkette aufgepfropft und darauf dann Ketten aus dem Glutaminsäure-Tyrosinpeptid. Im anderen Copolymeren war die Reihenfolge in den Seitenketten umgekehrt, so daß Glutaminsäure-Tyrosinpeptid innen und Poly-Alanin außen war (eine schematische Darstellung ist in Abb. 2.4 gegeben). Nur das Copolymere mit Glutaminsäure-Tyrosinpeptiden außen in den Seitenketten erwies sich als immunogen in Kaninchen.

Ausführliche Untersuchungen wurden im Hinblick auf Immunogenität von Polypeptiden durchgeführt, die nur aus D-Aminosäuren bestehen. Z. B. wurden Polypeptide gleicher Zusammensetzung hergestellt, von denen eines nur aus D-, das andere nur aus L-Aminosäuren besteht. In den meisten Fällen wurden keine Antikörper gegen All-D-Polypeptide gebildet. Es wurde jedoch ein Polypeptid [2] gefunden, das aus D-Glu^{35}-D-Lys^{29}-D-Tyr^{6} besteht und das sich als recht gutes Immunogen erwies. Außerdem wurden Antikörper gegen Poly-D-Lysin erhalten, nachdem das Polypeptid in einem Komplex mit phosphoryliertem Serumalbumin injiziert wurde (s. unten).

In der Immunologie beweist das Auffinden von Antikörpern, die spezifisch gegen eine bestimmte Substanz gerichtet sind, daß diese Substanz antigen oder immunogen ist. Umgekehrt ist es viel schwieriger, aus negativen Resultaten auf Nichtantigenität einer Substanz zu schließen.

Nucleinsäuren

Lange Zeit waren Versuche, Antikörper gegen Nucleinsäuren zu erhalten, erfolglos. Es wurden jedoch Nucleinsäure-Antikörper in Kaninchen gefunden, in die Lysate von T4-Bakteriophagen injiziert worden waren. Außerdem fand man in Patienten mit *Lupus erythematosus*, einer seltenen und in den meisten Fällen tödlich verlaufenden Erkrankung des Bindegewebes, Antikörper, welche mit einsträngiger, thermisch denaturierter DNS reagierten. Positive Reaktion trat ein mit DNS verschiedenster Herkunft einschließlich bakterieller DNS. Einige dieser Seren reagierten auch mit doppelsträngiger DNS. Antikörper gegen DNS konnten erhalten werden als man fand, daß einsträngige denaturierte DNS (erhitzt und rasch abgekühlt) mit methyliertem Rinderserumalbumin (RSA) einen Komplex bildet, der mit Adjuvans (s. Kapitel 3) injiziert, zu Antikörperbildung führte. Die Carboxylgruppen im methylierten RSA sind verestert und die verbleibenden $-NH_3^+$-Gruppen bilden Salze mit den negativ geladenen Phosphatgruppen der DNS. Ein ähnlicher Komplex aus methyliertem RSA und dem Polysaccharid aus Typ III-Pneumococcus, das viele negativ geladene Carboxylgruppen enthält, ermöglichte es, in Kaninchen Antikörper gegen dieses Poly-

---

[2] Superscripte bezeichnen den prozentualen Anteil der Aninosäure am Polymeren.

saccharid (SIII) zu erhalten. Umgekehrt wurden Komplexe aus phosphoryliertem RSA und dem basischen Poly-D-Lysin verwendet, um Antikörper gegen Poly-D-Lysin zu erhalten.

Antikörper gegen RNS wurden durch intravenöse Injektion von Ribosomensuspensionen erhalten.

Chemisch veränderte Antigene

Ein großer Teil der ersten Informationen über Struktureigenschaften antigener Determinanten kam aus der Entdeckung, daß man Verbindungen bekannter Struktur an Protein durch covalente Bindungen kuppeln kann und damit Antikörper erhalten kann, welche diesen eingeführten Substituenten komplementär sind. Landsteiner, der die ersten bahnbrechenden Untersuchungen auf diesem Gebiet durchführte, kuppelte niedermolekulare Verbindungen über *Diazo*-Bindungen an Protein. Diese Methode wird noch heute vielfach verwendet. In der letzten Zeit wurde eine Vielzahl von Techniken entwickelt, die erlauben, nahezu jedes beliebige Molekül an Protein oder ein synthetisches Polypeptid anzuhängen und damit Antiseren zu erhalten, die Spezifität gegen das eingeführte Molekül zeigen. Die eingeführten Determinanten umfassen aromatische Ringe, Zucker, Steroide, Peptide, Purine, Pyrimidine, Arzneimittel wie Penicillin, fluorescierende Verbindungen wie Fluorescein und Rhodamine sowie elektronendichte Verbindungen wie das eisenhaltige Ferritin. Die eingeführten niedermolekularen Verbindungen, welche selbst nicht antigen sind, werden oft als *Hapten* bezeichnet. Am Protein kann man die Gruppierung als *haptene Gruppe* bezeichnen. Sie stellt einen wesentlichen Teil des determinanten Bereiches dar *(immundominante Gruppe)*.

Die wesentlichen Reaktionen zum Einführen derartiger Gruppen in Protein sind die folgenden:

1. *Jodierung.* Man verwendet Jod in Kaliumjodidlösung. Im Gleichgewicht mit freiem Jod bildet sich nach folgender Gleichung der lösliche Komplex J_3^-

$$J_3^- \rightleftarrows J_2 + J^-.$$

Bei der Jodierung der Tyrosinreste reagiert nur Jod und zwar als H_2JO^+, das in wäßriger KJ-Lösung folgendermaßen vorliegt:

$$J_2 + H_2O \rightleftarrows H_2JO^+ + J^-.$$

Die Reaktion mit Tyrosinresten in Protein läuft folgendermaßen ab:

Ein zweites Molekül H_2JO^+ kann weiterreagieren zu:

Diese Reaktion wird bei pH 9,3 häufig verwendet, um kleine Mengen radioaktives Jod, ^{131}J oder ^{125}J für Tracer-Studien in Protein einzuführen. Man kann sie aber auch verwenden, um große Mengen einzuführen und so Jodproteine herzustellen.

2. *Diazotierung und Kupplung.* Für diese Reaktion kann jede Verbindung mit einer aromatischen Aminogruppe verwendet werden, wie z. B. Arsanilsäure.

Die Kupplung erfolgt an Tyrosinresten des Proteins. Wenn genügend Reagens verwendet wird, kann ein zweites Molekül der Diazoniumverbindung an die andere ortho-Position kuppeln.

3. *Reaktion mit Isocyanaten* $(R-N=C=O)$ *und Isothiacyanaten* $(R-N=C=S)$. Es reagieren die freien Aminogruppen des Proteins.

Fluorescein $-N=C=S + H_2N-CH_2...$ Protein

$\longrightarrow$ Fluorescein $-N-C-N-CH_2$ Protein

4. *Dinitrophenylderivate* entstehen leicht bei der Reaktion von Dinitrofluorbenzol mit freien Aminogruppen von Proteinen. Dieselbe Reaktion wird auch verwendet zur Bestimmung von N-terminalen Aminosäuren in Proteinen.

5. *Reaktion mit gemischten Anhydriden*. Sie wird verwendet, um Verbindungen mit einer Carboxylgruppe an Aminogruppen von Proteinen zu kuppeln. Die Reaktion wurde bei Steroiden und Zuckersäuren verwendet.

$$\underset{\text{COOH}}{\text{R}} + \underset{\substack{\text{CH}_2 \\ | \\ \text{O} \\ | \\ \text{O}=\text{CCl}}}{\overset{\text{H}_3\text{C}\diagdown\diagup\text{CH}_3}{\text{CH}}} \xrightarrow{\text{Tributylamin}} \underset{\substack{\text{CH}_2 \\ | \\ \text{O} \\ | \\ \text{O}=\text{C}-\text{O}-\text{C}=\text{O} \\ | \\ \text{R}}}{\overset{\text{H}_3\text{C}\diagdown\diagup\text{CH}_3}{\text{CH}}} + \text{HCl}$$

$$+$$

$$\text{H}_2\text{N}-\text{CH}_2-\text{Protein}$$

$$\downarrow \text{OH}^-$$

$$\text{R}-\underset{\underset{\text{O}}{\parallel}}{\text{C}}-\underset{\text{H}}{\overset{|}{\text{N}}}-\text{CH}_2-\text{Protein}$$

$$+$$

$$\underset{\text{CH}_3}{\overset{\text{CH}_3}{\diagdown}}\!\!\text{CH}-\text{CH}_2\text{OH} + \text{CO}_2$$

6. *Reaktion mit Carbodiimiden*. Die Reagentien vom allgemeinen Typ $RN=C=NR$ werden viel verwendet, um Carboxylgruppen an Aminogruppen zu kuppeln und bei Raumtemperatur Peptidbindungen zu knüpfen. Diese Reaktion hat sich als sehr nützlich erwiesen bei der Herstellung von Nucleosidantigenen durch Kupplung von Nucleosiden an Proteine und auch beim Kuppeln von Proteinantigenen an Erythrocyten. Die primäre Hydroxylgruppe der Nucleoside wird dabei zuerst zur Carboxylgruppe oxidiert.

$$\text{RCOOH} + \underset{\text{Carbodiimid}}{\text{R-N=C=N-R}'} \longrightarrow \begin{bmatrix} \text{O} \quad \text{C} \\ \parallel \diagup \parallel \\ \text{RC-O} \quad \text{N-R}' \\ | \\ \text{N-H} \\ | \\ \text{R} \end{bmatrix}$$

$$+$$

$$\underset{\substack{| \; \parallel \; | \\ \text{H} \; \text{O} \; \text{H}}}{\text{R-N-C-N-R}'} \longleftarrow \text{Protein-NH}_2$$

$$+$$

$$\underset{\substack{| \\ \text{H}}}{\overset{\overset{\text{O}}{\parallel}}{\text{R-C-N-Protein}}}$$

Kupplungsprodukt

21

7. Reaktionen mit Penicillin.

Penicillin ist ein sehr reaktives Molekül, das sowohl mit Aminogruppen als auch mit Sulfhydroxydgruppen von Proteinen reagiert:

Benzylpenicillin

(Lactamring – Thiazolidinring)

Penicilloyl-Proteinkonjugat (ε-Lysyl-amidbindung)

Benzylpenicillensäure (BPE)

Penicillensäure-Proteinkonjugat (Cystin-disulfidbindung)

Penicillensäure scheint nicht die einzige Zwischenstufe zu sein. Es kann sich auch nur der Lactamring öffnen und direkt mit freien Aminogruppen reagieren. So bleibt die Stereospezifität des Penicillinmoleküls erhalten, welche bei Öffnung beider Ringe zur Penicillensäure verloren geht. Auf diese Reaktionen ist die Penicillinallergie zurückzuführen, wobei die wichtigste die Reaktion der 2-Aminogruppen von Lysin zu Benzylpenicilloylderivaten ist (vgl. Kapitel 15).

8. *Kupplung von Ribonucleosiden und Ribonucleotiden an Protein.* Die Reaktion umfaßt die Oxydation des Riboserings in Nucleosiden und Nucleotiden mit Perjodat zum Dialdehyd. Dieser reagiert mit freien Aminogruppen am Protein. Das Reaktionsprodukt wird dann durch Reduktion mit Natriumborhydrid stabilisiert.

(P ist Purin oder Pyrimidin; R ist H oder—$P(OH)_2$)

Nebenreaktionen

Die im vorliegenden Abschnitt beschriebenen Reaktionen laufen zwar bevorzugt ab, man darf aber nicht vergessen, daß praktisch alle genannten Reagentien auch mit anderen als den angeführten Gruppen der Proteinmoleküle reagieren können. Mit Jod können auch Tryptophanreste jodiert und SH-Gruppen oxidiert werden. Diazoniumverbindungen reagieren auch mit Histidin sowie mit freien Amino-, Sulfhydryl- und Guanidylgruppen. Isocyanate reagieren mit Sulfhydrylgruppen und Dinitrofluorbenzol mit Tyrosinhydroxyl, mit dem Imidazolylrest von Histidin und mit der SH-Gruppe von Cystein. Bei den Reaktionen mit gemischten Anhydriden und mit Carbodiimid können die Reagentien am Protein gebunden bleiben und dann die Kupplung von Carboxylgruppen eines Proteinmoleküls mit Aminogruppen eines anderen Proteinmoleküls und damit Aggregation bewirken. Außerdem können Antikörper gegen Proteindeterminanten gebildet werden, die garnicht mit dem Reagenz umgesetzt worden sind.

Niedermolekulare Substanzen

Neuere Untersuchungen haben gezeigt, daß niedermolekulare Substanzen, wie z. B. α-DNP-(Lys)$_7$ oder Arsanilsäure-azo-D- oder L-

Tyrosin, in Kombination mit Freunds Adjuvans (s. Kapitel 3), Antikörperbildung in Tieren hervorrufen können. Warum diese niedermolekularen Verbindungen, welche keine reaktiven Gruppen enthalten, mit denen sie wie Dinitrofluorbenzol oder Penicillin mit körpereigenem Protein reagieren können, zur Antikörperbildung führen, ist unbekannt. Da diese Substanzen monovalent sind, präcipitieren sie auch nicht selbst mit Antikörpern; jedoch wird der entsprechende Antikörper Proteine präcipitieren, an die mehrere derartige niedermolekulare Haptene gebunden sind (s. Kapitel 13). Die Immunogenität solcher kleinen Moleküle eröffnet völlig neue Gebiete der immunologischen Forschung. Es wurde bisher noch nicht eindeutig nachgewiesen, daß Lipoide immunogen sind. Sie können jedoch als Haptene wirken, wenn sie in Mischung mit Protein, z. B. Schweine- oder Humanserum in Kaninchen injiziert werden. Auf diese Weise wurden Antikörper gegen Lecithin, Kephalin und Cholesterin hergestellt. Von dem Fremdserum, bzw. dessen Protein wird angenommen, daß es als Träger funktioniert, jedoch ist über seine Wirkungsweise nichts bekannt.

Cardiolipin, das Hapten der Wassermann-Reaktion, ist ein wichtiges Lipoid. Es wird im serologischen Test auf Syphilis verwendet, denn Syphiliserkrankte bilden einen Antikörper, der unter bestimmten Bedingungen mit Cardiolipin reagiert. Cardiolipin kommt in einer Vielzahl von Pflanzen- und Tiergeweben vor. Es wird gewöhnlich aus Ochsenherz extrahiert. Dieses Lipoid besteht aus drei Glycerinmolekülen, die über zwei Phosphodiesterbrücken miteinander verbunden sind. Vier der Hydroxylgruppen sind mit ungesättigten Fettsäuren verestert, welche im folgenden Formelbild mit R bezeichnet sind:

$$\begin{array}{c} CH_2-OR \\ | \\ RO-CH \quad\quad O^- \\ | \quad\quad\quad\quad | \\ CH_2-O-P-O-CH_2 \\ \quad\quad\quad\quad \| \quad\quad\quad | \\ \quad\quad\quad\quad O \quad\quad HOCH \quad\quad O^- \\ \quad\quad\quad\quad\quad\quad | \quad\quad\quad | \\ \quad\quad\quad\quad\quad\quad CH_2-O-P-O-CH_2 \\ \quad\quad\quad\quad\quad\quad\quad\quad \| \quad\quad\quad | \\ \quad\quad\quad\quad\quad\quad\quad\quad O \quad\quad HC-OR \\ \quad\quad\quad\quad\quad\quad\quad\quad\quad\quad\quad | \\ \quad\quad\quad\quad\quad\quad\quad\quad\quad\quad\quad CH_2-OR \end{array}$$

Eine andere Gruppe von Lipoid-Haptenen sind Cytolipine. Sie bestehen aus Sphingosin

$$CH_3-(CH_2)_{12}-CH=CH-CH(OH)-CH(NH_2)-CH_2OH,$$

an dessen Aminogruppe Fettsäuren gebunden sind und dessen terminale (primäre) Hydroxylgruppe durch Mono- oder Disaccharide substituiert ist. Ein Vertreter dieser Gruppe, Cytolipin H, trägt eine Lactosegruppe. Dieses Disaccharid bestimmt die serologische Spezifität des Cytolypin H. Antikörper gegen Cardiolipin reagieren nicht mit Cardiolipin, es sei denn dieses wird mit Lecithin und Cholesterin emulgiert. Unter solchen Bedingungen kann Ausflockung und Komplementbindung (s. Kapitel 3) eintreten. Bei Cytolipin H genügt Lecithin allein, um optimale Reaktion mit homologem Antikörper zu erzielen.

Literatur

Erlanger, B. F., Beiser, SM.: Antibodies specific for ribonucleosides and ribonucleotides and their reaction with DNA. Proceedings of the National Academy of Sciences 52, 68 (1964). *Allgemeine Methode zum Einführen von Ribonucleotiden in Proteine unter Anwendung der Perjodatoxidation.*
Goodfriend, T. L., Levine, L., Fasman, G. D.: Antibodies to bradykinin and angiotensin: A use of carbodiimide in immunology. Science 144, 1344 (1964).
Kabat, E. A.: Blood group substances-their chemistry and immunochemistry. New York: Academic Press 1956.
— Kabat and Mayer's experimental immunochemistry. 2nd ed. Springfield (Ill.): Charles C Thomas Publ. 1961. *Methodik zur Einführung haptener Gruppen in Protein sowie Einzelheiten und Literatur über Antigene.*
Landsteiner, K.: The specificity of serological reactions. 2nd ed. Cambridge (Mass.): Harvard University Press 1945. (Reprinted in paperback. New York: Dover Publications 1962.) *Grundlegende frühe Studien der immunologischen Spezifität; Einführung kleiner haptener Gruppen in Proteine zur Veränderung von deren Immunogenität.*
Levine, B. B.: Immunochemical mechanisms involved in pencillin hypersensitivity in experimental animals and in human beings. Fed. Proc. 24, 45 (1965). *Reaktionen von Penicillin mit Protein.*
Merrifield, R. B.: Solid-phase peptide synthesis. Endeavor 24, 4 (1965). *Übersicht über diese vielseitige Methode zur Synthese von Peptiden jeder gewünschten Sequenz.*
Race, R. R., Sanger, R.: Blood groups in man. 4th ed. Oxford: Blackwell 1962.
Rapport, M. M.: Lipid haptens of animal cells. Journal of Lipid Research 2, 25 (1961). *Übersicht über diese wichtige Substanzklasse.*
Sela, M.: Immunological studies with synthetic polypeptides. Advanc. Immunol. 5, 1 (1966). Eds.: F. J. Dixon, Jr., and J. H. Humphrey. New York: Academic Press. *Übersicht über Verwendung von synthetischen Polypeptiden in der Immunchemie.*
Watkins, W. M.: Blood group substances. Science 152, 171 (1966).

3. Die Reagentien der Immunologie — Nachweis der Antigen-Antikörperreaktion

Nach der Übersicht über die verschiedenen Arten von Antigenen sollen nun die Methoden besprochen werden, mit deren Hilfe Antikörper erhalten werden. Bei der Untersuchung einer neuen Substanz auf Antigenität kann man nie ganz sicher sein, Antikörper zu erhalten. Im Laufe der Zeit wurden jedoch empirische Methoden entwickelt, welche die Bildung von Antikörpern sogar gegen schwache Antigene ziemlich wahrscheinlich machen. Ein großer Teil der immunologischen Forschung wird mit Antigenen durchgeführt, die leicht zu erhalten sind und an denen reiche Erfahrungen gesammelt wurden, so daß gegen sie relativ leicht starke Antiseren erhalten werden können. Eine große Anzahl gereinigter Proteine und spezifischer Antiseren gegen viele Antigene sind im Handel. Antiseren gegen menschliche Serumproteine und gegen Bakterien finden weitverbreitete Anwendung für diagnostische Zwecke.

Im Prinzip wird einer Reihe von Tieren das Antigen injiziert. Gelöste Proteinantigene können intravenös, intraperitoneal oder subcutan gegeben werden. Im allgemeinen wird es als vorteilhaft erachtet, das Protein mit Aluminiumhydroxyd zusammen zu präcipitieren und dann in partikulärer Form zu injizieren. In vielen Laboratorien hat sich gezeigt, daß dies bessere Antikörperbildung ergibt als wenn die gleiche Antigenmenge in Lösung appliziert wird. Bei partikulären Substanzen ist die Ausscheidung herabgesetzt. Derartig suspendierte Antigene werden von phagocytierenden Zellen aufgenommen. Man nimmt an, daß dies ein notwendiger Schritt im Verlaufe der Antikörperbildung ist. Bei der Immunisierung von Kindern gegen Diphtherie und Tetanus werden an Aluminiumhydroxyd absorbierte Antigene verwendet. Diese Antigene sind die gereinigten Toxine, welche durch Behandlung mit wäßrigem Formaldehyd entgiftet wurden. Toxine, welche zwar ihre Antigenität beibehalten, ihre Toxicität aber verloren haben, werden *Toxoide* genannt.

Ein gutes Schema zur Immunisierung von Kaninchen besteht in 3—4 Injektionen pro Woche über einen Zeitraum von 4 Wochen. Dabei werden in 1 oder 2 ml für eine Injektion zunächst 0,5 mg Proteinantigen gegeben, was dann bis zu 2—5 mg pro Injektion gesteigert wird. Die Totalmenge Protein pro Kaninchen sollte etwa 20—30 mg betragen. Am 5., 6. und 7. Tag nach der letzten Injektion wird Blut entnommen. Aus einer Ohrarterie oder Ohrvene oder durch Herzpunktion

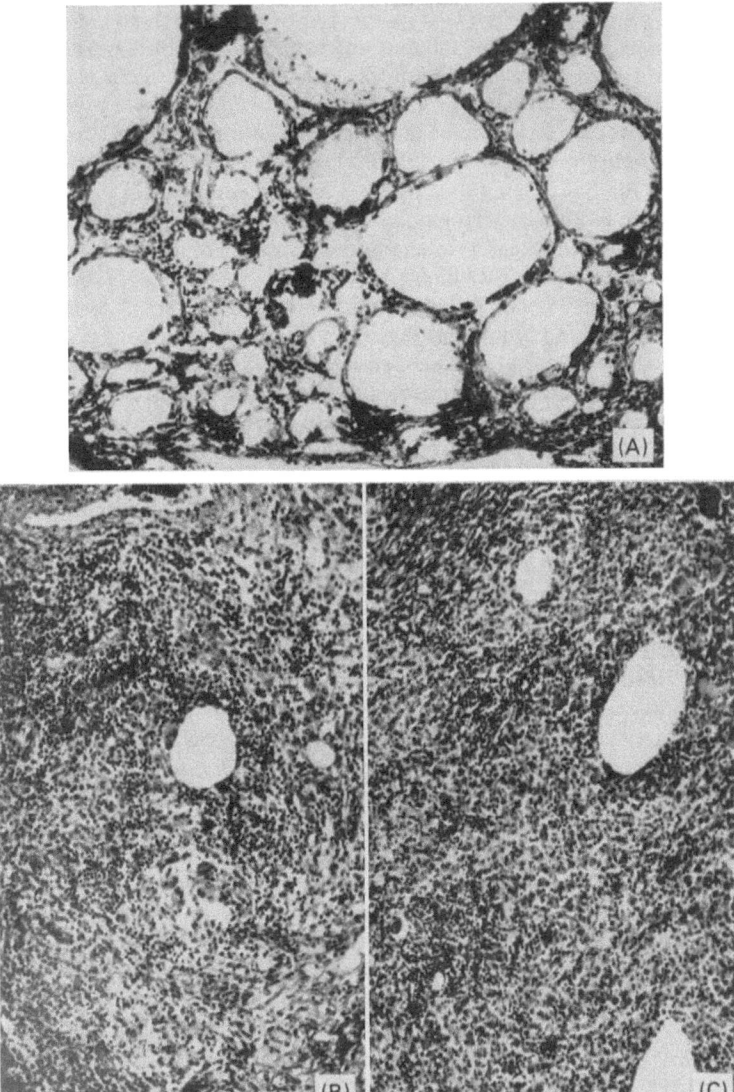

Abb. 3.1. *A* Histologischer Schnitt der Injektionsstelle von Gehirnantigen mit inkomplettem Freund Adjuvans (keine Tuberkelbacillen oder Mycobakterien). Große Einschlüsse öliger Emulsion mit sehr wenig cellulärer Reaktion sind zu sehen. *B* und *C* Granulome, die durch Zugabe von komplettem Freund Adjuvans (mit abgetöteten Tuberkelbacillen) erzeugt wurden. Massive Infiltration und Proliferation der Zellen mit vielkernigen Riesenzellen (Epithelzellen). Man sieht einige Tröpfchen der Emulsion. (Aus Kabat, E. A., Wolf, A., Bezer, A. E.: J. exp. Med. **88**, 417 [1948]. Mit Genehmigung der Rockefeller University Press. Die von einem Halbtondruck hergestellte Kopie zeigt weniger Details als das Original und repräsentiert damit nicht dessen Qualität)

können einem Tier ca. 40 ml Blut auf einmal entnommen werden. Das Blut läßt man gerinnen. Durch Zentrifugation wird dann das überstehende Serum gewonnen. Um größere Serummengen zu erhalten, kann man die drei aufeinanderfolgenden Blutentnahmen, bzw. das daraus isolierte Serum, vereinigen. Da Serum ein sehr gutes Nährmedium für Bakterien darstellt, ist es empfehlenswert, die Proben entweder bei —20° eingefroren aufzubewahren oder bei Lagerung im Kühlschrank ein Konservierungsmittel zuzugeben. Dazu wird meist 0,25% Phenol und Merthiolat (1 : 10 000) oder 0,1% Natriumazid verwendet. Da Phenol in hohen Konzentrationen Protein denaturiert, wird eine 5%ige Lösung von Phenol in physiologischer Kochsalzlösung tropfenweise zu gut gerührtem Serum gegeben. So werden örtlich hohe Phenolkonzentrationen vermieden. Für spezielle Zwecke wie Studien mit Komplement und verschiedenen Zellkulturen sind Konservierungsmittel unerwünscht. Nach 1 oder 2 Wochen Pause kann ein 2. Immunisierungsgang angeschlossen werden, gefolgt von einer 2. Reihe von Blutentnahmen im gleichen Zeitabstand wie bei der 1. Immunisierung. Immunisierung und Blutentnahme können so immer wiederholt werden bis zu einer Dauer von 6 Monaten oder einem Jahr. Die Antiseren werden so im Laufe der Zeit immer stärker.

Die bei Tieren wohl am häufigsten verwandte Immunisierungsmethode umfaßt die Zubereitung des Antigens als Emulsion in Mineralöl unter Verwendung von Emulgatoren wie Lanolin oder einer Reihe kommerzieller Produkte (Aquaphor, Falba, Arlacol). Oft werden abgetötete Tuberkelbacillen oder andere Mycobakterien dem Mineralöl zugesetzt. Diese Zugaben werden als *Freund-Adjuvans* bezeichnet. Sie sind in einer Mischung käuflich, die dem Antigen direkt zugesetzt werden kann. Enthält die Mischung Tuberkelbacillen oder andere Mycobakterien, so spricht man von kompletten, andernfalls von inkompletten Freund-Adjuvans. Freund-Adjuvans induziert bereits nach wenigen Injektionen eine kräftige Antikörperbildung. Man nimmt an, daß dies auf verschiedene Effekte zurückgeht:

1. Das emulgierte Antigen stellt ein Depot dar, das länger hält.

2. Die Tuberkelbacillen bewirken die Wanderung vieler Zellen zur Injektionsstelle. Dadurch wird enger Kontakt der antikörperbildenden Zellen mit dem Antigen gewährleistet. In der Tat ist die Zahl der eingewanderten Zellen so groß, daß die gesamte Region aus dichten Zellmassen besteht, die man ein *Granulom* nennt (Abb. 3.1).

3. Kleine Tröpfchen der Adjuvans-Antigen-Mischung geraten in den regionalen Lymphknoten. Dieser wird dadurch zur Antikörperbildung angeregt.

4. Tröpfchen der Adjuvans-Antigen-Mischung geraten in den Kreislauf und werden in antkörperbildenden Organen, wie Milz und Knochenmark, zurückgehalten.

Gewöhnlich wird den Tieren 0,1 ml einer Suspension (1—5 mg pro Milliliter in Freund-Adjuvans) in alle 4 Pfoten injiziert, und zwar mit 3 Injektionen im Abstand von jeweils einer Woche. Blutentnahme erfolgt wie bereits beschrieben. Nach einer Pause von einer Woche werden den Tieren dann 2—5 mg an Aluminiumhydroxyd absorbiertes Antigen intraperitoneal injiziert. Die Blutentnahme wird wiederholt. Weitere Injektionen und Blutentnahmen können, wenn erwünscht, angeschlossen werden.

Bei Untersuchung eines Antigens, dessen Eigenschaften unbekannt sind, ist es absolut unerläßlich, vor Beginn der Immunisierungsversuche den Tieren eine Serumprobe zu entnehmen. Dies ermöglicht es, die Existenz vorgebildeter Antikörper gegen das Antigen ebenso auszuschließen wie unspezifische Reaktionen von Serumkomponenten mit dem Antigen. Manche zunächst aufregend erscheinende Befunde stellten sich als recht bedeutungslos heraus, nachdem derartige Kontrollen durchgeführt worden waren. Das Freund-Adjuvans bewirkt einen derartig großen antigenen Stimulus, daß oftmals Antikörper gegen geringe antigene Verunreinigungen gebildet werden, die in der Antigenpräparation enthalten waren. Jedes Tier reagiert möglicherweise anders auf ein gegebenes Antigen, wobei verschiedene Mengen an Antikörpern sowohl gegen einzelne antigene Determinanten als auch gegen mögliche Verunreinigungen des Antigens gebildet werden. Deshalb sollten Antiseren nicht leichtfertig vereinigt werden.

Reaktion des Antigens mit dem Antikörper

Die beiden am leichtesten zu beobachtenden Vorgänge, die bei der Reaktion von Antigen mit Antikörper stattfinden, sind die Präcipitation im Falle eines löslichen Antigens und die Agglutination im Falle eines partikulären Antigens. Beides tritt mit den meisten Antigenen ein, weil diese multivalent sind (d. h. verschiedene antigene Determinanten pro Molekül haben) und die Antikörper mindestens bivalent sind. So bilden sich große Aggregate von Antigen und Antikörper. In Fällen, in denen ein Antigen nur bivalent oder monovalent ist (nur eine oder zwei antigene Determinanten pro Molekül hat), kann eine Präcipitation ausbleiben, und es können sich viel mehr lösliche Komplexe von Antigen und Antikörper bilden. Solche Komplexe können auch bei Antikörpern mit relativ schwacher Bindungsaffinität oder bei monovalenten Antikörperfragmenten auftreten. In solchen Fällen muß die Antigen-Antikörperreaktion auf andere Art nachgewiesen werden. Dies wird später besprochen werden.

Präcipitation und Agglutination sind reversible Reaktionen und können praktisch unter Gleichgewichtsbedingungen durchgeführt werden. Sie können als Zweikomponentensysteme betrachtet werden.

$$Ag + Ak \rightleftharpoons \underset{\text{große Aggregate}}{(AgAk)} + \underset{\text{Überschuß}}{Ag} \rightleftharpoons \underset{\text{löslicher Komplex}}{Ag_2Ak}$$

In Gegenwart eines großen Antigenüberschusses bilden sich lösliche Komplexe, deren Größe mit zunehmender Antigenkonzentration bis zur Endzusammensetzung Ag$_2$Ak abnimmt. Für manche Untersuchungen nützt man diese Reversibilität aus. Setzt man nämlich niedermolekulares Hapten oder die spezifische antigene Determinante zu, so können diese in geeigneter Konzentration das Antigen aus dem Komplex verdrängen. Das führt zur Auflösung des Komplexes:

$$\underset{\text{große Aggregate}}{(\text{AgAk})} + \underset{\text{Überschuß}}{\text{H}} \rightleftharpoons \text{H}_2\text{Ak} + \text{Ag}.$$

Auch in diesem Fall können sich eine große Zahl von Intermediärkomplexen bilden, wie z. B. H-Ak-Ag.

Man kann leicht die Bindung von Hapten oder antigener Determinante an den Bindungsbereich des Antikörpers demonstrieren.

$$\text{H} + \text{Ak} \rightleftharpoons \text{HAk}.$$

Lassen sich Konzentration von freiem und gebundenem Hapten bestimmen, so kann man die Bindungskonstante der Hapten-Antikörper-Bindung berechnen (s. Kapitel 5).

Die Präcipitationsreaktion ist grundlegend für das immunologische und immunchemische Verständnis. Sie erlaubt Nachweis und quantitative Bestimmung von Antigenen oder Antikörpern in Lösung, im Gewebe, ja sogar in einzelnen Zellen und Zellregionen. Sie kann ausgeführt werden in flüssigem Medium, in Agargel durch Diffusion einer oder beider Komponenten gegeneinander, sowie in Zellschnitten. Hierbei können Antigen oder Antikörper mit einer fluorescierenden, elektronendichten, radioaktiven oder enzymatischen Gruppe markiert werden, die sich sichtbar machen läßt.

Die Agglutination ist empfindlicher zum Nachweis kleiner Antikörpermengen, denn die Reaktion von verhältnismäßig wenigen Antikörpermolekülen vereinigt eine große Zahl von Bakterien oder Erythrocyten zu groben oder mikroskopisch sichtbaren Klumpen. Im Gegensatz dazu ist die Empfindlichkeit der Präcipitationsreaktion limitiert durch die Menge an Antigen-Antikörper-Aggregat, die noch sichtbar ist. Daher läßt sich die Nachweisempfindlichkeit wesentlich erhöhen, wenn man Bakterien, Erythrocyten oder Polystyrolkügelchen mit dem Antigen belädt und dann diese so veränderten Partikel verwendet, um gegen das eingesetzte Antigen gerichtete Antikörper mit Hilfe der Agglutination nachzuweisen. Diese Art der Reaktion nennt man *passive* Agglutination, um sie von Nachweisreaktionen zu unterscheiden, bei denen das Antigen von Natur aus auf Erythrocyten oder Bakterien vorkommt. Tannin-behandelte Erythrocyten absorbieren Proteinantigene und werden daher viel verwendet. Für manche Zwecke ist es vorteilhafter, das Antigen durch eine kovalente Bindung an die Erythrocyten zu fixieren. Dafür wird häufig bis-diazotiertes Benzidin verwendet, dessen eine Diazogruppe mit dem Protein und dessen andere mit dem Erythrocyten reagiert. Unter diesen Bedingungen ist eine Desorption des Antigens von der Erythrocytenoberfläche unmöglich.

Polysaccharidantigene, besonders die Lipopolysaccharide gramnegativer Bakterien werden von unbehandelten Erythrocyten aufgenommen.

Die übliche Durchführung qualitativer Agglutinations- und Präcipitationstests zum Antikörpernachweis und zur groben Bestimmung

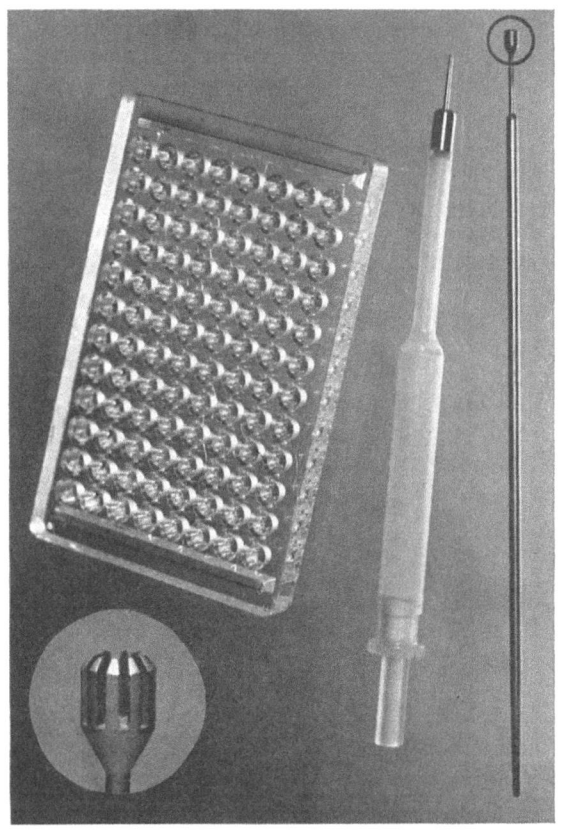

Abb. 3.2. Gerät zur Titration von Verdünnungsreihen, bestehend aus einer Plexiglasplatte mit 8 Reihen von 12 Vertiefungen (Trögen), einer Tropfpipette und einem Takatsy-Mikrotitrator. Links unten ist eine Vergrößerung des mit einem Kreis markierten Titratorkopfes. (Mit freundlicher Genehmigung der Cooke Engineering Company, Alexandria, Va.)

des Antikörpergehalts von Seren besteht im Anlegen einer Verdünnungsreihe (1:2) des Antiserums, zu dem dann entweder eine Suspension des partikulären oder eine Lösung des molekularen Antigens gegeben wird. Da die Reagentien wertvoll sind, wird meistens mit kleinen Volumen, von 25—100 µl und manchmal noch weniger gearbeitet. Oft werden Präcipitationstests in Capillarröhrchen ausgeführt. Dabei wird das Antiserum durch Capillarkräfte unter die Antigenlösung geschichtet und beobachtet, ob an der Grenzschicht beider Phasen Präcipitation eintritt. Ein sehr praktisches Gerät zum Herstellen von Verdünnungsreihen für Agglutinationsteste ist der Takatsy-Mikrotitrator (Abb. 3.2). Er besteht aus Drahtspiralen oder Metallkäfigen zur Aufnahme von 25 µl Flüssigkeit und wird zusammen verwendet mit einer rechteckigen Plexiglasplatte, die 8 Reihen von 12 kleinen Vertiefungen (Trögen) trägt, jede mit einem Durchmesser von 5 mm. Mit Hilfe einer kalibrierten

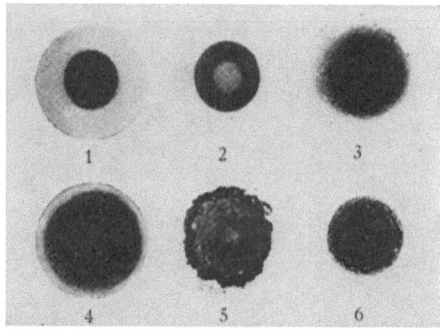

Abb. 3.3. Verschiedene bei Hämagglutination von Erythrocyten erhaltene Bilder (Vergrößerung 1:2). *1* und *2* sind negative Reaktionen; die innere helle Scheibe in *2* ist eine Folge der leichten Wölbung am Boden des Glases. *3* zeigt eine sehr schwache Reaktion, *4* eine schwache, *5* und *6* typische positive Reaktionen. (Aus Landsteiner, K., Wiener, A. S.: J. exp. Med. 74, 309 [1941]. Die von einem Halbtondruck hergestellte Kopie zeigt weniger Details als das Original und repräsentiert damit nicht dessen Qualität. Mit Genehmigung der Rockefeller University Press)

Tropfvorrichtung werden in jede Vertiefung einer Reihe 25 µl physiologischer Kochsalzlösung gegeben. Der Mikrotitrator wird durch Eintauchen in unverdünntes Serum gefüllt und dann in die erste Vertiefung geführt und gedreht. So entsteht durch Vermischung mit der 25 µl Kochsalzlösung ein 1:2 verdünntes Serum. Titrator und erster Trog enthalten nun je 25 µl 1:2 verdünntes Serum. Durch Wiederholung des Prozesses in den Trögen Nr. 2—8 werden weiter 4-, 8-, 16-, 32-, 64-, 128- und 256fache Verdünnungen des Serums erhalten. In den anderen Reihen können gleiche Verdünnungsreihen anderer Seren hergestellt werden. Dann wird ein Tropfen einer Erythrocytensuspension in jeden Trog gegeben und der Inhalt aller Tröge durch sanfte kreisförmige Bewegung des Plexiglasblocks gemischt. Nach einer Stunde bei Raumtemperatur, oder unter anderen standardisierten Bedingungen, wird das Ausmaß der Agglutination abgelesen — entweder durch Betrachten des Bildes, das die abgesetzten Erythrocyten ergeben oder durch Beobachtung des Wiederabsetzens nach Aufschütteln. Das Ausmaß der Agglutination wird gewöhnlich visuell abgeschätzt von negativ (−) bis stark positiv (+ + +) (Abb. 3.3). Die größte Serumverdünnung, welche noch deutliche Agglutination ergibt, wird als Endstufe genommen. Sie wird als *Titer* bezeichnet. Ein Antiserum mit deutlicher Agglutination bis zum Titer von 16 (d. h. bei 16facher Verdünnung des Originalserums) wird als 4fach schwächer bezeichnet als ein Serum von Titer 64. Die erhaltenen Werte sind natürlich nur approximativ, da die Ablesung des Endpunktes subjektiv geschieht. Außerdem können

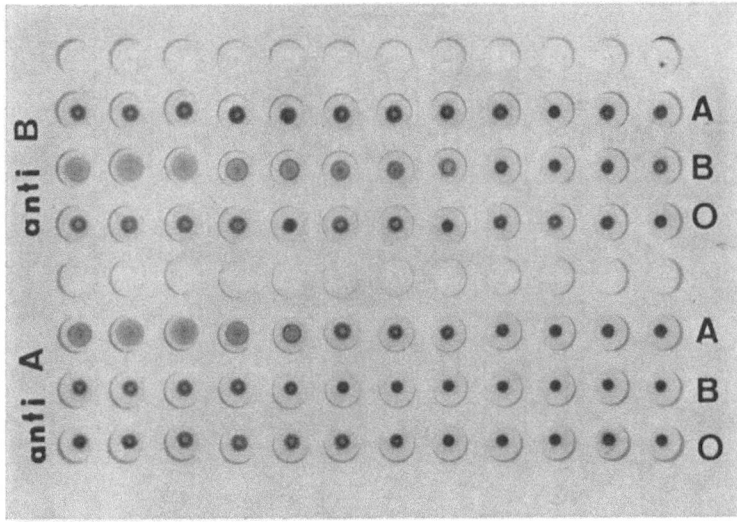

Abb. 3.4. Titration der Hämagglutination von Anti-A und Anti-B mit A-, B- und 0-Erythrocyten. A-Zellen zeigen eine starke Agglutination in Anti-A in den ersten 4 Trögen von links und eine schwache Agglutination im 5. Trog. Durch Anti-B werden B-Erythrocyten in den ersten 3 Trögen von links stark und in den nächsten 3 Trögen schwach agglutiniert. Die Reaktionen im 7. und 8. Trog sind nicht eindeutig; alle anderen sind negativ. (Mit freundlicher Genehmigung von Mlle. Janine Courcon, Institut Pasteur, Paris)

die Titer bei Durchführung der Tests an verschiedenen Tagen etwas schwanken. Die Fehlerbreite kann dabei einen Faktor von ±2 betragen. Wenn direkte Vergleiche gemacht werden, scheint das Titerverhältnis einheitlicher und konstanter zu sein. Deshalb werden Vergleiche am besten, wenn ein bekanntes Serum als Standard mit in die Untersuchung einbezogen wird. Abb. 3.4 zeigt die Hämagglutinationstitration menschlicher Anti-A- und Anti-B-Seren mit Erythrocyten der Blutgruppen A, B und 0. Die Spezifität von Anti-A für A und diejenige von Anti-B für B kann man deutlich erkennen.

Gelpräcipitation

Es gibt verschiedene Typen von Präcipitationsreaktionen in Gelen.
1. *Einfachdiffusion* (nur Antigen oder nur Antikörper diffundiert). Das Antiserum wird gleichmäßig im Agar verteilt. Die Mischung wird in ein Glas gegeben und nach Erstarren mit Antigen überschichtet. Die Mischung von Antiserum mit Agar kann auch auf ein Objektträgerglas gegossen werden. Nach Erhärten werden Löcher ausgestanzt und mit Antigenlösung gefüllt. Diese Anordnungen sind in Abb. 3.5 wieder-

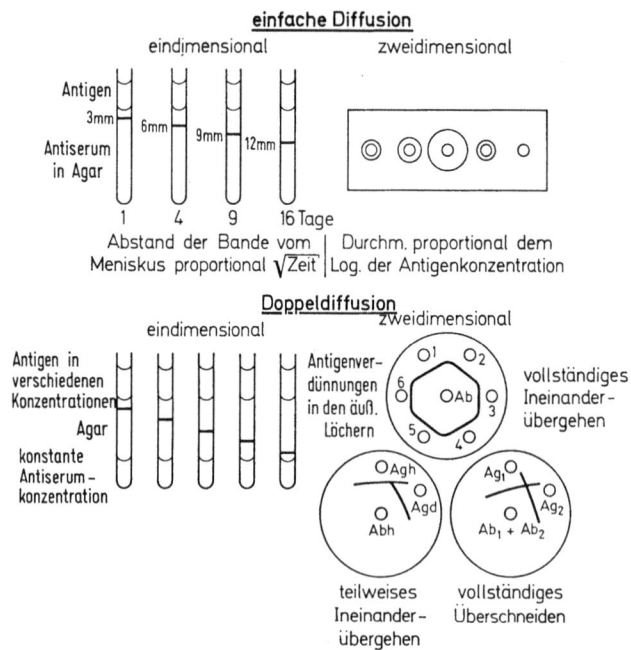

Abb. 3.5. Schematische Darstellung von Geldiffusionsmethoden. (Bei den Darstellungen der eindimensionalen Methode nimmt die Antigenkonzentration von links nach rechts zu)

gegeben. Sie illustrieren Diffusion in eine bzw. in zwei Dimensionen. In der Gläschenmethode ist die Geschwindigkeit, mit der die Präcipitationslinie wandert, der Quadratwurzel aus der Zeit ($\sqrt{\text{Zeit}}$) proportional. Wird zu einer Reihe von Gläsern mit gleicher Antikörperkonzentration eine Reihe von verschiedenen Antigenkonzentrationen gegeben, dann ist die Entfernung der Präcipitationslinie von der Startstelle zu einer gegebenen Zeit proportional dem Logarithmus der Antigenkonzentration. Das gilt auch für Diffusion auf Objektträgern, die viel schneller und praktischer ist. Es können nämlich eine Reihe bekannter Antigenkonzentrationen in einige Löcher und Lösungen unbekannter Konzentrationen in die restlichen Löcher gefüllt werden. Nach einiger Zeit werden dann die Durchmesser der Präcipitationsringe gemessen und gegen den Logarithmus der Antigenkonzentration aufgetragen. Die unbekannten Konzentrationen werden durch Interpolation mit der am besten passenden Eichgeraden bestimmt (Abb. 3.6). Diese Methode wird vielfach verwendet, um die Konzentration verschiedener Proteine in biologischen Flüssigkeiten zu bestimmen. Bei der Einfach-

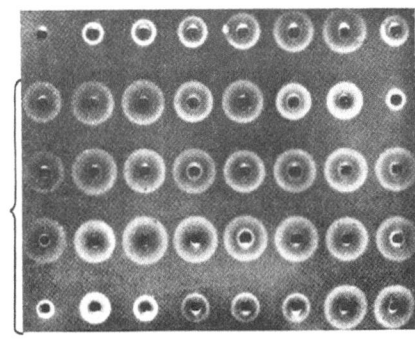

Abb. 3.6. Bild Ringdiffusion in einer γG-Antikörper-Agarplatte (Immunplatte) nach 24 Std. Sieben Verdünnungen eines Standardserums bekannter Konzentration wurden am oberen Rand der Platte eingefüllt. Die übrigen Löcher wurden mit Testproben gefüllt. (Aus Fahey, J. L., McKelvey, E. M.: J. Immunol. **94**, 84 [1965]. Mit Genehmigung der Williams & Wilkins Company, Baltimore, Md.)

diffusion bildet sich die Präcipitationslinie durch Reaktion des Antikörpers mit den ersten diffundierenden Antigenmolekülen. In dem Maße, in dem die Diffusion weiterschreitet, steigt die Antigenkonzentration an der Stelle an und das Präcipitat wird durch Antigenüberschuß aufgelöst. Inzwischen hat die Diffusionsfront eine weiter entfernte Stelle erreicht. In dieser Weise scheint es, als ob die Präcipitationslinie sich bewege.

2. *Doppeldiffusion.* Bei dieser Versuchsanordnung diffundieren Antigen und Antikörper aufeinander zu. Sowohl Einfach- als auch Doppeldiffusion sind sehr aussageträchtige Methoden. Jedes Antigen-Antikörper-System kann nämlich eine eigene Präcipitationslinie ergeben, so daß bei Anwesenheit von verschiedenen Antigenen und deren homologen Antikörpern mehrere Linien entstehen. Manchmal fallen mehrere Linien zusammen. Deren beobachtete Zahl stellt also nur ein Minimum der Zahl anwesender Antigene dar. Die Doppeldiffusion

gestattet die Verwendung von unverdünntem Serum, außerdem ist ein großer Antigenüberschuß nicht nötig. Auch die Doppeldiffusion kann in ein oder zwei Dimensionen durchgeführt werden (Abb. 3.5). Bei Diffusion in einer Dimension wird das Antiserum in ein Capillarröhrchen gegeben. Es wird entweder flüssig verwendet (wenn unverdünnt)

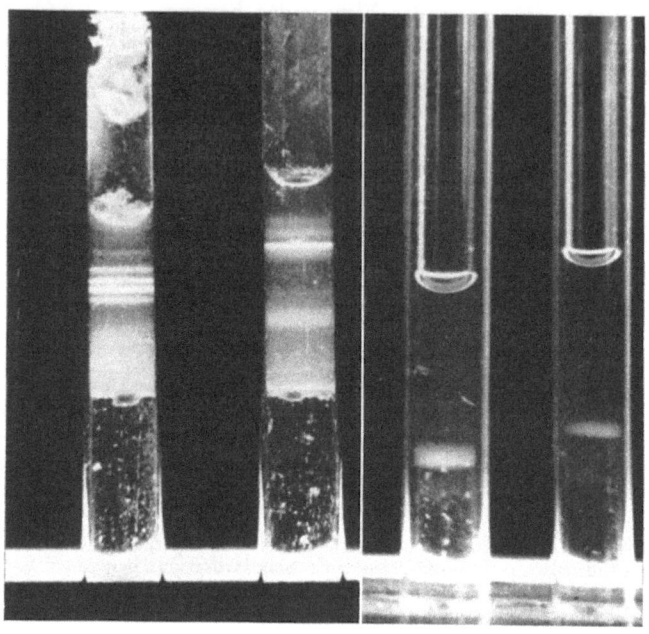

Abb. 3.7. Eindimensionale Doppeldiffusion. In den beiden linken Röhrchen: Reaktion von Paramecium brei mit 2 Kaninchenantiseren gegen Paramecium brei; man sieht zahlreiche Linien. In den beiden rechten Röhrchen: Reaktion von gereinigtem Paramecium brei-Immobilisationsantigen mit 2 Kaninchenantiseren gegen Paramecium brei; nur eine einzige Linie ist zu sehen. Die Röhrchen haben einen inneren Durchmesser von ca. 1,8—2 mm. (Mit freundlicher Genehmigung von Dr. Irving Finger, Haverford College, Pa.)

oder mit Agar gemischt. Darüber wird eine Schicht aus reinem Agar gegeben und darüber wiederum die Antigenlösung. Antigen und Antikörper diffundieren in die Agar-Zwischenschicht und ergeben dort Präcipitationszonen. Sowohl Höhe der Agar-Schicht als auch Abstand der Zone werden ausgemessen, und die Position einer Zone wird ausgedrückt in Prozent des Abstandes vom Antigenmeniscus. Die Position (P) einer Linie variiert mit Antikörper- oder Antigenkonzentration. Verdoppelung der Konzentration einer der Komponenten verändert den Wert von P um ungefähr 10% (Abb. 3.7).

Für zweidimensionierende Doppeldiffusion wird üblicherweise eine Agarschicht in eine Petrischale oder auf eine Glasplatte gegossen. Eine

Anzahl von Löchern wird eingestanzt, aus denen das Agargel herausgesaugt wird. Es gibt sehr viele Anordnungen; eine häufig verwendete besteht in einem zentralen Loch mit sechs regelmäßig darum angeordneten Außenlöchern (Abb. 3.5). Im Verlaufe der Besprechung verschiedener Experimente werden später auch andere Anordnungen gezeigt werden. Das zentrale Loch kann mit Antiserum gefüllt werden, die Außenlöcher mit verschiedenen Antigenen oder einer Verdünnungsreihe von einem Antigen oder einer Antigenmischung. Von jedem Loch aus findet konzentrisch Diffusion statt, und wo Antigen und Antikörper sich treffen, bilden sich Präcipitationslinien.

Der große Vorteil dieser Technik liegt darin, daß man damit Antigene in Mischungen identifizieren kann, außerdem Kreuzreaktionen bestimmen, sowie auch antigene Beziehung zwischen einer antigenen Determination und dem ursprünglichen Antigen feststellen kann. Viele Ergebnisse kann man auch mit Hilfe anderer Techniken erhalten, aber nicht auf so einfache und direkte Weise. Wird zum Beispiel ein Antiserum in das zentrale Loch gefüllt, welches Antikörper gegen verschiedene Antigene enthält und die Antigenmischung in die Außenlöcher, so bildet sich eine Reihe von Linien. Kann eines der Antigene in reiner Form erhalten werden, so gibt man es in eines der Außenlöcher. Es bildet mit dem Antikörper eine Präcipitationslinie, welche in eine der Linien der Mischung übergeht. Damit ist diese Linie der Mischung identifiziert. Haben zwei Antigene keinerlei serologische Ähnlichkeit, so überkreuzen sich die von ihnen verursachten Präcipitationslinien. Wenn zwei gereinigte Antigene jedoch kreuzreagieren (partielle Identität zeigen), werden sie aus benachbarten Löchern, gegen den einen der Antigene homologen Antikörper diffundierend, eine einzige Präcipitationslinie zeigen. Da jedoch im Gegensatz zum homologen Antigen dem kreuzreagierenden einige antigene Determinanten fehlen, kann es auch nicht alle Antikörper präcipitieren. Diese diffundieren über die Präcipitationslinie des kreuzreagierenden Antigens hinaus und reagieren dann mit weiterdiffundiertem homologem Antigen. Die sich dann bildende Präcipitationslinie nennt man Sporn. In Abb. 3.8 ist ein Geldiffusionsmuster abgebildet, das durch folgende Komponenten gebildet wurde: Kaninchen-Antiserum gegen normales menschliches γG-Immunglobulin in Loch A, Myelom-Serum 29 in Loch B und zwei gereinigte Myelomproteine in C und D. Die Linie des Myelomproteins in B vereinigt sich mit derjenigen des normalen menschlichen γG-Immunglobulins (A). B fehlen jedoch einige Determinanten, denn A bildet einen Sporn. Die Linien zwischen B und D verschmelzen teilweise, aber es bilden sich zwei Sporne. Daraus ist ersichtlich, daß die Myelomproteine eigene Determinanten enthalten. Die Linie in C ist nur sehr schwach. Dieses Bild wurde nach viertägiger Diffusion erhalten.

Seit ihrer Einführung durch Oudin und durch Ouchterlony wurden die Techniken der Geldiffusion bei unzähligen Untersuchungen benutzt. Diese Techniken sind auf allen Gebieten der Immunologie anwendbar.

Beim Reinigen von Antigenen wird mit ihrer Hilfe festgestellt, ob ein einheitliches Antigen vorliegt, und bei der Untersuchung von Antigen-Fragmenten kann man die serologische Beziehung der Fragmente zum intakten Antigen feststellen. Um festzustellen, ob ein gereinigtes Antigen keine weiteren Protein-Verunreinigungen enthält, wird üblicherweise ein Testserum verwendet, das Antikörper gegen möglichst viele infrage kommenden Proteine enthält. So wird für die Reinheitsprüfung

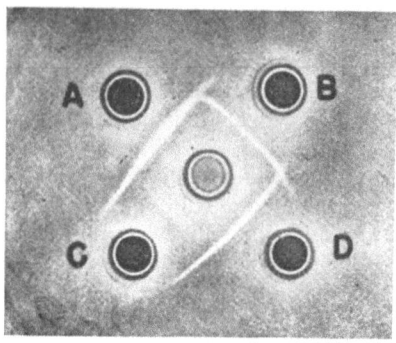

Abb. 3.8. Zweidimensionale Doppeldiffusion. Mittleres Loch: Kaninchen-Antiserum gegen menschliches γG-Immunglobulin. Äußere Löcher: *A* menschliches γG-Immunglobulin; *B* multiples Myeloma-Serum 29; *C* Myeloma-Globulin 28; *D* Myeloma-Globulin 1. (Aus Korngold, L.: J. Immunol. **77**, 119 [1956]. Mit Genehmigung der Williams & Wilkins Company, Baltimore, Md.)

von kristalliertem menschlichem Serum-Albumin ein Antiserum gegen gesamtes menschliches Serum verwendet. Solch ein Antiserum enthält oft Antikörper gegen 30 oder mehr individuelle Protein-Antigene. Findet man mit den verschiedenen Geldiffusionsmethoden nicht mehr als eine einzige Präcipitationslinie, so bedeutet dies, daß das Serumalbumin nicht durch diese anderen Proteine verunreinigt ist. Umgekehrt muß oft geprüft werden, ob ein Antiserum nur Antikörper gegen ein einziges Antigen (z. B. gegen menschliches Serumalbumin) enthält, d. h. ob das Antiserum monospezifisch ist. In solchen Fällen wird das Antiserum mit Hilfe der Geldiffusion gegen eine Mischung von Antigenen (z. B. gesamtes menschliches Serum) getestet. Wenn in dem zu untersuchenden Antiserum Antikörper gegen mehr als eines der Antigene in der Mischung vorhanden sind, dann entsteht mehr als eine Präcipitationslinie gegen gesamtes menschliches Serum, welche völlig übergeht in eine durch Reaktion mit gereinigtem Albumin entstandene Linie, ist dann ein Hinweis darauf, daß in dem untersuchten Antiserum nur Antikörper gegen Albumin und gegen keine anderen Serumproteine vorhanden sind.

Immunelektrophorese

Bei der Untersuchung komplexer Mischungen von Antigenen mit Geldiffusionstechniken ist es oft sehr schwierig, alle Präcipitationslinien zu identifizieren. Grabar und Williams nahmen zur weiteren Auftrennung und besseren Identifizierung außer der Diffusion auch noch die elektrophoretische Mobilität der untersuchten Substanzen zu Hilfe. Das daraus entwickelte, äußerst leistungsfähige Verfahren wird *immunelektrophoretische Analyse* genannt. Es findet in der Immunologie heute weiteste Verbreitung.

Das Prinzip der Methode ist sehr einfach. Die zu untersuchende Antigenmischung, wie z. B. menschliches Serum, wird auf einem mit Agar beschichteten Objektträger in ein kleines Loch in der Mitte aufgetragen. Die 2—3 mm dicke Agarschicht wird mit Hilfe einer Pufferlösung von ungefähr pH 8,5 hergestellt. Mit Puffer befeuchtete Filterpapierstreifen verbinden beide Enden des Objektträgers mit puffergefüllten Elektrodenkammern (Abb. 3.9). Das System wird an Strom

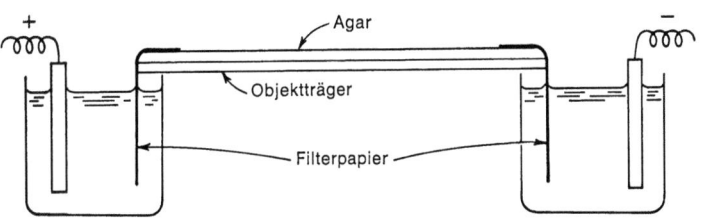

Abb. 3.9. Immunelektrophorese-Apparatur

angeschlossen, unter dessen Wirkung die verschiedenen Proteine der Untersuchungsmischung verschieden schnell wandern (d. h. verschiedene elektrophoretische Mobilität haben). Gleichzeitiger Rückfluß an Puffer durch die Agarschicht *(Endosmose)* wirkt auf alle Proteine als gleich stark gegen die elektrophoretische Wanderungsrichtung orientierte Kraft. Nach einigen Stunden befinden sich die verschiedenen Proteine an verschiedenen Stellen im Agar. Nach Abstellen des Stroms und Entfernen der Filterpapierstreifen wird an der Längsseite des Objektträgers eine Rille in die Agarschicht gestanzt. In diese Rille wird Antiserum (z. B. gegen gesamtes menschliches Serum) eingefüllt. Bei der nun stattfindenden Doppeldiffusion bildet jedes Protein-Antigen bei der Reaktion mit dem entsprechenden Antikörper einen Präcipitationsbogen. Diese Bögen befinden sich an verschiedenen Stellen des Objektträgers, je nach der elektrophoretischen Mobilität der Proteine. Die Identifizierung eines Antigens geschieht durch Lokalisieren im immunelektrophoretischen Bild. Sie kann bestätigt werden, indem man von einer 2. Rille an der anderen Längsseite des Objektträgers aus das entsprechende gereinigte Antigen diffundieren läßt. Die so entstehende Präcipitationslinie geht, bei Identität der Antigene, völlig in den entsprechenden Präcipitationsbogen des Immunelektropherogramms über. Die neben Albumin vorliegenden Proteine des Serums wurden gemäß ihrer elektrophoretischen Mobilität im Elektrophorese-Apparat von Tiselius als α-, β- und γ-Globuline bezeichnet. Die α-Globuline sind nach dem Albumin die am schnellsten wandernden Serumproteine.

Zur Identifizierung von Antigenbanden wurden einige weitere Nachweismethoden entwickelt. Hat ein Antigen enzymatische Aktivität, die durch Reaktion mit dem Antikörper nicht neutralisiert wird, so kann es durch Färbereaktionen nachgewiesen werden, welche auf der Enzymwirkung beruhen. Bei Verwendung radioaktiver Antigene kann der Präcipitationsbogen durch Autoradiographie sichtbar gemacht werden. Außerdem können die Präcipitationsbögen, nach Auswaschen im Agar gelösten Proteins, durch Aufarbeitung sichtbar gemacht und die Immunelektropherogramme dann aufbewahrt werden. Alle diese Techniken finden auch bei der Geldiffusion Anwendung.

Einer der wesentlichen Beiträge der Immunelektrophorese zur Immunologie war der damit erbrachte Nachweis, daß es 3 Familien von Immunglobulinen gibt. Diese werden entweder mit IgG, IgM und IgA oder mit γG, γM und γA bezeichnet. Im Gegensatz zu den üblichen Proteinen, welche im Hinblick auf elektrophoretische Mobilität recht einheitlich sind, erwiesen sich die Immunglobuline als elektrophoretisch heterogen — d. h. sie haben einen weiten Bereich elektrophoretischer Mobilitäten. Das ist am deutlichsten bei der γG-Linie zu sehen, die sich von der langsamen γ-Region bis zur α-Region zieht. Abb. 3.10 zeigt ein Immunelektropherogramm von menschlichem Normalserum. Es wurde entwickelt mit Pferde-Antihumanserum und mit einem Antiserum, das Antikörper gegen die 3 Immunglobuline enthält. Außerdem ist eine Zeichnung der verschiedenen Bögen beigegeben.

Vor kurzem wurde ein sehr praktisches Verfahren der Immunelektrophorese entwickelt, das quantitative Bestimmung von Proteinen gestattet. Bei dieser *gekreuzten Elektrophorese* wird in 2 Dimensionen elektrophoretisiert. Die 1. Elektrophorese wird wie oben beschrieben durchgeführt. Dann wird ein Streifen mit den getrennten Komponenten ausgeschnitten und auf eine größere Glasplatte gelegt, die mit antiserumhaltigem Agar beschichtet ist. Die 2. Elektrophorese wird dann rechtwinklig zur 1. Wanderungsrichtung durchgeführt. In dem Maße, in dem die Antigene unter der Wirkung des elektrischen Feldes durch das Antiserum wandern und mit ihm reagieren, entstehen Präcipitationsbögen (Abb. 3.11). Die zweidimensionalen Bilder geben einen viel besseren Hinweis auf die relativen Konzentrationen der verschiedenen Komponenten. Bei gegebener Antikörperkonzentration ist die Peak-Höhe annähernd proportional dem Logarithmus der Antigenkonzentration.

Zur quantitativen Bestimmung eines Proteinantigens in Serum wird das gegen dieses Protein gerichtete Antiserum mit Agar gemischt und damit eine Platte beschichtet. Das zu untersuchende Serum und einige bekannte Konzentrationen des betreffenden Proteinantigens

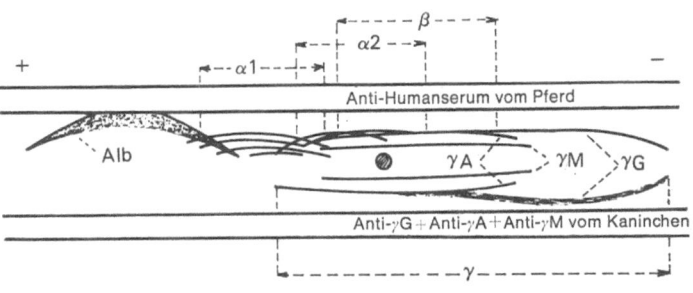

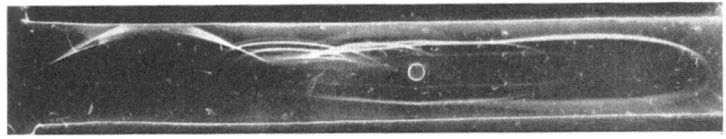

Abb. 3.10. Immunelektrophoretisches Muster von menschlichem Serum. Oben: Schematisches Diagramm der Linien. Unten: Photographie der immunelektrophoretischen Linien. (Mit freundlicher Genehmigung von Dr. Pierre Grabar und Mlle. Janine Courcon, Institut Pasteur, Paris)

werden in eine Reihe von Löchern gegeben und an das System Strom angelegt. Die wandernden Antigene reagieren mit dem Antiserum und bilden eine Reihe scharfer Peaks. Die Höhe dieser Peaks ist proportional der Antigenkonzentration, und der unbekannte Wert wird durch Interpolation ermittelt.

Nachweis löslicher Antigen-Antikörperkomplexe

In einigen Fällen tritt keine Präcipitation auf, sei es, daß das Antigen, wie z. B. Insulin, mit homologem Antikörper nicht präcipitiert, oder daß die Menge des Antigen-Antikörperkomplexes nicht ausreicht. In solchen Fällen kann Antikörper durch radioaktives Antigen nachgewiesen werden, aufgrund einer Änderung der elektrophoretischen Mobilität des Antigens durch Komplexbildung mit dem Antikörper. So bleibt bei Papierelektrophorese ^{131}J-Insulin, an das Papier adsorbiert, auf der Auftragstelle sitzen. In Mischung mit Antikörper jedoch ist Insulin nicht mehr adsorbiert, sondern wandert mit dem Antikörper. Durch Bestimmung der Radioaktivität am Start und im wandernden Peak kann das Verhältnis von freiem zu gebundenem Insulin errechnet werden. Auf anderen Trägern, wie z. B. Stärke, wandert Insulin zwar, aber weniger schnell als im Komplex mit seinem

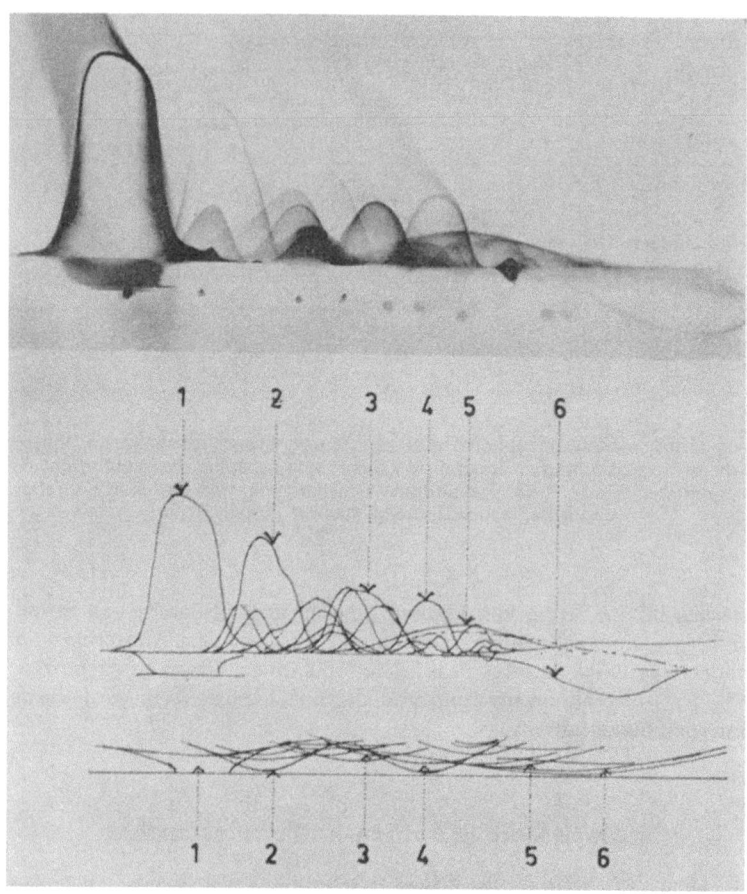

Abb. 3.11. Oben: Präcipitationsbild einer gekreuzten Antigen-Antikörperelektrophorese mit menschlichem Serum und Ziegen-Antihumanserum. Mitte: Kontaktzeichnung der Konturen der Präcipitationsbilder. Die Pfeile zeigen: *1* Serumalbumin, *2* α_1-Antitrypsin, *3* Haptoglobin (1 : 2), *4* Transferrin, *5* γA und *6* γG. Unten: Kontaktzeichnung des Präcipitationsbildes einer konventionellen Immunelektrophorese mit dem gleichen Antiserum und identischem Wanderungsabstand des elektrophoretischen Laufs. (Aus Laurell, C. B.: Analyt. Biochem. **10**, 358 [1965]. Mit Genehmigung der Academic Press, New York)

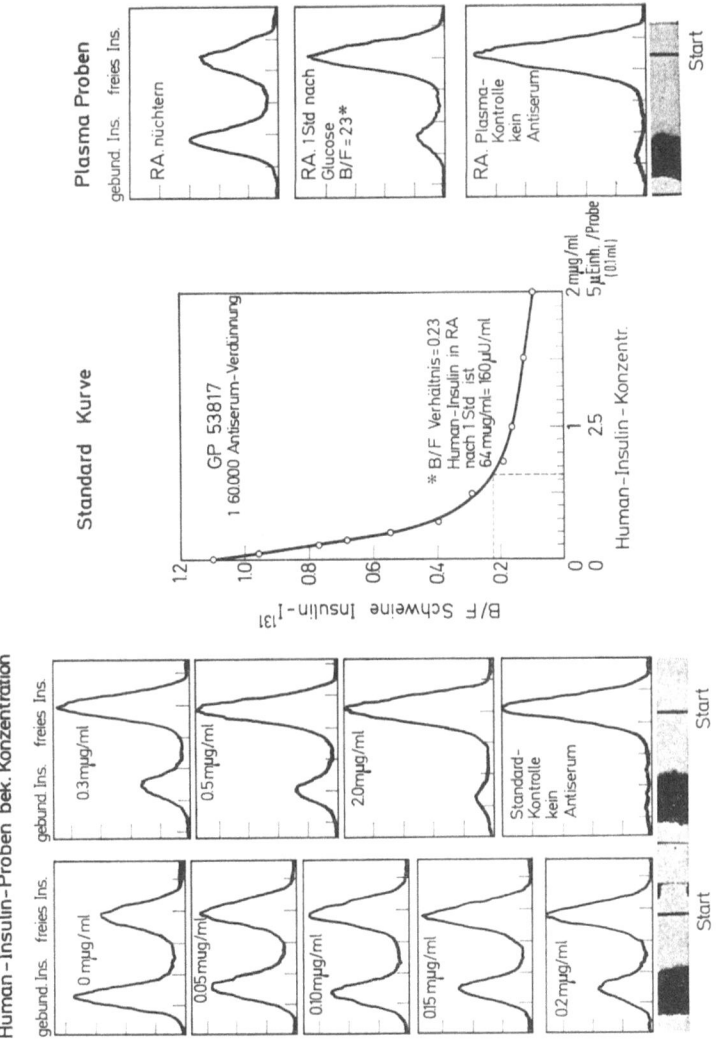

Abb. 3.12. Elektrophorese von ^{131}J Insulin-Antiserumgemischen; links mit bekannten Konzentrationen an menschlichem Insulin und rechts mit einem Plasma unbekannter Insulinkonzentration. Die jeweils unterste Kurve wurde mit einer Kontrollmischung erhalten, der kein Antiserum zugesetzt war. Elektrophoretisch wanderndes Material in den Kontrollen kommt aus abgebautem Insulin. Die Eichkurve in der Mitte wurde durch Planimetrieren der beiden Peaks in allen Elektropherogrammen erhalten. Die Insulinkonzentration im Serum des Patienten RA, eine Stunde nach Glucosegabe, wird in der angegebenen Weise berechnet. (Aus Yalow, R. S., Berson, S.: Methods of Biochem. Analyses, Interscience Press **12**, 69 [1964]. Mit Genehmigung von Wiley, New York)

Antikörper, so daß auch hier freies und gebundenes Insulin durch Messung der Radioaktivität bestimmt werden können. Bei einer Mischung von radioaktivem Insulin mit seinem Antikörper wird durch Zugabe von nicht-radioaktivem Insulin ein Teil des radioaktiven Insulins aus dem Komplex verdrängt. Wird das System durch bekannte Mengen von Insulin kalibriert, so kann die erhaltene Kurve gebundenes ^{131}J/freiem ^{131}J bei verschiedenen Konzentrationen von nicht radioaktivem Insulin dazu verwendet werden, um Insulin im Plasma zu bestimmen (Abb. 3.12). Dieses Prinzip kann für die Bestimmung vieler Substanzen angewendet werden.

Antigen-Antikörperreaktionen mit mehr als zwei Komponenten
Hemmungsreaktionen

Die direkten Methoden des Nachweises der Antigen-Antikörperreaktion, wie Präcipitation und Agglutination, sind thermodynamisch umkehrbare Reaktionen. Daher können sie leicht zum Nachweis von Substanzen verwendet werden, welche mit dem Antigen um den Bindungsbereich am Antikörper konkurrieren. Ein niedermolekulares Hapten wird daher in geeigneter Konzentration seine homologe antigene Determinante vom Bindungsbereich am Antikörper verdrängen und damit ein Antigen-Antikörperpräcipitat auflösen. Auf ähnliche Weise kann antikörperbedingte Agglutination von Bakterien oder Erythrocyten durch Zugabe eines löslichen Antigens rückgängig gemacht werden. Das Antigen bewirkt Desaggregation durch Verdrängung der Antikörpermoleküle von den Zellen unter Bildung löslicher Antigen-Antikörperkomplexe.

Die von Landsteiner eingeführte Hemmung der Präcipitation erwies sich als ausgezeichnete Methode zur Bestimmung der relativen Komplementarität oder Spezifität kleiner Fragmente einer antigenen Determinante gegenüber dem Bindungsbereich am Antikörper. Bei Verwendung bekannter Mengen an Antigen und Antikörper kann die relative Hemmwirkung haptener Substanzen bestimmt werden. Die für ein bestimmtes Ausmaß der Hemmung nötigen molaren Konzentrationen dieser Substanzen sind nämlich dem Grad der Komplementarität gegenüber dem Bindungsbereich am Antikörper umgekehrt proportional. So wird ein Hapten, welches einen größeren Teil der determinanten Gruppe darstellt — genauso wie eines, das besser in den Antikörper paßt —, bei einer kleineren molaren Konzentration die Präcipitation hemmen. In gleicher Weise kann die Agglutination gehemmt werden. Ein Sonderfall der Hämagglutination und Hämagglutinationshemmung ist bei einigen Viren bekannt, welche durch Kombination mit Receptoren an der Erythrocytenoberfläche zur Agglutination führen. In diesem Fall blockiert Antivirus-Antikörper die reaktiven Stellen am Virus, so daß letzteres seine hämagglutinierende Eigenschaft verliert —

die Hämagglutination bleibt in Anwesenheit von Antikörper aus. Solche Teste werden häufig zur Diagnose von Virusinfektionen verwendet. Während der akuten Phase der Infektion ist so gut wie kein Antikörper vorhanden, sondern tritt erst während der Rekonvaleszenz auf. Ein vierfach geringerer Titer gegen ein bestimmtes Virus im Serum aus der akuten Phase der Viruserkrankung verglichen mit Rekonvaleszentenserum kann als retrospektive Diagnose betrachtet werden. Hemmung der virusbedingten Hämagglutination erfolgt jedoch nicht nur durch Antikörper, sondern auch mit Substanzen, die Strukturähnlichkeit mit dem Virusreceptor auf der Erythrocytenoberfläche haben. Dies sind meistens Mucoproteine. Um Hämagglutinationshemmung eindeutig auf Antikörper zurückführen zu können, muß die Anwesenheit solcher Mucoproteine ausgeschlossen, oder es müssen diese zerstört werden.

Reaktionen unter Beteiligung von Komplement

Einige Substanzen können eine wichtige Hilfsrolle bei der Antigen-Antikörperreaktion spielen. Ein Komplex verschiedener solcher Substanzen wird als *Komplement* bezeichnet und mit C symbolisiert [1]. *Komplement*, das in frischem Wirbeltier-Serum vorkommt, kann an Antigen-Antikörperkomplexe gebunden werden. Es besteht, nach heutigen Kenntnissen, aus 9 Komponenten, die bei der Kombination von Antigen mit Antikörper in bekannter Reihenfolge reagieren. Der Mechanismus dieser Komplementreaktion ist in Kapitel 11 eingehender besprochen. C reagiert am Ort der Antigen-Antikörper-Bindung an der Erythrocytenoberfläche und bewirkt dabei den Austritt von Hämoglobin in das Medium. Elektronenmikroskopische Untersuchungen haben klar gezeigt, daß Löcher gebildet werden, durch die das Hämoglobin austritt. Dieser Effekt wird als *Hämolyse* bezeichnet. Einige Gram-negative Bakterien werden durch Antikörper und Komplement getötet. Man bezeichnet dies als *bactericiden Effekt*.

Komplement wird durch 30minütiges Erhitzen des Serums auf 56° inaktiviert. Bei Kühlschranktemperaturen wird es zerstört, ist aber bei —60° stabil. Die am häufigsten verwendete Komplement-Quelle ist frisches Meerschweinchenserum. Menschliches Komplement ist ebenfalls eingehend studiert worden.

Komplement (C), oder mindestens einige seiner Komponenten, wird bei Antigen-Antikörperreaktion auch dann gebunden, wenn keine sichtbare Reaktion (z. B. Präcipitation) eintritt. Das ist die Basis eines sehr empfindlichen Tests auf Antikörper, der als *Komplementbindungstest* bezeichnet wird.

---

[1] Anmerkung der Übersetzer: Anstelle der bisher gebräuchlichen und im Original verwendeten Abkürzung für Komplement (C') wird in dieser Übersetzung die neuerdings allgemein übliche Abkürzung (C) verwendet.

Der Test verwendet als Indicatorsystem Hammelerythrocyten, die mit Kaninchenantikörpern gegen Hammelerythrocyten beladen sind. Dabei ist die Antikörpermenge so niedrig gehalten, daß keine Hämagglutination eintritt. Diese beladenen Erythrocyten nennt man sensitivierte rote Blutzellen (RBZ); sie hämolysieren in Gegenwart von Komplement:

$$RBZ + AK + C \rightarrow \text{Hämolyse.} \quad (3.1)$$

Damit können sie zum Nachweis freien Komplements dienen. In ähnlicher Weise kann ein vom obigen System unabhängiger Antigen-Antikörperkomplex unter den passenden Bedingungen Komplement binden; so z. B. Eialbumin (Ea) und ein dagegen gerichtetes Kaninchenantiserum (anti-Ea):

$$Ea + \text{anti-Ea} + C \rightarrow (Ea \cdot Ak \cdot C) \ . \quad (3.2)$$

Komplement ist gebunden, nicht mehr frei.

Wenn die sensitivierten Hammelerythrocyten zum System zugegeben werden, nachdem Reaktion (3.2) abgelaufen ist, so tritt, da Komplement nicht mehr frei ist, keine Hämolyse ein.

Ist kein Antikörper vorhanden oder zu wenig, um alles Komplement zu binden, so bleibt Komplement frei, um sensitivierte Hammelerythrocyten zu hämolysieren:

$$Ag + \text{Normalserum} + C \rightarrow \text{keine Reaktion, Komplement bleibt frei.} \quad (3.3)$$

Wird nun das Indicatorsystem zugegeben, so tritt Hämolyse ein [Gl. (3.1)].

Ausbleiben der Hämolyse im System der sensitivierten Hammelerythrocyten ist also ein Hinweis darauf, daß in Reaktion (3.2) (der zu untersuchenden Reaktion) Antikörper vorhanden war. Eintretende Hämolyse zeigt hingegen an, daß kein Antikörper [Reaktion (3.3)] oder zu wenig zur völligen Komplementbindung [Reaktion (3.2)] vorhanden war. Die Methode erfordert, daß mit jedem Experiment eine Reihe von Kontrollen durchgeführt werden, die anzeigen sollen, ob und inwieweit Antigen oder Antiserum allein Komplement binden, inaktivieren oder zerstören. Falls eines der Reagentien allein Komplement inaktiviert, nennt man es *antikomplementär*. Eine verläßliche Aussage, ob Antigen-Antikörperreaktion stattfand, kann in einem solchen Falle nicht gemacht werden. Tierische und menschliche Seren sind oft in großer Konzentration antikomplementär und müssen verdünnt werden, bis der inaktivierende Effekt auf das Komplement verschwindet. Als Antigen verwendete Gewebeextrakte können auch antikomplementär sein und müssen dann verdünnt werden. Die Mengen der Reagentien müssen sehr sorgfältig standardisiert sein. Die verwendeten Antiseren werden üblicherweise vor Verwendung auf 56° erwärmt, um darin befindliches Komplement zu inaktivieren. Nur so hat man die Komplementkonzentration im System unter Kontrolle.

Komplement wird gewöhnlich in 50%-hämolytischen Einheiten (CH_{50}) gemessen, da in der Gegend von 50%-Hämolyse kleine Konzentrationsänderungen an Komplement am besten erkannt werden. Dies geschieht mit Hilfe einer standardisierten Suspension sensitivisierter Hammelerythrocyten, zu der verschiedene Verdünnungen von Meerschweinchenserum als Komplementquelle gegeben werden. Das Ausmaß der Hämolyse wird spektrophotometrisch verfolgt. Durch Auftragen von Prozent-Hämolyse gegen Menge an zugegebenem Komplement erhält man eine S-förmige Kurve, an der diejenige Komplementmenge abgelesen wird, welche 50%-Hämolyse ergibt. Für Komplementbindungstests verwendet man 5 CH_{50}-Einheiten, d. h. die 5fache Menge der Komplementmenge, welche 50%-Hämolyse ergibt. Die Empfindlichkeit der Methode hängt von der Menge an verwendetem Komplement ab. Wird zu viel Komplement verwendet, dann binden kleine Antikörpermengen nicht alles Komplement und werden so übersehen. Zu wenig Komplement führt zu verfälschten (unspezifischen) positiven Resultaten. (Weitere Einzelheiten sind in „Experimental Immunochemistry" gegeben.)

Ein niedermolekulares Hapten, das mit Antikörper reagiert und damit dessen Kombination mit dem Antigen verhindert, hemmt die Komplementbindung. Darauf beruht die Methode der *Hemmung der Komplementbindung.* Antikörper einiger Tierspecies — wie Pferd, Huhn oder Ente — binden Meerschweinchenkomplement nicht gut. Sie können aber Antigen binden und dadurch dessen Reaktion mit komplementbindendem Antikörper (z. B. aus Kaninchen) verhindern. Derartige Antikörper können ebenfalls durch Hemmung der Komplementbindung nachgewiesen werden.

Hitzeaggregiertes γG-Immunglobulin bindet Komplement so, daß man es nicht von einem komplementbindenden Antigen-Antikörperkomplex unterscheiden kann.

Bakterien, Protozoen oder andere partikuläre Antigene entwickeln, wenn sie durch Antikörper in Gegenwart von Komplement agglutiniert sind, die Fähigkeit an normale Blutzellen, Erythrocyten, Quarz oder Stärkekörnchen anzuhaften. Diese Reaktion wurde *serologische Adhäsion* genannt. In neuerer Zeit wurde die Bezeichnung *Immunadhärens* beschränkt auf die Anhaftung von Ag-Ak-C-Komplexen an Primatenerythrocyten. Immunadhärens kann ebenfalls verwendet werden, um Antikörper gegen Bakterien- oder Protozoenantigene nachzuweisen.

Gramnegative Bakterien, die mit Antikörper und Komplement beladen sind, werden schneller von phagocytierenden Körperzellen — polymorphonucleare Leukocyten und Makrophagen — aufgenommen *(Phagocytose).* Bei vielen Mikroorganismen ist dies gefolgt von der Verdauung und Zerstörung der Bakterien. Andere Mikroorganismen, vor allem Tuberkelbacillen, vermehren sich ungehindert im Inneren der phagocytierenden Zellen. Organismen mit Polysaccharid-Kapseln, wie Pneumokokken, sind gegen Phagocytose geschützt; sie werden jedoch von phagocytierenden Zellen rasch aufgenommen, wenn sie mit homologem Antiserum (vom Pferd) beladen sind. Die Rolle von Komplement in diesem System ist unklar.

Lokalisierung von Antigen und Antikörper in Zellen und Geweben

Spezifische Antikörper können als Reagentien zum Nachweis und zur genauen Lokalisierung der entsprechenden Antigene dienen. So kann durch Markierung eines Antikörpers mit einem charakteristischen Farbstoff oder einer fluorescierenden Gruppe die Stelle, an welche der Antikörper im Gewebe fixiert wird, unter dem Mikroskop beobachtet

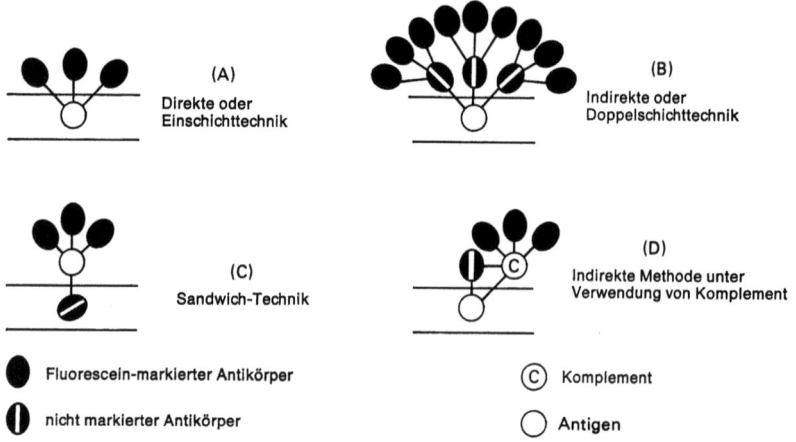

Abb. 3.13. Schematische Darstellung der verschiedenen Nachweisverfahren mit fluoresceinmarkierten Antikörpern. *A* Direkter Nachweis eines Antigens mit Hilfe einer einfachen Schicht fluoresceinmarkiertem spezifischem Antikörper. *B* Indirekte oder Doppelschichttechnik; das Material wird zunächst mit unmarkiertem spezifischem Antikörper behandelt und anschließend wird fluoresceinmarkierter Antikörper gegen γ-Globulin zugegeben. Verwendet man in der ersten Schicht Kaninchenantikörper, wird in der zweiten Schicht Antikörper gegen Kaninchen-γ-Globulin zugegeben. *C* Sandwich-Technik zum Nachweis von Antikörpern. Das Material wird zunächst mit einer verdünnten Lösung von Antigen behandelt. Nachdem der Überschuß an Antigen abgewaschen ist, wird fluoresceinmarkierter Antikörper zugegeben. *D* Indirektes Verfahren zum Nachweis von Antigen, unter Verwendung von Komplement (frisches Meerschweinchenserum) und Kaninchenantikörper gegen Meerschweinchenkomplement. (Aus Humphrey, J. H., White, R. G.: Immunology for students of medicine. Philadelphia: Davis 1963)

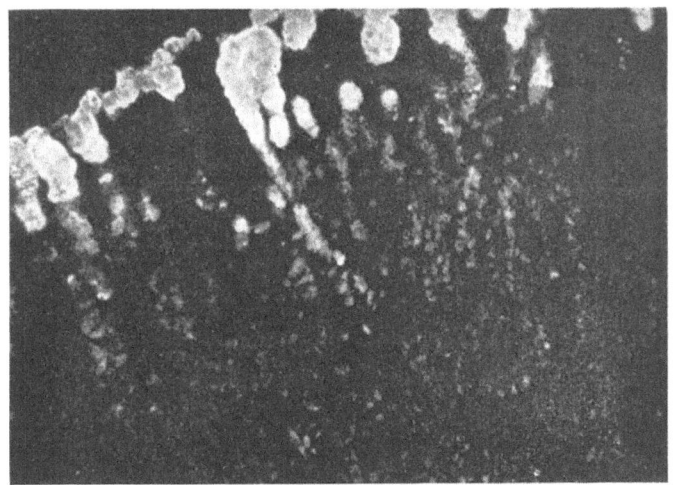

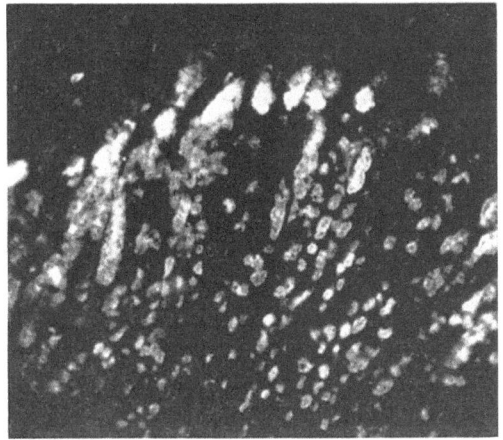

Abb. 3.14. Oben: Schleimhaut vom Korpusteil des Magens eines Blutgruppe A-Sekretors, in der direkten Methode mit Fluoresceinisothiocyanat-konjugiertem Kaninchen-Anti-A-Antikörper sichtbar gemacht. Die Schleimhautoberfläche und das Epithel der Faveola geben positive Reaktionen auf (wasserlösliche) Blutgruppe A-Substanz. Im unfixierten Gewebe reagieren auch die Parietalzellen positiv, die bei Fixierung des Materials in Alkohol negativ sind. Unten: Gleiche Reaktion bei einem Nichtsekretor für A-Substanz. Die Schleimhautoberfläche gibt eine negative Reaktion, aber in den Zellen des Drüsenhalses findet sich A-Substanz. Bei Anfärbung mit anti-Lewis[a]-Konjugat würde die Schleimhautoberfläche eine positive Reaktion zeigen. (Aus Holborow, E. J.: Immunological Methods. Ed.: J. F. Ackroyd. Oxford: Blackwell, 1964, p. 155)

werden. Coons hat mit Hilfe fluorescenzmarkierter Antikörper (vgl. Kapitel 2) dieses Prinzip eingeführt. Seither wird die Methode vielfach verwendet. Das nachgewiesene Antigen kann exogenen Ursprungs sein (z. B. ein Mikroorganismus), dann dient die Aufnahme eines spezifi-

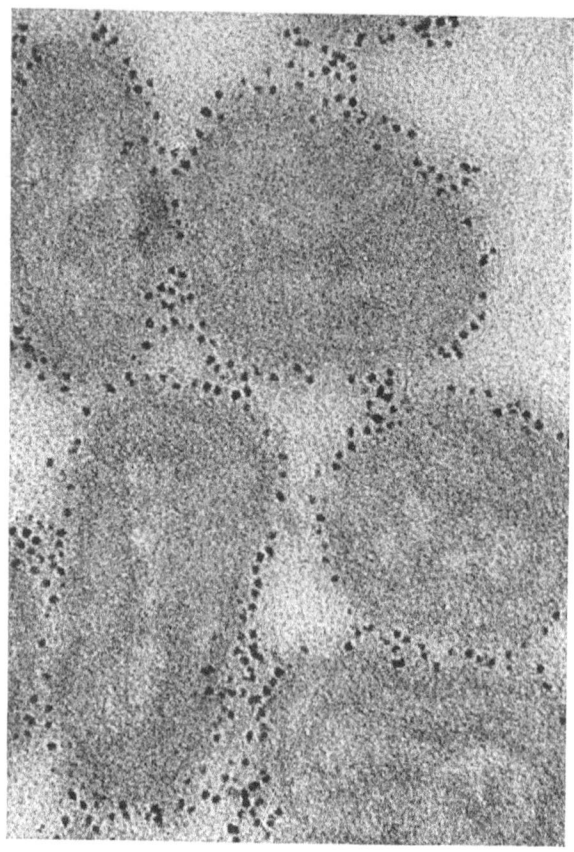

Abb. 3.15. Reaktion von ferritinmarkiertem Kaninchenantikörper gegen Vaccinia-Virus mit intracellulären Viruspartikeln (in 180 300facher Vergrößerung). (Aus Morgan, C., Rifkind, R. A., Hsu, K. C., Holden, M., Seegal, B. C., Rose, H. M.: Virology **14**, 292 [1961])

schen fluorescierenden Antikörpers zu diagnostischen Zwecken. Das Antigen kann auch Teil einer Körperzelle oder eines Gewebes sein, dann kann mit der Fluorescenztechnik Ort und Zeit des Auftretens dieses Antigens in der Zelle bestimmt werden. Es gibt eine Anzahl von Methoden, welche die Bestimmung von Antigenen und Antikörpern erlauben. Diese sind von großer Bedeutung bei Untersuchungen antikörperbildender Zellen. Sie sind in Abb. 3.13 schematisch zusammengefaßt. In *A* wird das Antigen mit Hilfe des spezifischen, fluoresceinmarkierten Antikörpers nachgewiesen. In *B,* der praktischsten und am meisten verwendeten Methode, wird der spezifisch gegen das Antigen gerichtete Antikörper nicht markiert, sondern das Gewebe wird — nach kräftigem Waschen — mit fluorescierendem Antikörper behandelt, der gegen das zuerst verwendete spezifische γ-Globulin gerichtet ist. Man braucht beim Arbeiten mit Kaninchenantikörpern, die gegen viele Antigene spezifisch sind, also nur ein einziges fluoresceinmarkiertes Reagens — z. B. Ziegenantikörper gegen Kaninchen γG-Immunglobulin. Methode *C,* die sog. Sandwich-Methode, wird zum Nachweis von Antikörpern in Gewebeschnitten verwendet. Zunächst wird Antigen auf den Schnitt gegeben, der vom Antikörper fixiert wird. Nach Waschen wird fluoresceinmarkierter Antikörper zugegeben. Dieser markiert die Position des Antigens und damit auch die Stelle, an der sich der ursprüngliche Antikörper in der Zelle befand. In *D* wird die Fähigkeit von Antigen und Komplement ausgenützt, durch Antikörper in der Zelle gebunden zu werden. Das Meerschweinchenkomplement wird dann durch fluoresceinmarkierten Antikörper gegen Meerschweinchenkomplement lokalisiert.

Die Verwendung von fluorescierendem Antikörper gegen menschliche Blutgruppen-A-Substanz zur Lokalisierung der A-Substanz im Gewebe ist in Abb. 3.14 illustriert. Im oberen Teil der Abbildung sieht man große Mengen A-Substanz dargestellt in Schleimdrüsen, welche wasserlösliche A-Substanz sekretieren. Sowohl im oberen als auch im unteren Teil der Abbildung kann man A-Substanz in anderen, nichtsekretierenden Zellen sehen.

Für elektronenmikroskopische Lokalisation wird Antikörper mit Ferritin, einem eisenhaltigen elektronendichten Protein, durch Azokupplung markiert. Ferritin zeigt im Elektronenmikroskop ein charakteristisches Bild, und Strukturen, mit denen der markierte Antikörper reagiert hat, sind leicht zu lokalisieren. Ferritin ist besonders nützlich beim Arbeiten mit Viren.

Abb. 3.15 zeigt Ferritin-konjugierten Antikörper gegen Vaccinia-Virus, der mit intracellulären Viruspartikeln reagiert hat.

Literatur

Ackroyd, J. F.: Immunological methods. Oxford: Blackwell 1964.
Campbell, D. H., Garvey, J. S., Cremer, N. E., Sussdorf, D.: Methods in immunology. New York: W. A. Benjamin Inc. 1963.
Chase, M. W., Williams, C. A., Jr.: Methods in immunology and immunochemistry, Vol. 1. New York: Academic Press 1967.
Coons, A. H.: Fluorescent antibody methods. In General cytochemical methods. Ed.: J. F. Danielli. New York: Academic Press 1958, p. 400.
Crowle, A. J.: Immunodiffusion. New York: Academic Press 1961.

Grabar, P., Burtin, P.: Immunoelectrophoretic analysis. Amsterdam: Elsevier Publ. Co. 1964. English translation.
Kabat, E. A.: Kabat and Mayer's experimental immunochemistry, 2d ed. Springfield (Ill.): Charles C Thomas Publ. 1961.
Munoz, J.: Effect of bacteria and bacterial products on antibody response. Adv. Immunol. **4**, 397 (1964).
Ouchterlony, O.: Diffusion in gel methods for immunological analysis I, II. Progr. Allergy **5**, 1 (1958); **6**, 30 (1962). Basel: S. Karger.
Oudin, J.: Specific precipitation in gels and its application to immunochemical analysis. Methods in Medical Research, Yearbook **5**, 335 (1952).

4. Genaue Messung der Antigen-Antikörperreaktion

Die Ära der modernen Immunchemie begann 1929 mit der Einführung der exakten Methoden quantitativer analytischer Chemie zur Messung von Antikörpern und Antigenen durch Michael Heidelberger und seine Schule. Vorher war es nicht möglich gewesen, ein umfassendes Bild der Antigen-Antikörperreaktion zu erhalten, oder ihren Mechanismus zu verstehen.

Quantitative Präcipitationsreaktion

Man kommt am besten zu einem Verständnis quantitativer Immunchemie, wenn man den Verlauf der Präcipitationsreaktion als Funktion der Zugabe steigender Mengen Antigen zu einem konstanten Volumen an Antiserum betrachtet. Die Messungen werden mit analytischen Pipetten gemacht und erreichen bei sorgfältiger Durchführung eine Genauigkeit von ±2—5% oder noch besser. Die Genauigkeit hängt von der Menge gemessener Antigene oder Antikörper ab. Da Antikörper Proteine sind und die meisten Proteine etwa 16% Stickstoff (N) enthalten, wurden die Bestimmungen ursprünglich mit der Mikro-Stickstoffbestimmung nach Kjeldahl durchgeführt. Neuerdings werden eine Anzahl anderer analytischer Methoden angewendet, wie Verwendung von UV-Absorption, Biuret-Reagens, Folin-Ciocalteu-Reagens, Nessler-Reagens und Ninhydrin. Viele dieser Bestimmungen können an Proben mit 5—20 µg Gesamtstickstoff durchgeführt werden — damit ist die Verwendung sehr kleiner Mengen an Reagentien möglich. Quantitative Präcipitationsreaktionen sollten in möglichst kleinen Volumina angesetzt werden, denn Antigen-Antikörperkomplexe haben eine merkliche Löslichkeit. Bei sehr kleinen Antikörpermengen bleiben die Probegläschen 5—7 Tage im Kühlschrank, um maximale Präcipitation zu gewährleisten. Wenn Komplement abwesend ist, bestehen die Präcipitate, wegen der großen Spezifität der Antigen-Antikörperreaktion, ausschließlich aus Antigen und Antikörper. Die Präcipitate werden, nachdem sie einige Zeit im Kühlschrank standen, in einer gekühlten Zentrifuge abzentrifugiert, zweimal mit kalter physiologischer Kochsalzlösung gewaschen und dann analysiert.

Typische Daten einer quantitativen Präcipitation sind in Abb. 4.1 und Tabelle 4.1 wiedergegeben. Sie sind der 1935 erschienenen Ori-

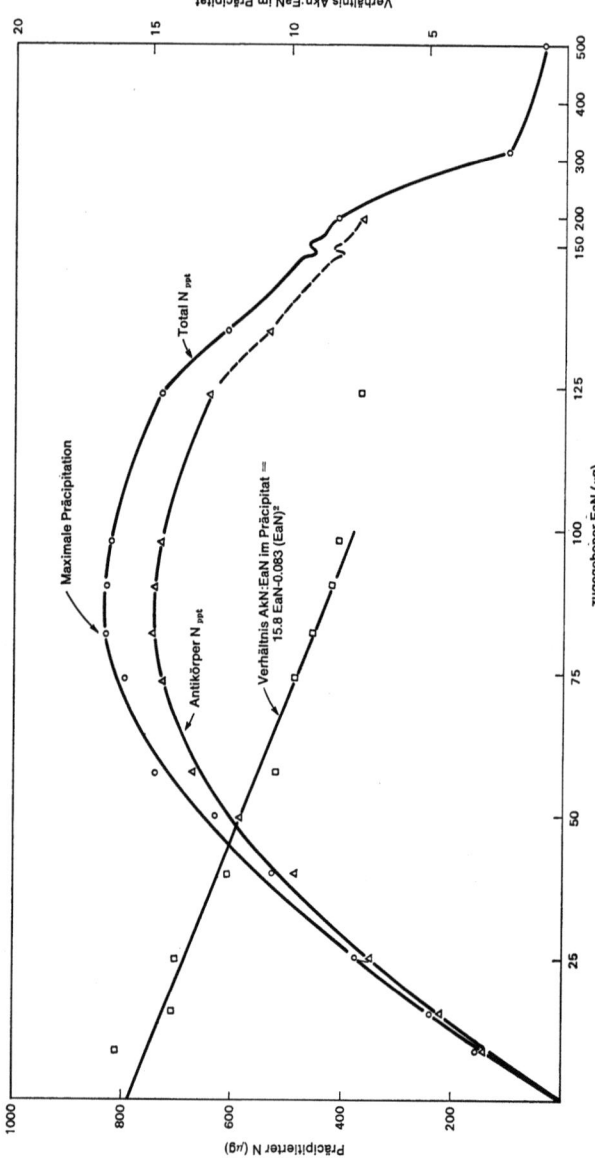

Abb. 4.1. Quantitative Präcipitationsreaktion zwischen kristallisiertem Hühnereialbumin und homologem Kaninchenantikörper. (Aus Heidelberger, M., Kendall, F. E.: J. exp. Med. **62**, 697 [1935]. Mit Genehmigung der Rockefeller University Press)

Tabelle 4.1. *Zugabe steigender Mengen an Eialbumin zu 1,0 ml eines 1:2 verdünnten Kaninchen-anti-Eialbuminserums bei 0°.*
(Aus Heidelberger, M., Kendall, F. E.: J. exp. Med. 62, 697 [1935])

EaN zugegeben (µg)	EaN präcipitiert (µg)	Gesamt N (µg)	AkN durch Differenz (µg)	Verhältnis AkN : EaN im Präcipitat (µg)	AkN präcipitiert berechnet (µg)	Untersuchung des Überstandes
9,1	alles	156	147	16,2	137	Überschuß Ak
15,5	alles	236	220	14,2	225	Überschuß Ak
25	alles	374	349	14,0	343	Überschuß Ak
40	alles	526	486	12,2	499	Überschuß Ak
50	alles	632	582	11,6	582	Überschuß Ak
65	alles	740	675	10,4	677	Überschuß Ak
74	alles	794	720	9,7	714	Weder Ak noch Ea
82	alles	830	748	9,1	738	Kein Ak 1 µg EaN
90	87	826	739	8,5	746	Überschuß Ea
98	89	820	731	8,2		Überschuß Ea
124	87	730	643	7,4		Überschuß Ea
135	[72][a]	610	[538]	7,5		Überschuß Ea
195	[48]	414	[366]	[7,6]		Überschuß Ea
307	[4]	106				Überschuß Ea
490		42				Überschuß Ea

[a] Werte in eckigen Klammern werden als unsicher betrachtet.

ginalarbeit von Heidelberger und Kendall entnommen. Die Ergebnisse wurden mit 1 ml eines 1:1 verdünnten Antiserums in einem Reaktionsvolumen von 3 ml erhalten. Die gewaschenen Präcipitate wurden mit der Mikro-Kjeldahl-Methode analysiert. Sollten diese Untersuchungen heute durchgeführt werden, dann würde man 10—50 µl Antiserum verwenden, die Mengen an Antigen entsprechend reduzieren und ein Gesamtvolumen von 100—150 µl einhalten. Die Analysen würde man mit dem Folin-Ciocalteu- oder dem Ninhydrinreagens durchführen. Dies illustriert die Fortschritte der mikroanalytischen Methoden während der letzten 30 Jahre. Bei Durchführung quantitativer Präcipitationsreaktionen ist es sehr wichtig, das überstehende Serum ebenfalls zu analysieren, um festzustellen, ob Antikörper oder Antigen gelöst vorliegen. Das geschieht im allgemeinen so, daß man jeden Zentrifugationsüberstand in 2 Portionen teilt. Zur einen gibt man dann eine kleine Menge Antigen und zur anderen eine kleine Menge Antiserum. Ersteres ergibt eine Präcipitation, wenn der Überstand noch Antikörper enthält und letzteres, wenn er Antigen enthält. Diese Untersuchungen der Überstände erlauben es, die Präcipitationskurve genauer zu beschreiben. Außerdem erhält man so Information über die Reinheit des bearbeiteten Systems und eine Aussage darüber, ob das Antigen abgebaut ist. Teste der Überstände werden oft auch mit Hilfe zweidimensionaler Doppeldiffusion durchgeführt.

Abb. 4.1 und Tabelle 4.1 zeigen, daß bei Zugabe steigender Mengen an Antigen die Menge an spezifischem Präcipitat (Antigen + Antikörper) zunächst ansteigt, ein Maximum erreicht und dann geringer wird. Mit Hilfe der Untersuchung an den Überständen erkennt man mehrere Bereiche: der *Bereich des Antikörperüberschusses* erstreckt sich über die ersten 6 Meßpunkte. Daran schließt sich der *Äquivalenzbereich* an, bei dem im Überstand weder Antigen noch Antikörper nachgewiesen werden können. Die letzten 7 Meßpunkte stellen den *Bereich des Antigenüberschusses* dar. Derjenige Teil des Bereiches des Antigenüberschusses, in dem die Menge an Präcipitat abnimmt, wird als *Hemmungsbereich* bezeichnet.

Im Bereich des Antikörperüberschusses befindet sich alles Antigen im Präcipitat, und die Menge an zugegebenem Antigenstickstoff (Tabelle 4.1, Kolonne 1) wird vom präcipitierten Gesamtstickstoff (Kolonne 3) abgezogen, um den Betrag an präcipitiertem Antikörperstickstoff (AkN) zu erhalten (Kolonne 4). Daß diese Differenzbildung zulässig ist, wurde nachgewiesen mit farbigen Antigenen, radioaktiven Antigenen und solchen, die eine analytisch erfaßbare Gruppierung tragen. So konnte Antikörperstickstoff und Gesamtstickstoff auch an den Präcipitaten direkt bestimmt werden. Bei stickstofffreiem Polysaccharidantigen erhält man den Antikörperstickstoffwert direkt aus den gewaschenen Präcipitaten. Im Bereich des Antigenüberschusses muß man im Überstand Stickstoff bestimmen und diesen Wert von der Gesamtmenge an zugegebenem Antigenstickstoff abziehen.

Betrachtung von Kolonne 4 in Tabelle 4.1 zeigt, daß maximale Präcipitation von Antikörperstickstoff an dem Punkt stattfindet, an welchem Antigen zuerst im Überstand erscheint. Dies ist der Punkt maximaler Präcipitation. Das entspricht im Prinzip der in der analytischen Chemie geübten Praxis, einen geringen Überschuß an Reagens zuzugeben, um sicher zu sein, daß die zu analysierende Verbindung völlig präcipitiert ist. In Abb. 4.1 sind die Werte für präcipitierten Gesamtstickstoff und Antikörperstickstoff (AkN), gegen zugegebener Menge an Eialbuminstickstoff (EaN) aufgetragen.

Sind die Werte für AkN und EaN bekannt, so kann man die Zusammensetzung des Präcipitates aus Antigen und Antikörper berechnen. Das wird als das Verhältnis AkN : EaN in Kolonne 5 angegeben und ist in Abb. 4.1 eingetragen. Dieser Quotient ergibt, wie man sieht, eine Gerade, welche durch die Gleichung

$$\frac{AkN_{ppt}}{x} = a - bx \quad (4.1)$$

beschrieben wird. Dabei ist x die Menge an zugegebenem Antigenstickstoff. Die Konstanten a und b stellen den Schnittpunkt der Geraden mit der y-Achse beziehungsweise die Neigung der Geraden dar. Die Werte für a und b in Abb. 4.1 sind 15,8 und 0,083. Setzt man EaN anstelle von x ein, so wird aus Gl. (4.1)

$$\frac{AkN_{ppt}}{EaN} = 15,8 - 0,083 \, EaN. \quad (4.2)$$

Durch Multiplikation beider Seiten mit EaN erhält man

$$Akn_{ppt} = 15,8 \, EaN - 0,083 \, (EaN)^2 \quad (4.3)$$

Gl. (4.3) stellt die Kurve des präcipitierten Antikörperstickstoffs (AkN_{ppt}) in Abb. 4.1 dar. Kolonne 6 der Tabelle 4.1 gibt die für jeden Meßpunkt nach Gl. (4.3) berechneten Werte, welche recht gut mit den experimentell gefundenen Werten (Kolonne 4) übereinstimmen.

Differenziert man Gl. (4.1) nach x und setzt das Ergebnis gleich Null so erhält man

$$\frac{d \, AkN_{ppt}}{dx} = a - 2bx = 0$$

und daraus (4.4)

$$x_{max} = \frac{a}{2b}.$$

Einsetzen der Werte für a (15,8) und b (0,083) ergibt

$$EaN_{max} = \frac{15,8}{0,166} = 95,2 \, \mu gN.$$

Setzt man den so erhaltenen Wert für EaN_{max} in Gl. (4.3) ein, dann erhält man $AkN_{max} = 750 \, \mu gN$, in guter Übereinstimmung mit dem gefundenen Wert von 748 µg AkN (Tabelle 4.1, Kolonne 4, Zeile 8).

Gl. (4.1) wurde empirisch gefunden. Sie erhielt aber ein gewisses Maß an theoretischer Fundierung durch Ableitung aus dem Massenwirkungsgesetz unter der Annahme, daß multivalentes Antigen und bi- oder multivalenter Antikörper an der zugrundeliegenden Reaktion beteiligt sind. Bei einigen Seren stimmen die experimentellen Werte nicht gut mit den berechneten überein und andere empirische Gleichungen wurden verwendet. Obwohl die empirische Gleichung eine praktische Hilfe bei der Bewertung der Ergebnisse darstellt, haben neuere Befunde über die große Heterogenität der Antikörper ihre sinnvolle Verwendbarkeit eingeschränkt. Das Fehlen einer voll befriedigenden Theorie über den Präcipitationsverlauf behindert jedoch die Verwendung quantitativer Methoden zur Bestimmung von Antigen und Antikörper nicht.

Das Verhältnis AkN : EaN im Präcipitat ändert sich während des gesamten Verlaufes der Reaktion. Umrechnung dieser Verhältnisse in molare Verhältnisse ergibt die molare Zusammensetzung Ak_5Ea im extremen Antikörperüberschuß und Ak_3Ea bis Ak_5Ea_2 im Äquivalenzbereich. Bei geringfügigem Antigenüberschuß hat das Präcipitat die ungefähre Zusammensetzung Ak_2Ea und der lösliche Komplex hat $AkEa_2$ und vielleicht Ak_2Ea_3. Diese molaren Verhältnisse variieren mit dem Antigen-Antikörpersystem in Abhängigkeit von den Molekulargewichten und Bindungsverhältnissen.

Verwendung der quantitativen Präcipitationskurve zur Messung von Antigen in Lösungen

Die Kurve für präcipitierten Gesamtstickstoff in Abb. 4.1 (total N_{ppt}) beschreibt das Verhältnis zwischen zugesetztem EaN und Antigen-Antikörperpräcipitat für das betreffende Antiserum. Sie kann daher als *Eichkurve* bei der Analyse unbekannter Lösungen auf ihren Gehalt an Eialbumin dienen. Wird eine verdünnte Eialbuminlösung, die viele Proteine enthält, zu der gleichen Menge Antiserum gegeben, die beim Aufstellen der Kurve verwendet wurde, so wird nur Eialbumin mit Anti-Ea präcipitieren. Die Menge des Präcipitats hängt von der Menge Eialbumin in der Lösung ab. Das gebildete Präcipitat wird abzentrifugiert, gewaschen und in der üblichen Weise analysiert. Auf der Eichkurve wird die dem Gesamtstickstoff entsprechende Menge EaN abgelesen.

Bei der Bestimmung von Antigenen sind Analysen der Zentrifugationsüberstände von der größten Wichtigkeit, denn nur im Bereich des Antikörperüberschusses werden richtige Werte erhalten. Ist bei Zugabe von Antiserum zur Eialbuminlösung die Menge an Gesamtstickstoff 500 µg, so könnten dem (gemäß Abb. 4.1) zwei Eialbuminkonzentrationen entsprechen, nämlich 36 µg N oder 138 µg N. Der erste Wert wird bei Antikörperüberschuß erhalten, der letztere bei Antigenüberschuß. Analyse der Überstände zeigt schnell, ob Überschuß an Antigen oder an Antikörper vorliegt. Bei Überschuß an Antigen muß das Experiment mit kleinerer Menge an Eialbuminlösung wiederholt werden. Bei der Bestimmung eines bestimmten Antigens aus einer Mischung muß man sich natürlich vergewissern, daß das verwendete Antiserum nur Antikörper gegen das zu bestimmende Antigen enthält. Das geschieht am besten, wie im vorhergehenden Kapitel beschrieben, mit der Geldiffusionsmethode.

Die quantitative Präcipitationsreaktion wurde bei der Bestimmung vieler Proteine in biologischen Flüssigkeiten verwendet. Besonders nützlich erwies sie sich zur Bestimmung von γG-Immunglobulin in menschlicher Cerebrospinalflüssigkeit. Im Mikromaßstab kann man 0,5—2 µg Antigenstickstoff nachweisen. Für die meisten Zwecke ist jedoch die Plattenmethode (s. Abb. 3.6) schneller und mit fast der gleichen Genauigkeit durchführbar. Sie kann jedoch noch nicht zur Bestimmung sehr geringer Antigenmengen verwendet werden.

Bestimmung des Gesamtantikörpergehalts in Antiseren

Um den gesamten Antikörperstickstoffgehalt eines Serums zu bestimmen braucht man im allgemeinen keine Präcipitationskurve aufzunehmen. Mit einigen Versuchen läßt sich der Punkt maximaler Präcipitation festlegen, an dem dann die quantitative Bestimmung durchgeführt wird.

Ausflockungskurven

Vor vielen Jahren wurde bei Untersuchungen an Pferdeantiserum gegen Diphtherie- und Tetanustoxine ein besonderer Typ der Präcipitationskurve entdeckt. Inzwischen fand man ihn auch bei Antigenen, die keine Toxine waren, außerdem auch in verschiedenen menschlichen Seren von Patienten mit Hashimoto-Thyroiditis. Von solchen Patienten weiß man, daß sie Autoantikörper gegen menschliches Thyroglobulin haben. Die meisten Patienten bilden Antithyroglobulin, das eine typische Präcipitationskurve gibt. Bei einigen Seren beobachtete man jedoch den Ausflockungstyp der Antigen-Antikörperreaktion.

Im wesentlichen unterscheidet sich eine Ausflockungskurve von einer Präcipitationskurve dadurch, daß bei der Ausflockungskurve sowohl im Bereich des Antikörperüberschusses als auch im Bereich des Antigenüberschusses sich ein löslicher Antigen-Antikörperkomplex bildet. Bei der Präcipitationskurve wird auch mit kleinen Mengen Antigen ein Präcipitat gebildet, so daß die Kurve durch den Nullpunkt zu gehen scheint. (Es sei daran erinnert, daß jedes Antigen-Antikörperpräcipitat eine gewisse Löslichkeit hat und daß daher geringe Mengen Antigen erst dann präcipitieren, wenn die Menge an Antigen-Antikörperpräcipitat diese Löslichkeit überschreitet.)

Abb. 4.2 zeigt den Präcipitationstyp und Abb. 4.3 den Ausflokkungstyp bei Reaktion zweier menschlicher Antisera gegen Thyroglobulin. Die Kurven wurden durch Auftragen der Extinktion bei 280 nm gegen die Menge an zugesetztem Thyroglobulin erhalten. Aus Abb. 4.3 ist ersichtlich, daß bis zur Zugabe von 0,6 mg Thyroglobulin keine nennenswerte Präcipitation eintrat. In Abb. 4.2 hingegen ergab

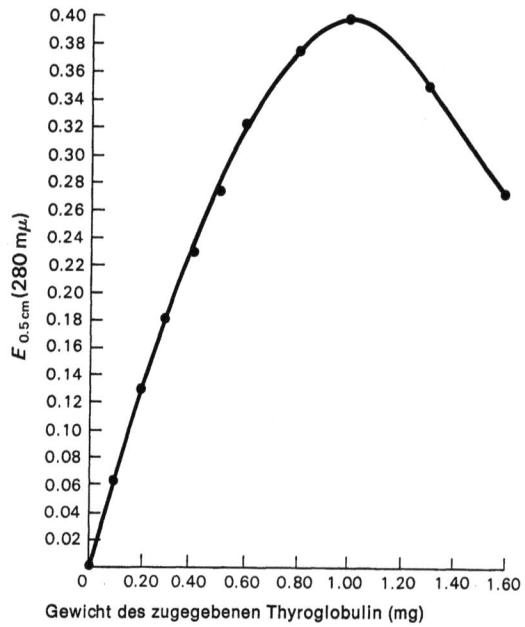

Abb. 4.2. Abhängigkeit der Präcipitatmenge in 0,1 ml Hashimotoserum (R.S.) von steigenden Mengen zugesetztem Humanthyroglobulin. Die gewaschenen Präcipitate wurden jeweils in 2,0 ml 0,1 M Na_2CO_3 gelöst und der Proteingehalt durch Extinktionsmessung bei 280 nm bestimmt. (Aus Roitt, I. M., Campbell, P. N., Doniach, D.: Biochem. J. 69, 248 [1958])

Zugabe von 0,1 mg Thyroglobulin ein deutliches Präcipitat — die Kurve geht daher durch den Koordinaten-Nullpunkt.

Es gibt heute noch keine theoretisch befriedigende Erklärung für die Ausflockungskurve. Dafür werden letztlich die Heterogenität der Antikörper und deren relative Bindungsaffinitäten im Vergleich zum Präcipitationstyp herangezogen werden müssen. Außerdem muß geklärt werden, ob die Antikörper mit stets den gleichen antigenen Determinanten reagieren. Im Bereich der Ausflockung variiert das Ak : Ag-Verhältnis im Präcipitat um einen Faktor von 2.

Quantitative Agglutininbestimmung

Den Antikörpergehalt eines Antiserums, das antibakterielle Agglutinine enthält, kann man durch Zugabe einer Suspension abgetöteter Bakterien bestimmen, welche zur Entfernung löslichen Materials mehrfach gewaschen wurden. Zu einem gegebenen Volumen Antiserum wird eine bekannte Menge Bakteriensuspension gegeben, und nach einiger Zeit werden die agglutinierten Bakterien abzentrifugiert. Die ge-

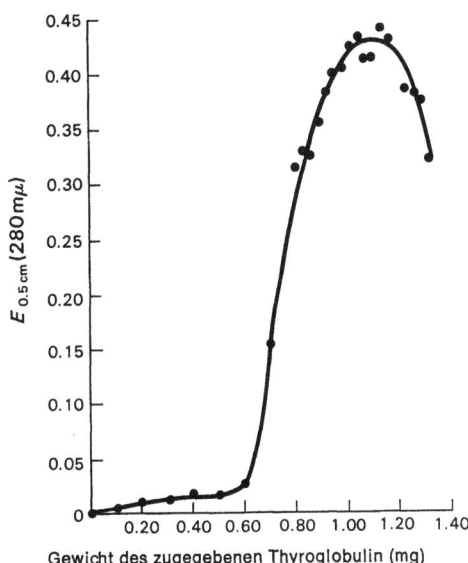

Abb. 4.3. Abhängigkeit der Präcipitatmenge in 0,1 ml Hashimotoserum (W.A.) von steigenden Mengen zugesetztem Humanthyroglobulin. Die Präcipitate wurden aufgearbeitet wie in Abb. 4.3 beschrieben. (Aus Roitt, I. M., Campbell, P. N., Doniach, D.: Biochem. J. 69, 248 [1958])

waschenen Bakterien werden dann auf ihren Stickstoffgehalt analysiert. Der Antikörperstickstoff des Agglutinins wird erhalten, indem man den Stickstoffwert der zugegebenen Bakterien von dem der agglutinierten Bakterien abzieht. Dabei ist darauf zu achten, daß die Menge an Bakterien in der Suspension groß genug war, um alle Antikörper aus dem Antiserum zu entfernen. Es wurde gefunden, daß der Verlauf der Agglutinationsreaktion von Typ I-Pneumokokken mit Pferde-Antikörper gegen Typ I-Kapselpolysaccharid im Prinzip der Präcipitationsreaktion von Typ I-Pneumokokkenpolysaccharid mit dem homologen Antikörper entspricht. Jedoch wurde durch die Zellwand der Bakterien die Menge an Antikörper herabgesetzt, die vom Polysaccharid an der Oberfläche im Vergleich mit dem gelösten Polysaccharid gebunden werden kann. In analoger Weise können Stromata gewaschener Erythrocyten zur Bestimmung homologer Antikörper verwendet werden.

Das Prinzip der quantitativen Agglutininmethode ist verwendet worden, um mit Hilfe gewaschener Antigen-Antikörperpräcipitate, die von einer anderen Tierspecies gegen den Immunglobulinanteil des Präcipitates gebildeten Antikörper zu bestimmen. So kann man z. B. gut gewaschene Präcipitate von Dextran mit menschlichem Antidextran zu Kaninchenantiserum gegen menschliches γG-Immunglobulin geben und dann die Menge des aus dem Serum entfernten Antikörperstickstoffs bestimmen.

Die Komplementkomponenten, welche von Antigen-Antikörperpräcipitaten gebunden werden, sind mit der gleichen Methode bestimmt worden. Dazu wurden Präcipitate einmal mit frischem Meerschweinchenserum oder Humanserum erhalten und einmal mit dem gleichen Volumen Serum, das zur Komplementinaktivierung auf 56° erhitzt worden war. Die Unterschiede betrugen bei Meerschweinchenserum 40—60 µg N pro Milliliter und bei Humanserum 30—50 µg N pro Milliliter.

Bestimmung des Antikörpergehalts mit Hilfe von Antigenen, die an unlösliche Träger gekuppelt sind

Eine Anzahl von Proteinantigenen wurden dadurch unlöslich gemacht, daß sie kovalent an Substanzen wie Cellulose gebunden wurden. Diese unlöslichen Antigene kann man in ein Antiserum geben, wo sie mit dem homologen Antikörper reagieren. Der unlösliche Antigen-Antikörperkomplex wird dann gewaschen, um überschüssiges Protein zu entfernen, worauf der gebundene Antikörper bestimmt wird. Dies geschieht entweder durch Messen seiner Fähigkeit einen Farbstoff wie Amidoschwarz aufzunehmen, oder durch Extraktion aus dem Komplex mit Alkali und Bestimmung des extrahierten Antikörperproteins. Zur Berücksichtigung unspezifischer Absorption wird eine Kontrolle mit Normalserum (ohne Antikörper) durchgeführt. Man kann die mit dem Antigen substituierte Cellulose auch zu Papier verarbeiten, dann Antiserum zugeben und weiter verfahren wie oben beschrieben. In Papierform lassen sich 100—300 µg Protein pro Milliliter, in Pulverform jedoch noch 5—10 µg Protein pro Milliliter nachweisen.

Bestimmung der Antigen-Bindungskapazität

Aus der Präcipitationskurve in Abb. 4.1 ersieht man, daß die Menge gebundenen Antigens an jedem vergleichbaren Punkt, z. B. am

Punkt maximaler Präcipitation, generell dem im Serum vorhandenen Antikörpergehalt proportional sein sollte. Das ist nicht immer der Fall, da die AkN : AgN-Verhältnisse am Punkt maximaler Präcipitation wie auch an anderen vergleichbaren Punkten von einem Serum zum anderen sich ändern. Sie ändern sich auch bei Serumproben eines Individuums nach wiederholten Immunisierungsgängen. Diese Variation ist ein weiterer Ausdruck der Antikörperheterogenität. So waren bei drei aufeinanderfolgenden Immunisierungen die zur Präcipitation von 1 mg anti-EaN benötigte Menge von EaN 127, 99 und 82 µg N. Es wurden jedoch mehrere Methoden verwendet, welche Antikörper durch die gebundene Menge Antigen pro ml Antiserum bestimmen. Dabei wird normalerweise ^{131}J- (oder ^{125}J-)markiertes Antigen verwendet. Zu verschiedenen Verdünnungen von Antiserum (hergestellt mit Normalserum) wird eine bekannte Menge markierten Antigens gegeben. Die Präcipitate werden im Kühlschrank aufbewahrt, gewaschen und ihr Gehalt an ^{131}J gezählt. Die Menge Antiserum, bei der 80% des ^{131}J-markierten Antigens präcipitiert, wird als Endpunkt genommen und die Bindungskapazität pro Milliliter berechnet. Das ist die sog. P 80-Methode. Eine Variante davon wird besonders für lösliche Antigen-Antikörperkomplexe verwendet. Der Ansatz wird im Hemmungsbereich der Präcipitationskurve gemacht und die Antigen-Antikörperkomplexe nach der Reaktion durch Zugabe von Ammonsulfat bis zur Halbsättigung präcipitiert. Die Präcipitate werden abzentrifugiert, mit halbgesättigter Ammonsulfatlösung gewaschen und der ^{131}J-Gehalt im Präcipitat bestimmt. Die Menge Antiserum, welche 33% des Antigens bindet, wird ermittelt und die Menge gebundenes Antigen pro Milliliter wird berechnet. Die Methode kann nur mit Antigenen verwendet werden, die in halbgesättigter Ammonsulfatlösung löslich sind. Um unspezifische Präcipitationen des Antigens zu berücksichtigen, werden Kontrollen mit Normalserum durchgeführt. Die Spezifität des Antigen-Antikörperkomplexes kann durch Zugabe großer Mengen unmarkierten Antigens kontrolliert werden. Dies setzt die Menge des markierten Antigens drastisch herab. Die Wahl von 80 bzw. 33% ist willkürlich, diente aber im wesentlichen dazu, eine möglichst große Genauigkeit beim Zählen des radioaktiven Jods zu erreichen. Die Methode gewährleistet keine Genauigkeit bei der Analyse des Gesamtantikörpergehaltes, da die verschiedenen Antikörpermoleküle verschiedene Bindungsaffinitäten haben. Das fällt besonders ins Gewicht bei Mischungen von bivalenten γG- und pentavalenten γM-Molekülen.

Quantitative Komplementbindungsreaktion

Ein Verfahren zur Messung an Antigen-Antikörperkomplexe gebundenem Komplement (C) besteht in der Zugabe einer relativ großen Komplementmenge (50 oder mehr CH_{50}-Einheiten) zum System und dem Messen von freiem Komplement durch eine genaue spektrophotometrische Reaktion. Diese Art der Messung unter Verwendung eines konstanten Volumens an Antiserum und variierender Mengen an Antigen ergibt Kurven für gebundene CH_{50}-Einheiten, die den quantitativen Präcipitationskurven ähneln. Drei Komplementbindungskurven sind in Abb. 4.4 gegeben. Sie wurden durch Verwendung verschie-

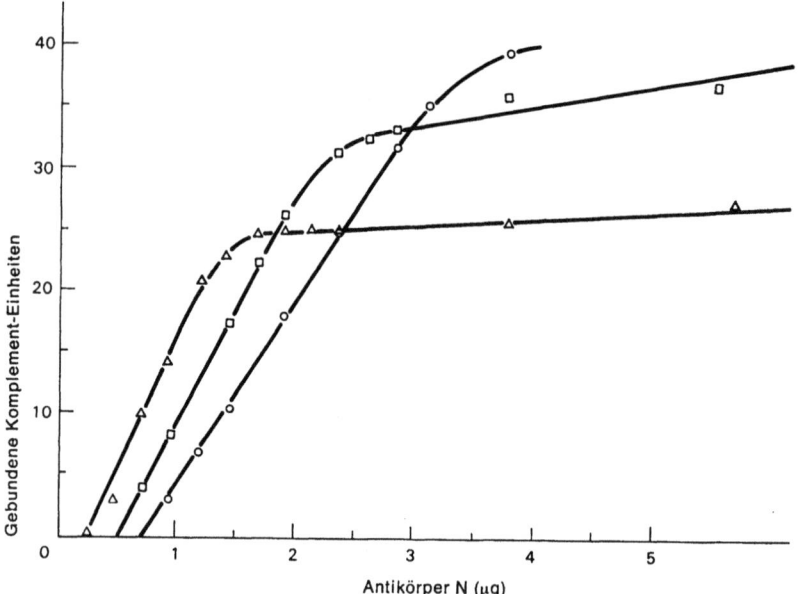

Abb. 4.4. Bindung von C (Meerschweinchenkomplement) durch konstante Mengen SIII und variierende Mengen Meerschweinchen-Antipneumokokken-Typ III-Antiserum C-28. △ = 0,125 µg SIII; ☐ = 0,23 µg SIII; O = 0,50 µg SIII. (Aus Osler, A. G., Mayer, M. M., Heidelberger, M.: J. Immunol. 60, 205 [1948]. Mit Genehmigung des Verlages Williams & Wilkins Co., Baltimore, Md.)

dener Mengen von Kaninchenantiseren gegen Typ III-Pneumococcus (anti-SIII) erhalten. Die gebundenen CH_{50}-Einheiten sind gegen die Menge zugegebenen anti-SIII-Antikörper aufgetragen. Diese Kurven wurden zur Bestimmung von Antigen im Bereich des Antikörperüberschusses der Präcipitationskurven verwendet. Mit verschiedenen niedermolekularen Haptenen kann man auch Hemmungskurven der Komplementbindung erhalten. Innerhalb des gleichen Systems wurde eine enge Parallelität zwischen den Ergebnissen der Komplementbindungshemmung und der Präcipitationshemmung gefunden.

Literatur

Campbell, D. H., Garvey, J. S., Cremer, N. E., Sussorf, D.: Methods in immunology. New York: W. A. Benjamin Inc. 1963.
Heidelberger, M.: Quantitative absolute methods in the study of antigen-antibody reactions. Bact. Rev. **3**, 49 (1949).
— Lectures in immunochemistry. New York: Academic Press 1956.
Kabat, E. A.: Kabat and Mayer's experimental immunochemistry, 2nd ed. Springfield (Ill.): Charles C Thomas Publ. 1961.
Diese vier Literaturstellen beschreiben quantitative immunchemische Methoden und ihre Anwendungen.
Raynaud, M.: Heterogeneity of diphtheria antitoxin in antibodies to biologically active molecules, Vol. 1. Oxford: Pergamon Press 1966, p. 197.
Betrifft die Theorien zur Erklärung der Auflockerungsreaktion.

5. Genaue Messung der Hapten-Antikörper-Wechselwirkung

Um rechten Einblick in die Natur der Wechselwirkung eines Bindungsbereichs am Antikörper mit einer antigenen Determinante zu erhalten, muß der Biochemiker und Molekularbiologe exakte Methoden zur Hand haben, mit denen die Stärke der entstehenden Bindung gemessen werden kann. Es wurden eine Anzahl von Methoden entwickelt, welche nicht nur solche Messungen erlauben, sondern die es auch gestatten, die Bivalenz von γG-Antikörpern zu beweisen und die darüberhinaus Hinweise auf die Heterogenität der Antikörper geben.

Gleichgewichtsdialyse

Die Gleichgewichtsdialyse ist ein wichtiges Verfahren zur Messung der Wechselwirkung kleiner Moleküle mit Makromolekülen, wie z. B. Proteinen oder Nucleinsäuren. Da die Messungen im Gleichgewicht ausgeführt werden, stellt sie eine thermodynamisch exakte Methode zur Bestimmung von Assoziationskonstanten dar. Es ist allgemein üblich Dissoziationskonstanten zu verwenden, denn die Theorie der Ionisierung geht von der Dissoziation in Lösung unter Ionenbildung aus. In der Immunchemie ist die Komplexbildung aus Antigen und Antikörper von Interesse und die Verwendung von Assoziationskonstanten ist daher angebracht. Die Wechselwirkung zwischen einem niedermolekularen Hapten und dem Bindungsbereich am Antikörper läßt sich durch folgende Gleichung ausdrücken:

$$H + B \rightleftarrows HB \tag{5.1}$$

wobei H das Hapten repräsentiert und B den Bindungsbereich am Antikörper. Die Gleichgewichtskonstante der Reaktion, ausgedrückt als Assoziationskonstante, ist

$$\frac{[HB]}{[H][B]} = K. \tag{5.2}$$

Zur Berechnung von K müssen die molaren Mengen von Antikörper, sowie freiem und gebundenem Hapten bekannt sein. Da bekannte Mengen von Antikörper und Hapten verwendet werden können, ist die Gleichgewichtsdialyse im wesentlichen eine Methode zur Bestimmung von freiem und gebundenem Hapten. Das Prinzip besteht darin, daß Antikörper und Hapten in einem festgelegten Volumen auf eine Seite einer Dialysemembran gegeben werden und Puffer auf die andere; oder aber es wird Antigen auf eine Seite und Hapten auf die andere gegeben. Durch Kippbewegungen in einem Bad von konstanter Temperatur wird das Gleichgewicht eingestellt. Die Membran ist permeabel für das Hapten aber impermeabel für den Antikörper. Nach Erreichen des Gleichgewichts wird die Haptenkonzentration auf derjenigen Seite der Membran gemessen, welche keinen Antikörper enthält. Das geht am einfachsten mit farbigen oder radioaktiven Haptenen. Im Gleichgewicht ist die Konzentration an freiem Hapten auf beiden Seiten der Membran gleich. Sind die Volumina auf beiden Seiten gleich, dann ist gebundenes Hapten gleich Gesamthapten minus zweimal dem freien Hapten. Man kann nun auf molarer Basis die Menge gebundenen Haptens pro Antikörper (r) bei einer gemessenen Konzentration an freiem Hapten (c) berechnen. In der Praxis werden eine Reihe solcher Bestimmungen über einen weiten Bereich an Haptenkonzentrationen durchgeführt. Wenn kein Antikörper vorliegt, oder wenn normales γG-Globulin als Kontrolle verwendet wird, dann ist das Gesamthapten gleichmäßig auf beiden Seiten der Membran verteilt. Derartige Kontrollen müssen immer mit durchgeführt werden, um festzustellen, daß Gleichgewicht eingetreten ist. Man muß auch geringe Absorption von Hapten an die Membran berücksichtigen. Das geschieht, indem man eine bekannte Menge an Hapten auf die eine Seite und Puffer auf die andere gibt. Im Dialysegleichgewicht werden auf beiden Seiten die Haptenkonzentrationen gemessen und die Differenz zwischen zugegebenem und gemessenem Gesamthapten als an die Membran absorbierte Menge angenommen. Wenn möglich, wie z. B. bei radioaktivem Hapten, mißt man die Haptenkonzentration auf beiden Seiten der Membran. Dadurch wird die Genauigkeit der Bestimmung erhöht und an die Membran absorbiertes Hapten braucht nicht berücksichtigt zu werden. Bei farbigen Haptenen ist dies wegen der Spektralverschiebung antikörpergebundenen Haptens nicht möglich. Gleichgewichtsdialysen können sehr gut mit Hilfe kleiner Gläschen mit Schraubverschluß und Dialyseschläuchen von 0,5 cm Durchmesser ausgeführt werden. Volumen von 1—2 ml sind günstig für die Innen- und Außenkammern. Der Dialyseschlauch wird mehrfach in destilliertem Wasser geschwenkt, an einem Ende zugeknotet, leicht getrocknet, um Tropfen zu entfernen und mit dem gewünschten Probevolumen gefüllt. Eine kleine Luftblase wird über der Lösung gelassen und der Dialysesack wird zugeknotet. Er wird dann in das Gläschen mit der Außenflüssigkeit gegeben. Das Gläschen wird dann verschraubt, mit Parafilm versiegelt und bei der gewünschten Temperatur geschüttelt bis sich das Dialysegleichgewicht eingestellt hat. Ist die Gleichgewichtskonstante (K) im Bereich von 10^5, dann genügen 3—5 mg Antikörperprotein pro Milliliter pro Ansatz. Für jede erwartete 10fache Erhöhung von K kann die Antikörpermenge um das 10fache reduziert werden.

Unter der Annahme, daß Reaktion mit dem Hapten an einem Bindungsbereich des Antikörpers die Reaktion an einem anderen Bindungsbereich nicht beeinflußt und unter der weiteren Annahme, daß alle Bindungsbereiche gleiche Assoziationskonstanten haben, kann man (s. Klotz bei der angegebenen Literatur) folgende Gleichung erhalten, mit deren Hilfe man die Ergebnisse gut auswerten kann:

$$r/c = nK - rK \qquad (5.3)$$

Dabei ist K die Assoziationskonstante und n die Valenz des Antikörpers. Die Ergebnisse werden gewöhnlich als r/c gegen r aufgetragen. Die Gleichung stellt eine Gerade dar, deren Abszissenabschnitt (r/c = 0) gleich n und deren Ordinatenabschnitt gleich nK ist. In einer anderen Form entspricht diese Gleichung der Langmuirschen Adsorptionsisotherme

$$\frac{1}{r} = \frac{1}{nk} \frac{1}{c} = \frac{1}{n} \; . \qquad (5.4)$$

Dabei ergibt für einen homogenen Antikörper die Auftragung von 1/r gegen 1/c eine Gerade.

Für den Fall, daß nicht alle Antikörpermoleküle gleiche Assoziationskonstanten haben, wenn also z. B. der Antikörper heterogen ist oder Reaktion von Hapten mit einem Bindungsbereich einen anderen Bindungsbereich beeinflußt, wird keine Gerade erhalten.

Mit Antikörperlösungen erhält man normalerweise keine Gerade. Von Karush wurden für die Bindung eines lactosehaltigen Azofarbstoffs durch Antikörper gegen ein Lactosylazoprotein repräsentative Ergebnisse der Gleichgewichtsdialyse erhalten. Die haptene p-Azophenyllactosidgruppe wurde an Protein gekuppelt und zur Immunisierung von Kaninchen verwendet. Außerdem wurde die Verbindung an Dimethylanilin gekuppelt, um ein Hapten für die Gleichgewichtsdialyse zu erhalten. Das Dimethylanilin sollte einen weiteren Ring liefern, der dem des Tyrosins ähnelt, an das die Lactosylazogruppe im Protein gekuppelt war.

Die Auftragung von c/r gegen r für dieses System ist in Abb. 5.1 wiedergegeben. Die Antikörpervalenz (n), erhalten durch Extrapolation auf die Abszisse, entsprechend unendlichem Haptenüberschuß, hat sowohl bei 25° als auch bei 7,1° den Wert 2. Aus der Form der Kurve ist ersichtlich, daß die Antikörperbindungsbereiche verschiedene Assozitationskonstanten haben. Ihr Durchschnittswert K_0 wird als reziproker Wert der Konzentration c bei r = 1 genommen. Er wird demnach durch Ablesen des Werts r/c bei r = 1,0 aus der Kurve erhalten. Dies ist die Konzentration an freiem Hapten, bei der die Hälfte der Bindungsbereiche an Antikörper vom Hapten besetzt ist.

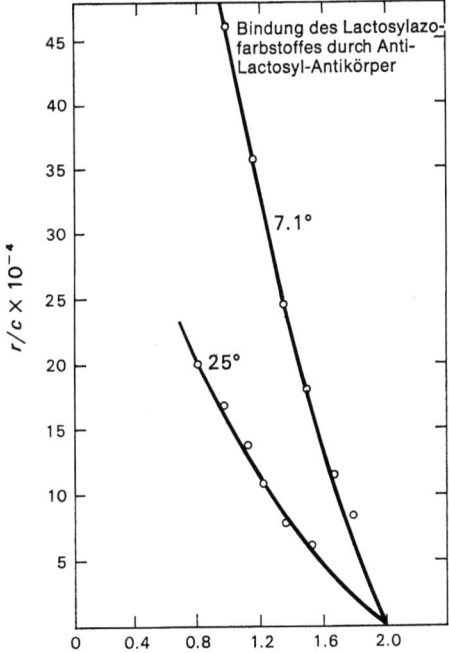

Abb. 5.1. Ergebnisse der Gleichgewichtsdialyse (bei 25° und 7,1°) für die Reaktion eines Lactosylazofarbstoffes mit gereinigtem anti-Lactosylantikörper (Nr. 2). Die Punkte stellen Meßwerte dar, die Kurven sind berechnet. (Aus Karush, F.: Amer. chem. Soc. 79, 3380 [1957]. Mit Genehmigung des Verlages)

Aus der Assoziationskonstanten kann die freie Energie ΔF^0 in der üblichen Weise berechnet werden:

$$\Delta F^0 = - RT \ln K_0 . \qquad (5.5)$$

Dabei ist R die Gaskonstante und T die absolute Temperatur. Wenn K bei zwei verschiedenen Temperaturen bestimmt wird, dann kann man die Enthalpie ΔH^0 aus

$$\frac{d \ln K_0}{dT} = \frac{\Delta H^0}{RT^2} \qquad (5.6)$$

mit der integrierten Form dieser Gleichung

$$\log_{10} = \frac{K_2}{K_1} = \frac{\Delta H^o (T_2-T_1)}{2\cdot 303\cdot RT_c\cdot T_1} \qquad (5.7)$$

berechnen. Unter Verwendung der nach den Gl. (5.5) und (5.7) erhaltenen Werte für ΔF^o bzw. ΔH^o ergibt sich die Entropie ΔS^o gemäß

$$\Delta F^o = \Delta H^o - T \Delta S^o. \qquad (5.8)$$

Aus den Daten in Abb. 5.1 ergeben sich folgende Werte:

$K_o =$ 1,57 · 10⁵ l pro Mol bei 25°
$=$ 4,48 · 10⁵ l pro Mol bei 7,1°,
$-\Delta F^o =$ 7,09 kcal pro Mol bei 25°
$=$ 6,85 kcal pro Mol bei 7,1°,
$-\Delta H^o =$ 9,7 kcal pro Mol
$\Delta S^o =$ $-$ 8,8 Entropieeinheiten pro Mol.

Mit wenigen Ausnahmen ergeben Messungen der Antigen-Antikörperreaktion mit der Gleichgewichtsdialyse beträchtliche Abweichungen von der Linearität. Es ist daher wünschenswert, Größenordnung und Verteilungsbereich von Assoziationskonstanten oder Bindungsaffinitäten von Antikörper zu Hapten darzustellen. Man nimmt im allgemeinen an, daß die Werte statistisch verteilt um K_0 liegen. Somit können sie durch eine Fehlerfunktion, wie die Gaußsche Verteilung, dargestellt werden. Die Streubreite der Assoziationskonstanten muß empirisch ermittelt werden. Eine praktische Repräsentation, die viel verwendet wird, ist die Sips-Verteilung, welche der Gaußschen Fehlerfunktion sehr nahe kommt, aber exakt nach folgender Gleichung integriert werden kann:

$$r/n = \frac{(K_0 c)^a}{1+(K_0 c)^a} \qquad (5.9)$$

Dabei ist a das Maß der Heterogenität und nimmt Werte von 0—1 an. Der Wert $a=1$ zeigt Homogenität des Antikörpers an. Gl. (5.9) kann folgendermaßen formuliert werden:

$$\log (r/n-r) = a \log c + a \log K_0. \qquad (5.10)$$

Die Auftragung von $\log (r/n-r)$ gegen $\log c$ ergibt über einen weiten Konzentrationsbereich eine Gerade mit der Steigung a. Aus dem Ordinatenabschnitt aK_0 läßt sich K_0 berechnen. Ein a-Wert von 0,5 bedeutet, daß 75% der Bindungsstellen K-Werte zwischen 1/40 und dem 40fachen von K_0 haben; bei $a=0,7$ liegen die Werte zwischen 1/16 und dem 16fachen von K_0 und bei $a=0,8$ zwischen $0,27 K_0$ und $3,7 K_0$. Anwendungen dieser Auftragung werden später gegeben.

Die Gleichgewichtsdialyse kann auch für die Messung der Affinität strukturverwandter farbloser oder unmarkierter Haptene zu Bindungsbereichen am Antikörper verwendet werden. Dazu wird dieses Hapten als Hemmstoff einer Gleichgewichtsdialyse zugesetzt, in der eine bekannte Menge an markiertem Hapten gebunden wird. Das Ausmaß der Verdrängung markierten Haptens vom Antikörper wird dann gemessen. Die Assoziationskonstante des Hemmstoffs wird in dem Bereich gemessen, in welchem vergleichbare Mengen von Hemmstoff und markiertem Hapten vom Antikörper gebunden sind. Haptene, die kleiner sind als der im Experiment von Abb. 5.1 verwendete Lactose-Azofarbstoff, wie z. B. p-Nitrophenyl-β-lactosid oder Lactose, ergaben im gleichen Experiment K_0-Werte von 6,75 und $2,02 \cdot 10^4$ im Vergleich zu einem K_0-Wert von $13,4 \cdot 10^4$ für das farbige Azohapten. Mit Haptenen, die an kein anderes Serumprotein binden, kann man die Messungen in Vollserum oder mit angereicherter Globulinfraktion des Antiserums durchführen.

Die Gleichgewichtsdialyse wurde in genialer Weise zur Auffindung und Reinigung des Lac-Repressorproteins von *E. coli* verwendet. Diese Anwendung beruhte auf der spezifischen Bindung von radioaktivem Isopropylthiogalactosid an das Repressorprotein.

Fluorescenzlöschung

Diese erst vor kurzem eingeführte Technik wird heute sehr viel zum Studium der Bindung von gereinigtem Antikörper an Hapten verwendet. Im Gegensatz zur Gleichgewichtsdialyse ist sie im wesentlichen empirisch und muß gegebenenfalls mit Hilfe der Gleichgewichtsdialyse standardisiert werden. Das Prinzip der Methode ist folgendes: Protein, das im Bereich seines Absorptionsmaximums, 280 nm, mit UV-Licht bestrahlt wird, gibt einen Teil der absorbierten Energie als Licht in Wellenlängenbereich von 330—350 nm ab — es fluoresciert. Von den beiden in diesem Bereich absorbierenden Chromophoren Tyrosin und Tryptophan entspricht das Fluorescenzspektrum von Antikörpern dem letzteren. Bei der Wechselwirkung eines Haptens mit dem Bindungsbereich eines Antikörpers wird ein Teil der Energie, die normalerweise vom Tryptophan durch Fluorescenz abgegeben wird, an das gebundene Hapten abgeleitet. Die Fluorescenz eines Antikörpers mit gebundenem Hapten ist daher geringer als die des freien Antikörpers. Dieser Löschungseffekt ist am größten, wenn das Hapten in der Region des emittierten Fluorescenzlichtes absorbiert. Das Ausmaß der erwarteten Fluorescenzlöschung ist jedoch nicht von einem Hapten zum anderen vorhersagbar. Außerdem erhält man eine geringe Auslöschung mit Haptenen, die das Fluorescenzlicht nicht absorbieren.

Trotz dieser Komplikationen hat die Methode der Fluorescenzlöschung die Vorteile, daß größere Bindungskonstanten als mit der Gleichgewichtsdialyse bestimmt werden können, sehr kleine Antikörpermengen benötigt werden und daß die Messung sehr schnell durchgeführt werden kann. Zu einer Lösung von 40—100 µg Antikörperprotein in 1—2 ml Puffer kann man Haptenlösung in Portionen von

10—20 µl direkt in einer Küvette zugeben. Die Messung sollte bei konstanter Temperatur durchgeführt werden. Nach jeder Zugabe mischt man und liest die Fluorescenz am Spektrophotometer ab. Die Fluorescenz nimmt ab und erreicht im allgemeinen einen konstanten Endwert. Von allen Werten sind die Fluorescenz einer Lösungsmittelkontrolle abgezogen. Außerdem muß die Verdünnung durch Haptenlösung berücksichtigt werden. Die Zahl der von Hapten besetzten Bindungsbereiche am Antikörper wird als Außmaß der beobachteten Löschung (Q_i) im Verhältnis zur maximalen Löschung (Q_{max}) ange-

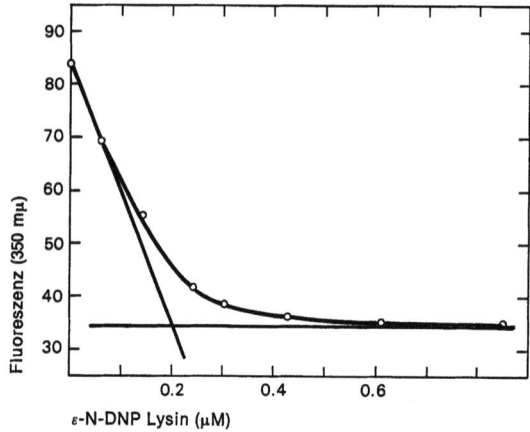

Abb. 5.2. Titration von 0,02 mg anti-DNP-Antikörper mit DNP-Lysin, gemessen durch Fluorescenzlöschung (Aus Veliek, S. F., Parker, C. W., Eisen, H. N.: Proc. nat. Acad. Sci. (Wash.) 46, 1170 [1960])

nommen. Bei Q_{max} sind alle Bindungsstellen im untersuchten System besetzt. Der Wert Q_i/Q_{max} wird mit der molaren Konzentration der zugegebenen Antikörper multipliziert; das Ergebnis wird dann mit der Antikörpervalenz — als 2 angenommen — multipliziert. Das ergibt die Zahl gebundener Haptene in Molen. Durch Differenzbildung mit der zugesetzten Haptenmenge erhält man das freie Hapten. K_0 wird bei 50% Löschung erhalten. Bei DNP-Antikörper ist in einigen Fällen die Auftragung von Löschung gegen zugegebene Mole an Hapten linear und wird plötzlich an derjenigen Stelle, an der Antikörper mit Hapten gesättigt ist (Q_{max}) horizontal. Der Schnittpunkt dieser beiden Geraden ergibt die Zahl gebundener Mole Hapten pro Mol Antikörper und ergibt den Wert 2 für die Antikörpervalenz (Abb. 5.2).

Die Bestimmung von Q_{max} bereitet oft große Schwierigkeiten, wenn die Fluorescenzlöschung keinen deutlich konstanten Endwert erreicht (Abb. 5.3). Das ist oft bei Antikörpern mit geringer Affinität der Fall. Es wurde mehrfach vorgeschlagen, dann an den gleichen Lösungen auch Gleichgewichtsdialysen durchzuführen, um einen unabhängigen Wert für K_0 zu erhalten. Aus den Ergebnissen der Gleichgewichtsdialyse wird dann für verschiedene Q_{max}-Werte K_0 berechnet. Derjenige Q_{max}-Wert, der die beste Übereinstimmung mit den Ergebnissen der Gleichgewichtsdialyse gibt, wird dann genommen. In

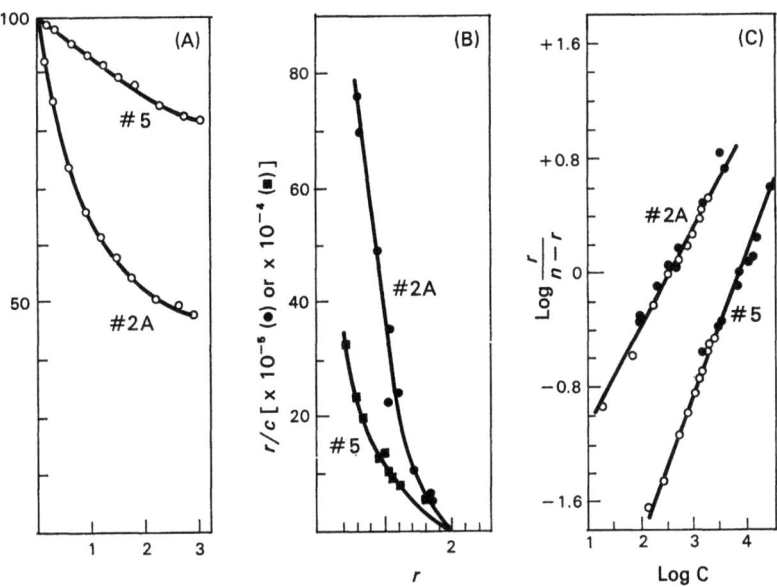

Zugegebenes 2,4-Dinitroanilin (mµ Mole)

Abb. 5.3. Bindung von 2,4-Dinitroanilin durch Antikörperpräparationen 2A und 5 bei 31°. *A* Fluorescenzlöschung; Antikörperkonzentrationen waren 95 µg pro Milliliter für 2A und 90 µg pro Milliliter für 5; Lösungsmittel war 0,1 M Tris-Cl, pH 7,6. Die Titration waren in diesem Lösungsmittel und in 0,1 M KCl-0,1 M Tris-Cl, pH 7,6 gleich. *B* Gleichgewichtsdialyse mit [1-^{14}C]-2,4-Dinitroanilin; Antikörperkonzentrationen waren 225 µg pro Milliliter für 2A und 825—865 µg pro Milliliter für 5; Lösungsmittel war 0,1 M KCl—0,1 M Tris-Cl, pH 7,6. *C* Kombinierte Ergebnisse aus *A* und *B*, gemäß Gl. (5.10) aufgetragen. Die Daten der Fluorescenzlöschung sind berechnet aus $Q_{max} = 0{,}72$. Die sich aus der Gleichgewichtsdialyse (●) ergebenden K_0-Werte für 2A und 5 waren $3{,}5 \pm 0{,}7 \cdot 10^6$ bzw. $1{,}3 \pm 0{,}3 \cdot 10^5$. Aus der Fluorescenzlöschung (○) wurden die K_0-Werte $2{,}3 \pm 0{,}7 \cdot 10^6$ für 2A und $1{,}4 \pm 0{,}4 \cdot 10^5$ für 5 erhalten. Bei 2A waren 10—85% und bei 5 waren 5—80% der Bindungsbereiche am Antikörper besetzt. (Aus Eisen, H. N., Siskind, G. W.: Biochemistry 3, 996 [1964]. Abgedruckt mit Genehmigung des Verlages)

Abb. 5.3 sind solche Ergebnisse gezeigt; sie wurden bei der Bindung von 2,4-Dinitroanilin durch zwei Präparationen von Kaninchen-anti-DNP-Antikörpern erhalten. *A* gibt die Werte der Fluorescenzlöschung, *B* diejenigen der Gleichgewichtsdialyse und *C* ist eine Sips-Auftragung der Werte aus beiden Methoden, wobei durch Berechnung von K_0 aus beiden Methoden Q_{max} als 0,72 angenommen wurde. Wenn die K_0 Werte gleichgesetzt wurden, ist das statistische Ausmaß der Heterogenität natürlich bei beiden Methoden gleich. In einer anderen Untersuchung mit Meerschweinchenantikörper gegen DNP-Proteine ergab jedoch selbst ein Q_{max}-Wert von 100% nicht den K_0-Wert, der durch Gleichgewichtsdialyse mit derselben Lösung erhalten worden war. Er war 2—3mal größer. Unter solchen Umständen werden die Ergebnisse der Fluorescenzlöschung innerhalb eines gegebenen Hapten-Antikörpersystems zu Relativwerten. Mit Kaninchenantikörper gegen andere konjugierte Proteine wurden für Haptene verschiedener Größen Q_{max}-Werte von 64%, 30% und 32% erhalten. Erstaunlicherweise war Q_{max} für ein stark gebundenes Hapten kleiner als für ein schwächer gebundenes, das nur einen Teil der determinanten Gruppe darstellte.

Vieles über die Fluorescenzlöschung ist noch unbekannt. Ein großer Teil der Schwierigkeiten wird dann ausgeräumt werden können, wenn man verstehen lernt, welche Rolle die Antikörperheterogenität bei der Fluorescenzlöschung spielt. Obwohl angenommen wird, daß alle Bindungsbereiche am Antikörper zu gleich starker Löschung führen, sind Fälle beobachtet worden, wo die ersten geringen Zugaben von Hapten zu stärkerer Fluorescenzlöschung führten als man aus der Zahl der Antikörperbindungsbereiche (an die dieses Hapten gebunden wurde) annahm. Das könnte ein Hinweis dafür sein, daß bei einigen Antikörpern Haptenbindung zu stärkerer Fluorescenzlöschung führt als bei anderen. Bisher ist dies bei allen Berechnungen unberücksichtigt geblieben.

Ultrazentrifugationsmessungen

Ultrazentrifugationsmessungen werden vermutlich in Zukunft häufiger verwendet werden, da die Spinco-Ultrazentrifuge neuerdings automatische Integration der Lichtabsorption durch die Zelle und gleichzeitig Messung der Proteinkonzentration nach der Refraktionsmethode liefern kann. Wird die Lösung eines Hapten-Antikörperkomplexes zentrifugiert, so wird das gebundene Hapten zusammen mit dem Antikörper abzentrifugiert, während das freie Hapten viel langsamer sedimentiert. Die Mischung aus Hapten und Antikörper wird in eine Überschichtungszelle gegeben und Puffer in deren oberes Reservoir eingefüllt. Bei Beschleunigung des Rotors bildet sich eine Puffer-Grenzschicht. Während der Hapten-Antikörperkomplex sedimentiert, bleibt das Hapten an dieser Grenzschicht und kann da gemessen werden. Ist die ursprüngliche Haptenkonzentration bekannt und hat man das freie Hapten gemessen, so kann man gebundenes Hapten berechnen. Für diese Methode muß das Hapten stark im sichtbaren oder im Ultraviolettbereich absorbieren. Wenn man Untersuchungen bei verschiedenen Konzentrationen ausführt, so kann man Werte erhalten, die denen aus der Gleichgewichtsdialyse vergleichbar sind. Die Bindung von

Hapten an Antikörper bewirkt oft eine Verschiebung im Absorptionsspektrum des Haptens, so daß gebundenes Hapten meist nicht direkt gemessen werden kann. Bei der Sedimentation des Hapten-Antikörperkomplexes nimmt dessen Konzentration im Verhältnis zum stabilisierenden freien Hapten zu, so daß Gleichgewichtsverschiebungen eintreten können. Es wurde noch nicht bestimmt, ob diese Verschiebungen des Bindungsgleichgewichts schnell genug stattfinden, um die Gleichge-

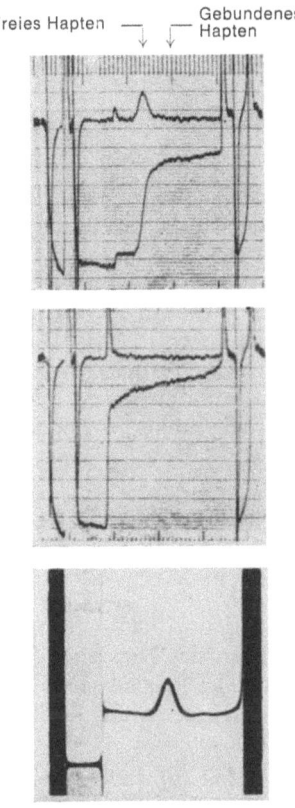

Abb. 5.4. Bindung von ε-DNP-Lysin an gereinigten Kaninchen-anti-DNP-Antikörper, dargestellt durch Lichtabsorptionsdiagramm bei 3654 Å während Ultrazentrifugation. A $5{,}6 \cdot 10^{-5}$ M ε-DNP-Lysin mit $2{,}75 \cdot 10^{-5}$ M Kaninchen-anti-DNP-Antikörper. B $5{,}6 \cdot 10^{-5}$ M ε-DNP-Lysin mit $2{,}75 \cdot 10^{-5}$ M normalem Kaninchen-γG-Immunglobulin. C Gleichzeitig aufgenommene Schlierenphotographie von B. Die beiden Peaks in A stellen geringen Überschuß an freiem Hapten und an Antikörper-gebundenes Hapten dar. In B ist nur freies Hapten zu sehen, während das sedimentierende normale γG-Immunglobulin in C dargestellt ist. (Aus Schachmann, H. K., Gropper, L., Hanton, S., Putney, F.: Arch. Biochem. 99, 175 [1963]. Mit Genehmigung von Academic Press, New York)

wichtskonstanten zu beeinflussen. Abb. 5.4 zeigt ein typisches derartiges Experiment mit Antikörper und mit normalem γG-Globulin. Es ist deutlich, daß der Antikörper-Peak (gemessen durch den Brechungsindex) und die starke Absorption des Farbstoff-Haptens zusammenfallen. Außerdem erkennt man den kleineren Peak, hervorgerufen durch freies Hapten. Bei dem Nichtantikörper-Globulin findet man im Proteinpeak keine zusätzliche Lichtabsorption.

Um eine Bindungskurve nach dieser Methode aufzustellen, braucht man mehrere Milligramm Antikörperprotein, das anschließend aber wiedergewonnen werden kann.

Elektron-Spin-Resonanz (ESR)

ESR ist eine Technik, die erst seit kurzem zum Studium von Hapten-Antikörperbindungen verwendet wird und die eine Vielzahl von Anwendungsmöglichkeiten bietet. Durch ESR-Spektren kann man die Kreiselbewegung von freien Radikalen mit ungepaartem Elektron messen. Die Spinstärke ist abhängig von der Größe des Moleküls, an welches das freie Radikal gebunden ist. Ein großes Molekül hat eine geringere Kreiselbewegung als ein kleines. Die Kreiselbewegung eines freien Radikals wird bei tiefen Temperaturen ($-196°$) durch Immobilisieren reduziert. Die Untersuchungen der Hapten-Antikörper-Wechselwirkung wurden an DNP-Antikörper mit Dinitrophenylnitroxid als Hapten durchgeführt.

Bei dieser Verbindung liefert das Nitroxidradikal den Spin des ungepaarten Elektrons und der Dinitrophenylrest die Haptengruppierung. Das freie Radikal-Hapten wurde an den Antikörper ungefähr so stark gebunden wie ε-Dinitrophenyllysin; K_0 des Antikörpers war etwas kleiner als 10^8. Abb. 5.5 zeigt die ESR-Spektren des freien Radikal-Haptens in wäßriger Lösung bei zwei verschiedenen Konzentrationen (B und C) und in Gegenwart von Antikörper (A). Das breite Spektrum in Anwesenheit von Antikörper zeigt an, daß das Radikal-Hapten durch Kombination mit dem Antikörper in seiner Rotation behindert ist. Wird das Radikal-Hapten allein in Glycerin-Wasser bei $-196°$ gehalten (Abb. 5.6 C), so sieht man eine noch größere Spreitung des Spektrums. Die bei einem Hapten-Antikörperverhältnis von 1,3 aufgenommenen Kurven (Abb. 5.5 A) geben keinen Hinweis auf freies Hapten. Bei einem Verhältnis von 1,8 (Abb. 5.6 A) war etwas freies Hapten zu sehen und bei einem Verhältnis von 2,28 wurde das Spektrum des Hapten-Antikörperkomplexes praktisch von denen des freien Radikal-Haptens verdeckt (Abb. 5.6 B und 5.6 C). Auf diese Weise wurden 2 Bindungsbereiche pro Antikörpermolekül berechnet.

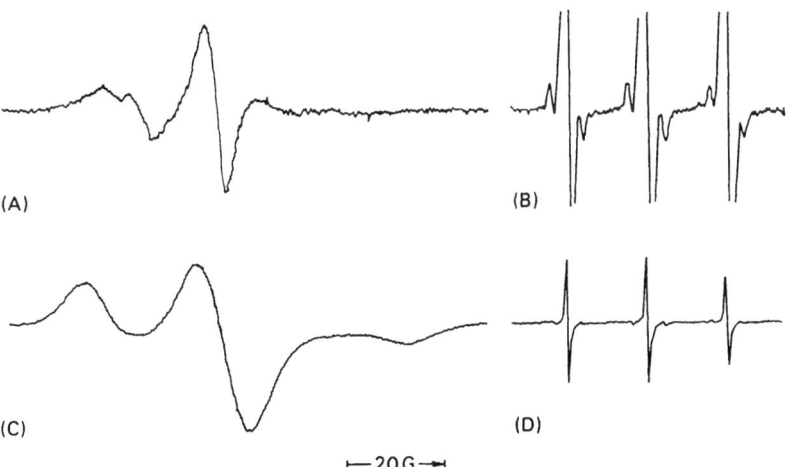

Abb. 5.5. ESR-Spektren von Dinitrophenylnitroxid. A In Gegenwart von anti-DNP-Antikörper in wäßriger Lösung. B und D ohne Antikörper in wäßriger Lösung. C bei $-196°$. Die Spektrometerempfindlichkeit ist für A und B gleich, für D 10mal kleiner. Die Empfindlichkeit von C steht zu den anderen in keinem quantitativen Verhältnis. Die Konzentration an freien Radikalen ist bei A, B und D 10^{-4} M; bei C ist sie 10^{-3} M. Antikörperkonzentration in A ist $0,77 \cdot 10^{-4}$ M. Alle wäßrigen Lösungen in 0,1 M Phosphatpuffer pH 6,8 bei $23°$. (Aus Stryer, L., Griffith, O. H.: Proc. nat. Acad. Sci. (Wash.) **54**, 1785 [1965])

Andere Methoden

Eine weitere, im Prinzip gut anwendbare Technik zur Messung von Hapten-Antikörper-Wechselwirkung besteht in der Messung der Fluorescenzpolarisation des Hapten-Antikörperkomplexes im Vergleich zum freien Hapten. Dieses Verfahren wurde aber bisher noch nicht angewendet.

Während normalerweise die Bindung von Hapten an Antikörper nur eine geringe Verschiebung des Hapten-Spektrums bewirkt, ver-

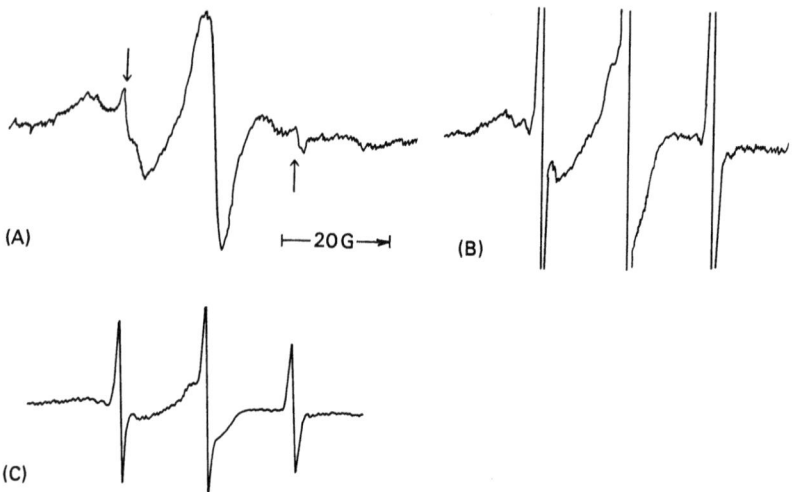

Abb. 5.6. ESR-Titration der Bindung von Dinitrophenylnitroxid an Antikörper. *A* Antikörper im Überschuß (1,80 Haptene pro Antikörpermolekül). *B* Hapten im Überschuß (2,28 Haptene pro Antikörpermolekül). *C* Verhältnisse wie bei *B*, nur bei 10fach kleinerer Empfindlichkeit des Spektrometers aufgenommen. Die Antikörperkonzentration war in allen Fällen $0{,}77 \cdot 10^{-4}$ M. (Aus Styer, L., Griffith, O. H.: Proc. nat. Acad. Sci. (Wash.) **54**, 1785 [1965])

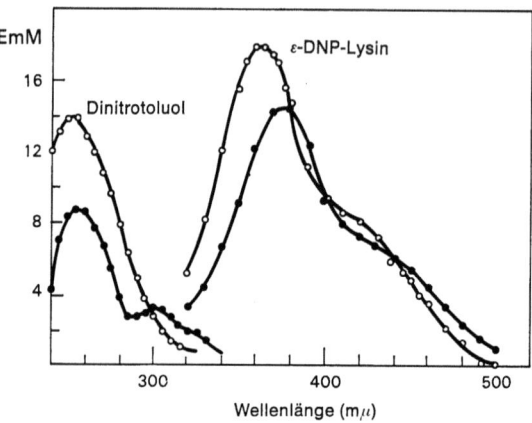

Abb. 5.7. Verschiebung des Spektrums von ε-DNP-Lysin und Dinitrotoluol durch Bindung an anti-DNP-Antikörper. ○ = freier Ligand; ● = gebundener Ligand. (Nach Eisen, A. N., Siskind, G. W.: Biochemistry **3**, 996 [1964]. Mit Genehmigung des Verlages verändert)

ändert sich die Farbe des Haptens 2 (2,4-Dinitrophenylazo)-1-Naphthol-3,6-disulfonat in neutraler Lösung durch Bindung an DNP-Antikörper von blau nach rosa. Diese Spektralverschiebung ist so groß, daß direkte Messung der Assoziationskonstante und Bestimmung der Sips-Heterogenitätskonstante möglich ist. Derartige ungewöhnliche Systeme können von großem Vorteil sein. Die kleinere Spektralverschiebung von ε-DNP-Lysin, hervorgerufen durch Kombination mit Kaninchen-Anti-DNP, ist in Abb. 5.7 gezeigt. Mit Normal-γG-Globulin von Kaninchen entsteht keine Spektralverschiebung. Es konnte gezeigt werden, daß ε-DNP-Lysin auch mit Tryptophan als freier Aminosäure in Lösung unter Spektralverschiebung kombiniert. Andere Aminosäuren zeigen keinen derartigen Effekt. Es wird angenommen, daß die Wechselbeziehung in der Bildung eines Komplexes besteht, bei dem Tryptophan als Elektronendonor und die Dinitrophenylgruppierung als Elektronenacceptor wirken (Charge-transfer-Komplexe). Daher erklärte man die Spektralverschiebung bei der Bindung von ε-DNP-Lysin an Anti-DNP mit der Ausbildung von Charge-transfer-Komplexen des Haptens mit Tryptophan am Bindungsbereich des Antikörpers. Kaninchen-, Meerschweinchen-, Ziegen- und Pferdeantikörper ergaben ähnliche Spektralverschiebungen bei Reaktion mit Haptenen, die DNP- oder TNP-Gruppen enthalten.

Die Bedeutung thermodynamischer Größen für die Antigen-Antikörper-Wechselwirkung

Die Anwendung der beschriebenen Methoden zur Ermittlung von K_0, ΔF, ΔH und ΔS erlaubt noch nicht die genaue Definition der relativen Beteiligung verschiedener Arten von schwachen Wechselwirkungen bei der Hapten-Antikörperbindung. Dies ist vor allem so, weil Gl. (5.1) eine große Vereinfachung der tatsächlichen Vorgänge darstellt. Die Reaktion findet in wäßriger Lösung statt, und während der Bildung des Hapten-Antikörperkomplexes werden Wassermoleküle an den reaktiven Stellen aus der Wasserhülle um die an der Reaktion beteiligten Partner freigegeben. Die Reaktion verläuft also vermutlich folgendermaßen:

$$H_{(x+n)H_2O} + B_{(y+m)H_2O} \rightleftarrows H_{nH_2O} B_{mH_2O} + (x+y) H_2O \quad (5.11)$$

wobei x und y die während der Reaktion freigegebenen Wassermoleküle repräsentieren, während n und m die an Hapten und Antikörper verbleibenden Wassermoleküle der Hydrathülle darstellen. Abgesehen von der eigentlichen Freisetzung von Wasser können auch Strukturänderungen in der Hydrathülle um Hapten oder Bindungsbereich am Antikörper die thermodynamischen Parameter der Reaktion beeinflussen.

So schließen die ΔF- und ΔS-Werte Änderungen ein, welche durch Freisetzung von Wasser oder dessen Zustandsänderung während der Hapten-Antikörper-Wechselwirkung hervorgerufen werden. Die K_0-Werte von Kaninchenantikörpern gegen ε-DNP-Rinder-γG-Immunglobulin variieren über einen 10 000fachen Bereich, so daß die ΔF^0-Werte sich über einen Bereich von 5 kcal pro Mol bewegen. Dies ist nicht viel weniger als die ΔF^0-Streubreite von —5 bis —12 kcal pro Mol, welche für alle bisherigen Untersuchungen an Hapten-Antikörper-Wechselwirkung festgestellt wurde. Die ΔS^0-Werte der verschiedenen Systeme variieren von +22 bis —30 Entropieeinheiten pro Mol. Die Freisetzung von Wassermolekülen und die anschließende Reaktion einer unpolaren Gruppe am Hapten mit einem unpolaren Bereich am Antikörper hätte einen Entropiegewinn zur Folge. Die eigentliche Hapten-Antikörperbindung hätte, wegen der Herabsetzung der Freiheitsgrade im System, einen deutlichen negativen ΔS^0-Wert. Die große Streuung der gemessenen Werte läßt vermuten, daß die Beiträge der verschiedenen Arten der Wechselbeziehung sich bei Hapten verschiedener Struktur stark unterscheiden. Bei der Heterogenität der Population von Antikörpermolekülen, sogar bei den gegen kleine Haptene gerichteten, können die verschiedenen Typen der Wechselbeziehung zu ganz verschiedenen Gesamtwerten führen. Zum Teil mögen diese Schwierigkeiten darauf zurückzuführen sein, daß Systeme verwendet werden, bei denen auch die antigenen Determinanten sehr verschieden sind (weitere Einzelheiten bei Karush in der angegebenen Literatur).

Literatur

Eisen, H. N.: Equilibrium dialysis for measurement of antibody-hapten affinities. Meth. medical Res. 10, 106 (1964).
— Determination of antibody affinity for haptens and antigens by means of fluorescence quenching. Meth. med. Res. 10, 115 (1964). *Hier werden experimentelle Details der Gleichgewichtsdialyse und der Fluorescenzlöschung gegeben.*
— Siskind, G. W.: Variations in affinity of antibodies during the immune response. Biochemistry 3, 996 (1964).
Gilbert, W., Müller-Hill, B.: Isolation of the Lac repressor. Proc. nat. Acad. Sci. (Wash.) 56, 1891 (1966). *Gibt eine wichtige Anwendung der Gleichgewichtsdialyse in der Molekularbiologie.*
Isenberg, I.: Free radicals in tissue. Physiol. Rev. 44, 487 (1964). *Gibt eine Einführung in die Elektronen-Spin-Resonanz.*
Karush, F.: Immunochemical specificity and molecular structure. Advanc. Immunol. 2, 1 (1962). New York: Academic Press. *Zu Hapten-Antikörperreaktionen, der Bedeutung thermodynamischer Messungen und der relativen Bedeutung hydrophober und anderer Bindungen.*
Klotz, I. M.: Protein interactions. In: The Proteins, Vol. 1 B. Eds.: H. Neurath and K. Bailey. New York: Academic Press 1953, p. 727. *Gibt eine detaillierte Diskussion zur Wechselwirkung kleiner Moleküle mit Proteinen.*
Little, J. R., Eisen, H. N.: Evidence for tryptophan in the active sites of antibodies to polynitrobenzenes. Biochemistry 6, 3119 (1967).

Metzger, H., Wofsy, L., Singer, S. J.: A specific antibody-hapten reaction with novel spectral properties. Arch. Biochem. 103, 206 (1963). *Bericht über die Reaktion eines ungewöhnlichen DNP-Haptens mit Antikörper, die zu großer Spektralverschiebung führt.*
Saha, A., Karush, F., Marks, R.: Antibody affinity. I. Studies with a large haptenic group. Immunochemistry 3, 279 (1966). *Diese Literaturstellen demonstrieren einige Probleme bei der Standardisierung der Fluorescenzlöschung in bezug auf Gleichgewichtsdialyse.*
Schachman, H. K., Gropper, L., Hanlon, S., Putney, F.: Ultracentrifuge studies with absorption optics. II. Incorporation of a monochromator and its application to the study of proteins and interacting systems. Arch. Bichem. 99, 175 (1963). *Über die Verwendung der Ultrazentrifugation zur Bestimmung von Hapten-Antikörperbindungskonstanten.*
Siskind, G. W., Paul, W. E., Benacerraf, B.: Studies on the effect of the carrier molecule on anti-hapten antibody synthesis I. Effect of carrier on the nature of the antibody synthesized. J. exp. Med. 123, 673 (1966).
Stryer, L., Griffith, O. H.: A spin labelled hapten. Proc. nat. Acad. Sci. (Wash.) 54, 1785 (1965). *Erste Anwendung der Elektronen-Spin-Resonanz auf die Hapten-Antikörperreaktion.*

6. Antigene Determinanten und die Größe des Bindungsbereiches am Antikörper

Nach der Beschreibung der Methoden, mit deren Hilfe die Antigen-Antikörper- und die Hapten-Antikörper-Wechselwirkungen erfaßt werden, sollen nun die Natur der antigenen Determinante sowie Struktureigenschaften und Dimension des komplementären Bindungsbereiches am Antikörper betrachtet werden. Dies sind lediglich andere Aspekte der gleichen Fragestellung, welche ein sehr wichtiges Problem der Immunchemie behandelt.

Wie groß ist der Antikörperbindungsbereich?

Als Antwort auf diese Frage könnte man sagen, der Bindungsbereich am Antikörper ist so groß, daß er durch die antigene Determinante ganz ausgefüllt wird. Das ist nicht so trivial, wie es zunächst erscheint; denn wenn man die Größe der antigenen Determinante bestimmen könnte, so hätte man bei bekannter Struktur dieser Determinante damit ein Maß für die Größe des Bindungsbereiches am Antikörper.

Zu diesem Zweck dient die Reaktion von Dextran mit menschlichem Dextran-Antikörper als ideale molekulare Sonde. Es ist berechtigt anzunehmen, daß der Antikörper bei seiner Reaktion mit Dextran optimal bindet, so daß der gesamte Bindungsbereich ausgefüllt ist. Da Dextran aus langen Ketten von Glucoseeinheiten besteht und die Glucose-Oligosaccharide des Dextrans, vom Disaccharid (Isomaltose) bis zum Heptasaccharid (Isomaltoheptaose) zugänglich sind (vgl. Abb. 2.2 und 2.3), kann man mit diesen Oligosacchariden Dextran aus seiner Bindung mit dem Antikörper verdrängen. In der Praxis geschieht dies durch Bestimmung der relativen Hemmwirkung der Oligosaccharide auf die Präcipitation von Antidextran durch Dextran. Weil hier die relative Hemmwirkung der einzelnen Moleküle interessiert, werden diese Vergleiche im allgemeinen auf molarer Basis durchgeführt. Von kleinen Oligosacchariden, welche den Bindungsbereich nicht ganz ausfüllen, sollte man nur eine geringe Hemmwirkung erwarten. In dem Maße, in dem die Größe des Oligosaccharids zunimmt, sollte auch die entsprechende Hemmwirkung zunehmen. Dabei sollte ein Maximum erreicht werden; dann nämlich, wenn das Oligosaccharid so groß ist, daß es den Bindungsbereich am Antikörper gerade ausfüllt. Größere

Oligosaccharide sollten dann nicht mehr besser hemmen, denn im Antigen selbst sind die Ketten ja gewöhnlich auch länger als der oligosaccharidische Teil der optimal mit dem Bindungsbereich am Antikörper reagiert.

Diese Annahme wird durch die Praxis voll bestätigt. Abb. 6.1 zeigt eine Reihe von Hapten-Hemmungskurven mit dem Antidextran aus 6 verschiedenen Individuen. Bei Verwendung stets der gleichen Antidextranmengen wurden die Oligosaccharide vom Tri- bis zum Hexasaccharid untersucht. In allen Fällen sieht man nicht nur, daß die Hemmwirkung mit steigender Oligosaccharidgröße zunimmt, sondern auch, daß die relative Zunahme der Hemmung mit zunehmendem Molekulargewicht des Oligosaccharid-Hemmstoffes geringer wird. Diese letzte Beobachtung deutet darauf hin, daß eine Grenze der Hemmwirkung erreicht wird. Der in Abb. 6.2 dargestellte Vergleich zwischen Hexa- und Heptasaccharid zeigt, daß innerhalb der Fehlergrenze beide gleich wirksam sind.

Aus Abb. 6.1 wird außerdem deutlich, daß die Bindungsbereiche des Antidextrans heterogen sind. Das Verhältnis der Hemmwirkung kleiner Oligosaccharide zu dem von Isomaltohexaose (IM6) ist nämlich für die 6 untersuchten Antisera nicht gleich. Im Antiserum $30D_4$ werden für $50^0/_0$ Hemmung nur 2,5mal mehr Trisaccharid (IM3) als IM6 benötigt. Im Antiserum $20D_3$ benötigt man dafür hingegen 30mal so viel IM3. Die Werte der anderen Seren liegen dazwischen. Wären alle Antidextranmoleküle im Hinblick auf den Bindungsbereich einheitlich, dann wären die relativen Hemmwirkungen der einzelnen Oligosaccharide, bezogen auf IM6, stets gleich. Abb. 6.3 zeigt Hemmkurven mit dem Antidextran eines siebten Individuums, in dem das Heptasaccharid (IM7) wenig, aber deutlich besser hemmt als IM6. Man kann sich vorstellen, daß jedes Individuum eine Population von Antikörpermolekülen produziert hat, deren Bindungsbereiche verschiedene Größen haben. Dabei entspricht die obere Grenzgröße einem Hexa- oder Heptasaccharid, während die untere Grenzgröße aus den hier erhaltenen Ergebnissen nicht zu bestimmen ist. Das Mengenverhältnis der Antikörper mit gegebener Größe des Bindungsbereiches ist dann in den einzelnen Seren verschieden. Antiserum $30D_4$ hat, nach dieser Vorstellung, weniger Antikörpermoleküle mit größeren Bindungsbereichen als Antiserum $20D_3$.

Abb. 6.4 zeigt ein Isomaltohexaose-Molekül in extrem gestreckter Form. Die Dimensionen sind etwa $34 \cdot 12 \cdot 7$ Angström-Einheiten (1 Å = 10^{-8} cm). Dies gibt zwar eine gewisse Vorstellung von der Größe einer antigenen Determinante, daraus muß aber nicht folgen, daß der Bindungsbereich am Antikörper dieser gestreckten Form komplementär sei. Das Hexasaccharid kann sich in irgendeine kompaktere Form zusammenfalten. Außerdem kann es in Lösungen viele Konformationen anehmen. Jeder Ring kann um C-Atom 6 relativ frei rotieren, so daß die Ebenen der 6 Ringe am Hexasaccharid theoretisch in jedem Winkel

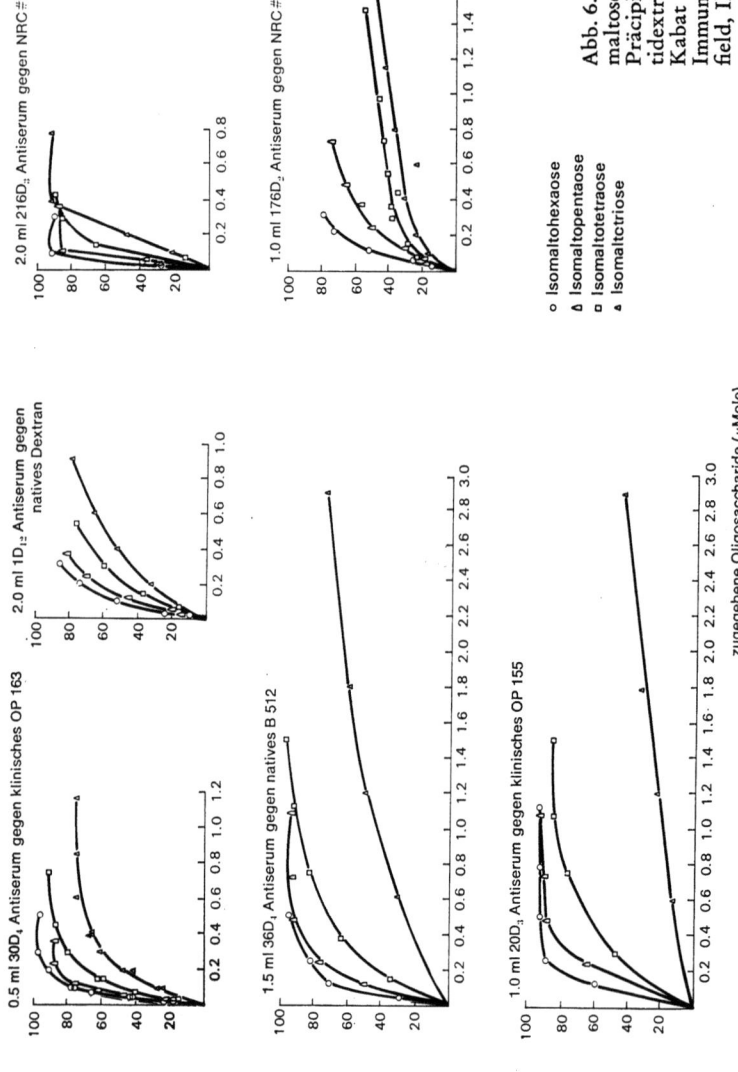

Abb. 6.1. Hemmwirkungen von Isomaltose-Oligosacchariden auf die Präcipitation von Dextran mit Antidextran in 6 Humanseren. (Aus: Kabat und Mayer's experimental Immunochemistry, 2nd ed, Springfield, Ill.: Charles C Thomas Publ, 1961)

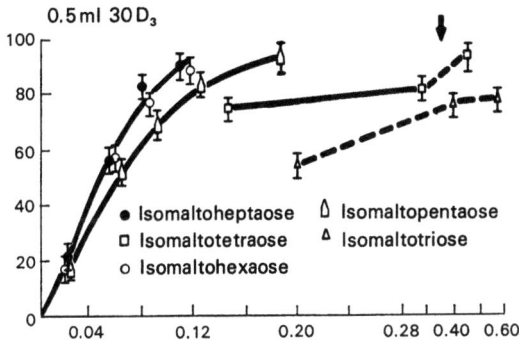
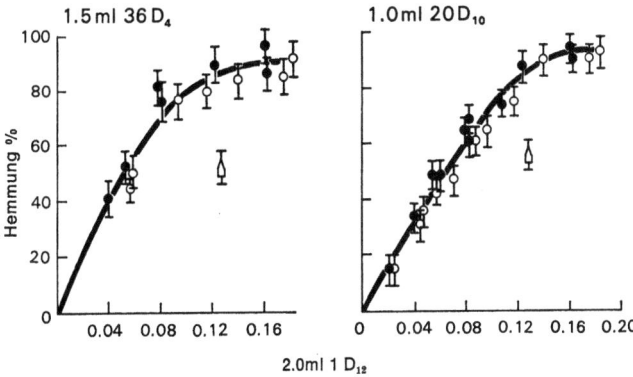
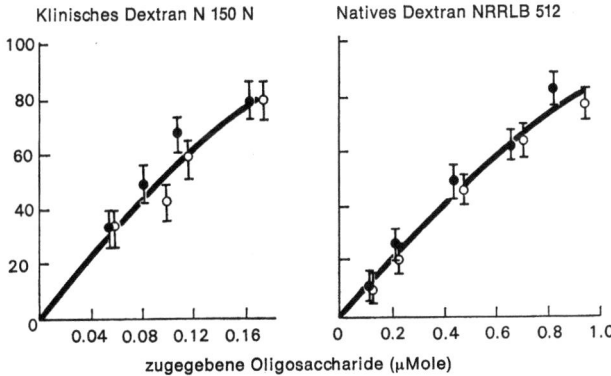

Abb. 6.2. Vergleiche von Isomaltoheptaose und Isomaltohexaose als Inhibitoren der Präcipitation von Dextran mit menschlichem Antidextran. (Aus: J. Immunol. **84**, 82 [1960]. Mit Genehmigung des Verlages Williams & Wilkins Co., Baltimore, Md.)

zueinander stehen können. In Lösung kann durchaus eine bevorzugte Konformation existieren, in der die meisten Moleküle vorliegen. Es ist unbekannt, ob gegen alle Konformationen Antikörper gebildet werden, oder nur gegen einige stabilere Konformationen. Es ist offensichtlich, daß dies einen weiteren Aspekt der Antikörperheterogenität

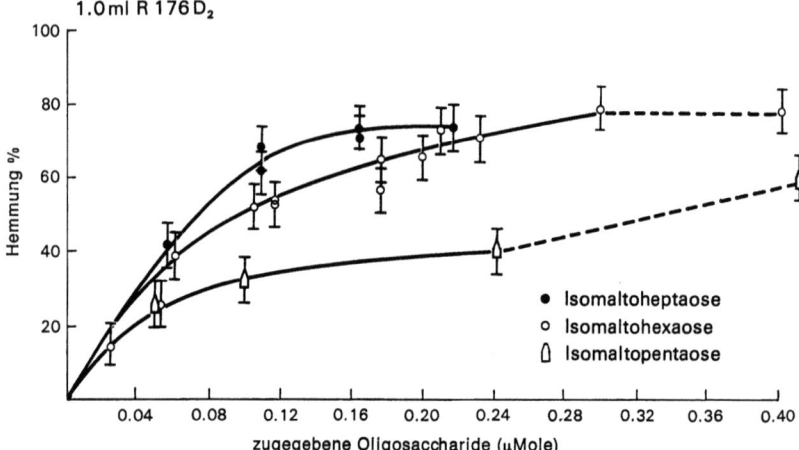

Abb. 6.3. Vergleiche von Isomaltoheptaose mit Isomaltohexaose und Isomaltopentaose als Inhibitoren der Präcipitation von Dextran mit menschlichem Antidextran. (Aus: J. Immunol. **84**, 82 [1960]. Mit Genehmigung des Verlages Williams & Wilkins Co., Baltimore, Md.)

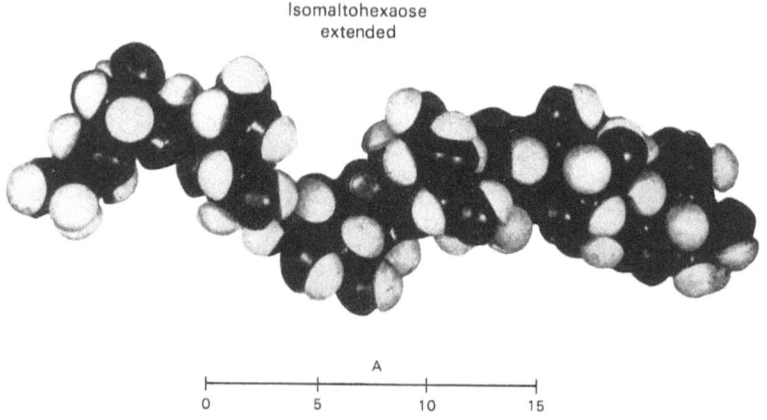

Abb. 6.4. Gestreckte Form der Isomaltohexaose. (Aus Kabat, E. A.: J. Cell. Comp. Physiol. **50** [Suppl. 1], 79 [1957]. Mit Genehmigung)

darstellt. Für Oligosaccharide, die acetylierte Aminozucker enthalten, wurde mit Hilfe der optischen Rotationsdispersion gezeigt, daß in Lösung tatsächlich bevorzugte Konformationen existieren.

Da die Ergebnisse der Hemmungen unter Gleichgewichtsbedingungen erhalten werden, kann man annehmen, daß an jedem vergleichbaren Punkt der Kurven, z. B. bei 50%/o Hemmung, die relative Hemmwirkung der Isomaltose-Oligosaccharide, deren ΔF^0 proportional ist. Unter der Annahme ΔF^0 des Hexasaccharids sei —7500 cal, ein Wert, welcher dem für p (p-Dimethylaminobenzazo-)-phenyl-β-lactosid durch Gleichgewichtsdialyse gefundenen nahekommt (s. Kapitel 4), kann man den relativen Abfall der Bindungsenergie Δ (ΔF^0) im Vergleich zur Verringerung der Oligosaccharid-Kettenlänge berechnen. Diese Werte sind in Tabelle 6.1 für die beiden Antidextrane aus Abb. 6.1 gegeben, welche die größten Unterschiede der Hemmwirkung zeigen. Es ist deutlich zu sehen, daß die erste Glucoseeinheit am meisten zu ΔF^0 beiträgt, während jede folgende ein kleineres Inkrement liefert. Ähnliche Ergebnisse wurden bei Gleichgewichtsdialyse mit dem Lactosyl-Hapten und einigen kleinen Verbindungen ähnlicher Struktur erhalten. Die entsprechenden Werte für K_0 und ΔF^0 sind in Tabelle 6.2 angegeben. So trägt Methyl-β-D-lactosid 5,88, zu den für das Lactosyl-Hapten gefundenen 7,00 kcal bei; das entspricht 84%/o der gesamten Bindungsenergie. Beim Methyl-β-D-galaktosid sind es 2,56 kcal, entsprechend 37%/o der gesamten Bindungsenergie. Diese Verhältnisse gelten für alle untersuchten Antigen-Antikörpersysteme einschließlich linearer Polysaccharide und Polypeptide. Dies läßt vermuten, daß bestimmte Partialstrukturen einer antigenen Determinanten bevorzugt vom Antikörper gebunden werden, da sie den größten Anteil der Gesamtbindungsenergie liefern. Eine solche Gruppe wird *immundominant* genannt. In verzweigten Polysacchariden erkennt man leicht in den nichtreduzierenden Endzuckern immundominante Gruppen. Dieses Prinzip gilt aber auch bei linearen Polymeren und dann, wenn Antikörper nicht gegen Kettenenden gerichtet sind. Daß eine Aminosäure am Ende einer Polypeptidkette oder ein nichtreduzierend endständiger Zuckerbaustein einen größeren Beitrag zur Bindungsenergie liefern als die anderen Teile der determinanten Gruppe, wurde schon vor vielen Jahren von Landsteiner und von Goebel gezeigt.

Die Abschätzung der oberen Grenzgröße des Bindungsreiches am Antikörper als in der Größenordnung eines Hexa- oder Heptasaccharids, wurde an einer Anzahl anderer Antigen-Antikörpersysteme verifiziert. In diesem Zusammenhang haben sich die synthetischen Polypeptide als besonders wertvoll erwiesen. Es wurde Polyalanin, Polylysin und Polyglutaminsäure verwendet. Mit diesen Substanzen erhaltene Ergebnisse sind in Tabelle 6.3 zusammengestellt. Bei Seidenfibroin als Antigen war ein Oktapeptid weniger wirksam als eine Mischung von Dodekapeptiden. Die obere Grenzgröße liegt also vermutlich zwischen beiden.

Tabelle 6.1. *Abnahme der freien Energie* ($-\Delta F°$) *bei der Bindung von Oligosacchariden mit abnehmendem Polymerisationsgrad.* (Aus J. Immunol. 77, 377 [1956]; mit Genehmigung der Williams & Wilkins Co., Baltimore, Md.)

Oligosaccharid	$\Delta (\Delta F°)$			
	Isomaltohexaose [a] — Anderes Oligosaccharid			
	Antiserum 30 D_4 (cal)	Berechneter Beitrag zur gesamten Bindung (%)	Antiserum 20 D_2 3–4 (cal)	Berechneter Beitrag zur gesamten Bindung (%)
Isomaltohexaose	—	100	—	100
Isomaltopentaose	160	98	240	97
Isomaltotetraose	330	95	650	91
Isomaltotriose	730	90	1900	75
Isomaltose	3000	60		
Glucose	(4600) [b]	39		

[a] Unter der Annahme $\Delta F°$ für das Hexasaccharid sei −7500 cal.
[b] ( )=Unter der Annahme 50% Hemmung erfolgt bei 300 μM.

Tabelle 6.2. *Hemmung der Bindung von Lac-Azoverbindung durch strukturverwandte Moleküle bei 25° C [p-(p-Dimethylaminobenzazo)-phenyl-β-lactosid].* (Aus Karush, F.: J. Amer. Chem. Soc. 79, 3380 [1957]; mit Genehmigung der Amer. Chem. Soc.)

anti-Lac-Antikörper+Lac-Azoverbindung,$K_0 = 13{,}4 \cdot 10^4$, $-\Delta F^0 = 7{.}00$ Kcal/Mol

Hemmstoff	$K_0 \cdot 10^{-4}$	$-\Delta F^0$
p-Nitrophenyl-β-lactosid	6,75	6,50
Methyl-β-lactosid	2,02	5,88
Lactose (64% β-Form)	1,10	5,52
Cellobiose (66% β-Form)	0,00275	1,96
Methyl-β-D-galactosid	0,00747	2,56
Methyl-α-D-galactosid	0,00134	1,54
Methyl-β-D-glucosid	0,00054	0,97

Tabelle 6.3. *Größen verschiedener antigener Determinanten.* (Aus J. Immunol. 97, 1 [1966]; mit Genehmigung der Williams & Wilkins Co., Baltimore, Md.)

Antigen	Determinante	Größe in der gestrecktesten Form (Å)	Molekulargewicht
Dextran	Isomaltohexaose	34·12·7	990
Seidenfibroin	Gly[Gly$_3$Ala$_3$]Tyr	27	632
	Dodekapeptid-Mischung	44	1000
$G_{60}A_{40}$, $G_{60}A_{30}T_{10}$ und $G_{42}L_{28}A_{30}$	Hexaglutaminsäure	36·10·6	792
Pentaalanyl-Rinder-Serumalbumin	Penta- (oder hexa-)lysin	27·17·6,5	659
Polylysin + phosphoryliertes Rinderserumalbumin	Pentalysin	27·17·6,5	659
α-DNP-Heptalysin	α-DNP-Heptalysin	30·17·6,5	1080

In Abb. 6.5 sind die Ergebnisse der Hemmung von Komplementbindung an Poly-D-lysin (Molekulargewicht 90—100 000) und homologe Antikörper durch Oligolysine gegeben. Die (relative molare) Hemmwirkung der Oligomeren steigt mit deren Länge an. Ein Maximum wurde mit Penta-D-lysin erreicht; größere Oligopeptide bis zu einem Oligomeren mit 13 Lysinen waren (auf molarer Basis) ebenso wirksam wie das Penta-D-lysin.

Bei einer Untersuchung mit Polylysyl-Serumalbumin aus Kaninchen mit einer durchschnittlichen Kettenlänge von 5,5 Lysinen verhielten sich die Antiseren etwas anders. Die Hemmwirkung stieg bei den ersten Lysylresten schnell und einheitlich mit der Kettenlänge an. Die relative Zunahme wurde ab Pentalysin deutlich kleiner und nahm dann langsam bis zum Nonalysin ab. Nona- und Dekalysin hatten gleiche Hemmwirkung (Abb. 6.6). Extrapolation des ersten (geradlinigen) Teils der Kurve ergibt ein Penta- bis Hexapeptid als obere Grenzgröße der Determinanten. Der Grund für die beiden verschiedenen Ergebnisse ist noch nicht klar.

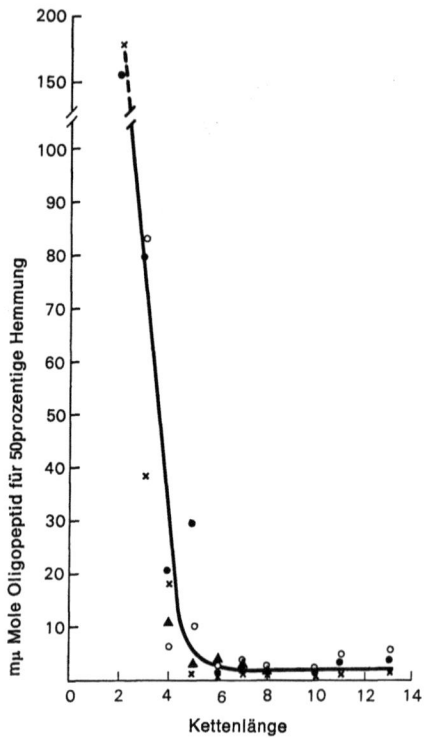

Abb. 6.5. Für 50%ige Hemmung der Komplementbindung an anti-Poly-D-lysin mit 0,06 µg Poly-D-lysin benötigte Mengen an D-Lysin-Oligopeptiden. Die 4 Symbole geben mit 4 Antiseren erhaltene Werte wieder. (Aus Van Vunakis, H., Kaplan, J., Lehrer, H., Levine, L.: Immunochemistry 3, 393 [1966]. Mit Genehmigung des Pergamon-Verlages, Oxford)

Mit einer Reihe von Polylysinen, bei denen die terminale α-Aminogruppe durch die immundominante DNP-Gruppierung substituiert war und mit Antikörper gegen α-DNP-(Lys)$_{11}$ oder α-DNP-(Lys)$_9$, wurde die obere Grenze der Hemmung beim α-DNP-Heptalysin erreicht. Die Hepta-, Okta- und Nona-DNP-lysine hatten gleiche Hemmwirkung. Das ist die größte polypeptidische Antigendeterminante, welche bisher gefunden wurde. Ihre Größe kommt der von Isomaltohexaose nahe. Es ist sehr interessant, daß α-DNP-Heptalysin selbst immunogen ist und die Bildung von Antikörpern bewirkt, die aber nur mit einem multivalenten Antigen präcipitieren. Solch ein multivalentes Antigen entsteht durch Kupplung von α-DNP-Heptalysinen an succinyliertes Rinderserumalbumin nach der Carbodiimidmethode. Es ist nicht klar, ob die beobachtete Größe tatsächlich dem gestreckten Molekül entspricht oder ob die Antikörperspezifität gegen eine kompaktere Konfiguration des α-DNP-Heptalysins gerichtet ist. (Weitere Studien an diesem System s. Kapitel 13.)

Aus Untersuchungen der Enzymaktivität von Carboxypeptidase A auf L-Alanin-Oligopeptide, die an verschiedenen Stellen ein oder mehrere D-Alanine hatten, ging hervor, daß der aktive Bereich des Enzyms einem Tetra- oder Pentapeptid entspricht. Dies kommt der Größe von Bindungsbereichen an Antikörpern gegen synthetische Poly-

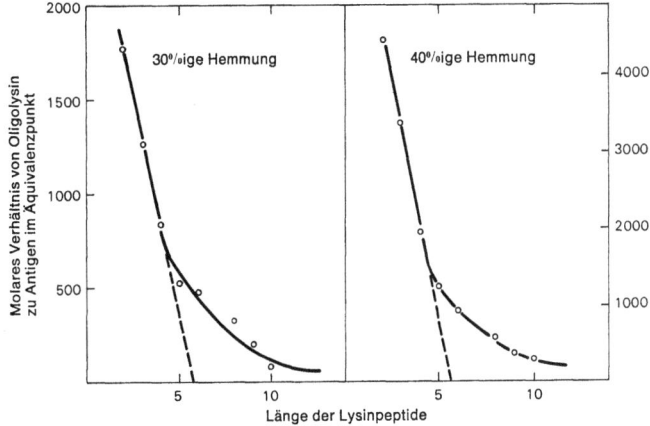

Abb. 6.6. Für 30%ige Hemmung (links) und 40%ige Hemmung (rechts) im Äquivalenzpunkt erforderliches molares Verhältnis von Oligolysin zu homologem Antigen, als Funktion des hemmenden Oligopeptids. (Aus Arnon, R., Sela, M., Yaron, A., Sober, H. A.: Biochemistry 4, 948 [1965]. Mit Genehmigung der Amer. Chem. Soc.)

peptide nahe. Wie in Kapitel 1 dargestellt wurde, nimmt der aktive Bereich von Lysozym ein Hexasaccharid auf. Damit ist er den größeren Bindungsbereichen an Antidextranen durchaus vergleichbar.

Im Hinblick auf das Dextran-Antidextransystem kann man fragen, ob die Beteiligung aller 6 Glucoseeinheiten wirklich spezifisch ist und damit einen Teil der Antigen-Antikörper-Wechselwirkung darstellt. Oder stellen die kleinen $\Delta F°$-Inkremente für Penta- und Hexasaccharide nicht vielmehr unspezifische Beiträge dar, hervorgerufen durch irgendwelche Bindungen außerhalb des eigentlichen Bindungsbereiches. Die Spezifität der Bindung ist für die ersten 4 Glucoseeinheiten evident, denn geringfügige Veränderungen der Oligosaccharidstruktur — wie z. B. die Änderung der Bindung zwischen der 3. und 4. Glucoseeinheit vom nichtreduzierenden Ende von α-(1-6) bei der Isomaltotetraose in eine α-(1-4)-Bindung unter Bildung von 4-O-α-Isomaltotriosyl-D-glucose — bewirkte eine drastische Reduktion der molaren Hemmwirkung, noch unter die von Isomaltotriose selbst. Außerdem wird die Hemmwirkung der Isomalto-Oligosaccharide herabgesetzt, wenn sie vom reduzierenden Ende her am 3. oder 4. Zuckerbaustein eine seitenständige Glucose tragen. Eine glucosyl-substituierte Isomaltohexaose hemmt weniger stark als Isomaltotetraose. Glucosylsubstituierte Penta- und Tetrasaccharide waren entsprechend weniger aktiv als das glucosyl-substituierte Hexasaccharid. In einem anderen Polysaccharid-Antipolysaccharidsystem wurde ebenfalls ein Hexasaccharid als wirksamster Hemmstoff gefunden. Das Polysaccharid-Antigen ist das spezifische Polysaccharid von Pneumokokken, Typ III. Es ist ein lineares Polymeres, in dem Glucose-β(1-3) an Glucuronsäure und diese wiederum β(1-4) an die folgende Glucose gebunden ist. Überführung des reduzierenden Endes im Hexasaccharid in einen Alkohol durch Natriumborhydrid verringerte die Hemmwirkung des Hexasaccharids auf die des Pentasaccharids. Reduktion der kleineren Oligosaccharide führte zu entsprechenden Verlusten in den Hemmwirkungen. Auch aus diesen Ergebnissen kann man entnehmen, daß sich das gesamte Hexasaccharid spezifisch an den Bindungsbereich des Antikörpers anlagert.

Der vielleicht überzeugendste Hinweis darauf, daß bei Peptiden die antigene Determinante aus einigen Aminosäuren besteht, von denen jede einen spezifischen Anteil zur Bindungsenergie beiträgt, kommt von Untersuchungen an einem Dinitrophenyltetrapeptid. Dieses, Val-2-DNP-Lys-Leu-Phe-OEt, wurde über die α-Aminogruppe des Valins mit Hilfe von Carbodiimid an Humanserumalbumin gekuppelt. Wie aus Tabelle 6.4 zu sehen ist, wurden bei den Untersuchungen zwei Kaninchenantiseren, LT-A und LT-B, verwendet. Zum Vergleich wurde ein Antiserum gegen DNP-Rindergammaglobulin mit untersucht. Im DNP-Gammaglobulin sind die antigenen Determinanten heterogen, da jedes durch DNP substituierte Lysin an andere Aminosäuresequenzen gebunden ist.

Bei Antiserum LT-A war K_0 am größten für das homologe Tetrapeptid und Austausch des Leucins gegen Glycin setzte K_0 nur geringfügig herab. Die terminale und subterminale Aminosäure waren wesentlich, denn der Austausch von Leu-Phe durch Gly-Gly reduzierte K_0 auf fast $1/10$ des ursprünglichen Wertes. Das geschah auch, wenn die beiden Endaminosäuren entfernt wurden. ε-DNP-L- oder D-Lysin und der Methylester hatten nur $1/20$ vom K_0-Wert des Haptens. Das stellt immer noch den größten Anteil des gesamten ΔF^0-Wertes dar. Interessanterweise wurde der K_0-Wert, wenn alle Aminosäuren des DNP-Tetrapeptids D-Aminosäuren waren, nur von 110 auf 80 herabgesetzt. Der Austausch von Valin-Tyrosin und Leucin gegen Leucin und Phenylalanin im L-Peptid ergab einen K_0-Wert von nur 20.

Das Antiserum LT-B zeigte eine andere Spezifität, wobei Val-ε-DNP-Lys-OMe mit K_0 von 230 der beste Hemmstoff war. ε-DNP-L-Lysin und sein Methylester hatten einen K_0-Wert von 160. Daraus folgt, daß ε-DNP-Lysin die immundominante Gruppe der antigenen Determinante ist, gegen welche dieses Kaninchen Antikörper gebildet hatte. In der Tat führte weitere Substitution am Lysin — auch im Tetrapeptid — zu niedrigeren K_0-Werten. Größere Peptide, welche die Bindungsstelle am Valin enthalten, hätten vermutlich noch bessere Hemmstoffe ergeben. ε-DNP-D-Lysin hatte einen nur wenig kleineren K_0-Wert als das L-Isomere.

Tabelle 6.4. *Beitrag verschiedener Aminosäuren zum K_0-Wert der Reaktion von Val-ε-DNP-Lys-Leu-Phe-O-Et mit gereinigtem Antikörper. Die Werte wurden durch Fluorescenzlöschung erhalten.* (Nach Parker, C. W., Gott, S. M., Johnson, M. C.: Biochemistry 5, 2314 [1966])

	Hapten	K_0 1/Mol·10^{-6} anti-DNP-Tetrapeptid LT-A	LT-B	anti-DNP-Rinder-γ-G
1.	Val-ε-DNP-Lys-Leu-Phe-OEt	110	50	80
2.	Val-ε-DNP-Lys-Gly-Phe-OEt	100	150	200
3.	Val-ε-DNP-Lys-Gly-Gly-OEt	12	180	300
4.	Val-ε-DNP-Lys-OMe	10	230	300
5.	ε-DNP-L-Lys	5	160	320
6.	ε-DNP-Aminocaproat	7	180	350
7.	ε-DNP-Lys-OMe	5	160	300
	Val-ε-DNP-Lys-Val-Tyr-OMe	20	50	60
	D-Val-ε-DNP-D-Lys-D-Leu-D-Phe-OMe	80		70
	ε-DNP-D-Lys	4,5	150	300

Die Antikörper gegen DNP-Rindergammaglobulin verhielten sich ähnlich wie die im Antiserum LT-B. Auch hier war die dominierende Spezifität gegen die ε-DNP-Gruppe und die Kohlenstoffkette des Lysins gerichtet, denn der beste Hemmstoff war ε-DNP-Aminocaproat, dicht gefolgt von ε-DNP-L-Lysin, dessen Methylester und ε-DNP-D-Lysin. Val-ε-DNP-Lys-OMe und Val-ε-DNP-Lys-Gly-Gly-OEt hemmten ungefähr gleich gut wie ε-DNP-Lys-OMe, aber Substitution des Lysins mit jedem längeren Peptid führte zu einer drastischen Reduktion des K_0-Wertes. Die Heterogenität der Determinanten im DNP-Rindergammaglobulin ließ keine Untersuchungen jenseits des gemeinsamen DNP-Lysinrestes zu.

In Insulin, das nur ein Lysin enthält, kann man nur einen DNP-Rest pro Molekül einführen. Antikörper gegen DNP-Insulin haben DNP als immundominante Gruppe. Die antigene Determinante erstreckt sich weiter über die benachbarten Aminosäurereste.

Untersuchungen an einigen Anti-Pneumokokkenseren, die mit Dextranen kreuzreagieren, führten ebenfalls zu vergleichbaren Abschätzungen der Größe von Bindungsbereichen am Antikörper. Dextran kreuzreagiert mit Pferdeserum gegen Typ II-Pneumokokken. Typ II-spezifisches Polysaccharid hat eine von Dextran völlig verschiedene Zusammensetzung. Es enthält die 6-Desoxyhexose Rhamnose, ferner Glucose und Glucuronsäure. Dennoch präcipitiert Dextran einen beachtlichen Teil der Antikörper. Diese Kreuzreaktion wird durch Isomaltopentaose am besten gehemmt. Demnach paßt ein Pentasaccharid der Isomaltosereihe in die Bindungsbereiche derjenigen Typ II-Antikörper, welche mit Dextran kreuzreagieren.

Viele weitere Hinweise, die sich aus anderen Systemen mit Human-, Pferde- und Kaninchenserum ergeben, stehen im Einklang mit den angeführten Abschätzungen der oberen Grenzgröße eines Bindungsbereiches am Antikörper. Die Pneumokokkenantikörper vom Pferd waren weitgehend γM-Immunglobuline, während die Human- und Kaninchenantikörper fast ausschließlich γG-Immunglobuline waren. (Einzelheiten finden sich in der angegebenen Literatur.)

Bei den Untersuchungen zur Spezifität linearer Polypeptide, die sowohl Glutaminsäure und Lysin als auch Alanin, Phenylalanin oder Tyrosin enthalten, ergab sich, daß Aminogruppen für die Spezifität von Bedeutung sind. Verbindungen wie Pentan-1,5-diamin

$$H_2N-CH_2-CH_2-CH_2-CH_2-CH_2-NH_2$$

und Hexan-1,6-diamin

$$H_2N-CH_2-CH_2-CH_2-CH_2-CH_2-CH_2-NH_2$$

mit 7,5—9 Å Länge waren die besten Hemmstoffe. Verbindungen, deren Aminogruppen gegen Hydroxylgruppen ausgetauscht sind, hemmten nicht. Die Länge von 7—9 Å entspricht dem Zwischenraum zwischen den Seitenketten an einer gestreckten Polypeptidkette.

Bindungsbereiche von Antikörpern gegen Proteinantigene

Ein anderer wichtiger Weg bei der Untersuchung antigener Determinanten und der Bindungsbereiche von Antikörpern gegen Proteinantigen besteht im Abbau. Durch Abbau (Degradierung) wurde gezeigt, daß Proteine viele verschiedene antigene Determinanten enthalten können, die verschiedene Bereiche des Moleküls darstellen. Wäre es möglich, von einem Proteinantigen, das nur eine einzige Determinante trägt, ein Polypeptidfragment zu isolieren, dessen Struktur und Konformation in Lösung man kennt, dann hätte man ein Maß für die Größe des Bindungsbereiches am homologen Antikörper. Der erste

Schritt bei der Untersuchung eines Proteins wie Serumalbumin bestand im enzymatischen Abbau. Behandelt man Humanserumalbumin mit Enzymen aus Kaninchenmilz, so erhält man drei Fragmente, welche verschiedene antigene Determinanten tragen. Das kommt darin zum Ausdruck, daß bei Geldiffusion das native Antigen nur eine Präcipi-

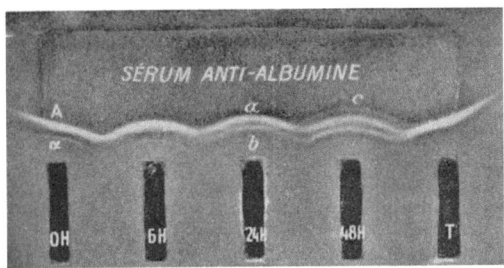

Abb. 6.7. Geldiffusionsuntersuchungen der Reaktion von Kaninchen-Antihumanserumalbumin mit Serumalbumin, das verschieden lange Zeiten enzymatisch behandelt war (T = natives Serumalbumin). (Aus Lapresle, C.: Ann. Inst. Pasteur 89, 654 [1955]. Mit Genehmigung)

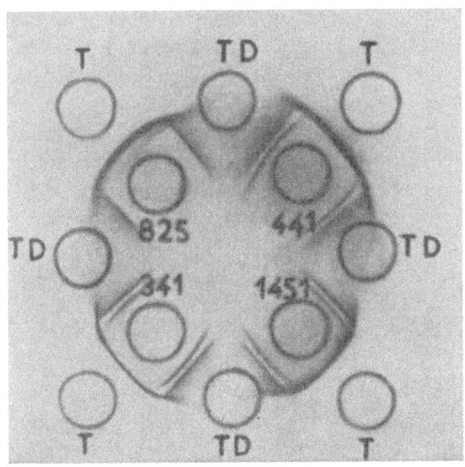

Abb. 6.8. Hinweise auf multiple antigene Determinanten im Diphtherietoxin, erhalten durch Vergleich von enzymatisch degradiertem mit nativem Diphtherietoxin in 4 verschiedenen Pferdeantitoxinen. 3 der Antiseren, 341, 441 und 1451 geben je 2 Linien mit degradiertem Toxin. Das 4. Antiserum, 825, gab nur eine einzige Linie — was anzeigte, daß das entsprechende Pferd auf bestimmte Determinanten des Toxins nicht reagiert hat. Natives Toxin gab mit allen Antitoxinen über die Linien des degradierten Toxins hinweg einen deutlichen Sporn. Dies deutet darauf hin, daß eine 3. antigene Determinante bei der Enzymeinwirkung zerstört wurde. (Aus Raynaud, M., Relyoeld, E. H.: Ann. Inst. Pasteur 97, 636 [1959]. Mit Genehmigung)

tationslinie zeigt, nach Enzymabbau aber drei Linien zu sehen sind. Das ist in Abb. 6.7 an Geldiffusion von Proben nach verschieden langer Enzymeinwirkung gezeigt. Die drei Linien verschmelzen mit der einen des unbehandelten Antigens. Ein ähnlicher Abbau wurde mit anderen Antigenen durchgeführt. Die Ergebnisse am enzymbehandelten Diphtherietoxin illustrieren die Komplexizität des Problems und die wichtige Rolle der Antikörperheterogenität. Abb. 6.8 zeigt die Reaktion von 4 Diphtherieantitoxinseren von Pferden mit nativem Toxin (T) und degradiertem Toxin (TD) in der Geldiffusion. In allen Fällen ergab das native Toxin eine einzige Präcipitationslinie. Drei der Antitoxine, 441, 1451 und 341, ergaben mit dem degradierten Toxin 2 Linien, die beide mit der Linie des nativen Toxins völlig verschmelzen. Im Gegensatz zu den Ergebnissen am Serumalbumin enthielten diese zwei Fragmente nicht alle antigenen Determinanten. Das Toxin bildete nämlich einen kräftigen Sporn, was anzeigte, daß einige Determinanten bei der Degradierung zerstört worden waren. Pferdeserum 825 war insofern von Interesse, als es nur eine einzige Linie mit degradiertem Toxin bildete und mit dem nativen Toxin auch ein Sporn auftrat. Pferd 825 hatte offensichtlich nur Antikörper gegen Determinanten gebildet, die in nur einem der beiden Fragmente enthalten sind.

Wird Serumalbumin länger mit Enzym behandelt, dann sind in der Geldiffusion keine Präcipitationslinien mehr zu sehen. Es werden Bruchstücke gebildet, die zum Teil die Präcipitation hemmen. Es tritt aber nur teilweise Hemmung auf, da viele antigene Determinanten beim Abbau vermutlich zerstört werden und die hemmenden Bruchstücke nur einem kleinen Anteil der vorhandenen Antikörper komplementär sind. Ein Bruchstück vom Molekulargewicht 11 000 hatte zwei verschiedene antigene Determinanten. Daraus wurde ein weiteres Bruchstück vom Molekulargewicht 6600 erhalten, welches nur eine der beiden Determinanten trug. Dieses Bruchstück wurde an einen unlöslichen Träger gekuppelt und war so in der Lage, 1—7% der Antikörper aus dem Kaninchenserum zu entfernen. Das zeigte, daß ein kleiner Teil aller Antikörper gegen diese Determinante gerichtet war.

Bei der Aufklärung der vollständigen Primärstruktur (Aminosäuresequenz) verschiedener Proteine werden durch tryptischen und chymotryptischen Abbau Peptide erhalten. Diese sollten das Studium der antigenen Spezifität und der Struktur antigener Determinanten der Proteine erleichtern. Insulin, Ribonuclease, Myoglobin und Tabakmosaikvirusprotein sind alle mehr oder weniger genau untersucht worden. Bisher konnte noch von keinem Teil der Aminosäuresequenz in Peptiden gezeigt werden, daß sie hemmen, indem sie entweder direkt mit dem Bindungsbereich am Antikörper reagieren oder aber eine günstige Konformation stabilisieren, in der dann andere Aminosäuren reagieren. In dieser Richtung wird jedoch beachtlicher Fortschritt gemacht.

Im Falle des Spermienmyoglobins vom Walfisch, von dem nicht nur die Aminosäuresequenz, sondern (durch die Arbeiten von Kendrew) auch die dreidimensionale Struktur bekannt ist, wurden 6 chymotryptische Peptide auf ihre Hemmwirkung untersucht (Tabelle 6.5). Dabei wurden Antiseren gegen Metmyoglobin und Apomyoglobin verwendet. In keinem Fall wurden mehr als 15% Hemmung erreicht. Das bedeutet, daß entweder in anderen Teilen des Moleküls noch viel mehr antigene Determinanten sind, daß die isolierten Peptide nicht die zur

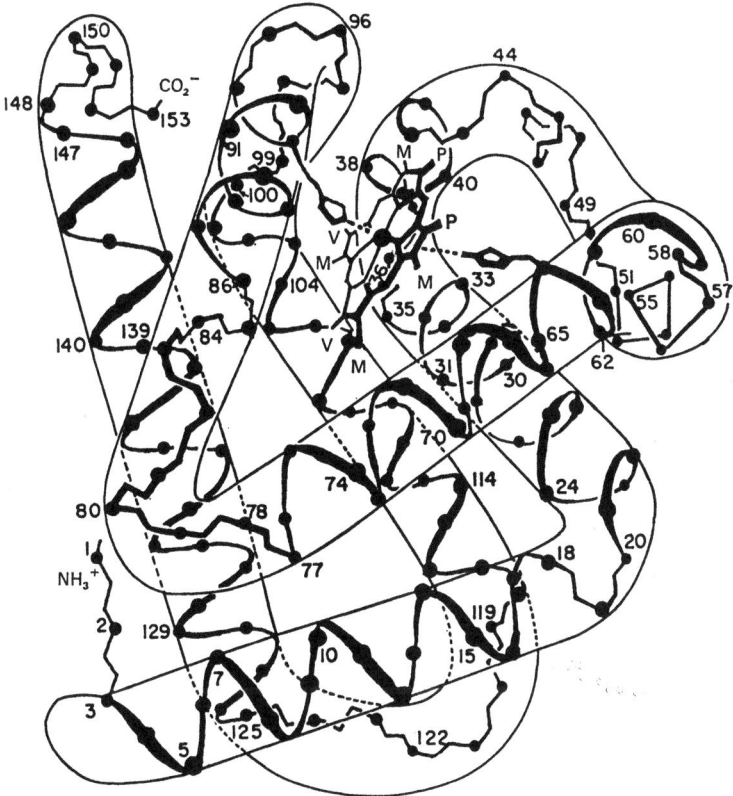

Abb. 6.9. Modell der Myoglobulinkette, erhalten durch 2-A Röntgenanalyse, in dem helicale Bereiche zu erkennen sind. Die Aminosäurekomponenten sind durchgehend numeriert. Mit Hilfe von Tabelle 6.5 können die verschiedenen antigenen Determinanten lokalisiert werden. P = Propionsäure; V = Vinyl; M = Methyl; die Fünfringe an den Resten 93 und 64 stellen Histidingruppen dar, die mit der Hämgruppierung assoziiert sind. (Aus Dickerson, R. E.: *The Proteins* 2, 634 [1964], von H. Neurat, Academic Press, New York. Die Kendrewsche Numerierung der Aminosäuren wurde ersetzt durch Sequenznumerierung von A. B. Edmundson: Nature 205, 883 [1965])

Tabelle 6.5. *Strukturen von 6 chymotryptischen Peptiden aus Walfischspermien-My(bin sowie deren Aktivität als Hemmstoffe in der Präcipitation von Antimyoglobin Metmyoglobin und Apomyoglobin.* (Nach Crumpton, M. J., Wilkinson, J. M.: Bioc J. **94**, 545 [1965])

Peptid H_2N	Struktur	COO

A_2 15
Ala-Lys-Val-Glu-Ala-Asp-Val-Ala-Gly-His-Gly-Glu[b]-Asp-Ile-Leu-Ile-Arg-Leu

A_4 15   29
Ala-Lys-Val-Glu-Ala-Asp-Val-Ala-Gly-His-Gly-Glu[b]-Asp-Ile-Leu

B_1 56   69
Lys-Ala-Ser-Glu-Asp-Leu-Lys-Lys-His-Gly-Val-Thr-Val-Leu

C_{1a} 77   89
Lys-Lys-Lys-Gly-His-His-Glu-Ala-Glu-Leu-Lys-Pro-Leu

C_2 70   76
Thr-Ala-Leu-Gly-Ala-Ile-Leu

D_{1b} 139   146
Arg-Lys-Asp-Ile-Ala-Ala-Lys-Tyr

D_2 147   153
Lys-Gly-Leu-Gly-Tyr-[Gln,Gly]

D_3 1   7
Val-Leu-Ser-Glu-Gly-Glu-Trp

[a] Verhältnis von Molen Hapten zu Molen Myoglobin, das zur angegebenen Hemm benötigt wird.
[b] In der kompletten Struktur als Glu von Edmundson, A. B. angegeben — Na (Lond.) **205**, 883 (1965).

Hemmung optimale Konformation annehmen konnten, oder daß die isolierten Peptide von keiner einzelnen Determinante die vollständige Sequenz darstellt. Alle 3 Fälle sind durchaus möglich.

Die Peptide A_2 und A_4 sind besonders interessant. Beide ergaben eine maximale Hemmung von 12%/o und die Mischung beider wirkte nicht besser. Daraus kann man schließen, daß beide Peptide mit der gleichen Antikörperfraktion reagierten. Das größere Peptid A_2 erreichte maximale Hemmung bei einem Molverhältnis von 12, das kleinere A_2 benötigte dazu ein Molverhältnis von 50. Beide Peptide hatten die gleiche Struktur, nur daß das größere zusätzlich 4 Aminosäuren am

Carboxylende trug. Es ist bekannt, daß diese 4 Aminosäuren im Inneren des Myoglobinmoleküls sind (Abb. 6.9). Man kann daher mit einiger Sicherheit annehmen, daß diese bessere Hemmwirkung von

Tabelle 6.5 (Fortsetzung)

Molekular-gewicht	Hemmwirkung					
	Antiserum WF				Antiserum WH	
	mit Metmyoglobin		mit Apomyoglobin		mit Apomyoglobin	
	Hemmung (%)	molares Verhältnis a	Hemmung (%)	molares Verhältnis	Hemmung (%)	molares Verhältnis
2051	12	12				
1522	12	50	8	60	9	65
1523	0		8	145	0	
1513	0				9	150
657	0				>7	>290
963	5	70				
793	15	80	7	70	>6	>300
818	0		0		0	

A_2 dadurch zustande kommt, daß die gleichen 15 Aminosäuren durch die 4 zusätzlichen in einer günstigeren Konformation stabilisiert werden. Dabei ist der starke hydrophobe Charakter dieser 4 Aminosäuren zweifellos von Wichtigkeit.

Peptid B_1 hemmte die Reaktion von Antiserum mit Apomyoglobin, aber nicht die mit Metmyoglobin. Das Histidin dieses Peptids bildet eine Wasserstoffbrücke mit einem Wassermolekül, welches koordinativ an das Eisenatom der Häm-Gruppe gebunden ist. Diese Wasserstoffbrücke stabilisiert möglicherweise im Metmyoglobin eine Konformation, die verschieden von der des Apomyoglobins ist.

Peptid D_3, das inaktiv war, enthält die N-terminale Sequenz und stammt aus einem helicalen Bereich, während das aktive Peptid D_2 vom C-terminalen Ende stammt, dessen letzte 4 Aminosäuren nicht Teil einer Helix sind. Es ist von besonderer Bedeutung, daß außer

D_2 und D_3 alle Peptide im Proteinmolekül entweder exponierte Bereiche darstellen oder diesen benachbart waren. Die Lage der verschiedenen in Tabelle 6.5 aufgeführten Peptide im Protein ist in Abb. 6.9 ersichtlich. Außer der Mischung von A_2 mit A_4 ergaben die Mischungen der anderen Peptide additive Hemmung. Dies bedeutet, daß sie verschiedene Determinanten darstellen.

Ein anderes Protein mit bekannter Primärstruktur ist die Protein-Untereinheit bei Tabakmosaikvirus (TMV). Es enthält 158 Aminosäuren. Das tryptische Peptid 8, welches die Aminosäuren 93—112 darstellt, zeigte deutliche immunologische Aktivität. Entweder war es eine wichtige Determinante oder es enthielt eine, denn mit Peptid 8 wurde eine starke Hemmung der Komplementbindung an TMV-Protein-Anti-TMV erhalten. Die Bindungkonstante von Peptid 8 lag über 10^9 l pro Mol. Peptid 8 hat folgende Struktur:

$$\overset{93}{(H_2N\text{-Ende})\text{-Ile-Ile-Glu-Val-Glu-Asn-Glu-Ala-Asn-Pro-Thr-}}$$
$$\text{Thr-Ala-Glu-Thr-Leu-Asp-Ala-Thr-}\overset{112}{\text{Arg}} \text{ (COOH-Ende).}$$

Beim Versuch, die Rolle der verschiedenen Aminosäuren in der antigenen Spezifität zu erfassen, wurden folgende Beobachtungen gemacht:

1. Behandlung mit Subtilisin oder Pepsin zerstörte die Aktivität völlig.

2. Vom N-terminalen Ende konnten 5 Aminosäuren entfernt werden, ohne die Komplementbindungskapazität zu verändern. Die Fähigkeit, ^{14}C-markiertes Peptid 8 aus seinem Komplex mit dem Antikörper zu verdrängen, wurde, bezogen auf unmarkiertes Peptid 8, dabei nur um 50% reduziert.

3. Entfernung des C-terminalen Arginins veränderte die Komplementbindungskapazität nicht, verminderte aber die Fähigkeit, markiertes Peptid 8 zu verdrängen um 85%, bezogen auf unmarkiertes Peptid 8.

4. Nur geringfügige weitere Senkung der Aktivität wurde bei Entfernung auch des subterminalen Threonins festgestellt.

5. Auch die Entfernung von 5 N-terminalen und 2 C-terminalen Aminosäuren ergab ein Fragment (aus 13 Aminosäuren bestehend), das noch deutliche Aktivität hatte. Diese war nicht wesentlich geringer als die von Peptid 8, dem 2 C-terminale Aminosäuren fehlen.

Es ist sehr schwierig, einer der Aminosäuren eine bestimmte Rolle in der Determinanten oder bei der Stabilisation anderer Teile der Kette zuzuschreiben.

Das C-terminale Dekapeptid wurde mit Hilfe der Festphasen-Methode synthetisiert. Es ist sehr aktiv, gemessen durch Verdrängung von Peptid 8. In der direkten Bindung war es etwas weniger aktiv als Peptid 8.

Verschiedene Seren variieren im relativen Beitrag des C-terminalen Dekapeptids bei der Bindung, bezogen auf Peptid 8. Das deutet auf Heterogenität in der Reaktion mit verschiedenen Bereichen innerhalb von Peptid 8 hin.

Wie klein kann der Antikörperbindungsbereich sein?

Bei Untersuchungen mit Polysacchariden wurde festgestellt, daß die obere Grenzgröße eines Bindungsbereiches am Antikörper der Größe eines Hexa- oder Heptasaccharids entspricht. Es erhebt sich nun die Frage nach der unteren Grenzgröße des Bindungsbereiches. Bei der Heterogenität der Bindungsbereiche ist diese Frage viel schwerer zu beantworten und wir stehen hier erst am Anfang, zumal es sehr schwierig ist, ein hier passendes Antigen zu entwickeln.

Einen Hinweis darauf, daß der Bindungsbereich einiger Antikörper die Dimensionen eines Monosaccharids haben kann, gibt der folgende Versuch: Humanantikörper gegen Blutgruppen-A-Substanz wurden an unlösliche Polyleucyl-A-Substanz absorbiert, welche durch Aufpfropfen von Polyleucyl-Seitenketten an Aminogruppen der A-Substanz erhalten worden war. Nach Auswaschen von unspezifischem Protein wurde ein Teil der Antikörper mit N-Acetyl-D-galaktosamin, der immundominanten Gruppe der A-Substanz, eluiert. Nach Entfernung des N-Acetyl-D-galaktosamins enthielt das Eluat anti-A-Antikörper der 3 Immunglobulinklassen γG, γM und γA. Die γM-Antikörper wurden von den γG-Antikörpern durch Gradientenzentrifugation in Sucrose (von 10—40%) abgetrennt. Nach genügend langer Zentrifugation befinden sich die schweren γM-Antikörpermoleküle am Boden, während der leichtere γG-Antikörper sich in einer schmalen Zone im untersten Drittel des Zentrifugenröhrchens befindet. In den Boden des Röhrchens wird ein kleines Loch gestoßen und etwa 10 kleine Fraktionen werden sorgfältig gesammelt. In den ersten Fraktionen befinden sich γM-Antikörper, dann folgt eine Reihe von Fraktionen, die entweder keinen Antikörper oder γA-Antikörper enthalten. Die nächsten Fraktionen enthalten γG-Antikörper und eventuell vorhandenen 7S-γA-Antikörper.

Die Fähigkeit verschiedener Oligosaccharide, die Präcipitation von γM-anti-A und γG-anti-A mit A-Substanz zu hemmen, wurde untersucht. Dafür standen folgende 3 Substanzen zur Verfügung:
1. N-Acetyl-D-galaktosamin,
2. ein Trisaccharid der Struktur:
   α-D-GalNac-(1-3)-β-D-Gal-(1-3)-D-GlcNac,
3. ein reduziertes Pentasaccharid der Struktur:

$$\begin{array}{c} \alpha\text{-L-Fuc} \\ | \\ 1 \\ | \\ 2 \end{array}$$

α-D-GalNac-(1-3)-β-D-Gal-(1-4)-β-D-GlcNac-R.

Dabei ist GalNac = N-Acetyl-D-galaktosamin, Fuc = Fucose, Gal = Galaktose, GlcNac = N-Acetyl-D-glucosamin; R ist ein reduziertes ungesättigtes Abbauprodukt von Galaktose. Die Oligosaccharide waren durch saure und alkalische Degradierung der A-Substanz erhalten worden.

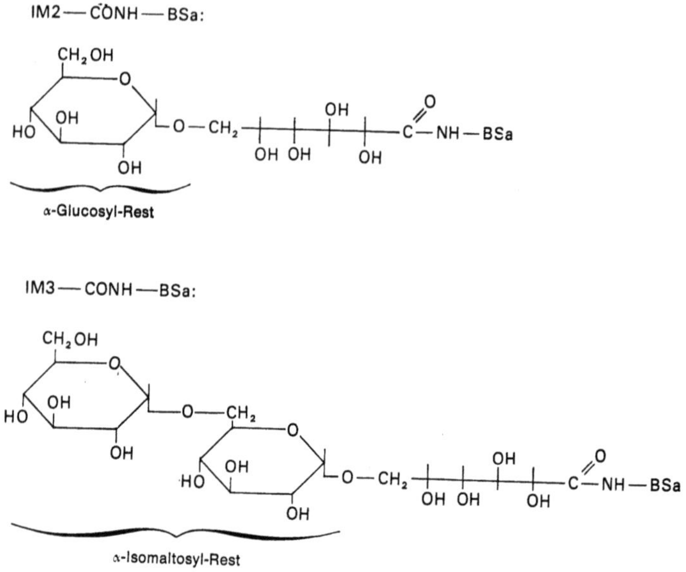

Abb. 6.10. Formeln konjugierter Oligosaccharid-Proteinantigene

Mit γG-anti-A wurde gefunden, daß das Pentasaccharid der beste Hemmstoff war, gefolgt vom Trisaccharid; N-Acetyl-D-galaktosamin wirkte am schlechtesten. Das ist für solche Experimente das übliche Ergebnis. Mit γM-anti-A hingegen ergaben alle 3 Hemmstoffe auf molarer Basis die gleiche Wirkung. Dies bedeutet, daß die γM-Moleküle, welche mit N-Acetyl-D-galaktosamin eluiert worden waren, einen Bindungsbereich hatten, der nur das N-Acetyl-D-galaktosamin umfaßte und sich über keinen größeren Teil des Moleküls erstreckte. Einige γM-Moleküle haben demnach Bindungsbereiche, die in der Größe einem Monosaccharid entsprechen.

Weitere Ergebnisse kamen aus Untersuchungen mit Isomaltose-Oligosacchariden. Isomaltose und Isomaltotriose wurden mit Brom zu Isomaltonsäure bzw. Isomaltotrionsäure oxydiert. Diese wurden mit Hilfe der Misch-Anhydrid-Technik (s. Kapitel 2) an Rinderserumalbumin (RSA) gekuppelt. Die Struktur der entstandenen Antigene ist in Abb. 6.10 wiedergegeben. Von 6 durch Immunisierung von Kaninchen erhaltenen Antiseren gegen Isomaltonsäure-RSA kreuzreagierte kein einziges mit Dextran, obwohl sie viel Antikörper mit Spezifität gegen den terminalen α-D-Glucosylrest hatten. Hingegen reagierten von 6 Kaninchenseren gegen Isomaltotrionsäure-RSA alle stark mit Dextran. Ein einzelner terminaler α-D-Glucosylrest genügt also nicht zur Kreuzreaktion mit Dextran, während bei zwei terminalen α-D-Glucosyleinheiten Kreuzreaktion eintritt. Obwohl in allen Fällen ein großer Teil der Antikörper sicher gegen größere Bereiche der antigenen Determinante gerichtet war, kann man, unter der Annahme der Heterogenität der Bindungsbereiche, sagen, daß zur Präcipitation mit Dextran Komplementarität nötig ist, die sich über eine α-gebundene Glucose hinaus auf mindestens zwei α-gebundene Glucoseeinheiten erstreckt. Diese Interpretation stimmt überein mit Beobachtungen an *Salmonella*-Polysacchariden. Dort wurde gefunden, daß zwei Polysaccharidantigene mit terminaler α-D-Glucosyl-(1-4)-D-Galaktose bzw. α-D-Glucosyl-(1-6)-D-Galaktose nicht kreuzreagieren.

Es ist offensichtlich, daß wir erst anfangen, über die untere Grenzgröße des Bindungsbereiches am Antikörper etwas zu erfahren.

Welche Form kann der Antikörperbindungsbereich haben?

Unsere Kenntnisse über Formen von Antikörpern sind noch beschränkter. Landsteiner und van der Scheer haben vor vielen Jahren Substanzen hergestellt, in denen ein Benzolring durch zwei verschie-

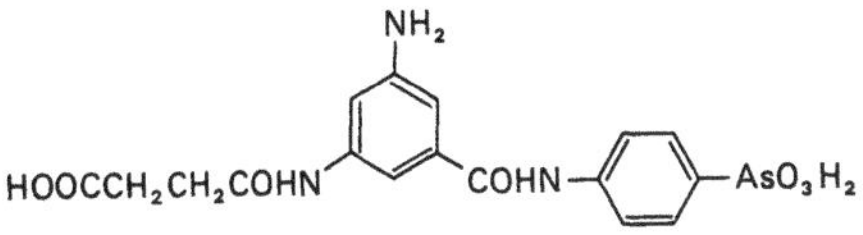

„(3-Amino-5-Succinylaminobenzoyl) Arsanilsäure (SA)"

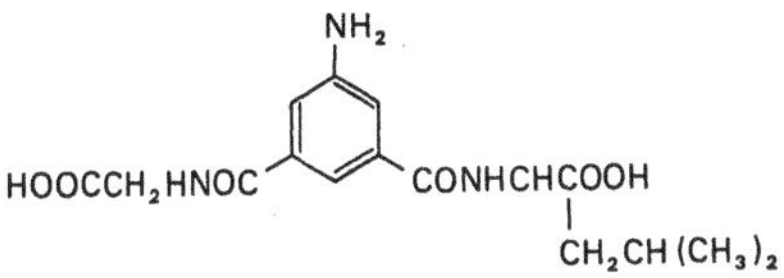

„Sym. Aminoisophthalyl Glycin-Leucine (GIL)"

Abb. 6.11. Haptene mit zwei Substituenten am gleichen Benzolring

dene Reste (haptenen Gruppen) substituiert waren (s. Abb. 6.11). Diese wurden dann diazotiert und an Protein gekuppelt. Antikörper wurden entweder gegen die eine oder gegen die andere Haptengruppe gebildet — nie aber gegen beide. Es ist schwierig, dieses Ergebnis eindeutig durch die Form oder die Größe des Antigens zu erklären, oder aber durch die Unfähigkeit der Bildung von Antikörpern mit einem gegen zwei verschiedene Determinanten gerichteten Bindungsbereich.

Bei anderen Untersuchungen an Antikörpern gegen Haptene wie p-Azobenzoat

$$-N=N-\langle\;\;\rangle-COOH,$$

fand man, daß einige Antikörper einen Substituenten in o-Stellung am Hapten tolerieren, andere nicht. Das sieht also aus, als gäbe es Antikörperheterogenität in bezug auf den Komplementaritätsbereich um einen einzelnen Benzolring. Der bereits erwähnte ungeheuer große Bereich der Bindungskonstanten für DNP-Antikörper könnte sowohl auf eine solche Heterogenität als auch auf Heterogenität in bezug auf Größe zurückzuführen sein. Es gibt für Kohlenhydratantigene bisher noch keine Daten, die auf so etwas hinweisen. Die Tertiärstruktur des Antigens ist ebenfalls von Bedeutung, weil sie der antikörperbildenden Zelle eine Vielzahl von Formen anbietet, auf die sie reagieren kann.

Vor kurzem wurde ein interessantes Beispiel mit den bereits erwähnten Antiseren gegen Apomyoglobin und Metmyoglobin beobachtet. Bei Zugabe von Metmyoglobin zu Antiserum gegen Apomyoglobin wurde das Ferri-Häm aus dem Antigen freigesetzt und das Antigen-Antikörperpräcipitat enthielt kein Ferri-Häm. Bei der Reaktion von Metmyoglobin mit Antimetmyoglobin hingegen war das Ferri-Häm im Präcipitat enthalten. Im Metmyoglobin wurde also bei der Reaktion mit dem Antiapomyoglobin eine Konformationsänderung induziert, welche den Bereich verändert, der das Ferri-Häm bindet. Es ist sehr interessant zu erfahren, ob dies ein direkter Effekt an einer antigenen Determinante ist, die an der Hämbildung beteiligt ist oder ein allosterischer Effekt, der ausgelöst wird durch Reaktion mit einer vom Häm entfernten Determinanten.

Durch optische Rotationsdispersion und Zirkulardichroismus wurde gezeigt, daß der durch Entfernung von Ferri-Häm bewirkte Übergang von Metmyoglobin in Apomyoglobin den α-Helixgehalt des Proteins vermindert; Metmyoglobin enthält 15 Aminosäurereste mehr in helicaler Anordnung als Apomyoglobin. Zugabe von Häm stellt den alten Helixgehalt wieder her.

Es werden immer mehr Beispiele dafür bekannt, daß die Tertiärstruktur für die Spezifität von Kohlenhydratantigenen wichtig zu sein scheint. Beim Studium der Glycerin-Teichonsäure von *Streptococcus*,

$$\cdots-O-\overset{\overset{O}{\|}}{\underset{\underset{O}{\|}}{P}}-O-CH_2-\overset{\overset{H}{|}}{\underset{\underset{OH}{|}}{C}}-CH_2-O-\overset{\overset{O}{\|}}{\underset{\underset{O}{\|}}{P}}-O-CH_2-\overset{\overset{H}{|}}{\underset{\underset{OH}{|}}{C}}-CH_2\cdots$$

einem Polymeren aus sich wiederholenden Glycerinphosphatgruppen, bei dem ungefähr die Hälfte der sekundären Hydroxylgruppen am C-Atom 2 mit Alanin verestert sind, wurden 3 Typen von Antikörpern gegen Teichonsäuren in Kaninchenantistreptokokkenseren gefunden. Diese kann man folgendermaßen beschreiben:

1. Gibt gute Präcipitationskurven mit alaninsubstituierten Teichonsäuren, reagiert aber leicht mit alaninfreien Teichonsäuren. Die antigene Determinante schließt Komplementarität gegen Alanin ein.

2. Präcipitiert gut mit alaninfreien Teichonsäuren, aber nur mäßig mit alaninhaltigen. Das bedeutet, daß die Antikörperkomplementarität gegen diejenige Konformation der Teichonsäure gerichtet ist, an der freie Hydroxylgruppen beteiligt sind. Alanin blockiert die Annäherung an den Bindungsbereich des Antikörpers. Dieser Typ Antikörper kann gegen Teichonsäure gebildet worden sein, von der in vivo während der Immunisierung Alanin abgespalten worden ist.

3. Sowohl alaninhaltige als auch alaninfreie Teichonsäuren ergeben identische quantitative Präcipitationskurven. Dies kann am besten dadurch erklärt werden, daß Komplementarität gegen die C-H-Seite des C-Atoms 2 besteht und die hydrophilen Teile des Teichonsäuremoleküls nicht berücksichtigt sind.

Bei allen Beispielen sind die Bindungsbereiche am Antikörper vermutlich gegen mehr als eine Glycerophosphateinheit gerichtet. Dieses System stellt einen anderen Typ der Antikörper-Heterogenität dar.

Beteiligte Bindungsarten

In Kapitel 5 wurde darauf hingewiesen, daß es wegen der Beteiligung von Wassermolekülen an der Hapten-Antikörper-Wechselwirkung außerordentlich schwierig ist, die thermodynamischen Parameter der Reaktion bezüglich der Beteiligung verschiedener Bindungstypen abzuschätzen.

In einigen Fällen jedoch, in denen unerwartete Kreuzreaktionen festgestellt wurden, wiesen Studien mit Molekülmodellen auf Beteiligung hydrophober Gruppen an der Komplementarität hin. Erstaunlicherweise war das ausgerechnet bei Kohlehydraten, deren Chemie sich bisher vorwiegend auf die hydrophilen Hydroxylgruppen und nicht auf die relativ hydrophoben Wasserstoffe erstreckt hatte. Antigen-Antikörper-Wechselwirkungen mit Kohlehydraten wurden nahezu automatisch auf Bildung von Wasserstoffbrücken zurückgeführt.

Eine Reihe sehr erstaunlicher Kreuzreaktionen wurden von Springer bei der Untersuchung der Blutgruppen-H-Spezifität von Aalserum beobachtet. Aalserum enthält einen kreuzreagierenden Antikörper, der bevorzugt Erythrocyten der Blutgruppen 0 und A_2 agglutiniert. Außerdem reagiert Blutgruppen-H-Substanz mit einem Extrakt aus *Lotus tetragonolobus*. Letzterer enthält ein Protein, das auch Erythrocyten der Blutgruppen 0 und A_2 agglutiniert. Die 6-Deoxyhexose-L-fucose wurde als wichtig für die H-Spezifität erkannt, da sie in niedrigen Konzentrationen die Hämagglutination menschlicher Erythrocyten der Blutgruppe O durch Aalserum oder durch Lotus-Hämagglutinin hemmt. D-Fucose war in dieser Hinsicht völlig inaktiv. Das ist für optische Isomere ein geradezu klassisches Ergebnis. Als jedoch

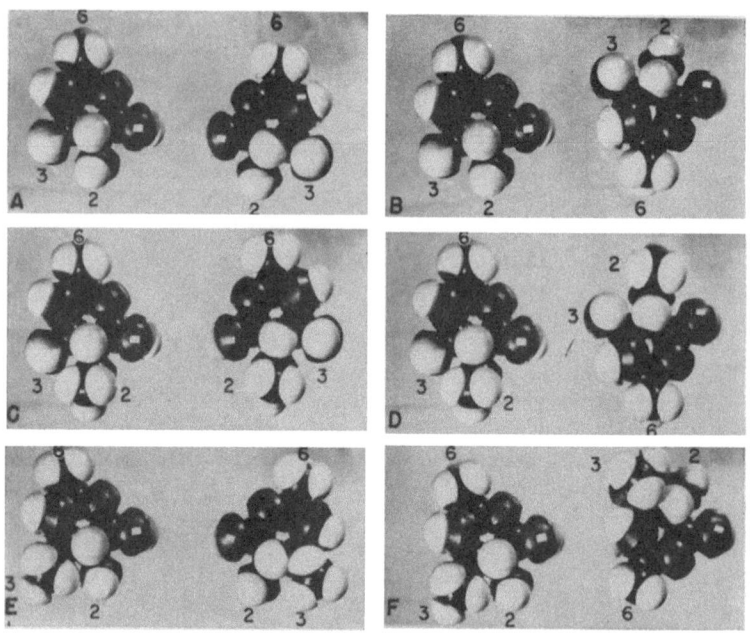

Abb. 6.12. Spiegelbildformen. *A* D- und L-Fucose. *C* 2-O-Methyl-D-fucose und 2-O-Methyl-L-fucose. *E* 3-O-Methyl-D-fucose und 3-O-Methyl-L-fucose. In *B*, *D* und *F* wurden die L-Formen von *A*, *C* und *E* um 180° gedreht. Dies zeigt die D- und L-Formen in der Lage, in der sie jeweils auf der linken Seite des Moleküls mit Antikörper oder Lotus reagieren. Die Sauerstoffatome an C1 sind mit einem Stück weißem Klebstreifen markiert. (Aus: Biochem. J. 85, 291 [1962]. Mit Genehmigung des Verlages)

Monomethylfucosen im Lotus- und im Aalsystem untersucht wurden, ergaben sich sehr erstaunliche Ergebnisse. Bei Aal-Anti-H war 3-O-Methyl-L-fucose in der Hemmung wesentlich aktiver als L-Fucose selbst, aber 3-O-Methyl-D-fucose war genauso aktiv wie 3-O-Methyl-L-fucose. D- und L-Isomere erwiesen sich in quantitativen Präcipitationstests als gleich stark hemmend. Beim Lotus-Hämagglutinin war 2-O-Methyl-L-fucose genauso aktiv wie L-Fucose und 2-O-Methyl-D-fucose zeigte beachtliche Aktivität, wenn auch nicht so sehr wie das L-Isomere. Dieser offensichtliche Widerspruch zu bewährten Prinzipien der Stereospezifität konnte durch Untersuchung dreidimensionaler Modelle (Abb. 6.12) geklärt werden. In Abb. 6.12 sind die Spiegelbild-Isomere D- und L-Fucose sowie deren 2-O-Methyl- und 3-O-Methylderivate in *A*, *C* und *E* gezeigt; in *B*, *D* und *F* wurden die L-Formen um 180° gedreht. So nehmen die durch einen weißen Fleck

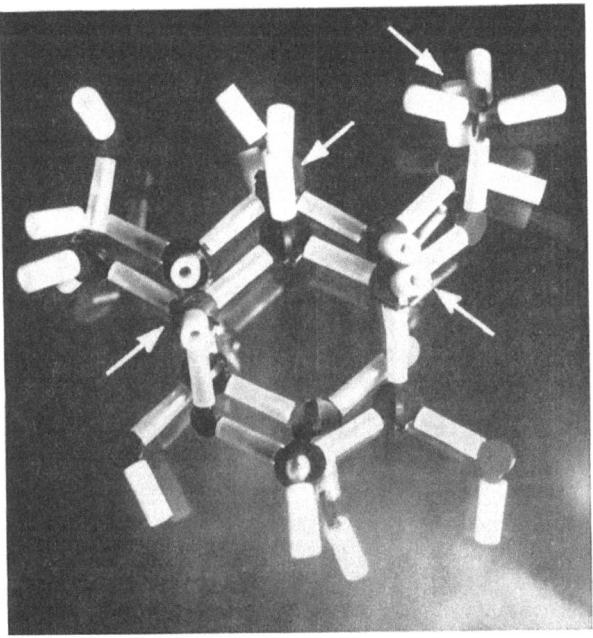

Abb. 6.13. Molekülmodell von 3-O-Methyl-D-galaktose, dem von L-Fucose überlagert. Bei beiden Modellen befinden sich die OH-Gruppen an C1 unten in der Mitte und die Wasserstoffatome an C4 oben in der Mitte. Die Pfeile zeigen die Ähnlichkeit der hydrophoben Gruppen an

gekennzeichneten C1-Atome die gleichen relativen Positionen ein mit der reaktiven Stelle gegen den Bindungsbereich des Antikörpers auf der linken Seite der Modelle. Der Mangel an Strukturähnlichkeit der D- und L-Fucosen ist genauso auffällig wie die Ähnlichkeit ihrer 2-O-Methyl- und 3-O-Methylderivate. Darüberhinaus bewirkt der Ersatz von hydrophilen Hydroxylgruppen durch hydrophobe Methoxygruppen größere Komplementarität der methylierten Derivate mit ihrer verringerten Tendenz zur Wasserstoffbrückenbildung. Dabei hat die hydrophobe Methylgruppe des C6-Atoms ihr analoges hydrophobes OCH_3 an C2 oder C3.

Weitere Hinweise auf die Bedeutung der Hydrophobie wurden im gleichen System erhalten, als bekannt wurde, daß eine methylierte

Galaktose H-Aktivität hat. Mit Hilfe der in Abb. 6.12 gezeigten Modelle wurde vorhergesagt, daß es sich dabei um 3-O-Methyl-D-galaktose handeln müsse. Und das ohne Kenntnis davon, daß diese Struktur für die Verbindung schon bewiesen worden war. Als man Modelle von L-Fucose und 3-O-Methyl-D-galaktose übereinanderlegte (Abb. 6.13), wurde deutlich, daß beide Moleküle praktisch den gleichen hydrophoben Bereich hatten, welcher in jedem die folgenden Atome oder Gruppierungen umfaßte:

Beteiligtes Atom oder Gruppe	L-Fucose	3-O-Methyl-D-galaktose
H	C4	C4
H	C3	C5
H	C5	C3
CH_3 oder OCH_3	C6	C3

Außer der Hydroxylgruppe an C1, welche im Antigen glycosidisch an andere Zucker gebunden ist, ist die einzige korrespondierende hydrophile Gruppe das entsprechende OH an C4, denn beide Verbindungen haben Galaktosekonfiguration. Es ist daher sinnvoll anzunehmen, daß ein wesentlicher Teil der Bindungsenergie (bei Bindung an den Antikörper) sich aus Komplementarität apolarer Natur ergibt.

Ein anderes Beispiel betrifft Antikörper gegen denaturierte DNS. Das Antigen wurde erhalten durch Reaktion von 6-Trichlormethylpurin mit Rinderserumalbumin. Die Reaktion erfolgte an den Aminogruppen der Lysine:

Es war erstaunlich, daß Antikörper gegen dieses Antigen mit denaturierter DNS reagierte, denn in DNS ist der Purinrest, wie z. B. in 2′-Deoxyadenylsäure, an C9 substituiert.

Molekülmodelle zeigten jedoch, daß die N−C−N-Sequenzen 1−2−3 und 3−2−1 der beiden Verbindungen identisch sind und daß in diesem Teil des Moleküls, der wiederum apolar ist, große Ähnlichkeit im Profil besteht (Abb. 6.14).

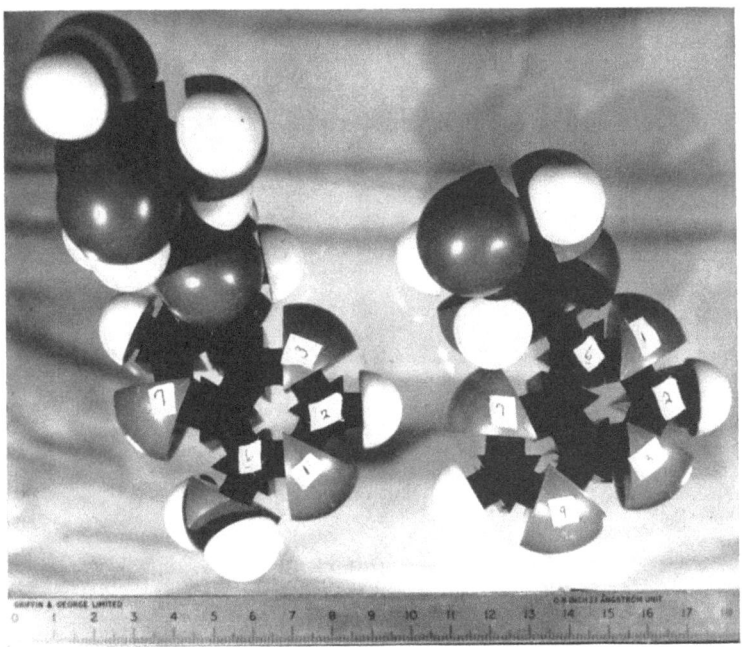

Abb. 6.14. Molekülmodelle von 2′-Deoxyadenylsäure (links) und N-Purin-6-oylglycin (rechts). (Aus Kabat, E. A., Beiser, S. M., Tanenbaum, S. W.: Cancer Research **26**, 459 [1966]. Mit Genehmigung des Verlages)

Das in diesem Kapitel dargestellte Prinzip erwies sich als anwendbar auch auf Studien, welche sich mit Wechselwirkungen befassen, die keine Antigen-Antikörperreaktionen sind. Ein solches Beispiel wurde bereits gegeben: die Reaktion von Hämagglutininen aus Pflanzensamen, sog. Lectinen, mit Blutgruppenspezifität. Andere Beispiele sind die Reaktion des Lectins Concanavalin A mit Dextranen, Mannanen und Levanen; Reaktionen von Viren mit Erythrocyten etc. Ergebnisse aus anderen Bereichen werden zweifellos Einfluß auf Interpretationen in der Immunchemie haben. So z. B. der durch optische Rotationsdispersion erbrachte Nachweis dafür, daß das Trinucleotid ApApCp in einer gestapelten und einer nicht gestapelten Form vorliegt. Der Anteil der letzteren nimmt bei steigender Temperatur zu. Derartige Beobachtungen geben Hinweise auf weitere Möglichkeiten, wie Antikörper verschiedener Spezifität entstehen und wie Hemmungsreaktionen beeinflußt werden können.

Literatur

Breslow, E., Beychok, S., Hardman, K. D., Gurd, F. N.: Relative conformations of sperm whale metmyoglobin and apomyoglobin in solution. J. biol. Chem. **240**, 304 (1965).

Butler, V. P., Jr., Beiser, S. M., Erlanger, B. F., Tanenbaum, S. W., Cohen, S., Bendish, A.: Purine specific antibodies which react with deoxyribonucleic acid (DNA). Proc. nat. Acad. Sci. (Wash.) **48**, 1597 (1962). *Ergebnisse an Antikörpern gegen Purin-6-oyl-Rinderserumalbumin.*

Crumpton, M. J.: Conformational changes in sperm whale metmyoglobin due to combination with antibodies to myoglobin. Biochem. J. **100**, 227 (1966).

— The mlecular basis of the serological specificity of proteins with special reference to sperm whale myoglobin. In: Antibodies to biologically active molecules. Oxford: Pergamon Press 1966, p. 61. *Zusammenfassende Übersicht über antigene Determinanten von Proteinen.*

— Wilkinson, J. M.: The immunological activity of some of the chymotryptic peptides of sperm whale myoglobin. Biochem. J. **94**, 545 (1965).

Gill, T. J., III, Kunz, H. W., Friedman, E., Doty, P.: Studies on synthetic polypeptide antigens. VIII. The inhibition of the antibody-synthetic polypeptide reaction by amino acids, dipeptides, amines, alcohols, and dicarboxylic acids. J. biol. Chem. **238**, 108 (1963).

Goldstein, I. J., Hollerman, C. E., Smith, E. E.: Protein-carbohydrate interaction II. Inhibition studies on the interaction of concanavalin A with polysaccharides. Biochemistry **4**, 876 (1965). *Gute Untersuchung einer Pflanzenprotein-Polysaccharid-Wechselwirkung mit immunchemischen Methoden.*

Kabat, E. A.: Kabat and Mayer's experimental immunochemistry, 2nd ed. Springfield (Ill.): Charles C Thomas Publ. 1961. *Kapitel 5 enthält eine ziemlich vollständige Diskussion des homologen Dextran-Antidextransystems sowie der Kreuzreaktionen von Dextran.*

— The nature of an antigenic determinant. J. Immunol. **97**, 1 (1966). *Zusammenfassung der Ergebnisse an antigenen Determinanten und über die Größe des Bindungsbereiches am Antikörper. Eine gute Quelle für bis dahin erschienene Literatur.*

Kitagawa, M., Yagi, Y., Pressman, D.: The heterogeneity of combining sites of antibodies as determined by specific immunoadsorbents. II. Comparison of elution patterns obtained with anti p-azobenzoate antibodies by different kinds of immunoadsorbent and eluting hapten. J. Immunol. **95**, 455 (1965). *Über die Heterogenität von Antikörpern gegen p-Azobenzoat.*

Lapresle, C., Webb, T.: Données actuelles sur les bases chimiques de la specificité des proteines. Bull. Soc. Chim. biol. (Paris) **46** 1701 (1964).

McCarty, M.: The role of D-alanine in the serological specificity of group A streptococcal glycerol teichoic acid. Proc. nat. Acad. Sci. (Wash.) **52**, 259 (1964). *Ergebnisse an anti-Streptokokkenteichonsäure-Antikörper.*

Parker, C. W., Gott, S. M., Johnson, M. C.: The antibody response to a 2,4-dinitrophenylpeptide. Biochemistry **5**, 2314 (1966).

Raynaud, M.: In: Mechanisms of hypersensitivity. Henry Ford Symposium. Boston: Little, Brown & Co. 1958.

Schlossman, S., Levine, H.: Immunochemical studies on delayed and Arthus-type hypersensitivity reactions. I. The relationship between antigenic determinant size and antibody combining site size. J. Immunol. **98**, 211 (1967). *Ergebnisse an α-DNP-Polylysinen als antigene Determinanten und als Antigene.*

Springer, G. F., Williamson, P.: Immunochemical significance of L- and D-fucose derivatives. Biochem. J. **85**, 282 (1962). *Gibt die grundlegenden Ergebnisse an D- und L-Fucose mit Blutgruppen-H-Spezifität.*

Stewart, J. M., Young, J. D., Benjamini, E., Shimizu, M., Leung, G. Y.: Immunochemical studies on tobacco mosaic virus protein. IV. The automated solid-phase synthesis of a decapeptide of tobacco mosaic virus protein and its reaction with antibodies to the whole protein. Biochemistry **5,** 3396 (1966). *Synthese eines Dekapeptids mit der Spezifität des TMV-Proteins nach der Festphasenmethode.*

Young, J. D., Benjamini, E., Shimizu, M., Leung, C. Y.: Immunochemical studies on tobacco mosaic virus protein III. The degradation of an immunologically active tryptic peptide of tobacco mosaic virus protein and the reactivity of the degradation products with antibodies to the whole protein. Biochemistry **5,** 1481 (1966).

7. Der Bindungsbereich am Antikörper als Hilfe bei der Strukturaufklärung antigener Determinanten

Im vorhergehenden Kapitel wurden Größe und Form des Bindungsbereiches am Antikörper ergründet, wobei die antigene Determinante als Molekularsonde verwendet wurde. Auf gleiche Weise kann man vorgehen, um Einblick in die Struktur von Determinanten komplexer Moleküle zu erhalten. Fast alle Ergebnisse auf diesem Gebiet wurden mit Polysacchariddeterminanten erhalten. Um die zugrundeliegenden Prinzipien zu verdeutlichen, werden im folgenden einige ausgewählte Beispiele gegeben.

Bei der immunchemischen Strukturaufklärung gibt es prinzipiell 2 Verfahrensweisen. Die eine besteht in der Untersuchung der Kreuzreaktion natürlich vorkommender Polysaccharide unbekannter Struktur mit Antiseren gegen Polysaccharide bekannter Zusammensetzung oder bekannter Struktur. Man kann auch die Kreuzreaktion von Polysacchariden bekannter Struktur mit Antiseren gegen Polysaccharid unbekannter Struktur verwenden. Kreuzreaktionen, welche sich auf Zuckerbausteine an nichtreduzierenden Kettenenden verzweigter Polysaccharide zurückführen lassen, sind im allgemeinen stärker. Bei solchen Kreuzreaktionen wird ein größerer Anteil des homologen Antikörpers präcipitiert als bei Kreuzreaktionen, die auf eine Zuckerkomponente im Inneren des Moleküls zurückzuführen sind. Das Ausmaß der Kreuzreaktion wird jedoch stark beeinflußt vom Grad der Strukturähnlichkeit zwischen kreuzreagierender und homologer antigener Determinante, wie z. B. Bindungsweise und Zahl der beteiligten Zuckerbausteine. Obwohl eine Kreuzreaktion Strukturähnlichkeit anzeigt, gibt es viele Beispiele dafür, daß keine Kreuzreaktion eintritt trotz Ähnlichkeiten in der Zusammensetzung oder sogar trotz gleichen Zuckerbausteinen an nichtreduzierten Kettenenden (s. dazu Kapitel 6).

Die 2. Verfahrensweise besteht im Vergleich von Oligosacchariden bekannter Struktur, die möglichst aus dem untersuchten Antigen isoliert sein sollten, hinsichtlich ihrer Hemmwirkung auf die Präcipitation im bearbeiteten Antigen-Antikörpersystem. Derartige Untersuchungen haben sich als besonders erfolgreich erwiesen, vor allem wenn Ergebnisse der Bakteriengenetik mit berücksichtigt werden.

Für diese Studien ist es von größter Wichtigkeit zu zeigen, daß tatsächlich das zu untersuchende Polysaccharidantigen und nicht etwa eine Verunreinigung mit dem Antikörper reagiert. Außerdem muß nachgewiesen werden, daß das Antigen keine Mischung von Substanzen ist, von denen nur eine Komponente reagiert. Es müssen also Reinheitskriterien für die untersuchten Substanzen aufgestellt werden.

Reinheitskriterien für Antigene

Aus den quantitativen Präcipitationskurven (Kapitel 4) wissen wir, daß man im Bereich des Antikörperüberschusses kein Antigen im Überstand findet. Untersuchungen mit Antigenen, welche charakteristische Eigenschaften haben wie Farbe, Enzymaktivität, Radioaktivität, typische Bestandteile wie Jod, 6-Desoxyhexosen, Hexosamine, Hydroxyprolin, etc. haben bestätigt, daß sich das Antigen tatsächlich im spezifischen Präcipitat mit dem Antikörper befindet. Die gefundenen Werte mögen manchmal etwas zu klein sein wegen der Löslichkeit spezifischer Präcipitate und bei Kreuzreaktionen, weil oft nicht alles kreuzreagierende Antigen präcipitiert wird.

Bei unbekannten Antigen-Antikörpersystemen ist es daher am besten, die Präcipitationskurve mit Hilfe der Geldiffusionsmethode (Kapitel 3) quantitativ zu studieren. Damit kann man sicherstellen, daß es sich um die Kurve nur eines einzigen Antigen-Antikörpersystems handelt und auch nachweisen, wieviel Antigen tatsächlich vom Antikörper präcipitiert wird.

Tabelle 7.1. *Zusammensetzung des Präcipitates im Verhältnis zur Menge zugegebener DNS.* (Aus Deicher, H. R. G., Holman, H. R., Kunkel, H. G.: J. exp. Med. 109, 97 [1959])

Zugegebene DNS (µg)	Protein im Präcipitat (µg)	DNS im Präcipitat (µg)
0,25	7,0	0,25
0,5	13,5	0,50
1,5	29,0	1,62
3,0 [a]	41,3	2,90
5,0 [a]	41,3	4,02
10,0	16,0	4,25
20,0	12,5	1,62
50,0	7,5	1,50

[a] Äquivalenzzone.

Als z. B. entdeckt wurde, daß Seren von Patienten mit Lupus erythematosus in Präcipitations- und Komplementbindungstesten mit DNS reagierten, war es wichtig zu zeigen, daß es auch wirklich die DNS war und keine Verunreinigung, die mit dem Antikörper reagierte. Das geschah sehr einfach durch Untersuchung der Trichloressigsäureextrakte und der gewaschenen Präcipitate von verschiedenen Punkten der Präcipitationskurve bei 260 nm. Die in Tabelle 7.1 wiedergegebenen Resultate zeigen deutlich, daß im Bereich des Antikörperüberschusses sich alle zugegebene DNS im Präcipitat fand.

In einem anderen Fall ergab sich die Frage, ob der in Menschen gebildete Antikörper gegen Dextran auch tatsächlich gegen das injizierte Dextran und nicht gegen eine Proteinverunreinigung gerichtet war. Durch Verwendung von ^{14}C-markiertem Dextran, hergestellt durch Wachstum der Dextran-produzierenden Mikroorganismen auf ^{14}C-Sucrose, konnte gezeigt werden, daß eine große Menge an zugegebenem ^{14}C sich im Antigen-Antikörperpräcipitat befand.

Ein ungewöhnliches Beispiel für die Verwendung immunchemischer Methoden zum Nachweis dafür, daß ein Polysaccharid eine Mischung zweier Substanzen darstellt, ist die Untersuchung an der Teichonsäure von *Staphylococcus aureus*. Diese Teichonsäure unterscheidet sich von der aus *Streptococcus* (Kapitel 6) darin, daß sie ein Ribitolphosphat-Polymeres und kein Glycerinphosphat-Polymeres ist. Außerdem trägt sie N-Acetyl-D-glucosamin und Alanin an das Ribitol gebunden (Abb. 7.1). Durch Einwirkung von α- und β-N-Acetylglucosaminidasen

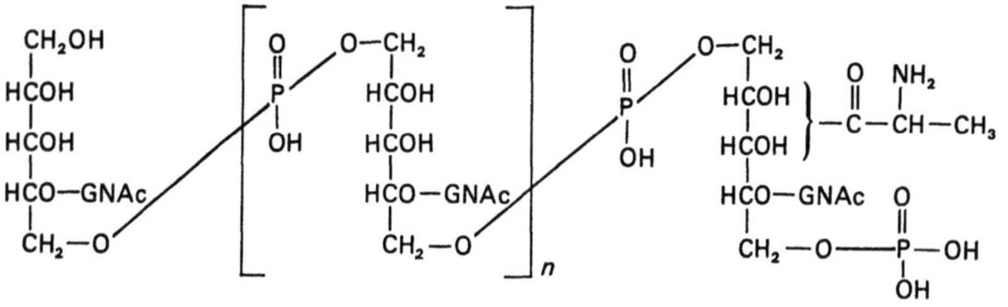

Abb. 7.1. Struktur der Teichonsäure von *S. aureus*, Stamm Kopenhagen. n=10—14 Gesamtzahl der Einheiten im Polymeren ist 12—16). (Aus Sanderson, A. R., Strominger, J. L., Nathenson, G.: J. Biol. Chem. 237, 3603 [1962]. Mit Genehmigung der Amer. Soc. of Biological Chemists)

konnte gezeigt werden, daß die Teichonsäure aus *S. aureus* 15% des N-Acetylglucosamins α-glycosidisch und 85% β-glycosidisch an das Ribitolphosphatgrundstück gebunden hat. Man nahm an, daß es sich um ein einheitliches Polymeres handelt.

Bei den Untersuchungen zur Antigenität dieses Materials in Menschen ergab ein Serum eine ungewöhnliche Präcipitationskurve, die offensichtlich zwei Peaks hatte (s. Abb. 7.2). Analysen der spezifischen Präcipitate in den beiden Peaks zeigten, daß beide Präcipitate etwas Hexosamin enthielten. Beide Antikörper reagierten also mit Polysaccharid. Hemmungsreaktionen mit N-Acetyl-D-glucosamin sowie dessen Methyl-α- und β-D-glycosiden ergaben, daß der kleinere Peak für das β-Glycosid spezifischen Antikörper und der größere Peak für das α-Glycosid spezifischen Antikörper enthielt. Das bedeutete, daß möglicherweise zwei Polymere vorliegen. Diese wurden in hochgerei-

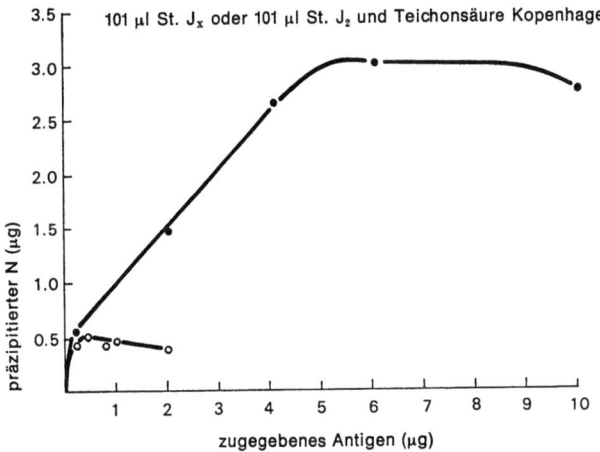

Abb. 7.2. Präcipitationskurve von St. J_2-Serum mit Teichonsäure aus *St. aureus*, Stamm Kopenhagen. ○ = vor Immunisierung; ● = nach Immunisierung. (Aus Torii, M., Kabat, E. A., Bezer, A. E.: J. exp. Med. **120**, 13 [1964]. Mit Genehmigung der Rockefeller University Press)

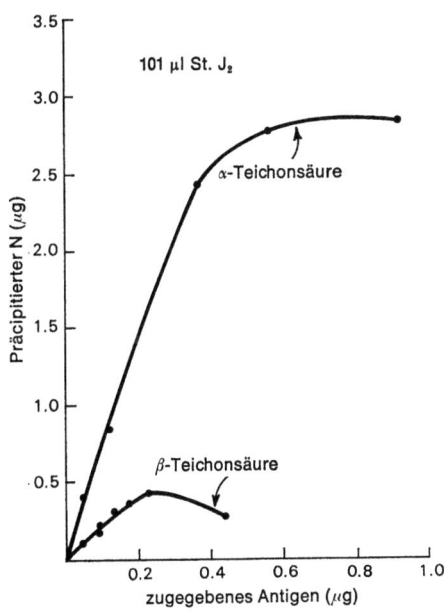

Abb. 7.3. Quantitative Präcipitationskurve von St. J_2 mit getrennten α- und β-Teichonsäuren. (Aus Torii, M., Kabat, E. A., Bezer, A. E.: J. exp. Med. **120**, 13 [1964]. Mit Genehmigung der Rockefeller University Press)

nigter Form durch Elution aus den spezifischen Präcipitaten mit Trichloressigsäure erhalten. Die Teichonsäure aus dem kleinen Peak enthielt alles N-Acetyl-D-glucosamin in β-glycosidischer Bindung, während diejenige aus dem größeren Peak alles N-Acetyl-D-glucosamin in α-glycosidischer Bindung enthielt. Jede der beiden Teichonsäuren ergab eine typische Präcipitationskurve mit dem Originalserum (Abb. 7.3). In der Geldiffusion verschmelzen die Präcipitationslinien nicht, sondern überschneiden sich völlig (Abb. 7.4). Die getrennten α- und

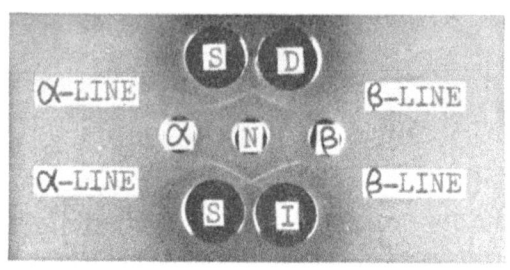

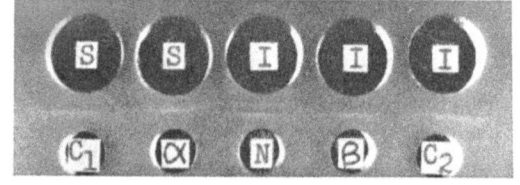

Abb. 7.4. Darstellung von zwei Teichonsäuren, eine α-, die andere β-gebunden, in einer Teichonsäurepräcipitation durch Reaktion mit menschlichem anti-Teichonsäureantiserum. Antigene: α = α-Teichonsäure; β = β-Teichonsäure; N = Teichonsäure aus Stamm N4H-6, 0,8 µg in A, 0,24 µg in B; C_1, C_2 = Teichonsäure aus Stamm Kopenhagen mit 1,0 µg bzw. 0,18 µg. Antiseren: S = von Person St. J_2; 1 = Person J_5; D = von Person Da. Man beachte das Überkreuzen der α- und β-Linien in A und die durch N in A und B gebildeten beiden Linien. (Aus Torii, M., Kabat, E. A., Bezer, A. E.: J. exp. Med. 120, 13 [1964]. Mit Genehmigung der Rockefeller University Press)

β-Teichonsäuren verhielten sich gegen α- und β-N-Acetylglucosaminidasen wie zu erwarten war. Die Teichonsäure eines anderen Stammes enthielt ungefähr gleiche Mengen von α- und β-Polymeren. Interessanterweise erlauben die charakteristischen Unterschiede zwischen α- und β-glycosidisch gebundenen N-Acetyl-D-glucosaminderivaten in der optischen Rotationsdispersion Nachweis und quantitative Analyse von Mischungen beider Polymeren. Eine Mischung aus 15% α- und 85% β-Form ist allerdings schon dicht an der Grenze der Auflösbarkeit. Man fand, daß manche Staphylokokken beide Polymere synthetisieren können, andere wiederum synthetisieren offensichtlich nur das eine oder das andere.

Identifizierung von Zuckerbausteinen in Polysaccharidantigenen durch Kreuzreaktionen

Heidelberger entdeckte eine außerordentlich große Zahl von Kreuzreaktionen mit den verschieden typenspezifischen Antipneumokokkenseren vom Pferd. Mit Kenntnis der Zuckerzusammensetzung der typspezifischen Pneumokokkenpolysaccharide war er in der Lage zu schließen, daß bestimmte Zuckerbausteine Komponenten der kreuzreagierenden Polysaccharide sind und damit wichtige Informationen zu erhalten, welche Zuckerzusammensetzung und immunchemische Spezifität zueinander in Beziehung setzen. Die Materialmengen, welche für eine annähernde Identifizierung benötigt werden, sind gewöhnlich sehr gering und die damit erhaltene Information kann die Planung des chemischen Vorgehens zur Konstituentenidentifizierung sehr erleichtern. Es wurden über 25 Polysaccharide gefunden, die mit Typ II-Antiserum kreuzreagieren. Kreuzreaktionen findet man am besten, wenn man bei 0° arbeitet.

Pflanzenharze gehören zu denjenigen Polysacchariden, die in verschiedenem Ausmaß, oft mit Antipneumokokkenseren, kreuzreagieren. So war z. B. in früheren Untersuchungen an Kethaharz berichtet worden, daß dieses aus Arabinose, Galaktose, Xylose, Glucuronsäure und einem nicht identifizierten Neutralzucker bestehen. Das Harz kreuzreagierte jedoch stark mit einigen Pferdeantiseren gegen Pneumokokken Typ I, wobei 20—45% des typspezifischen Antikörpers präcipitiert wurde. Typ I-Kapselpolysaccharid enthält über 50% D-Galakturonsäure. Es wurde daher angenommen, daß diese Zucker auch Baustein des Kethaharzes sein müssen, was dann auch chemisch gezeigt wurde. Die ursprünglich als D-Glucuronsäure identifizierte Komponente war in Wirklichkeit 4-O-Methyl-D-glucuronsäure. Diese war verantwortlich für die Kreuzreaktion von Kethaharz mit Typ II-Antipneumokokkenserum, denn SII enthält D-Glucuronsäure. In diesem Fall stört die 4-O-Methylgruppe die Kreuzreaktion nicht. Eine absolute Identifizierung kann also nicht unter allen Umständen erreicht werden. Eine Hemmung der Kreuzreaktion Kethaharz Anti-SI wurde mit Natrium-D-galakturonat und Natrium-D-glucuronat erreicht.

Eine andere Kreuzreaktion zwischen dem A-gruppenspezifischen Polysaccharid von hämolytischem *Streptococcus*, welches N-Acetyl-D-glucosamin und L-Rhamnose enthält, mit den Pferdeantiseren gegen Pneumokokken Typ II und IV wurde auf die Rhamnosekomponente zurückgeführt, denn weder SII noch SIV enthalten N-Acetylglucosamin. Dieser Schluß wurde wahrscheinlicher, als man fand, daß das Polysaccharid einer Streptokokkenvariante viel weniger N-Acetyl-D-glucosamin enthielt, aber viermal mehr Antikörper aus den Antiseren präcipitierte. Da in SII and SIV Rhamnose (1,3) gebunden ist, nahm man an, daß die Streptokokkenpolysaccharide ebenfalls (1,3) gebundene Rhamnose enthalten. Dies wurde bestätigt durch Methylierung des Polysaccharids und Isolierung von 2,4-di-O-Methyl-L-rhamnose aus dem Hydrolysat.

Verwendung der Hemmungsreaktionen bei der Strukturaufklärung antigener Determinanten

Diese Methode ist, wie bereits in Kapitel 6 gezeigt wurde, eine große Hilfe bei Strukturaufklärungen. Genauso wie das nichtreduzierende Ende im Dextran-Antidextransystem oder die entsprechende immundominante Gruppe in linearen Polysacchariden einen großen

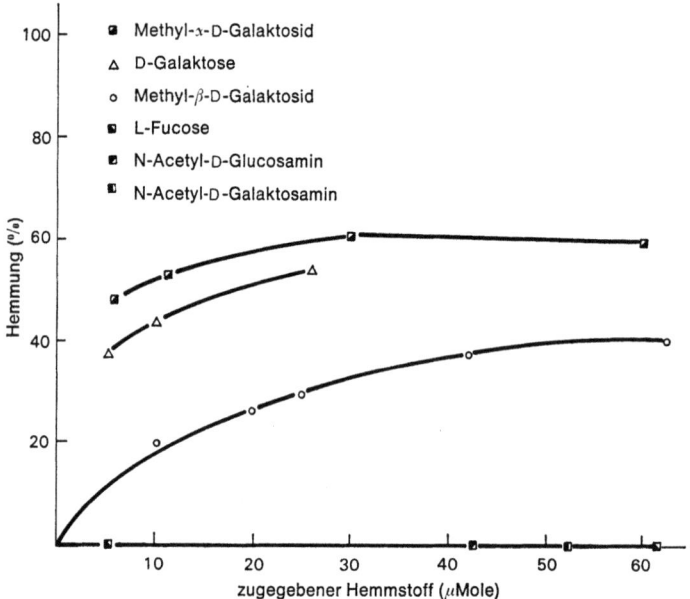

Abb. 7.5. Hemmung der Präcipitation von anti-B-Antiserum mit B-Blutgruppensubstanz durch verschiedene Zucker. (Aus Kabat, E. A., Leskowitz, S.: J. Amer. chem. Soc. 77, 5159 [1955]. Mit Genehmigung des Verlages)

Beitrag zur Bindungsenergie liefert, so zeigen Hemmungsreaktionen in unbekanntem System, daß bereits ein einzelner Zucker stark hemmt. Von diesem wird dann angenommen, er sei die immundominante Gruppe. In der Reaktion von Blutgruppensubstanz A mit Anti-A zeigte von allen 4 Zuckerkomponenten der A-, B-, H- und Le^a-Substanzen nur N-Acetyl-D-galaktosamin eine deutliche Hemmung. Die Reaktion B-Anti B wurde nur durch Galaktose gehemmt und die Reaktion H-Aal-anti-H vor allem durch L-Fucose. Untersuchungen mit Hilfe der Präcipitationshemmung ergaben dabei ganz ähnliche Ergebnisse wie die mit Hilfe der Hämagglutinationshemmung. Im B-Anti-B-System (Abb. 7.5) wurde die Präcipitation durch Methyl-α-D-galaktosid besser gehemmt als durch Methyl-β-D-galaktosid. Letzteres hemmte schwächer als D-Galaktose. Daraus wurde entnommen, daß in der B-Substanz Galaktose α-glycosidisch an den nächsten Zucker gebunden war. Diese Annahme wurde dadurch bestätigt, daß das aus B-Substanz isolierte Disaccharid α-D-Galaktosyl-(1-3)-Galaktose sich als viel besserer Hemmstoff erwies als Methyl-α-D-galaktosid. Ein weiterer Anstieg der Hemmung ergibt sich durch aus B-Substanz isolierte Trisaccharide. Auf diese Weise wird die antigene Determinante rekonstruiert.

Bei der Auswahl geeigneter Seren spielt die Antikörperheterogenität eine Rolle. So können bei einigen Seren für die Hemmung der Präcipitation gleicher Antikörpermengen, wie die in Abb. 7.5 gezeigte, viel größere Monosaccharidkonzentrationen nötig sein. Derartige Seren mögen zwar beim Studium von Monosacchariden und kleinen Oligosacchariden nicht sonderlich wertvoll sein, können aber bei der Untersuchung großer Oligosaccharide Unterschiede in der Hemmwirkung sehr gut anzeigen (vgl. Abb. 6.1).

Antigene von Salmonella

Die ausführlichsten chemischen, genetischen und immunchemischen Studien wurden an *Salmonella* und verwandten Enterobacteriaceen, wie *E. coli*, durchgeführt. In den fast 40 Jahren die vergingen seit Kauffmann und White mit der serologischen Klassifizierung begannen, wurden über tausend verschiedene Species (Serotypen) identifiziert. Die Basis der Klassifizierung ist die Erkennung immunologischer Unterschiede bei Geissel- (H) und somatischen (O) Antigenen der verschiedenen Species. Der ursprüngliche Zweck der Klassifizierung war es, die Diagnose von Salmonellainfektionen zu erleichtern. Es ist nicht möglich, im Rahmen dieses Buches eine detaillierte Betrachtung des ganzen Schemas anzustellen. Einige Prinzipien, nach denen die Strukturen der antigenen Determinanten erarbeitet wurden, auf denen die Speciesunterschiede zwischen den O-Antigenen der Salmonellen beruhen, sind besonders aufschlußreich.

Durch Gewinnung von Antiseren gegen einzelne *Salmonella*-Stämme in Kaninchen und durch Testen dieser Seren mit einer großen Zahl von Stämmen wurde eine Einteilung von Salmonellen in etwas mehr als 40 Serogruppen erreicht, die auf Unterschieden in den O-Antigenen beruht. Stämme, die zur gleichen Gruppe gehören, kreuzreagieren und man nimmt an, daß ihre O-Antigene identische oder sehr ähnliche antigene Determinanten tragen. In Salmonellen der D-Gruppe ist dies die Determinante 9, in der B-Gruppe ist es Determinante 4. Eine Species wie *Salmonella typhi* hat die Determinanten 9 und 12, *Salmonella paratyphi* trägt die Determinanten 1, 4, 5, 12. Die Anwesenheit solcher multipler Determinanten gibt Anlaß zu einer großen Zahl von Kreuzreaktionen. Oft muß man Antikörper gegen einige Determinanten aus einem Antiserum entfernen (absorbieren), um dieses für eine bestimmte Determinante spezifisch zu machen. Das geschieht gewöhnlich durch Zugabe kleiner Portionen dichter Bakteriensuspensionen zum Antiserum. Nach jeder Zugabe werden die agglutinierten Bakterien abzentrifugiert. Das geschieht so oft, bis alle kreuzreagierenden Antikörper aus dem Antiserum entfernt sind und das Serum spezifisch für die gewünschte antigene Determinante (Faktor) geworden ist. So wird durch Zugabe einer Suspension von *Salmonella paratyphi* A mit den antigenen Determinanten 1, 2 und 12 zu einem Antiserum gegen *Salmonella typhi*, welches Anti-9 und Anti-12 enthält, das Anti-12 entfernt. Das Antiserum wird damit spezifisch für die antigene Determinante 9 und damit spezifisch für die D-Gruppe.

Das O-Antigen, das ein sehr wirksames Endotoxin ist, kann durch Extraktion der Bakterien mit Phenol : Wasser (45 : 55) bei 68° als hochmolekulares Lipopolysaccharid erhalten werden. Beim Abkühlen trennen sich die Phasen, wobei die obere wäßrige Phase Lipopolysaccharid, Ribonucleinsäure und etwa noch anwesende Polysaccharide enthält. Weitere Reinigung des Lipopolysaccharids kann erreicht werden durch Dialyse und wiederholte Ultrazentrifugation bei 100 000 g, wobei das Lipopolysaccharid sedimentiert. Aus dem Lipopolysaccharid wird durch milde Hydrolyse in 0,1 N Essigsäure (2 Std bei 100°) ein untoxisches Polysaccharid erhalten. Derartige Polysaccharide wurden bei den Strukturuntersuchungen und immunchemischen Studien verwendet. Die Lipoidkomponente wird Lipoid A genannt.

Die Untersuchung von Polysacchariden aus einer großen Zahl von *Salmonella-* und *E. coli*-Stämmen auf ihre Zuckerzusammensetzung zeigte, daß alle einen Basalbereich enthalten, der aus 5 Komponenten besteht: 2-Keto-3-deoxyoctonat (KDO), Heptosephosphat und die 3 Zucker D-Glucosamin, D-Galaktose und D-Glucose. Zusätzlich können Lipopolysaccharide 1—3 weitere Zuckerkomponenten enthalten, die Bestandteile einer an den Basalbereich (core) gebundenen Seitenkette sind. Als Bestandteile dieser Seitenketten wurden 9 verschiedene Zucker gefunden. Sie vermitteln den Polysacchariden deren charakteristische O-Determinanten. Die Klassifizierung der Polysaccharide in Chemotypen, auf der Basis ihrer Zuckerzusammensetzung, geht der Klassifizierung gemäß ihrer serologischen Eigenschaften (Serotypen) parallel. Fallen verschiedene Serotypen in einen Chemotyp, so beruht das vermutlich auf Unterschieden in Sequenz und/oder Bindungsweisen der Zuckerbausteine.

Eine neue Klasse von Zuckern wurde zuerst bei *Salmonella*- und *E. coli*-Stämmen gefunden. Es handelt sich um 3,6-Didesoxyhexosen, von denen 4 identifiziert wurden:

        Tyvelose   3,6-Dideoxy-D-mannose
        Abequose   3,6-Dideoxy-D-galaktose
        Colitose   3,6-Dideoxy-L-galaktose
        Paratose   3,6-Dideoxy-D-glucose

Ein 5. Vertreter dieser Klasse, Ascarylose 3,6-Dideoxy-L-mannose, wurde nicht in Mikroorganismen gefunden, sondern aus dem parasitischen Wurm Ascaris isoliert. Diese Deoxyzucker befinden sich in den LPS an nichtreduzierenden Kettenenden und stellen immundominante Gruppen von antigenen Determinanten dar. Leider werden sie

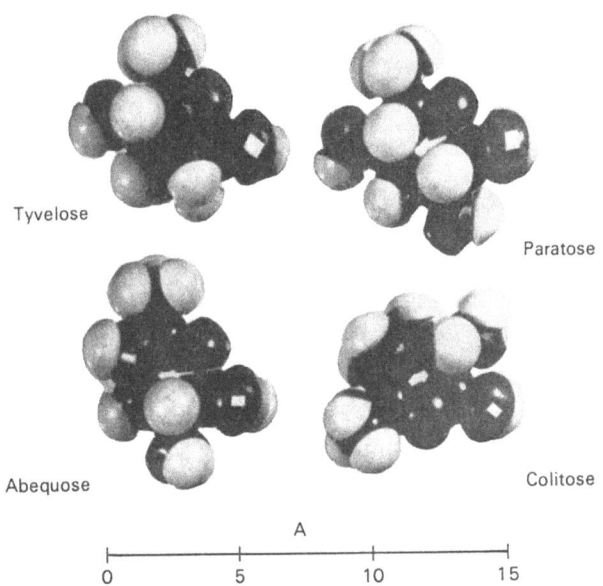

Abb. 7.6. Molekülmodelle der 4 Didesoxyhexosen. (Aus: Kabat und Mayers' Experimental Immunochemistry, 2d ed., Springfield, Ill.: Charles C Thomas Publ. 1961)

sehr leicht bei milder Säurehydrolyse abgespalten, so daß noch keine 3,6-Dideoxyzucker-enthaltende Oligosaccharide isoliert werden konnten. Dieser Nachteil wird teilweise durch die Resistenz dieser Zucker gegen Perjodatoxidation wettgemacht. Dies gestattet die Untersuchung von Präcipitation und Präcipitationshemmung bei Verwendung von perjodatoxidierten Polysacchariden, in denen andere antigene Determinanten oxidativ zerstört wurden. Dadurch ist das System weitgehend auf diejenigen Determinanten beschränkt, an denen ein Didesoxyzucker beteiligt ist. In Abb. 7.6 sind Molekülmodelle der vier 3,6-Didesoxyhexosen gezeigt. Die Unterschiede in den Konturen sind der Grund für die Spezifitätsunterschiede der 4 Zucker als immundominante Gruppen.

Durch Verwendung von α- und β-p-Aminophenylglycosiden von Tyvelose, Abequose und Colitose bei Hemmungsreaktionen wurden Hinweise dafür erhalten, daß alle diese Zucker in den Determinanten 9,4 bzw. 35 α-glycosidisch gebunden sind (Tabelle 7.2).

Tabelle 7.2. *Hemmung der Präcipitation durch 3.6-Didesoxyhexosen und ihrer α- und β-Glykoside.* (Aus Lüderitz, O., Staub, A. M., Westphal, O.: Bact. Rev. 30, 192 [1966]; mit Genehmigung der Amer. Soc. for Microbiology)

Hemmstoff	Prozent Hemmung mit anti-								
	9 (α-Tyvelose)			4 (α-Abequose)			35(*E. coli*) (α-colitose)		
	0,4 µMol	2 µMol	10 µMol	0,4 µMol	2 µMol	10 µMol	0,4 µMol	2 µMol	10 µMol
α-Glykosid	21	37	71	30	40	60	41	54	67
Zucker	10	22	45	—	18	27	5	18	31
β-Glykosid	7	15	34	2	5	25	0	0	8

Einige antigene Determinanten von Salmonellen erscheinen in verschiedenen Gruppen des Einteilungsschemas. In einigen Fällen können sie mit Faktoren verbunden sein, welche für eine andere Gruppe charakteristisch sind. Ein solcher Fall betrifft die antigene Determinante 1, die für sich in der A-Gruppe vorkommen kann, aber in der E4-Gruppe immer mit dem Faktor 19 assoziiert ist. Hemmungsversuche in den Systemen 1-Anti-1 und 19-Anti-19 haben gezeigt, daß beide Spezifitäten dem gleichen Bereich eines Oligosaccharids zugehören. Das ist in Abb. 7.7 illustriert. Das 1-Anti-1-System wurde mit Hilfe eines Anti-E4-Serums der Spezifität 1, 3, 19 und mit *Salmonella paratyphi* B (1, 4, 12) als Antigen studiert. Mit dem gleichen Antiserum wurde das 19-Anti-19-System untersucht, nachdem die Anti-1-Antikörper durch Absorption mit *Salmonella paratyphi* B (1, 4, 12) und die Anti-3-Antikörper mit einem Antigen der E1-Gruppe (Determinanten 3 und 10 enthaltend) entfernt worden waren. Das Antigen im 19-System war homologes E4 (1, 3, 19). Für die Hemmungsstudien wurden 5 Zucker verwendet:

Glucose
Methyl-α-D-glucosid
α-D-Glucosyl (1,6)-D-galaktose
α-D-Glucosyl (1,6)-D-galaktosyl-(1,6)-D-mannose
α-D-Glucosyl (1,6)-D-galaktosyl-(1,6)-D-mannosyl-L-rhamnose

Die in Abb. 7.7 wiedergegebenen Daten zeigen, daß im 1-anti-1-System Di-, Tri- und Tetrasaccharid, auf molarer Basis, alle gleich gut hemmten. Im 19-anti-19-System dagegen war das Tetrasaccharid bester Hemmstoff, und die Hemmwirkung nahm mit Kleinerwerden des Oligosaccharides ab. Die Spezifität von Faktor 1 der E4-Gruppe ist also auf die ersten zwei Zuckerbausteine beschränkt. Die 19-Determinante hingegen, die für die E4-Gruppe spezifisch ist, ist mindestens so groß wie das Tetrasaccharid. Dieses Ergebnis steht gut im Einklang mit der Tatsache, daß 2 Zuckerbausteine in identischer Sequenz für eine Kreuzreaktion genügen (siehe Kapitel 6) und damit, daß die Spezifität um so größer ist, je größer die Determinante ist.

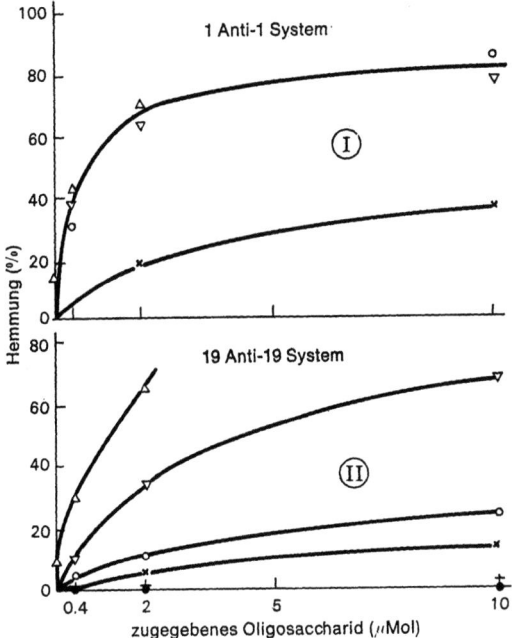

Abb. 7.7. Hemmung der 1-Anti-1- und 19-Anti-19-Systeme durch Oligosaccharide, die aus dem Polysaccharid von *Salmonella* E$_4$ (1,3,19) erhalten wurden. — (I) In Kaninchen-anti-E$_4$ (1,3,19)-Antiserum enthaltene anti-1-Antikörper, präcipitiert mit Polysaccharid aus *Salmonella* B (1,4,12). — (II) Im gleichen Kaninchen-anti-E$_4$ (1,3,19)-Antiserum nach Entfernung von Anti-1 durch System I und von Anti-3 mit einem E$_1$ (3,10)-Polysaccharid verbliebene anti-19-Antikörper, präcipitiert mit homologem E$_4$ (1,3,19)-Polysaccharid. Zeichenerklärung: ● = Glucose; × = Methyl-α-D-glucosid; + = Methyl-β-D-glucosid; ○ = Disaccharid, α-D-Glucosyl-(1-6)-D-galactose; ▽ = Trisaccharid, α-D-Glucosyl-(1-6)-D-Galactosyl-(1-6)-D-mannose; △ = Tetrasaccharid, α-D-Glucosyl-(1-6)-D-Galactosyl-(1-6)-D-Mannosyl-L-rhamnose. (Aus Lüderitz, O., Staub, A. M., Westphal, O.: Bact. Rev. 30, 192 [1966]. Mit Genehmigung der Amer. Soc. for Microbiology)

Lysogene Konversion von Salmonellen durch Bakteriophagen bewirkt das Auftreten neuer antigener Determinanten und führt oft zur Abschwächung der Reaktivität anderer, ursprünglich vorhandener Determinanten. Das Studium dieser lysogenen Konversionen stellt eine große Hilfe bei der Erarbeitung der Biosynthese antigener Determinanten dar, vor allem wenn es möglich ist, die durch den Bakteriophagen übertragene genetische Information zu ermitteln. Von besonderer Bedeutung ist, daß die neuen Faktoren bereits 8 min nach Infektion auftreten.

Eine ausführlich untersuchte Reihe lysogener Konversionen findet in der E-Gruppe statt. Vertreter der Gruppe E1 mit den antigenen Determinanten 3 und 10 werden durch Bakteriophagen $\varepsilon 15$ in solche der E2-Gruppe konvertiert; sie bilden dann anstelle der Determinanten 10 die Determinante 15. Die Determinante 3 wird dadurch nicht beeinträchtigt. Vertreter der E2-Gruppe können durch einen zweiten Bakteriophagen, $\varepsilon 34$, weiter in solche der E3-Gruppe konvertiert werden. Sie bilden nun zusätzlich die Determinante 34 aus; die Determinanten 3 und 15 sind abgeschwächt.

Wenn jedoch Vertreter von E1 zuerst $\varepsilon 34$ ausgesetzt werden, so behalten sie den E1-Charakter, obwohl sie durch $\varepsilon 34$ lysogenisiert wurden. Wird nun $\varepsilon 15$ eingeführt, so findet sehr schnell Konversion nach E3 (3, 15, 34) statt. Das ist in Abb. 7.8 dargestellt.

Von den E1-, E2- und E3-Polysacchariden wurden einige Oligosaccharide isoliert. Entsprechende Hemmungsreaktionen der Komplementbindung in den 3 Systemen sind in den Abb. 7.9, 7.10 und 7.11 dargestellt. Im 3-Anti-3-System scheint das Disaccharid α-D-Mannosyl-(1-4)-L-rhamnose eine Rolle zu spielen, denn, gleichgültig ob aus einem 3,10-Stamm oder 3,15-Stamm isoliert, hemmte es am stärksten. Substitution mit einer α- oder β-gebundenen D-Galaktose verändert seine Hemmwirkung kaum (Abb. 7.10). Im 15-Anti-15-System hemmte das Trisaccharid β-D-Galaktosyl-(1,6)-α-D-mannosyl-(1,4)-L-rhamnose am besten, gefolgt von den Oligosacchariden β-D-Galaktosyl-(1,6)-mannose, α-D-Mannosyl-L-rhamnose und α-D-Galaktosyl-(1,6)-α-D-mannosyl-(1,4)-L-rhamnose als schwächsten Inhibitor. Demnach umfaßt die antigene Determinante 15 offensichtlich einen β-Galaktosylrest, der (1,6) an Mannose gebunden ist (Abb. 7.10). Das 10-Anti-10-System hat acetylierte α-D-Galaktosyl-(1,6)-mannosyl-(1,4)-L-rhamnose als Determinante. Im 34-System (Abb. 7.11) war das Trisaccharid α-D-Glucosyl-(1,4)-β-D-galaktosyl-(1,6)-D-mannose der beste Hemmstoff, gefolgt vom Disaccharid α-D-Glucosyl-(1,4)-D-galaktose.

Dementsprechend zeigen die lysogenen Konversionen in Abb. 7.8 die in den antigenen Determinanten hervorgerufenen Strukturänderungen. Der Phage $\varepsilon 15$ bringt die Information mit, die Synthese der Enzyme zu unterdrücken, welche Galaktose acetylieren und α-glycosidisch verknüpfen. Gleichzeitig bringt er die Information zur Synthese des Enzyms, welches Galaktose β-glycosidisch verknüpft. Die

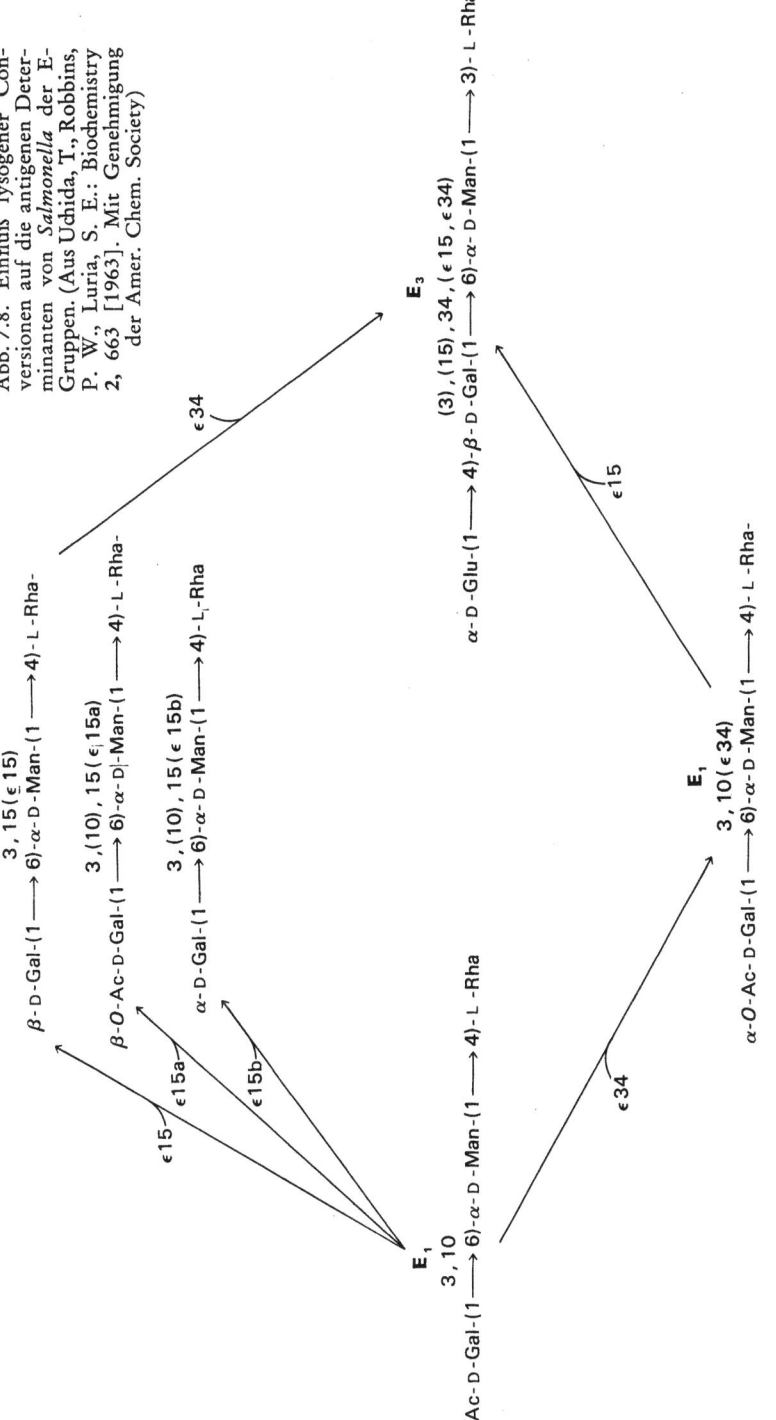

Abb. 7.8. Einfluß lysogener Conversionen auf die antigenen Determinanten von *Salmonella* der E-Gruppen. (Aus Uchida, T., Robbins, P. W., Luria, S. E.: Biochemistry **2**, 663 [1963]. Mit Genehmigung der Amer. Chem. Society)

β-D-Galaktosylbindung ist die Voraussetzung zum Ausdruck der ε15-Information, welche Bindung eines α-Glucosylrestes an C6 der β-D-Galaktose bewirkt. Lysogenisierung eines 3,10-Stammes mit dem Phagen 34 manifestiert sich nicht, weil der Receptor für die α-Glucosylierung am Antigen 10 nicht verfügbar ist. Wird der Stamm 3,10 (ε34) mit ε15 weiter lysogenisiert, so kann die gesamte Reaktionsfolge ablaufen, es entsteht sehr schnell 3,15,34.

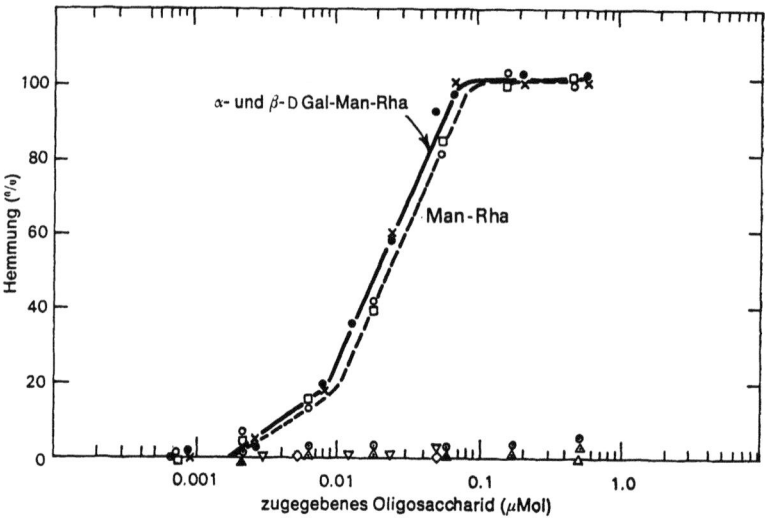

Abb. 7.9. Hemmung des Systems 3 (Lipopolysaccharid 3,15 und anti-3,10-Antiserum) durch Oligosaccharide. In diesen und in den folgenden 2 Abbildungen werden für die Oligosaccharide folgende Symbole verwendet: O = Mannosyl-L-rhamnose aus Lipopolysaccharid (3,10); □ = D-Mannosyl-L-rhamnose aus Lipopolysaccharid (3,15); ⊙ = α-D-Galactosyl-(1-6)-D-Mannose aus Lipopolysaccharid (3,10); △ = β-D-Galactosyl-(1-6)-D-Mannose aus Lipopolysaccharid (3,15); ·· = β-D-Galactosyl-(1-6)-D-Mannose aus Lipopolysaccharid (3), (15), 34; × = α-D-Galactosyl-(1-6)-D-mannosyl-(1-4)-L-rhamnose aus Lipopolysaccharid 3,10; ● = β-D-Galactosyl-(1-6)-D-mannosyl-(1-4)-L-rhamnose aus Lipopolysaccharid 3,15; ▼ = β-D-Galactosyl-(1-6)-D-mannosyl-(1-4)-L-rhamnose aus Lipopolysaccharid (3), 15, 34; ♦ = α-D-Glucosyl-(1-4)-D. galactose aus Lipopolysaccharid (3), (15), 34; ▽ = α-D-Glucosyl-(1-4)-β-D-galactosyl-(1-6)-D-mannose aus Lipopolysaccharid (3), (15), 34. Aus Uchida, T., Robbins, P. W., Luria, S. E.: Biochemistry 2, 663 [1963]. Mit Genehmigung der Amer. Chem. Society)

Durch Isolierung zweier Phagenmutanten ε15a und ε15b konnte die Wirkung des Phagen ε15 in 2 Schritte aufgeschlüsselt werden. Lysogenie durch ε15a ergab eine Determinante der 3,10-Struktur, der die O-Acetylgruppe fehlte. Lysogenie mit ε15b überführte α-O-Acetyl-D-galaktose in β-O-Acetyl-D-galaktose. In jedem Fall ist

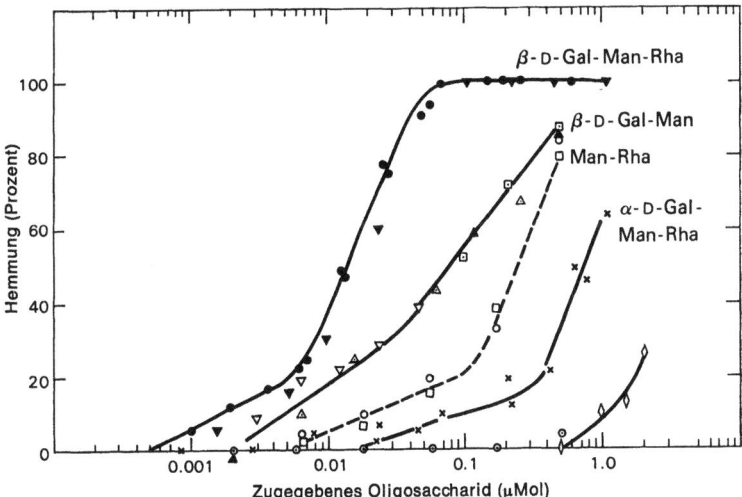

Abb. 7.10. Hemmung des Systems 15 (Lipopolysaccharid 3,15 und anti-15-Antiserum) durch Oligosaccharide. Erklärung der Symbole im Text von Abb. 7.9. (Aus Uchida, T., Robbins, P. W., Luria, S. E.: Biochemistry **2**, 663 [1963]. Mit Genehmigung der Amer. Chem. Society)

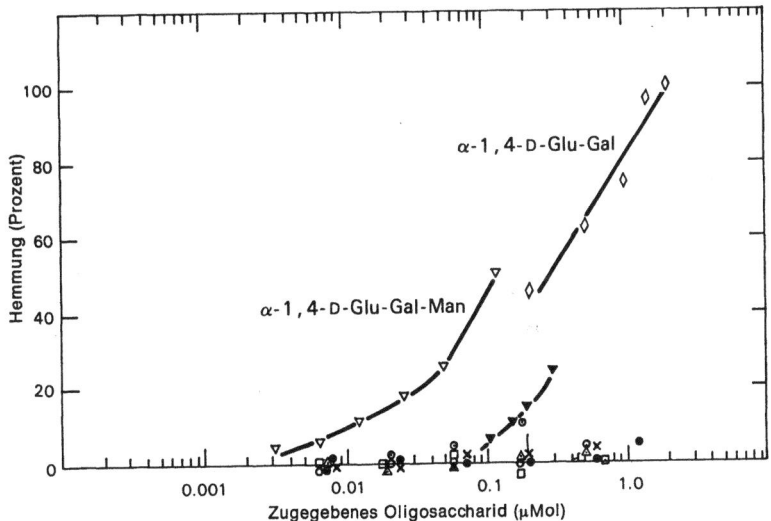

Abb. 7.11. Hemmung des Systems 34 (Lipopolysaccharid (3), (15), 34 und anti-34-Antiserum) durch Oligosaccharide. Erklärung der Symbole im Text von Abb. 7.9. Aus Uchida, T., Robbins, P. W., Luria, S. E.: Biochemistry **2**, 663 [1963]. Mit Genehmigung der Amer. Chem. Society)

Galaktose dabei, wie in den anderen Determinanten, an Mannosylrhamnose gebunden. In beiden Fällen ist die Antigen-10-Spezifität teilweise unterdrückt und Antigen-15-Spezifität erscheint. Phagenmutante ε15 a wurde aus ε15-lysogenisierten Bakterien erhalten, die resistent gegen virulente ε34-Phagen waren.

In den intakten antigenen Polysacchariden sind die Gal-Man-Rha-Trisaccharide durch (1,3)-Bindungen zwischen Rhamnose und Galaktose zu Ketten verknüpft. Das ergab sich aus der Isolierung von 2,4,6-Tri-O-Methyl-galaktose nach Permethylierung und Hydrolyse der E1-, E2- und E3-Polysaccharide. Da die Struktureinheiten zu langen Ketten verknüpft sind, lieferten die Ergebnisse der Hemmungsreaktionen im 3-Anti-3-System einen wichtigen Hinweis darauf, daß antigene Determinanten sich nicht nur an Kettenenden, sondern auch in der Mitte eines linearen Polysaccharids befinden können.

Die bisher besprochenen Antigene aus *Salmonella* wurden alle aus Stämmen erhalten, welche auf Agarplatten in glatten Kolonien wachsen (S, von smooth). Von vielen Stämmen wußte man, daß ihre Kolonien auf festen Medien rauh (R, von rough) erschienen. Man kann auf R-Mutanten selektionieren, indem man S-Stämme in Gegenwart von homologem Anti-S-Serum wachsen läßt. Untersuchungen an Lipopolysacchariden aus R-Stämmen ergaben, daß sie einen höheren Lipoidgehalt haben. Sie kommen in geringerer Menge in den Mikroorganismen vor. Die Lipopolysaccharide der meisten R-Formen enthielten nur die Basalkomponenten des cores (Seite 120). Durch Isolierung der Polysaccharidkomponente durch milde Hydrolyse mit Essigsäure konnten die R-Lipopolysaccharide in 2 Gruppen unterteilt werden. In der einen (Ra) enthielten die Polysaccharide Glucosamin, Galaktose und Glucose, während bei der zweiten Gruppe (Rb) Glucosamin nur im Lipoid A und nicht im Polysaccharid enthalten war. Andere R-Mutanten hatten Polysaccharide, denen sowohl Glucosamin als auch Galaktose fehlte (Rc), eine weitere Gruppe enthielt nur KDO und Heptosephosphat (Rd), und ein R-Stamm enthielt nur KDO, Lipoid A und Äthanolamin ohne andere Zucker (Re). Es gibt also eine fortschreitende Reihe von Re bis Ra, wobei jeder Schritt in der Addition einer Zuckerkomponente besteht (s. Abb. 7.12).

Jeder dieser in Abb. 7.12 gezeigten Schritte ist unter der Kontrolle eines einzelnen Gens. Die verschiedenen Mutanten haben die Fähigkeit verloren, das eine oder andere Enzym des Biosyntheseweges zu bilden [Abb. 7.13 (A)]. Dabei wird nicht nur der Syntheseschritt blockiert, den das betroffene Enzym katalysiert, sondern auch alle folgenden biosynthetischen Additionen der anderen Zuckerbausteine, da eine der wichtigen Zwischenstufen fehlt.

Die Beziehungen der verschiedenen Mutanten-Lipopolysaccharide zueinander wird festgestellt durch Isolierung der Oligosaccharide, welche die antigenen Determinanten darstellen und durch deren Strukturaufklärung. So unterscheiden sich Rb- und Ra-Mutanten durch einen terminalen N-Acetyl-D-glucosamin-Rest. Aus einer Rb-Mutanten von *Salmonella minnesota* wurde nämlich das Tetrasaccharid

$$\begin{array}{c} \alpha\text{-D-galaktosyl} \\ |1 \\ |6 \end{array}$$
α-D-Glucosyl-galaktosyl-glucose

und aus einer Ra-Mutanten das Pentasaccharid

$$\begin{array}{c} \alpha\text{-D-galaktosyl} \\ |1 \\ |6 \end{array}$$
α-N-Acetyl-D-glucosaminyl-α-D-glucosyl-galaktosyl-glucose

erhalten.

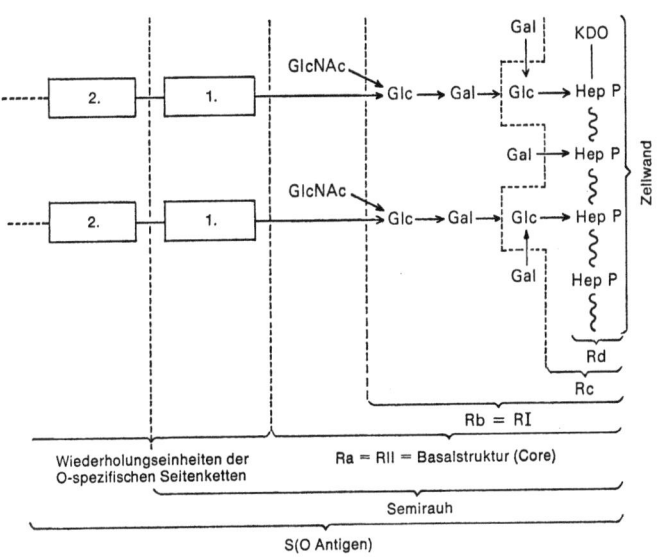

Abb. 7.12. Strukturbeziehungen zwischen den Lipopolysacchariden verschiedener Glatt- und Rauhformen von *Salmonella*. (Aus Lüderitz, O., Staub, A. M., Westphal, O.: Bact. Rev. 30, 192 [1966]. Mit Genehmigung der Amer. Soc. for Microbiology.) Es wurde inzwischen gefunden, daß die O-spezifischen Seitenketten an die subterminale Glucose-Einheit des Core und nicht an dessen terminales N-Acetyl-glucosamin gebunden ist. Das Schema wurde von den Übersetzern entsprechend geändert — wobei darauf geachtet wurde, daß das alte Schema möglichst wenig verändert werden mußte

Ra- und Rb-Mutanten können serologisch unterschieden werden, denn mit ihnen beladene Erythrocyten werden nur durch das entsprechende homologe Antiserum agglutiniert. Es kann daher jedes dieser Systeme in der Hämagglutination verwendet werden, um Lipopolysaccharide aus verschiedenen R-Stämmen als Ra oder Rb zu klassifizieren. Konzentrationen von 1—8 µg pro ml eines Ra-Lipopolysaccharids genügen zur Hemmung der Agglutination von Ra-Lipopolysaccharid-beladenen Erythrocyten im Anti-Ra-Serum. Hingegen wird dieses System von 250 µg pro ml Rb-Lipopolysaccharid nicht gehemmt. Die Rb-Anti-Rb-Reaktion wird dementsprechend von 0,5—2,0 µg pro ml eines Rb-Lipopolysaccharids gehemmt, nicht aber von 250 µg pro ml eines Ra-Lipopolysaccharids. Das N-Acetyl-D-glucosamin ist also eine immundominante Gruppe im Ra-System, während es gleichzeitig den Ausdruck der Rb-Spezifität verhindert.

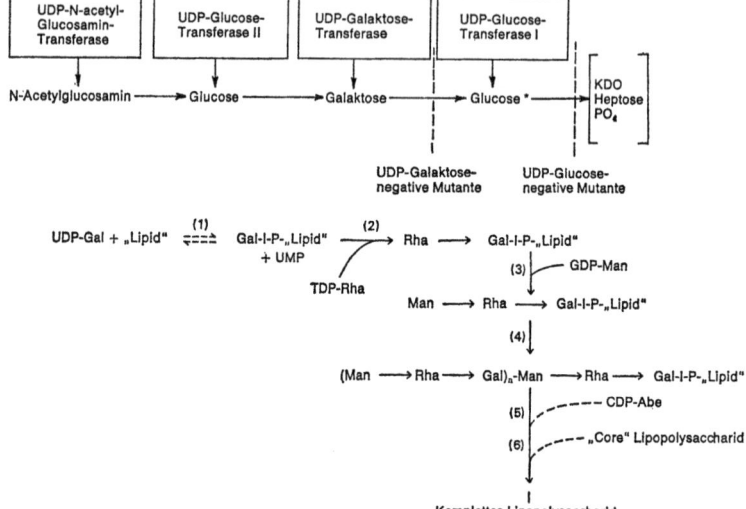

Abb. 7.13. Enzymatische Synthese der O-spezifischen Polysaccharide von *Salmonella*. *A* Enzymatische Synthese des Core-Polysaccharids; + gibt an, daß die nichtreduzierend seitenständige Galaktose weggelassen wurde. (Aus Osborn, M. J., Rosen, S. M., Rothfield, L., Zeleznik, L. D., Horecker, B. L.: Science 145, 783 [1966], Copyright, Amer. Ass. for the Advancement of Sci.) *B* Schema der enzymatischen Synthese der O-spezifischen Ketten von *S. typhimurium*. (Aus Wiener, I. M., Higuchi, T., Rothfield, L., Saltmarsh-Andrew, M., Osborn, M. J., Horecker, B. L.: Proc. nat. Acad. Sci. (Wash.) 54, 228 [1965]. Mit Genehmigung)

In ähnlicher Weise führte milde saure Hydrolyse eines Lipopolysaccharids wie das aus *S. adelaide*, das 35-Spezifität besitzt und neben den Basalzuckern nur Colitose enthält, zur Abspaltung von Colitose bei gleichzeitigem Verlust der typenspezifischen O-Spezifität. Dabei trat Ra-Spezifität auf. Nach 2,5—10 min Hydrolyse hemmten weniger als 0,6 µg pro ml *S. adelaide*-Lipopolysaccharid die Ra-Anti-Ra-Hämagglutination, während das unhydrolisierte Antigen sogar in Konzentration von 700 µg pro ml nicht hemmte. Bei längerdauernder Hydrolyse wurden zur Hemmung wieder größere Mengen benötigt, weil das Ra-Lipopolysaccharid selbst zerstört wurde.

Die aus verschiedenen *Salmonella*-Species erhaltenen Rb-Mutanten sind, auch wenn sie kreuzreagieren, nicht identisch. Bei der Isolierung des Rb-Lipopolysaccharids kann der Überstand der Ultrazentrifugation ein Polysaccharid enthalten, das aus den Zuckerbausteinen des S-Antigens besteht, aus dem die Rb-Mutante erhalten wurde. Solche Mutanten scheinen unfähig zu sein, das spezifische Polysaccharid an den core anzuhängen, vielleicht weil das core-terminale N-Acetyl-D-glucosamin fehlt.

Tabelle 7.3. *Freisetzung von Colitose und Auftreten von Ra-Spezifität bei milder saurer Hydrolyse von S. adelaide-(35)-Lipopolysaccharid.* (Aus Lüderitz, O., Beckmann, J., Westphal, O.: Biochem. Z. 339, 416 [1962])

Hydrolysezeit [a] (min)	gebundene Colitose (%)	Minimale, die Hämagglutination im System Ra-Anti-Ra hemmende Menge [b] (μg/ml)
0	100	> 700
2,5	87	< 0,6
5	81	< 0,6
10	75	< 0,6
20	66	1,1
40	49	5,5
30 (100° C)	0	> 700

[a] 0,25 NHCl bei 65°.
[b] anti-Ra-Antiserum gegen *S. minnesota*, Ra-Lipopolysaccharid aus *S. djakarta*.

Manche Rc-Mutanten bilden, wenn sie in Abwesenheit von Galaktose wachsen, auf Agar rauhe Kolonien, sind resistent gegen bestimmte Bakteriophagen und ihr Lipopolysaccharid enthält in der Polysaccharidkomponente nur Glucose und Heptose. Beim Wachsen in Gegenwart von Galaktose hingegen entwickeln sie ein komplettes O-Antigen, bilden glatte Kolonien und werden gegen die Bakteriophagen empfindlich. Diesen Mutanten fehlt das Enzym UDP-Galaktose-4-epimerase, das UDP-Glucose in UDP-Galaktose überführt; sie sind daher nicht in der Lage, die Galaktosylreste selbst zu synthetisieren, die auf das Lipopolysaccharid übertragen werden sollen.

Außer den Ra-Re-Mutanten wurde eine Gruppe von Semirauh-Formen (SR) isoliert, deren Eigenschaften zwischen denen von S- und R-Formen liegen (Abb. 7.12). Sie bilden auf Agar glatte Kolonien und wurden sowohl durch Mutation als auch durch Rekombination erhalten.

In Abb. 7.13 (B) ist der vermutliche Syntheseweg der O-antigenen Seitenketten und ihre Verknüpfung mit dem Ra-core angegeben. Die Synthese der Man-Rha-Gal-Seitenketten findet an einem Lipoid statt.

Die erste Galaktoseeinheit wird als Gal-1-P-Lipoid gebunden. Daran werden die anderen Zuckerbausteine glycosidisch gebunden; zuerst Rhamnose, dann Mannose. Nach Addition von Abequose und Polymerisation wird die so gebildete O-antigene Seitenkette an den fertigen core angehängt. Bei Untersuchungen zur genetischen Kartierung mit Hilfe von Rekombinanten aus R-Mutanten wurden in *S. typhimurium* 2 Genorte gefunden; *rfa* determiniert die Synthese der basalen Core-Struktur und *rfb* kontrolliert die Synthese der O-spezifischen Seitenketten.

Aus Untersuchungen an vielen weiteren O-Antigenen bei *Salmonella* geht hervor, daß die oben beschriebenen Prinzipien beim Studium antigener Determinanten offensichtlich allgemein anwendbar sind. Besonders interessant ist, daß bei *Salmonella* der U-Gruppe, die Blutgruppen-B-Spezifität haben, die Sequenz α-D-Gal-(1,3)-Gal gefunden wurde, welche mit derjenigen aus der Blutgruppen-B-Substanz identisch ist.

Literatur

Heidelberger, M.: Structure and immunological specificity of polysaccharides. In: Progress in the Chemistry of Organic Natural Products. 18, 503 (1960). Ed.: L. Zechmeister. *Daten zu Kreuzreaktionen mit Pneumokokkenantiseren.*

Kabat, E. A.: Kabat and Mayer's experimental immunochemistry, 2d ed. Springfield (Ill.): Charles C Thomas Publ. 1961. *Kapitel 9 zu Studien über immunchemische Kriterien der Reinheit bei Proteinen und Polysachariden.*

Lüderitz, O., Staub, A. M., Westphal, O.: Immunochemistry of O and R antigens of Salmonella and related enterobacteriaceae. Bact. Rev. 30, 192 (1966). *Eine ausführliche Übersicht über antigene Determinanten von Salmonella und E. coli; viel detaillierter als hier dargestellt werden konnte.*

Molecular biology of Gram-negative bacterial lipopolysaccharides. Ann. N. Y. Acad. Sci. 133, 277—786 (1966). *Ein Symposium mit zahlreichen Artikeln zur Biosynthese von Lipopolysacchariden.*

Nathenson, S. G., Ishimoto, N., Anderson, J. S., Strominger, J. L.: Enzymatic synthesis and immunochemistry of α- and β-N-acetylglucosaminylribitol linkages in teichoic acids from several strains of *Staphylococcus aureus*. J. biol. Chem. 241, 651 (1966).

Torii, M., Kabat, E. A., Bezer, E. E.: Separation of teichoic acid of *Staphylococcus aureus* into two immunologically distinct specific polysaccharides with α- and β-N-acetylglucosaminyl linkages respectively. Antigenicity of teichoic acid in man. J. exp. Med. 120, 13 (1964).

Uchida, T., Robbins, P. W., Luria, S. E.: Analyses of the serologic determinant groups of the Salmonella group E antigens. Biochemistry 2, 663 (1963).

8. Reinigung von Antikörpern

Ehe man die Struktur von Antikörpern untersuchen kann, muß man passende Methoden haben, um diese in hochgereinigter Form erhalten zu können. Für viele biologische und immunologische Zwecke ist die eigentliche Reinigung der Antikörper nicht so wichtig wie das Problem, sie so anzureichern, daß sie in größerer Konzentration als im Serum vorliegen. Dazu genügt es, konzentriertes γ-Immunglobulin durch Chromatographie an DEAE-Cellulose herzustellen, wobei man die Hauptfraktion nimmt, die bei Elution mit 0,005 oder 0,001 M Phosphatpuffer bei pH 8 nicht zurückgehalten wird. Oder man präcipitiert das Globulin durch Halbsättigung mit Ammonsulfat oder Natriumsulfat. Zur Trennung von γM- und γG-Immunglobulinen können weitere Fraktionierungen konzentrierter γ-Globulinlösungen mit Hilfe von Zonenelektrophorese, Gelfiltration an Sephadex oder Biogel, Dichtegradientenzentrifugation in Sucrose oder Kombinationen dieser Methoden durchgeführt werden. Diese Verfahren trennen gewöhnlich Antikörper von anderen Immunglobulinen derselben Klasse nicht ab.

Um gereinigte Antikörper frei von anderen Immunglobulinen zu erhalten, muß man ihre Spezifität ausnützen und sie mit Hilfe von Antigenen aus der Lösung entfernen.

In diesem einzigen Schritt werden sowohl Immunglobuline, die dem verwendeten Antigen nicht komplementär sind, als auch andere Serumproteine eliminiert. Diese nichtreaktiven Komponenten des Serums können aus dem Antigen-Antikörperkomplex durch Waschen mit 0,15 M Kochsalzlösung (physiologische Kochsalzlösung) entfernt werden.

Im nächsten Schritt wird der Antikörper, wenn möglich, völlig vom Antigen getrennt. Das Hauptproblem dabei ist, das Antigen zu entfernen, ohne den Antikörper zu verändern. In diesem Kapitel sollen kurz die Prinzipien einiger dazu verwendeter Methoden aufgezeigt werden; detaillierte Beschreibungen finden sich in der angegebenen Literatur. Die meisten Beschreibungen findet man in *Experimental Immunochemistry* und *Methods in Medical Research* oder in *Methods in Immunology and Immunochemistry*. Aus den Titeln der anderen Literaturzitate ergeben sich die jeweils beschriebenen Methoden.

Die spezifischen Methoden kann man in zwei allgemeine Typen aufteilen: Im ersten wird lösliches Antigen verwendet, um den Antikörper spezifisch zu präcipitieren. Der Antikörper wird dann aus dem gewaschenen Antigen-Antikörperpräcipitat wiedergewonnen entweder durch partielle Extraktion und Entfernung des restlichen Antikörpers vom Antigen, an das er noch gebunden ist, oder aber durch völlige Auflösung des Antigen-Antikörperpräcipitates und Entfernung des Antigens durch eine chemische Methode, die es vom Antikörper trennt. In speziellen Fällen werden Enzyme verwendet, die das Antigen abbauen, den Antikörper aber intakt lassen.

Im zweiten Typ der spezifischen Methoden wird das Antigen in unlöslicher Form angewendet. Dies gestattet es, anschließend den Antikörper zu eluieren, ohne daß dabei auch das Antigen in Lösung geht. Diese Methode ist besonders vorteilhaft. Sie kann als Bettverfahren oder in Chromatographiesäulen durchgeführt werden. Außerdem können Antikörper durch schrittweise Elution mit verschiedenen Reagentien fraktioniert werden.

Eine der ältesten Methoden vom ersten Typ, die zur Isolierung von *Antikörpern gegen Polysaccharide* verwendet wird, besteht in der Extraktion des gewaschenen Präcipitates aus spezifischen Pneumokokkenpolysacchariden und deren homologen Antikörpern mit 15% NaCl. Dabei wird eine Gleichgewichtsverschiebung ausgenützt, durch die eine gegebene Menge Polysaccharid bei Salzkonzentrationen größer als physiologische Kochsalzlösung weniger Antikörper bindet. Das Gleichgewicht

$$S_m Ak_n = S_m Ak_{n-x} + x\, Ak$$

wird durch Salz also nach rechts verschoben. Das noch verbliebene Präcipitat wird abzentrifugiert und der Antikörper aus dem Überstand isoliert. Solche Präcipitate können wiederholt verwendet werden, indem man das Salz entfernt und weiteren Antikörper absorbieren läßt. Bei Verwendung von Antikörper aus Kaninchen sind die Ausbeuten im allgemeinen klein; bei Antikörper aus Pferd können sie jedoch bis zu 30% betragen.

Azoprotein-Antikörper werden gewöhnlich durch Immunisierung mit der an ein Protein gekuppelten haptenen Gruppe hergestellt und mit der gleichen oder einer sehr ähnlichen haptenen Gruppe, welche an ein anderes Protein gekuppelt ist, präcipitiert. Mit diesem Verfahren werden aus Serum Antikörper isoliert, für welche die haptene Gruppe immundominant ist. Im Überstand bleiben Antikörper zurück, die spezifisch für andere Determinanten des ursprünglichen Immunogens sind und solche, bei denen die Bindungsstelle zwischen Hapten und ursprünglichem Protein zur Spezifität beiträgt. Die gewaschenen Antigen-Antikörperpräcipitate können dann durch Hapten aufgelöst werden und Antikörper durch Chromatographie oder Präcipitation abgetrennt werden. Anti-Lactosyl-Antikörper, die mit Lactosyl-Azofibrinogen präcipitiert waren, werden in 0,1 M Lactose aufgelöst und das Antigen wird durch Präcipitation in 0,6 M Phosphat entfernt. Bei einem Hapten-Azo-Rinderserumalbumin wurde die Trennung durch

Präcipitation des Antigens bei pH 4,7 erreicht. Ein Hapten-Azo-Eialbumin als präcipitierendes Antigen wurde an DEAE-Cellulose-säulen abgetrennt. Hier wurde das Antigen stark an DEAE-Cellulose absorbiert, das γG-Immunglobulin (d. h. der Antikörper) nicht. Das Hapten kann dann vom Antikörper durch Chromatographie an Sephadex, an Biogel oder durch Dialyse entfernt werden.

Dinitrophenyl-Antikörper werden durch Präcipitation mit DNP-Rinder-γG-Globulin gereinigt. Die gewaschenen Präcipitate werden mit Dinitrophenol extrahiert, dem Streptomycin zugesetzt ist, um die Löslichkeit des anionischen DNP-Antigens herabzusetzen. Bei Passage durch eine Dowex-1-Cl$^-$-Säule wird alles Antigen zurückgehalten. Der Antikörper wird aus dem Säuleneluat mit Ammoniumsulfat präcipitiert, das Präcipitat wird dann aufgelöst und dialysiert. Nach Extraktion mit Dinitrophenol kann weiterer Antikörper vom restlichen spezifischen Präcipitat mit ε-DNP-Lysin eluiert werden.

Es wurde gefunden, daß mit β-Glucosylazogruppen konjugiertes Hämocyanin sehr effektiv Typ II-*Antipneumokokken-Antikörper* aus Antiserum entfernt werden kann. Das gewaschene spezifische Präcipitat wird durch einen Überschuß an Natriumglucuronat aufgelöst und das Hämocyanin durch Ultrazentrifugation abgetrennt.

Gewaschene Präcipitate wurden auch in der Kälte in saurem Milieu unter teilweiser Wiedergewinnung von Antikörper extrahiert. Bei Kaninchenantikörpern wurde Glycin-HCl-Puffer vom pH 3,0 verwendet. Menschliche Antikörper sind labiler; für sie wurde Acetatpuffer vom pH 3,6 verwendet. Die Ausbeuten sind jedoch gering und es können Veränderungen im Antikörper stattfinden. Eialbumin-Antieialbumin- und Hämoglobin-Antihämoglobin-Präcipitate wurden in CO_2-gesättigtem Wasser (pH 5,0, 0,035 M) aufgelöst und Antikörper durch Ultrazentrifugation oder Chromatographie an Carboxymethyl-Cellulose (CM-Cellulose) abgetrennt.

Eine andere Methode, die aber nur in wenigen Fällen angewandt werden kann, ist der enzymatische Abbau des Antigens. *Dextran-Antidextran-* und *Dextran-Antipneumokokken*-Präcipitate wurden durch Dextranasen abgebaut. In dem Maße, in dem das Antigen zerstört wird, geht der Antikörper in Lösung. Es ist sehr schwierig, alle gebundenen Oligosaccharide völlig zu entfernen, denn es können bei der Enzymeinwirkung große Bruchstücke zurückbleiben. Immerhin ist der so enzymatisch erhaltene Antikörper, wenn auch vermutlich nicht für Bindungsstudien, so doch für physikalische und chemische Untersuchungen sehr gut zu verwenden. Spaltprodukte werden durch Dialyse abgetrennt. Amylase wurde verwendet, um Glycogen in spezifischen Präcipitaten mit kreuzreagierendem Typ II-anti-Pneumokokken-Antikörper zu zerstören; Lysozym um Antikörper aus Präcipitaten seines Substrats mit Anti-*M. lysodeikticus*-Serum zu gewinnen; mit Collagenase wurden Gelatine-Antigelatinepräcipitate abgebaut.

Eine elegante Methode besteht in der Einführung von SH-Gruppen in Proteinantigene. Das geschieht mit N-Acetylhomocystein-thiolacton

$$R-CONH-CH-CH_2-CH_2$$
$$||$$
$$O=C\rule{2cm}{0.4pt}S$$

welches mit freien Aminogruppen des Antigens unter Bildung von CONH-Bindungen und Freisetzung der SH-Gruppe reagiert. Das setzt im allgemeinen die Fähigkeit des Antigens, Antikörper zu präcipitieren, etwas herab. Diese Thiol-Antigene werden zur Präcipitation des Antikörpers verwendet. Das Präcipitat wird dann in Puffer von pH 2,4 aufgelöst und das Antigen durch Vernetzen mit organischen Quecksilberverbindungen unlöslich gemacht. Es kann in dieser Form dann durch Abzentrifugation entfernt werden.

Unlösliche Antigene als Absorbentien

In den frühesten Versuchen, unlösliche Antigene zur Absorption von Antikörpern herzustellen, wurden die Antigene an Erythrocytenstromata gekuppelt. Neuerdings werden dazu besser definierte Substanzen verwendet, wie p-Aminobenzylcellulose, Polyaminopolystyrol und Cellulose, die mit m-Nitrobenzyloxymethylpyridiniumchlorid substituiert ist, dessen Nitrogruppe anschließend zur Aminogruppe reduziert wird. Diese Verbindungen können diazotiert und an Proteinantigene gekuppelt werden. Die Adsorptionskapazität der mit der Pyridiniumverbindung hergestellten Aminocellulose wurde sehr erhöht durch Auflösung in ammoniakalischer Kupferlösung und anschließende Präcipitation als sehr feine Suspension. Ionenaustauschharze, deren Carboxyl- oder Sulfonylgruppen in Acylchlorid- oder Sulfonylchloridgruppen verwandelt waren, wurden an Antigene gekuppelt. Die Adsorptionskapazität derartiger Materialien ist oft beschränkt. Obwohl sie die Tendenz zur unspezifischen Adsorption anderer Proteine haben, sind sie doch sehr nützlich.

Es werden weiterhin Anstrengungen gemacht, die unerwünschten Eigenschaften der unlöslichen Antigene zu eliminieren. Wenn immer möglich wird angestrebt, unlösliche Adsorbentien zu erhalten, die größtenteils oder ausschließlich aus Antigen bestehen. Für die Reinigung von Antidextran-Antikörpern hat sich Sephadex (G-75), das ja ein vernetztes Dextran ist, als nützlich erwiesen. Elution der Antikörper wird mit verschiedenen Isomaltose-Oligosacchariden durchgeführt. Polyleucyl-Blutgruppensubstanzen (die in Kapitel 6 bereits erwähnt wurden) enthalten ungefähr 50 Gewichtsprozent Antigen und die Bindung der Polyleucyl-Seitenketten an die -Aminogruppen von Lysin stört die antigenen Determinanten nicht. Die hydrophoben Leucyl-Seitenketten tendieren sogar zur gegenseitigen Annäherung, wobei die Kohlehydrat-Determinanten in exponierte Stellung geraten.

Quervernetzte Proteinantigene werden ebenfalls entwickelt. Die Methode der gemischten Anhydride mit Äthylchloroformat als Reagens (s. Kapitel 2) wurde verwendet, um in saurem Milieu Serumproteine oder Vollserum zu polymerisieren und damit unlöslich zu machen. Dabei wird deren Kapazität, mit Antikörper zu reagieren, nicht beeinträchtigt. Ein anderes zur Quervernetzung verwendetes Reagens ist Äthylenmaleinanhydrid, das mit Aminogruppen reagiert. Es wird zur Quervernetzung von Proteinen verwendet. Dazu wird Äthylenmaleinanhydrid, gelöst in Dioxan, zur wäßrigen Proteinlösung gegeben, worauf das unlösliche Adsorbens ausflockt. S-Acetylmercaptosuccinanhydrid und das bereits erwähnte N-Acetylhomocystein-thiolacton können verwendet werden, um SH-Gruppen auf die Aminogruppen von Proteinen aufzupfropfen. Die SH-substituierten Proteine können dann zu unlöslichen Polymeren oxidiert werden.

Menschliches Serumalbumin wurde an Polyamino-polystyrol gekuppelt und so zur Adsorption homologer Antikörper aus Kaninchen verwendet. Als die Antikörper zuerst mit Acetatpuffer vom pH 3 und dann mit 0,1 N HCl in 0,15 M NaCl eluiert wurden, ergaben sich dabei Hinweise auf eine Fraktionierung. Das letztere Eluat enthielt mehr Antikörper gegen die hemmenden Fragmente (s. Kapitel 6). Die beiden Fragmente mit den Molekulargewichten 11 000 und 6600 wurden an p-Aminobenzylcellulose gekuppelt und mit dem Konjugat gefüllte Säulen wurden verwendet, um das anti-Humanalbumin von Kaninchen zu adsorbieren. Bei Elution mit 0,5 M Glycin-HCl, pH 1,0, wurden in guter Ausbeute Antikörper isoliert, die spezifisch für diese Determinanten waren. Es konnte klar gezeigt werden, daß ein unlösliches Adsorbens mit nur einer einzigen antigenen Determinanten verwendet werden kann, um einen Teil der Antikörper aus einem Antiserum selektiv zu entfernen. Diese Antikörper konnten dann eluiert und untersucht werden. Neuerdings konnte gezeigt werden, daß mit Jodiden Antigen-Antikörperpräcipitate völlig aufgelöst werden und Antikörper in guter Ausbeute von unlöslichen Adsorbentien eluiert werden können.

Isolierung von Antikörpern mit verschiedener Bindungsaffinität gegenüber Antigenen oder mit verschieden großem Bindungsbereich

Dazu wurden verschiedene Verfahren benutzt. Bei einem werden Antikörper portionsweise mit Antigen gefällt und aus jedem Präcipitat dann der Antikörper mit Hapten eluiert. Antikörper mit der größten Bindungsaffinität werden bereits bei Zugabe kleinster Antigenmengen präcipitiert. Mit diesem Verfahren wurden Kaninchenanti-DNP-Antikörper verschiedener Bindungsaffinität erhalten. Die Bindungsaffinität wurde durch Fluorescenzlöschung (Kapitel 5) gemessen.

Durch portionsweise Zugabe von DNP-Rinder-γ-Globulin wurden 10 Antikörper-Fraktionen (1—10) erhalten, die alle, wie oben beschrieben, gereinigt wurden. Die Ergebnisse der Fluorescenzlöschung an 8 der Fraktionen sind in Abb. 8.1 dargestellt. Es ist aus der Abbildung klar ersichtlich, daß die Bindungsaffinität der Fraktionen von 1 nach 10 laufend abnimmt.

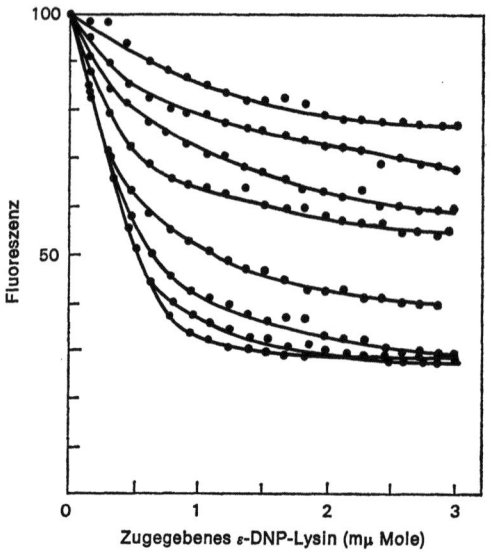

Abb. 8.1. Fluorimetrische Titrationen gereinigter Fraktionen aus dem Serum eines einzelnen Kaninchens durch stufenweise Präcipitation mit begrenzter Menge DNP-B γG. Die unterste Kurve ist Fraktion 1, darüber sind die Fraktionen 3, 4, 5, 6, 7, 9 und 10. Die Fraktionen 2 und 8 wurden ausgelassen, um Überlagerung von Meßpunkten zu vermeiden

Im Dextran-Antidextransystem konnte menschliches Antidextran eines einzigen Individuums durch Extraktion mit Isomaltose-Oligosacchariden in Untergruppen fraktioniert werden. In den Abb. 8.2 und 8.3 sind die Ergebnisse der Fraktionierung wiedergegeben. Dabei wurde menschliches Antidextran an Sephadex G-75 absorbiert und der gewaschene Sephadex-Antidextran-Komplex zuerst mit IM3 und dann mit IM6 eluiert. Die beiden so erhaltenen Fraktionen wurden zur Entfernung von Hapten (IM3 bzw. IM6) dialysiert und dann auf ihre Komplementbindungskapazität direkt getestet (Abb. 8.2). Für einen bestimmten Wert der Komplementbindung wurde mehr vom IM3-eluierten Antikörper benötigt als vom IM6-eluierten Antikörper. In Abb. 8.3 sind die relativen Hemmungskapazitäten der Isomaltose-

Oligosaccharide auf Präcipitation und Komplementbindung der Antikörperfraktionen gegeben.

Es ist deutlich, daß beide Methoden sehr ähnliche Resultate ergeben. Der IM3-Antikörper wird durch die Di- und Trisaccharide IM2 und IM3 gehemmt (linke Seite in Abb. 8.3). Diese beiden Oligosaccharide hemmen den IM6-Antikörper praktisch nicht (rechte Seite in Abb. 8.3). Bei beiden Antikörperfraktionen sind Tetrasaccharid IM4 und Pentasaccharid IM5 progressiv bessere Inhibitoren. Beim

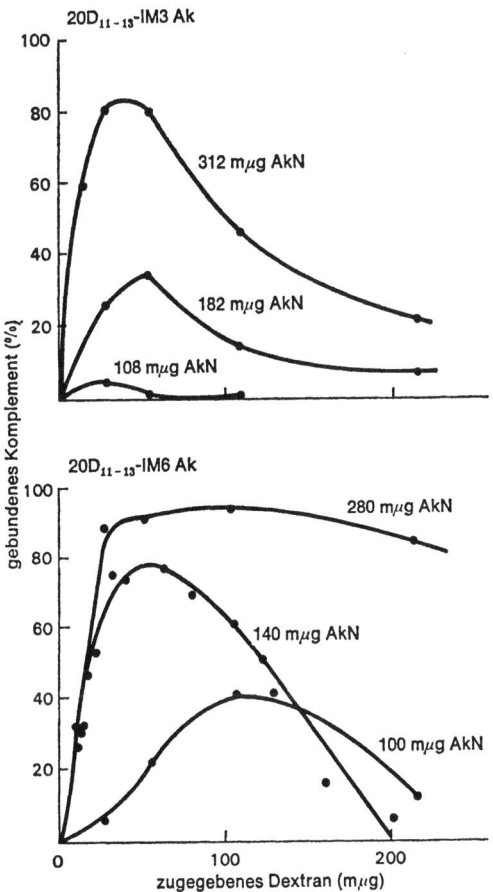

Abb. 8.2. Vergleich verschiedener Fraktionen von menschlichem Antidextran mit Hilfe der quantitativen Komplementbindungsreaktion. Oberes Bild: Antikörper, die aus gewaschenen Sephadex-Antidextran-Präcipitaten durch Isomaltose extrahiert wurden. Unteres Bild: Antikörper, die stufenweise mit Isomaltohexose eluiert wurden. (Aus Gelzer, J., Kabat, E. A.: J. exp. Med. 119, 983 [1964]. Mit Genehmigung der Rockefeller University Press)

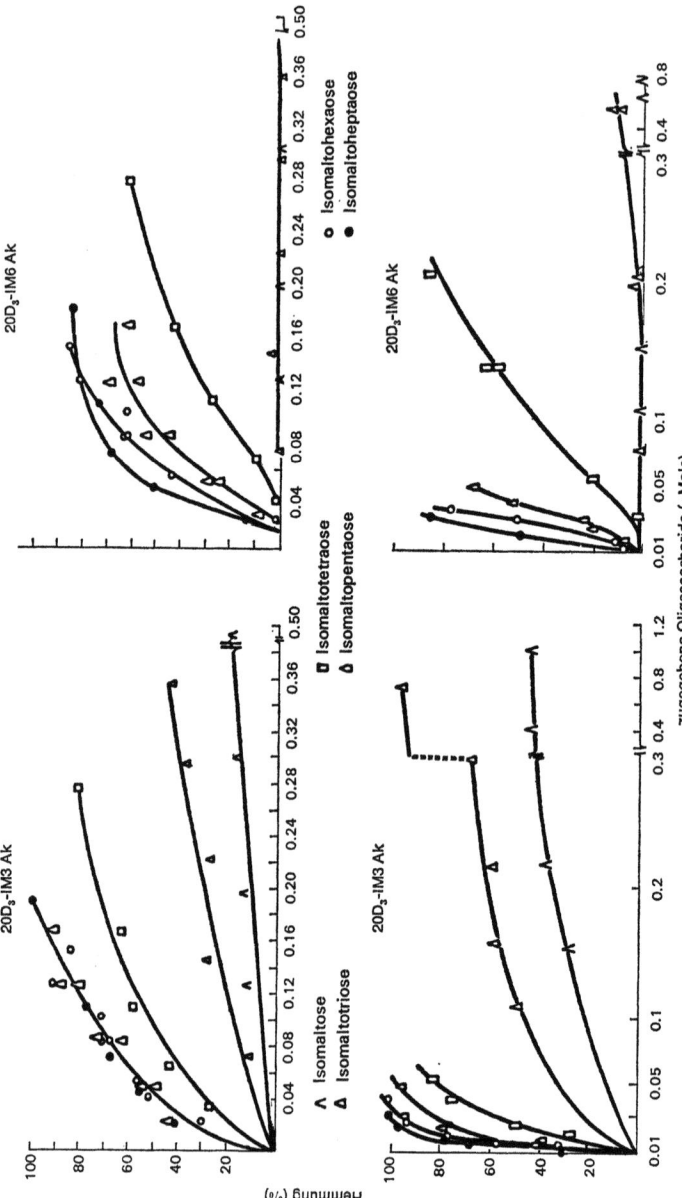

Abb. 8.3. Hemmung der Präcipitationsreaktion durch Isomaltose-Oligosaccharide (obere Diagramme) und Hemmung der Komplementbindungsreaktion menschlicher Antidextranfraktionen durch Dextran (untere Diagramme). (Obere Diagramme aus Schlossman, S. F., Kabat, E. A.: J. exp. Med. 116, 535 [1962]. Untere Diagramme aus Gelzer, J, Kabat, E. A.: J. exp. Med. 119, 983 [1964]. Mit Genehmigung der Rockefeller University Press)

140

IM3-eluierten Antikörper sind in der Präcipitationshemmung die Penta-, Hexa- und Heptasaccharide nur geringfügig wirksamer. Dagegen nimmt beim IM6-eluierten Antikörper die Hemmwirkung der Oligosaccharide mit deren Größe stetig zu; dabei sieht man, daß das Heptasaccharid ein besserer Inhibitor ist als das Hexasaccharid, das beim unfraktionierten Antiserum (Abb. 6.2) genauso wirksam war wie das Hexasaccharid.

Eigenschaften von gereinigten Antikörpern und Immunglobulinen

Während der letzten 30 Jahre wurden viele Molekulargewichtsbestimmungen von gereinigten Antikörpern und Immunglobulinen gemacht. Aus den Ergebnissen wurden Makroglobulin- und γ-Globulincharakter dieser Substanzen bestätigt. Das Interesse an der Sequenz der Immunglobulinketten führt zu weiteren Messungen des Molekulargewichtes.

Für Kaninchen-γG-Immunglobulin wurden Werte von ungefähr 140 000 und für Pferde-γG-Immunglobulin Werte von etwa 151 000 erhalten. Früher erhaltene Werte für γM-Immunglobuline von Pferd, Kuh und Schwein waren etwa 900 000 bis 1 000 000; für gereinigtes Kaninchen-γM-Immunglobulin ergab sich ein Molekulargewicht von 850 000—900 000. Eine detaillierte Tabelle über Molekulargewichte und andere Eigenschaften von Antikörpern findet sich in *Experimental Immunochemistry*. Genaue Molekulargewichte von γA-Immunglobulinen existieren nicht. Für sie wurden Sedimentationskonstanten von 7 S—15 S gemessen. Im Vergleich dazu haben γG-Immunglobuline 7 S und γM-Immunglobuline 19 S. Die Messungen an γA-Immunglobulinen werden durch deren Tendenz zur Polymerbildung erschwert.

γG-Immunglobuline von Kaninchen, Rind, Pferd und Mensch haben einen Kohlehydratgehalt von 2,4—2,9%, während γM- und γA-Immunglobuline vom Menschen etwa 12,2 bzw. 10,5% Kohlehydrat enthalten. Die Kohlehydratkomponente besteht größtenteils aus Hexose und Hexosamin mit geringerem Gehalt an Fucose und Neuraminsäure.

Literatur

Avrameas, S., Ternynck, Th.: Biologically active water insoluble protein polymers. I. Their use for isolation of antigens and antibodies. J. biol. Chem. 242, 1651 (1967); Use of iodide salts in the isolation of antibodies and the dissolution of specific immune precipitates. Biochem. J. 102, 37c (1967).

Chase, M. W., Williams, C. A. (Eds.): Methods in immunology and immunochemistry, Vol. 1. New York: Academic Press 1967.

Cornell, I., Wofsy, L.: Specific purification of equine anti-SII antibodies by precipitation with a hemocyaninglucuronide conjugate. Immunochemistry 4, 183 (1967).

Eisen, H. N. (Ed.): Meth. med. Res. 10, Sec. II, Chaps. 1—5. Chicago 1964.

Gurvich, A. E.: The use of antigens on a insoluble support. In: Immunological Methods. Ed.: J. F. Ackroyd. Oxford: Blackwell Scientific Publications 1964.

Kabat, E. A.: Kabat and Mayer's experimental immunochemistry, 2d ed. Springfield (Ill.): Charles C. Thomas Publ. 1961. In Kapitel 49 werden Anreicherung und Reinigung von γG-Immunglobulinen beschrieben, in Kapitel 51 Einzelheiten zur Reinigung von Antikörpern und in Kapitel 7 physikalisch-chemische Eigenschaften von Antikörpern.

Lapresle, C., Webb, T.: Isolation and study of a fragment of human serum albumin containing one of the antigenic sites of the whole molecule. Biochem. J. 95, 245 (1965).

Schon, A. H.: Isolation and methods of characterizing antibodies. Brit. med. Bull. 19, 183 (1963).

Webb, T., Lapresle, C.: Study of adsorption on and desorption from polystyrene human serum albumin conjugates of anti-human albumin antibodies having different specificities. J. exp. Med. 114, 43 (1961).

9. Heterogenität und Struktur der Immunglobuline und Antikörper

Schon frühere Kapitel hatten die Heterogenität der Antikörper wiederholt zum Thema. Wir werden nun die Gesamtstruktur der Immunglobuline betrachten, um das Bauprinzip dieser Serumproteine zu verstehen. Eine genaue Lokalisation des Bindungsbereiches am Antikörper ist bei den verschiedenen Immunglobulinen bis jetzt noch nicht möglich. Wir werden zuerst die Heterogenität der Immunglobuline betrachten und dann versuchen, sie anhand von Kettenstruktur (S. 164) und Aminosäuresequenz zu verstehen.

Antigene Unterschiede der Immunglobuline

Es wurde gezeigt, daß die drei Klassen der Immunglobuline (γG, γM und γA), welche mit Hilfe der Immunelektrophorese im normalen Serum vieler Tierspecies unterschieden werden können, Antikörperaktivität besitzen. Bis jetzt ist es aber noch nicht erwiesen, ob die Immunglobuline im normalen Serum alle Antikörper sind, welche gegen die vielen Antigene, mit denen man immer in Kontakt kommt, gebildet werden oder ob es Immunglobulin-Moleküle gibt, die keine Antikörper sind. Der durchschnittliche Gehalt und die Standardabweichungen (S.A.) der drei Klassen von Immunglobulinen (γG, γA, γM) im menschlichen Serum sind:

γG   1240 mg/100 ml Standardabweichung $\pm$ 270 mg/100 ml
γM   120 mg/100 ml Standardabweichung $\pm$ 35 mg/100 ml
γA   280 mg/100 ml Standardabweichung $\pm$ 70 mg/100 ml

Jede dieser drei Klassen unterscheidet sich von den anderen Proteinen des menschlichen Serums darin, daß sie einen breiten Bereich elektrophoretischer Beweglichkeit zeigt, und daß sie nicht homogen ist (Abb. 3.10). So erstreckt sich die γG-Globulin-Linie in der Immunelektrophorese von dem sehr langsamen γ-Bereich bis zum α_2-Bereich. Diese Heterogenität ihrer Gesamtladung ist eine typische Eigenschaft der Immunglobuline. Wenn nämlich verschiedene Bezirke des Agars ausgeschnitten und einer zweiten Immunelektrophorese unterworfen werden, bewegen sich sowohl die schneller wandernden als auch die langsamer wandernden Moleküle in ihrer ursprünglichen Geschwindigkeit. Kürzlich ist eine 4. Immunglobulinklasse (γD) beschrieben worden. Ihre Konzentration im Serum beträgt weniger als 0,3—30 mg pro 100 ml.

Unser Verständnis der Heterogenität von Immunglobulinen wurde sehr vertieft durch Studien an Krankheiten, welche sich auf die Immunglobulinsynthese auswirken. Bei einer von diesen — der Agammaglobulinämie — liegt ein Defekt in der Immunglobulinsynthese vor. Damit gekoppelt ist die Unfähigkeit, Antikörper gegen verschiedene Antigene zu bilden, was zu einer großen Anfälligkeit gegenüber bakteriellen Infektionen führt. Ihre schwerste Form ist die meist bei Männern auftretende kongenitale Agammaglobulinämie, die durch ein geschlechtsgebundenes recessives Gen verursacht wird. Ihr Erbgang ist dem der Farbenblindheit bei Männern sehr ähnlich. In einer Reihe von Fällen waren alle Patienten (15) Männer, allerdings waren in einer zweiten Serie von 50 Patienten 9 Frauen. Die γG-Immunglobulinspiegel können nur 5—100 mg/100 ml betragen. Die Krankheit wird im allgemeinen im Kindesalter erkannt. Das Altersvorkommen erstreckt sich von der Geburt bis zu 14 Jahren. Die meisten Fälle kongenitaler Agammaglobulinämie haben sehr niedrige Spiegel aller drei Immunglobuline, aber es sind Fälle bekannt, in denen nur eine oder zwei Klassen betroffen sind. Die Beobachtung, daß alle drei Immunglobulinklassen betroffen waren, gaben die ersten Hinweise darauf, daß alle drei Immunglobuline mit dem Antikörper-bildenden Mechanismus in Verbindung stehen. Die erworbene Agammaglobulinämie betrifft Männer und Frauen in gleicher Weise. Die Spiegel sind im allgemeinen nicht so niedrig wie im kongenitalen Typ, die γG-Konzentration liegt zwischen 100 und 300 mg/100 ml.

Die zweite Gruppe von Krankheiten, welche zur Klärung der Immunglobulinstruktur beigetragen haben, sind die neoplastischen Erkrankungen (Krebse), bei denen die Immunglobulinsynthese betroffen ist. Diese Erkrankungen werden multiple Myelome und Makroglobulinämie Waldenström genannt und waren schon viele Jahre dafür bekannt, mit einer exzessiven Synthese von Serumimmunglobulin einherzugehen. Die erste Erkrankung schließt eine Überproduktion von γG- oder γA-Immunglobulinen ein, während die letztere in einem hohen γM-Spiegel resultiert. In beiden kann der Urin häufig ein ungewöhnliches Protein von niedrigem Molekulargewicht enthalten, das Bence-Jones-Protein, das seit über einem Jahrhundert bekannt ist. Dieses Protein war eine große Hilfe in der Diagnose wegen seines besonderen Verhaltens (z. B. bei Erhitzen leicht saurer Lösung). Es präcipitiert bei 56—64° und geht beim Kochen wieder in Lösung. Wir werden sehen, daß Bence-Jones-Proteine bei der Strukturaufklärung der Immunglobuline von großer Bedeutung sind. Die auffallendste Eigenschaft der Immunglobuline beim multiplen Myelom und bei der Makroglobulinämie Waldenström ist ihre verhältnismäßig große Homogenität im Vergleich zu normalen Immunglobulinen. Sie zeigen in der Elektrophorese oder in der Immunelektrophorese einen sehr engen Wanderungsbereich. Man hält sie deswegen für das Produkt einer hochselektionierten Zellpopulation und nicht für dasjenige aller Immunglobulin-synthetisierenden Zellen. In der Tat kann häufig angenommen werden, daß die neoplastischen Zellen, die jeden Typ von Myelomproteinen oder Makroglobulinen produzieren, von einem einzigen Clone abstammen. Weiterhin wird die außergewöhnliche Heterogenität der Immunglobuline des Gesamtserums dadurch betont, daß unter den hundert oder sogar tausend Myelomproteinen, die untersucht wurden, nicht zwei identische gefunden wurden. Jedes kann zwar leicht als ein γG- oder γA-Myelomprotein oder als ein Makroglobulin erkannt werden, aber innerhalb jeder Klasse können sie sich in elektrophoretischer Beweglichkeit, in immunologischer Spezifität und vielen anderen Eigenschaften unterscheiden. Bei der Synthese aller Immunglobuline des Normalserums, welche von verschiedenen Zellen mit unterschiedlicher Syntheseleistung produziert werden, scheinen also die Myelomglobuline willkürlich bevorzugt zu werden. Es mehren sich die Hinweise auf vererbliche Prädisposition zur Makroglobulinämie Waldenström, z. B. Anstieg der γM-Komponenten, der Immunglobulinspiegel und der Antikörper gegen Immunglobuline in Verwandten sowie Hinweis auf familiäres Auftreten. Von verschiedener Seite versucht man herauszufinden, ob die Myelomproteine und die Waldenströmschen Makroglobuline auch Antikörpermoleküle sind. Die zunehmende Kenntnis der Aminosäuresequenz einiger dieser Proteine trägt zu unserem Verständnis von Heterogenität und Struktur der Immunglobuline und Antikörper bei. Kürzlich wurde ein γA-Myelomprotein von einem Fall mit sowohl Myelom als auch Hyperlipidämie isoliert, das Komplexe mit Serum-α- und -β-Lipoproteinen bildet. Bei Ultrazentrifugation in Medium einer Dichte von 1,21, bei welcher die Lipoproteine flotieren, bewegten sich die Komplexe mit den Lipoproteinen aufwärts und konnten konzentriert und gereinigt werden. Das Myelomprotein wurde anschließend durch Chromatographie und Ultrazentrifugation in saurer Harnstofflösung von dem Lipoprotein abgetrennt. Letzteres flotiert bei der Ultrazentrifugation, während das Myelomprotein sedimentiert. Es reagierte sowohl mit α- wie mit β-Lipoproteinen in der Geldiffusion, wobei es eine einzige Linie ergab, die vollständig verschmolz. Seine Sedimentationskonstante beträgt zwischen 7 und 19 S. Der überwiegende Teil des Myelomproteins, wenn nicht alles, scheint eine besondere Autoantikörperspezifität für Determinanten zu besitzen, die in menschlichen α- wie auch β-Lipoproteinen vorhanden sind. Kaninchenantiserum gegen menschliches β-Lipoprotein zeigt keine Kreuzreaktion mit α-Lipoproteinen. Es sind auch noch zahlreiche andere Myelomglobuline mit verschiedenen Antikörperaktivitäten isoliert worden, wie γG-Myelomglobuline mit Antistreptolysin O- und anti-α-Staphylolysinaktivität oder Waldenströmsche Makroglobuline mit anti-γG-Globulin- und anti-Cholesterin-Aktivität. Ein γG-Myelomglobulin band spezifisch DNP-Lysin. Es schien homogen zu sein ($K_0 = 10^4$). Sollten Bindungsbereiche der Myelomglobuline mit Antikörperaktivität homogen sein, so wäre dies eine große Hilfe bei der Strukturaufklärung des Bindungsbereiches am Antikörper.

Da diese Proteine häufig in sehr großen Mengen im Serum auftreten, wurden Myelomproteine und Waldenströmsche Makroglobuline nach Reinigung in Mengen verfügbar, welche für ihre Charakterisierung und für die Aufklärung der Aminosäuresequenz ausreichend sind. Das gleiche gilt für die Bence-Jones-Proteine aus Urin. In Mäusen kann man außerdem durch Injektion von Mineralöl Tumore induzieren, welche Myelomproteine bzw. Bence-Jones-Proteine produzieren. Dadurch wird einheitliches Material in genetisch ingezüchteten Stämmen erhalten. Diese Myelomproteine der Maus wandern in Elektrophorese und Immunelektrophorese in genauso engen Banden wie die menschlichen Myelomproteine, wobei sich die einzelnen Proteine voneinander unterscheiden. Gelegentlich werden 2 Myelomproteine in einer einzigen Maus gebildet und jedes einzelne kann durch Tumortransplantate rein weitergeführt werden. Versuche, die Myelomglobuline und Bence-Jones-Proteine aufgrund bestimmter Charakteristica in Gruppen einzuteilen, waren von großer Hilfe — vor allem Untersuchungen antigener Unterschiede. Dies wurde mit Hilfe von Kaninchenantiseren gegen individuelle menschliche Bence-Jones-Proteine gefunden. So konnten nicht nur Bence-Jones-Proteine, sondern auch die Myelomglobuline und Makroglobuline in 2 Gruppen ($\varkappa$ und λ, früher I = B und II = A) eingeteilt werden. Es konnte darüber hinaus gezeigt werden, daß auch normale Immunglobuline aller 3 Klassen aus Molekülen mit $\varkappa$- bzw. λ-Spezifität bestehen. Wie Abb. 9.1 (A) und Abb. 9.1 (B) zeigen, sind Bence-Jones-Proteine vom $\varkappa$-Typ bzw. vom λ-Typ in der Reaktion mit Kaninchenantiserum gegen ein gesamtes γG-Immunglobulin jeweils identisch. Die $\varkappa$- und λ-Typen reagieren mit verschiedenen Antikörpern wie aus dem doppelten Sporn ersichtlich ist (Abb. 9.1 [c]). Immer wenn das Bence-Jones-Protein eines bestimmten Individuums vom $\varkappa$-Typ war, war sein Myelom- oder Makroglobulin ebenfalls vom $\varkappa$-Typ; war sein Bence-Jones-Protein vom λ-Typ, dann gehörte auch sein Myelom- oder Makroglobulin zum λ-Typ. Daraus wurde eine strukturelle Verwandtschaft zwischen Bence-Jones-Proteinen, Myelom- und Makroglobulinen, sowie den normalen Serumimmunglobulinen ersichtlich, denn alle diese Proteine haben ja ähnliche antigene Determinanten. Diese Tatsache stößt noch mehr wichtige Fragen an, wie z. B. die Beziehungen von Immunglobulin mit Bence-Jones-Protein hinsichtlich ihrer Biosynthese. Immunglobulinmoleküle sind entweder nur vom $\varkappa$-Typ oder nur vom λ-Typ. In Normalserum haben 60% der Moleküle $\varkappa$-Spezifität, 30% λ-Spezifität. Das entspricht der Häufigkeit der entsprechenden Typen bei Fällen von multiplem Myelom oder Waldenströmscher Makroglobulinämie. Die Myelomproteine der Maus wurden genauso unterteilt. Auch beim Meerschweinchen γG-Immunglobulin gibt es zwei verschiedene Spezifitäten, die ebenfalls als

$\varkappa$ und λ bezeichnet werden und in denselben Mengenverhältnissen wie bei Menschen und Maus vorkommen. Bei Kaninchen-Immunglobulinen wurden bisher derartige Unterschiede noch nicht gefunden. Die $\varkappa$- und λ-Determinanten finden sich auf einem der beiden leichten Polypeptidketten, aus der Immunglobuline bestehen (Molekulargewicht ca. 25 000). Die Bence-Jones-Proteine stellen eine Überproduktion des Organismus an leichten Ketten dar, die z. T. als Dimere im Urin ausgeschieden werden. Antiseren gegen $\varkappa$- und λ-Determinanten können auch durch Immunisierung von Kaninchen mit individuellem Myelomprotein gewonnen werden, aber sie müssen durch Absorption für $\varkappa$- oder die λ-Determinanten spezifisch gemacht werden.

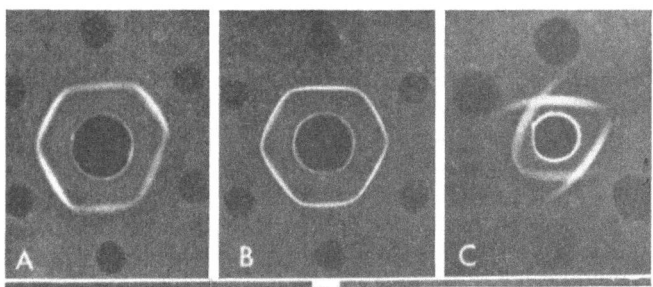

Abb. 9.1. Reaktionen der $\varkappa$- und λ-Bence-Jones-Proteine mit Kaninchenserum gegen menschliches γG-Immunglobulin in der Geldiffusion. Zentrales Loch: Anti-Human-γG-Antiserum vom Kaninchen. Äußere Löcher: A 6 Bence-Jones-Proteine vom $\varkappa$-Typ; B 6 Bence-Jones-Proteine vom λ-Typ; C 3 Bence-Jones-Proteine vom $\varkappa$-Typ (die linken 2 Löcher und das untere Loch) und 3 vom λ-Typ (die rechten 2 Löcher und das obere Loch). (Aus Putnam, F. W., Easley, C. W.: J. Biol. Chem. 240, 1626 [1965]. Mit Genehmigung der Amer. Soc. of Biological Chemists)

Gereinigte menschliche γG-Antikörper gegen Dextran oder Blutgruppensubstanz A enthalten im allgemeinen sowohl $\varkappa$- als auch λ-Determinanten. Diese liegen oft im dafür normalen Verhältnis von 60:30 vor. Manchmal haben diese Determinanten aber auch andere Proportionen. So enthielt ein menschlicher Antikörper gegen Laevan nur Determinanten vom $\varkappa$-Typ, einer gegen A-Substanz hatte 90% $\varkappa$- und nur 10% λ-Determinanten. Gereinigtes Kältehämagglutinin, ein ungewöhnlicher Makroglobulinantikörper, der Erythrocyten bei Kühlschranktemperaturen, aber nicht bei höheren Temperaturen agglutiniert, hatte in einer großen Anzahl von Fällen fast stets nur $\varkappa$-Determinanten. Kulturen von Knochenmarkszellen aus Patienten, die Kältehämagglutinine produzieren, synthetisierten γM-Antikörper, die ausschließlich $\varkappa$-Determinanten enthielten. Meerschweinchenantikörper gegen verschiedene Haptene zeigen ebenfalls große Unterschiede in dem Verhältnis der Moleküle mit $\varkappa$- und mit λ-Determinanten. Einige enthielten weniger als 1% λ-, während andere einen Überschuß an λ-Molekülen haben. Die Tatsache, daß Antikörper $\varkappa$- oder λ-Determinanten oder beide haben, könnte auf eine entsprechende Selektion zurückzuführen sein, die durch den antigenen Reiz bewirkt wird. In einigen Fällen scheint dieses weitgehend ein Zufallsergebnis zu sein. Bei den menschlichen Kältehämagglutininen und bei einigen Meerschweinchenantikörpern muß jedoch ein unbekannter Faktor, der zu ihrer Synthese mit nur $\varkappa$-Determinanten führt, eine Rolle spielen. Gegen Schilddrüsensubstanz gerichtete Antikörper von Fällen mit Thyreoiditis wurden in jeder der 6 Immunglobulinklassen $\gamma G \varkappa$ und λ, $\gamma M \varkappa$ und λ und $\gamma A \varkappa$ und λ gefunden. Auch γG-Myelomglobuline sind mit Hilfe von Antiseren in Untergruppen eingeteilt worden. Solche Antiseren wurden in Primaten, z. B. Affen und Schimpansen und in Kaninchen, erzeugt. Vor ihrer Verwendung zur Unterteilung der Myelomglobuline müssen aus diesen Antiseren die anti-$\varkappa$- und -λ-Antikörper durch Absorption mit Bence-Jones-Proteinen entfernt werden. Außerdem müssen Antikörper gegen unspezifische Determinanten auf den schweren Ketten durch Absorption mit Myelomglobulin einer anderen Untergruppe absorbiert werden. γG-Myelomproteine können so serologisch in 4 Untergruppen eingeteilt werden. In der Geldiffusion zeigen die Vertreter einer Untergruppe keine Spornbildung. Diese 4 Gruppen unterscheiden sich in Antigendeterminanten auf ihren schweren Ketten. γG-Immunglobulinmoleküle enthalten jeweils nur schwere Ketten einer einzigen Untergruppe. Durch Präcipitation von γG-Immunglobulin von normalem menschlichem Serum mit gruppenspezifischen Antiseren, das mit radioaktivem Jod markiert ist, kann man die Menge der entsprechenden Moleküle bestimmen und daraus ihren Prozentgehalt im normalen menschlichen Serum berechnen. Folgende Werte wurden mit dieser Methode erhalten:

Unter- gruppen	Ältere Bezeichnung		Moleküle γG-Immunglobulin (%) in normalem menschlichem Serum
$\gamma G1$	$\gamma_2 b$	(We)	65
$\gamma G2$	$\gamma_2 a$	(Ne)	23
$\gamma G3$	$\gamma_2 c$	(Vi)	8
$\gamma G4$	$\gamma_2 d$	(Ge)	4

Die Untergruppen der γG-Immunglobuline unterscheiden sich in ihrer Empfindlichkeit gegenüber Papain. γG_1-Antikörper werden dadurch sofort gespalten, γG_2-Antikörper hingegen überhaupt nicht, wenn nicht vorher ihre Disulfidbrücken reduziert worden sind.

Antikörper, die im Menschen gegen verschiedene Antigene gebildet werden, stellen offensichtlich eine Auswahl von Molekülen dar. Menschliche Antiseren gegen Dextrane enthalten vorwiegend, und einige ausschließlich, γG_2-Immunglobulin. Da nur 20% aller γG-Immunglobuline im Serum zu dieser Untergruppe gehören, bedeutet dies, unter der Annahme, daß die gleichen Zellzahlen an der Synthese beteiligt sind, daß Zellen, die γG_2-Immunglobulin produzieren, bevorzugt auf Dextran reagieren. Andere Polysaccharidantigene, wie Teichonsäure, bewirkten ebenfalls eine bevorzugte γG_2-Produktion. In einigen Personen war aber auch γG_1 in beträchtlicher Menge vorhanden. In einer Person mit Anti-A wurden ungefähr gleiche Mengen von γG_2 und γG_1 gebildet. Natürlich können sich auch Antikörper bilden, die zu einer anderen Untergruppe gehören. Es ist besonders bemerkenswert, daß viele Antikörper, deren schwere Ketten nur einer bestimmten Untergruppe angehören, gewöhnlich leichte Ketten enthielten, bei denen $\varkappa$- und λ-Typen in den üblichen Proportionen vorkommen.

Die menschlichen Allotypen (s. Kapitel 2) der γG-Immunglobuline, z. B. die Gm-Faktoren, kommen in verschiedenen Untergruppen vor, wobei jeder genetische Faktor mit bestimmten Untergruppen schwerer Ketten assoziiert wird. Die allotypischen Spezifitäten werden gewöhnlich im gesamten Serum oder im γG-Immunglobulin mit Hilfe der Hämagglutinationshemmung entdeckt. Dabei geht man folgendermaßen vor: Rh(D) positive menschliche rote Blutkörperchen werden mit menschlichem Antikörper gegen Rh(D)-Antigene beladen. Dazu kann nicht jedes Anti-Rh(D) verwendet werden, sondern es muß ein γG-Antikörper sein, der einen der Gm-Faktoren enthält. Antikörper von Patienten mit rheumatoider Arthritis, die dazu neigen, Autoantikörper gegen ihre γG-Immunglobuline zu bilden, agglutinieren derartig beladene rote Blutkörperchen. In sehr seltenen Fällen werden die beladenen Blutkörperchen auch durch normales Serum agglutiniert. Die wenigen Menschen, deren Serum so reagiert, haben aus unbekannten Gründen solche agglutinierenden Antikörper oder haben solche spezifischen Isoantikörper als Folge zahlreicher Transfusionen oder Injektionen von γG-Immunglobulin. Man kann auf diese Weise die Fähigkeit einzelner menschlicher Seren testen, die Hämagglutination im Rh(D)-System zu hemmen. Wenn z. B. die Anti-Rh(D)-Antikörper, mit denen die roten Blutkörperchen beladen wurden, das sog. Gm(a)-Antigen und das agglutinierende rheumatoide oder normale Serum Anti-Gm(a) enthalten, so ist das System nur durch γG-Immunglobuline von Personen hemmbar, die genetisch Gm(a^+) und nicht von solchen, die Gm(a^-) waren. Es sind 26 solcher allotypischen Determinanten beschrieben worden. Die auf den schweren Ketten sind Gm-Faktoren und die auf den leichten Ketten sind Inv-Faktoren. Die Erkennung der einzelnen genetischen Determinanten ist eine schwierige Aufgabe, und nur der Austausch der Reagentien unter den verschiedenen Arbeitsgruppen vermeidet das völlige Chaos, welches durch Bezeichnung desselben Gm-Faktors mit verschiedenen Symbolen entstehen würde. Die Genetik des Gm-Systems wurde klar, als man fand, daß diese Antigene mit den

Untergruppen der schweren Ketten in folgender Weise in Beziehung stehen:

	vorhandene Gm-Faktoren
γG_1	a, y, f, z, x
γG_2	n
γG_3	b, b_3, b_4, s, t, c, g
γG_4	keine

Bis jetzt wurden in den γM- und den γA-Immunglobulinen des Menschen keine genetischen Faktoren gefunden, im γM-Immunglobulin des Kaninchens hat man hingegen allotypische Determinanten festgestellt. Neuerdings sind Tierantiseren erhältlich, welche für die Identifizierung verschiedener Gm-Faktoren benutzt werden können. Das Gm-enthaltende Immunglobulin dieser Tierantiseren wird mit Bis-Diazobenzidin an Erythrocyten gekoppelt (Kapitel 3). Der Gm-Faktor im menschlichen Serum kann dann durch Hämagglutinationshemmung gemessen werden.

Der erwähnte Zusammenhang zwischen den Untergruppen der schweren Ketten und den Gm-Faktoren erklärt, warum γG-Myelomglobuline und Antikörper sich in ihrer Gm-Gruppe von den γG-Immunglobulinen im Gesamtserum desselben Individuums unterscheiden können. Einem Myelomglobulin oder einem Antikörper der γG_2-Untergruppe werden daher die Gm(a)- oder Gm(b)-Faktoren fehlen, auch wenn diese in dem gesamten γG-Globulin des Individuums vorhanden sind. Eine Person, deren gesamtes γG genetisch Gm(a+b+) ist, produziert folgende Antikörper:

Antidextran Gm(a−b−)
Antilevan Gm(a−b−)
Antiteichonsäure Gm(a−b−)
Anti-A Gm(a+b+)
Antitetanustoxoid Gm(a+b+)

Antidextran und Antilevan gehören zur γG_2-Untergruppe, welcher die beiden Faktoren a und b fehlen. Die Menge von Gm(a) in Anti-A und Antitetanus und die von Gm(b) in Antitetanus ist viel geringer als im normalen Serum. Dieses zeigt, daß verschiedene Zellarten Antikörper produzieren, die zu verschiedenen Untergruppen gehören. Im vorliegenden Beispiel ist die Menge γG_1 in Anti-A und γG_1 und γG_3 in Antitetanustoxoid kleiner als in normalem γG-Immunglobulin üblich. Das kann auf Verdünnung mit γG_2-Antikörpern beruhen. Bei Kaninchen begegnet man im Prinzip der gleichen Situation. Antikörpern von Kaninchen eines bestimmten Allotyps können manche allotypischen Determinanten fehlen.

Antikörper, Myelomglobuline und Waldenströmsche Makroglobuline enthalten nicht nur antigene Determinanten, welche eine Klassifizierung in Untergruppen ermöglichen, sondern sie alle haben außerdem Determinanten, welche für die betreffenden Proteine spezifisch sind und in den gleichen Proteinen anderer Individuen fehlen. Dieses ist in Tabelle 9.1 an Antiseren illustriert, welche durch gereinigte Anti-A-Antikörper von 4 verschiedenen Individuen in Kaninchen erhalten wurden. Jedes Antiserum war mit normalem menschlichem

Tabelle 9.1. *Reaktion von 28 isolierten anti-A-Antikörpern mit Kaninchenantiseren gegen 4 der isolierten anti-A-Antikörper.* (Aus Kunkel, H. G., Killander, J., Mannik, M.: Acta Med. Scand. Suppl. 445, 63 [1966]. Mit Genehmigung des Verlages)

Isolierter anti-A-Antikörper	Antiseren gegen die isolierten anti-A-Antikörper			
	Anti-Th [a]	Anti-Ka [a]	Anti-Hb [a]	Anti-Wa [a]
1. Th	5 [b]	0	0	0
2. Wa	0	0	0	0
3. Ha	0	0	0	0
6. Ka	0	4	0	0
4, 5, 7, 8, 9, 10, 11	0	0	0	0
12. Hb	0	0	4	0
13 bis 28	0	0	0	0

[a] Absorbiert mit Normalserum der Blutgruppe AB und γG Immunglobulinfraktion II.
[b] Die Präcipitationsreaktionen sind von 0 (negativ) bis 5 (sehr stark) abgestuft.

Serum mit einer gepoolten menschlichen γG-Immunglobulin-Präparation absorbiert worden (Cohn Fr. II). Die 4 Antiseren wurden dann gegen gereinigte Anti-A von 28 Individuen getestet. Dabei wurden auch die 4 Anti-A untersucht, die zur Gewinnung der Antiseren verwendet worden waren. 3 Antiseren reagierten nur mit dem homologen Anti-A. Jedes dieser Antiseren erkannte also Antigen-Determinanten, die nur in seinem homologen Anti-A und nicht in dem Anti-A der 27 anderen Individuen vorhanden waren. Das 4. Antiserum hatte keine individualspezifischen Antikörper gebildet. Einige Determinanten der Individualspezifität befinden sich auf den leichten und andere auf den schweren Ketten. Das gleiche gilt auch für Kaninchenantikörper.

Kettenstruktur der γG-Immunglobuline

Der erste Hinweis darauf, daß γG-Immunglobulin aus mehreren Ketten besteht, wurde von Edelmann durch Reduktion der Disulfidbrücken mit Mercaptoäthanol und Alkylierung in 8 M Harnstoff erbracht. Dadurch wurden in der Stärkegelelektrophorese in 8 M Harnstoff-Formiat bei pH 3 zwei Gruppen von Banden beobachtet. Die schneller wandernden Banden waren die leichten Ketten und die langsameren die schweren Ketten. Bei normalen γG-Immunglobulinen waren beide Banden sehr diffus. Bei Myelomglobulinen blieben die schweren Ketten diffus, während die leichten Ketten weniger Banden bildeten, die sehr scharf waren (Abb. 9.2). Sie hatten die gleiche Mobilität wie die unter ähnlichen Verhältnissen mit dem Bence-Jones-Protein derselben Person erhaltenen Banden. Gereinigte Antikörper vom

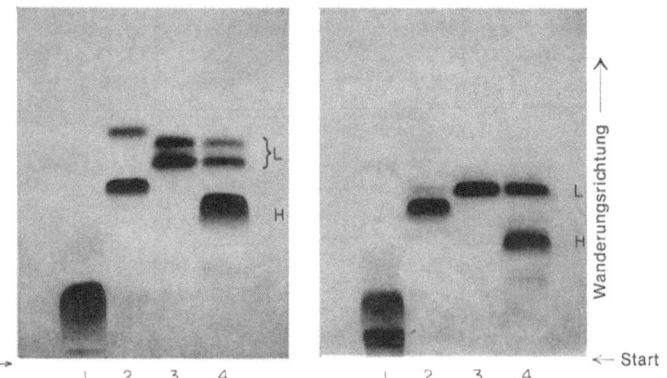

Abb. 9.2. Vergleich der Stärkeblockelektrophorese von Bence-Jones-Proteinen vor und nach Alkylierung in 8 M Harnstoff. Links Patient Haw, rechts Patient S: *1* Myelomprotein; *2* Bence-Jones-Protein; *3* reduziertes und alkyliertes Bence-Jones-Protein; *4* reduziertes und alkyliertes Myelomprotein. *L* leichte Polypeptidketten; *H* schwere Polypeptidketten. (Aus Edelmann, G. M., Gally, J. A.: J. exp. Med. 116, 207 [1962]. Mit Genehmigung der Rockefeller University Press; die von einem Halbtondruck hergestellte Kopie zeigt weniger Details als das Original und repräsentiert damit nicht das Original)

Meerschweinchen und Menschen zeigten ebenfalls sehr scharfe Banden. Eine schärfere Trennung wurde bei pH 7 erreicht. Normales menschliches γG-Immunglobulin wurde so in 10 verschiedene Banden leichter Ketten und normales γG-Immunglobulin vom Kaninchen in 7 solcher Banden aufgelöst. γG-Immunglobuline anderer Species konnten mit dieser Technik ebenfalls elektrophoretisch aufgetrennt werden (Abb. 9.3).

Die 10 verschiedenen Banden leichter Ketten unterscheiden sich jeweils durch eine Ladungseinheit. Dieses ist in Abb. 9.4 dargestellt, in der die SH-Gruppen der leichten Ketten eines Myelomglobulins mit Jodacetamid beziehungsweise mit Jodessigsäure blockiert wurden. Bei Blockierung von SH-Gruppen mit Jodessigsäure, die selbst eine Ladung beiträgt, wanderte die entsprechende leichte Kette schneller als nach Substitution mit Jodacetamid. Auch in der Acrylamidelektrophorese werden sowohl leichte als auch schwere Ketten in mehrere scharfe Banden aufgelöst. Kaninchenantikörper ergaben alle 7 Banden leichter Ketten, die auch für das gesamte Kaninchen-γG-Globulin beobachtet worden waren. In Acrylamidgel zeigten Kaninchenantikörper das gleiche Muster von Banden schwerer Ketten. Die leichten Ketten von gereinigten Meerschweinchenantikörpern verhielten sich in der Gelelektrophorese bei alkalischem und saurem pH verschieden, sowohl untereinander als auch gegenüber normalem γG-Immunglobulin. Bei Meerschweinchen-anti-Rh-Antikörpern von verschiedenen Personen

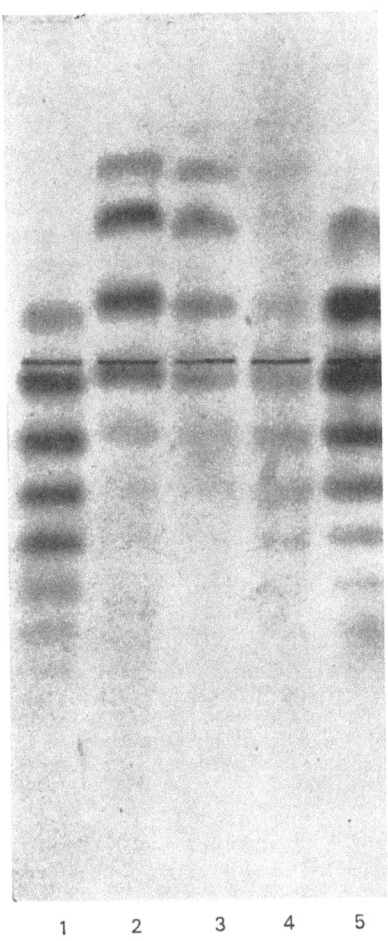

Abb. 9.3. Stärkegel-Elektrophorese in 8 M Harnstoff-Glycin pH 7 von leichten Ketten aus γG von (1) Meerschweinchen, (2) Rind, (3) Pferd, (4) Pavian und (5) Mensch. (Aus Cohen, S., Porter, R. R.: Advanc. Immunol. **5**, 287 [1964]. Mit Genehmigung der Academic Press, New York)

konnten bei Stärkegelelektrophorese in alkalischem Medium 4—9 Banden leichter Ketten nachgewiesen werden.

Menschliche Myelomglobuline, die nach Reduktion und Alkylierung im Acrylamidgel in alkalischem Milieu untersucht wurden, erwiesen sich als weniger homogen als ursprünglich angenommen wurde. Bei einigen wurden bis zu 8 Banden leichter Ketten und 9 Banden schwerer Ketten gefunden. Diese Heterogenität betrifft sowohl $\varkappa$- und λ-Myelom-

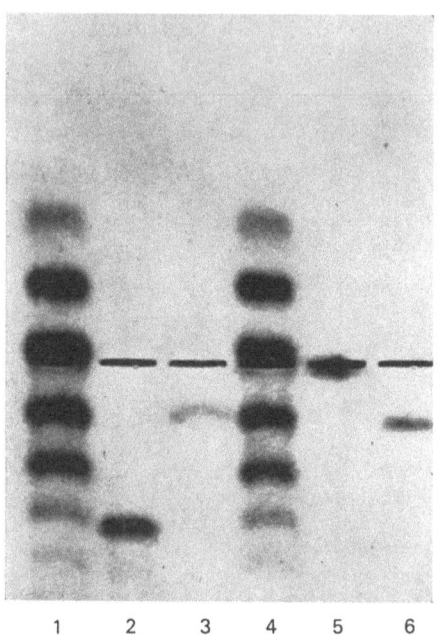

Abb. 9.4. Stärkegel-Elektrophorese in 8 M Harnstoff-Glycin pH 7, von normalen menschlichen leichten Ketten (*1* und *4*); eine Myelomkette, deren 2 Sulphydrylgruppen mit (*2*) Jodessigsäure und (*3*) Jodacetamid blockiert sind; eine leichte Kette eines Myeloms, deren eine Sulphydrylgruppe mit (*5*) Jodacetamid und (*6*) Jodessigsäure blockiert ist. (Aus Cohen, S.: Roy. Soc. [Lond.], Proc. B. **166**, 114 [1966]; mit Genehmigung des Verlages)

proteine als auch die 4 Untergruppen der schweren Ketten (Abb. 9.5). Die chemische Basis der Heterogenität ist nicht bekannt. In der Maus wurden zwar frisch synthetisierte Myelomproteine gefunden, welche homogen waren, im Serum traten aber Veränderungen ein, die zum Erscheinen von 5 Banden in Stärkegel führten. Diese Veränderungen wurden durch Inkubation der frisch synthetisierten Myelomglobuline mit sterilem Serum erzeugt. Es ist nicht bekannt, ob solche Veränderungen Grund für Heterogenität bei anderen Species sind. Die Ladungsunterschiede könnten auf Verlust labiler Gruppen, wie z. B. Amidgruppen, Neuraminsäure und so weiter zurückzuführen sein. Sie beruhen nicht notwendigerweise auf Unterschieden in der Primärsequenz. Die durch Reduktion in 8 M Harnstoff erhaltenen schweren und leichten Ketten waren nur in diesem Medium löslich, was ihre Fraktionierung komplizierte. Daher wurden die Disulfidbrücken geöffnet — entweder mit 0,75 M Mercaptoäthanol in Trispuffer pH 8,2 und anschließender Jodacetamidsubstitution, oder mit Natriumsulfit in Gegenwart von Ca^{++} bei pH 8,5. Letztere Reaktion überführt die

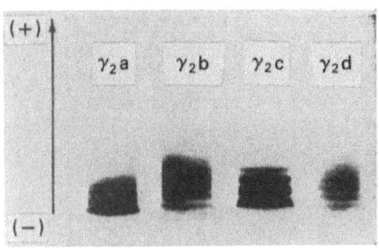

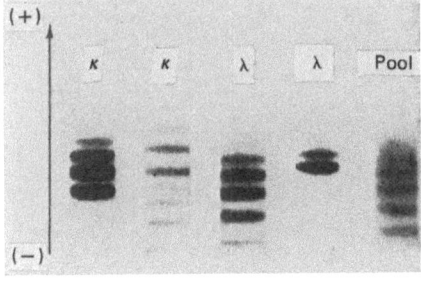

Abb. 9.5. Acrylamidelektrophorese von menschlichen γG-Myelom-Polypeptidketten in Tris-HCl pH 9,4 in 8,5 M Harnstoff. Oben: Schwere Ketten von γG-Myeloproteinen der 4 Untergruppen menschlicher γG-Immunglobuline. Unten: Leichte Ketten derselben 4 Myeloproteine und von vereinigtem normalem menschlichen γG-Immunglobulin. Deutsche Bezeichnungen: γ_2a= γG_2; γ_2b=γG_1; γ_2c=γG_4; γ_2d=γG_3. (Aus Terry, W. D., Small, P. A., Jr., Reisfeld, R. A.: Science 152, 1628 [1966])

—S—S-Bindung in —S—SO_3^-. Anschließende Chromatographie in kalter N Essigsäure oder Propionsäure auf Sephadex G-75 oder G-100 ergab zwei Peaks. Im ersten waren die schweren Ketten (70—75 Gewicht-%) und im zweiten die leichten Ketten (25—30 Gewicht-%) (Abb. 9.6). Die Molekulargewichte sind beim Pferd für schwere Ketten etwa 50 300 und für leichte Ketten etwa 19 400. Beim Kaninchen variieren die Werte für die schweren Ketten von 50 000—53 000, für die leichten Ketten von 22 000—25 000. Zwei Moleküle schwerer und zwei leichter Ketten ergeben ein Molekül mit einem dem γG-Globulin entsprechenden Molekulargewicht. Die Kohlenhydratkomponente des γG-Immunglobulins ist ausschließlich an den schweren Ketten.

Untersuchungen der leichten Ketten von normalem menschlichem γG-Immunglobulin zeigten, daß jede der 10 Banden ein Gemisch von sowohl ϰ- als auch λ-Ketten war. Bei Myelomproteinen sind die Banden entweder ϰ oder λ. Allein durch diese zwei Kriterien gibt es 20 Variationen leichter Ketten im menschlichen γG-Immunglobulin.

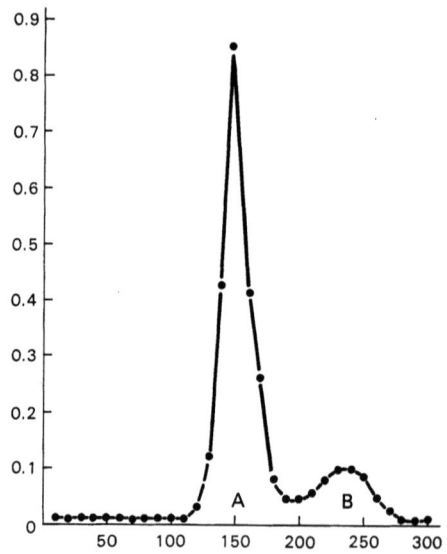

Abb. 9.6. Trennung von (A) schweren und (B) leichten Ketten von reduziertem γG-Immunglobulin des Kaninchens auf Sephadex G-75 in 1 N Essigsäure. (Aus Fleischmann, J., Pain, R. H., Porter, R. R.: Arch. Biochem. Biophys. Suppl. 1, 174 [1962]. Mit Genehmigung der Academic Press, New York)

Sowohl leichte als auch schwere Ketten zeigen die Tendenz, Dimere zu bilden, die in Propionsäure dissoziieren. Die meisten Bence-Jones-Proteine sind Dimere mit einem Molekulargewicht von ca. 45 000 (Sedimentationskonstante 3,6 S), obwohl auch Monomere (1,8 S) und Tetramere (5,5 S) gefunden wurden. Die Banden der leichten ϰ-Ketten oder Bence-Jones-Proteine könnten aufgrund ihrer Inv-Determinanten — Inv (a^+ b^+), Inv (a^+) Inv (b^+) — 3 Typen darstellen. Sie können aber auch keinerlei Inv-Determinanten besitzen. λ-Ketten haben ebenfalls keine Inv-Determinanten. Zusammen mit den 10 Banden in Stärkegel würde dieses 50 verschiedene Arten von leichten Ketten ergeben.

Rekombination von γG-Immunglobulin aus den getrennten Ketten

Wenn die Disulfidbrücken reduziert werden, zerfällt das γG-Molekül bei neutralem pH nicht in einzelne Ketten. Wahrscheinlich wird es noch fest durch nichtkovalente Bindungen — wahrscheinlich hydrophobe Bindungen — zusammengehalten. Diese müssen erst gelöst werden, um eine Trennung der Ketten zu erreichen. Dies geschieht in Propionsäure- oder Essigsäurelösungen. Sogar unter diesen Bedingungen hat sich eine vollständige Trennung als schwierig erwiesen.

Wenn die getrennten Ketten gemischt und auf einen neutralen pH-Wert gebracht werden, reassoziieren sie und bilden ein intaktes γG-Molekül. Wenn kein Jodacetamid verwendet wird, sondern mit Sulfit-Cu^{++} und Mercaptoäthanol gearbeitet wird, dann können sich die $-S-S-$Bindungen unter Ausbildung eines kompletten Moleküls wieder schließen. Aber eine Assoziation zu einem Molekül der Sedimentationskonstanten 7 S tritt sogar auf, wenn die ursprünglichen Disulfidbrücken sich nicht wieder bilden können.

Abb. 9.7 zeigt das Ergebnis eines solchen Rekombinationsexperiments. Getrennte schwere und leichte Ketten wurden mit ^{125}J bzw. ^{131}J markiert. Untersuchung der Mischung mit Hilfe der Dichtegradientenzentrifugation zeigt, daß ein Teil der Radioaktivität der leichten Ketten mit den schweren Ketten assoziiert wird. Der Vergleich von (A) und (B) gibt einen Hinweis auf die Stöchiometrie der Kombination von leichten, schweren Ketten und dem Mengenverhältnis von verwendeten schweren und leichten Ketten.

Solche Rekombinationsexperimente waren wichtig für den Nachweis der bevorzugten Spezifität leichter Ketten für ihre eigenen schweren Ketten. So wurde die Rekombination mit schweren und leichten Ketten von Myelomglobulinen verschiedener Untergruppen untersucht. Abb. 9.8 zeigt, daß die leichten Ketten eines bestimmten Myelomproteins sich bevorzugt mit ihren autologen schweren Ketten verbinden, wenn beide in einem Gemisch vorhanden sind. Aus Abb. 9.8 (A) ist ersichtlich, daß die Rekombination von schweren Ge[1]-Ketten mit leichten Ge oder Ne[1]-Ketten in demselben Maße stattfindet, wenn nur ein einziger Typ einer leichten Kette vorliegt. Wird jedoch ein Gemisch gleicher Teile leichter Ge-Ketten markiert mit ^{125}J und leichter Ne-Ketten, markiert mit ^{131}J, zu den schweren Ketten hinzugegeben, dann enthält der Peak des neugebildeten γG-Globulins fast ausschließlich leichte Ge-Ketten. In ähnlicher Weise wählen die schweren Ne-Ketten bevorzugt die leichten Ne-Ketten aus der Mischung aus (Abb. 9.8 [C]). Durch solche Rekombinationsexperimente kann man die Spezifitätsbeziehungen zwischen den verschiedenen schweren und leichten Ketten feststellen.

---

1 In diesem Experiment wurden die Ketten von Myelomproteinen der Personen Ge und Ne gewonnen.

In einigen Fällen zeigten leichte Ketten von verschiedenen Myelomproteinen eine ebenso große Affinität für eine fremde schwere Kette wie deren eigene leichte Kette. Das Ausmaß der Rekombination war unabhängig davon, ob es sich dabei um leichte $\varkappa$- oder λ-Ketten handelte. Bei der Spezifität der Rekombination muß Komplementarität bestimmter Bereiche der schweren mit solchen der leichten Ketten eine Rolle spielen. Es handelt sich hier um ein Erkennungssystem, bei dem wohl die Primärstruktur der Ketten wesentlich ist.

Das Ausmaß gegenseitiger Erkennung von schweren und leichten Ketten ist beträchtlich. So gewannen z. B. rekombinierte schwere und

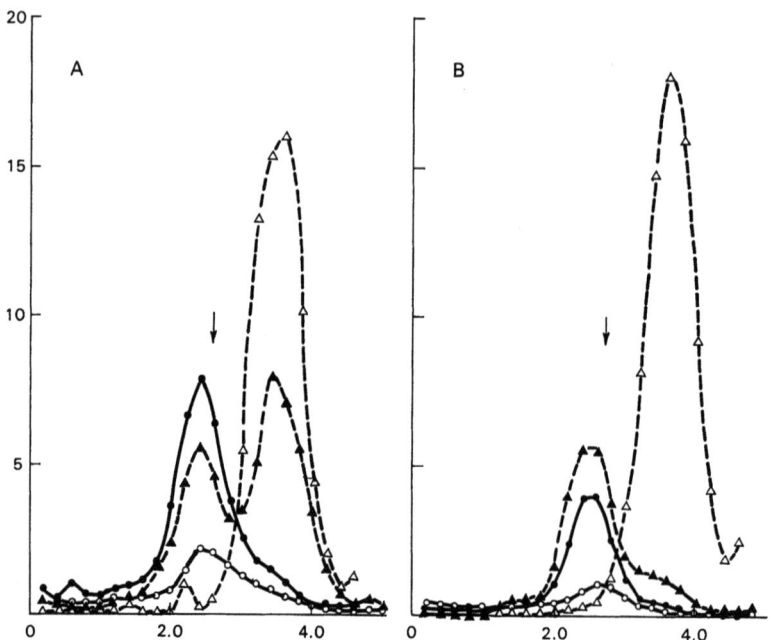

Abb. 9.7. Verteilung der Isotopenmarkierung nach Dichtegradientenzentrifugation von H[^{125}J] L[^{131}J]-Gemischen. Menschliche H-Ketten markiert mit [^{125}J]; L-Ketten, markiert mit [^{131}J], und die Produkte ihrer rekombinierten Gemische, H[^{125}J] L[^{131}J], wurden durch Dichtegradientenzentrifugation getrennt analysiert. A Mengenverhältnis von H- zu L-Ketten während der Rekombination in 0,5 N Propionsäure 3,3 : 1; B Mengenverhältnis von H- zu L-Ketten während der Rekombination 6 : 1; $-\triangle---\triangle-$ markierte L-Kette, allein zentrifugiert; $-\bigcirc-\bigcirc-$ markierte H-Kette, allein zentrifugiert; $\blacktriangle-\blacktriangle$ L-Kettenmarkierung in Rekombinationsmischung; $\bullet-\bullet$ markierte H-Kettenfraktion im Gemisch. Sedimentationsrichtung von links nach rechts. Prozent der Gesamtimpulse pro Minute in jeder Fraktion ist auf die Gesamtmenge der Impulse sowohl im löslichen als auch im unlöslichen Material bezogen. $\downarrow$ kennzeichnet die Position der alkalischen Phosphatase im Gradienten als Bezugssubstanz. (Aus Olins, D. E., Edelmann, G. M.: J. exp. Med. 119, 789 [1964]. Mit Genehmigung der Rockefeller University Press)

leichte Ketten aus γG-Immunglobulin von Kaninchenantiserum gegen p-Azobenzoathapten praktisch ebensoviel Antikörperaktivität zurück wie die rekombinierten Ketten aus gereinigten Antikörpern. Leichte Ketten mit einer bestimmten Antikörperspezifität von einem Kaninchen waren in der Rekombination mit schweren Ketten derselben Anti-

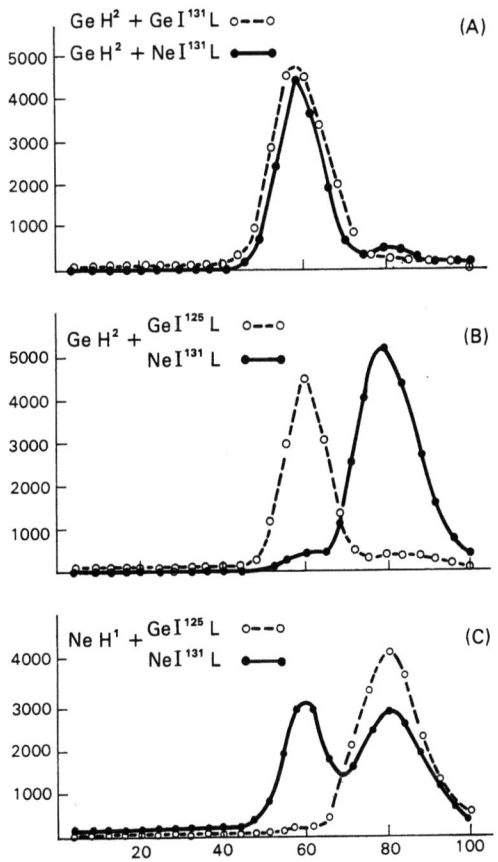

Abb. 9.8. Ultrazentrifugation im Sucrosedichtegradienten zur Darstellung der nichtkompetitiven und kompetitiven Rekombination von H- und L-Ketten. Es wurde ein Gradient von 5—20% benutzt. *A* Kurven zweier getrennter Experimente wurden übereinanderprojiziert, um den Grad der nichtkompetitiven Rekombination von GeH²-Ketten mit entweder GeL- oder NeL-Ketten zu zeigen. *B* Kompetitives Rekombinationsexperiment, welches die bevorzugte Rekombination von GeH²-Ketten mit GeL-Ketten darstellt. *C* Kompetitives Rekombinationsexperiment, welches die bevorzugte Rekombination von NeH¹-Ketten mit NeL-Ketten darstellt. (Aus Grey, H. M., Mannik, M.: J. exp. Med. **122**, 619 [1965]. Mit Genehmigung der Rockefeller University Press)

körperspezifität von einem anderen Kaninchen nicht so wirksam wie in der Rekombination mit ihren autologen schweren Ketten. Die Spezifität der Kettenerkennung zeigte sich auch für Antikörperfraktionen eines einzigen Kaninchens, die sich in der Bindungsaffinität für Hapten unterschieden. Durch schrittweise Präcipitation (Kapitel 8) wurden von einem Kaninchen 6 Fraktionen gereinigter Dinitrophenylantikörper erhalten. Aus der Fraktion 1 wurden Ketten mit starker Affinität und aus der Fraktion 6 mit schwacher Affinität gewonnen. Rekombination

Tabelle 9.2. *Bindung von [^{14}C]-2,4-Dinitrophenol durch Anti-DNP-Antikörper verschiedener Bindungsaffinität von Kaninchen HP und durch Rekombination von schweren und leichten Polypeptidketten.* (Aus Hong, R., Nisonoff, A.: J. Immunol. 96, 622 [1966])

Proben	Konzentration an gebundenem Hapten b
	$10^6 \times$ mol/l
Fraktion 1	13,4 (0,05)
Fr. 1, red., alk. c	13,9 (0,69)
Fr. 1, red., alk., angesäuert	6.86 (0,28)
$H_1 + L_1$	6,31 (0,29)
$H_1 + L_6$	3,44 (0,11)
$H_1 + L_N$ d	2,28 (0,08)
Fraktion 6	9,17 (0,04)
Fr. 6, red., alk.	8,87 (0,34)
Fr. 6, red., alk., angesäuert	3,29 (0,17)
$H_6 + L_6$	2,92 (0,07)
$H_6 + L_1$	2,54 (0,27)
$H_6 + L_N$	1,79 (0,38)
$H_N + L_1$	0,53 (0,10)
$H_N + L_6$	0,47 (0,06)
$H_N + L_N$	0,57 (0,22)

a Gleichgewichtsdialysebedingungen: Proteinkonzentrationen 0,8 mg/ml freie Haptenkonzentration, $1,36 \times 10^{-6}$ M. Standardabweichungen der dreimaligen Messungen in Klammern.
b ^{14}C-2,4-Dinitrophenol.
c reduziert und alkyliert.
d normal.

der schweren Ketten der Fraktion 1 mit den leichten Ketten der Fraktion 1 ergab Antikörper von stärkerer Bindungsaffinität als bei Verwendung der leichten Ketten der Fraktion 6 mit schwacher Affinität. Letztere waren umgekehrt besser in der Wiederherstellung der Antikörperaktivität als normale leichte Ketten. Ähnliche Spezifität, wenn auch weniger eindrucksvoll, wurde mit den schweren Ketten mit schwacher Affinität festgestellt (Tabelle 9.2). Es muß hier erwähnt werden, daß die Behandlung mit N Propionsäure eine beachtliche Zerstörung der Antikörper verursacht, sogar ohne Trennung der Ketten (60—65%) Verlust der Bindungskapazität).

Obwohl auch in Abwesenheit von Hapten die Rekonstitution der Antikörper spezifisch ist, begünstigt die Anwesenheit von Hapten die Rekombination der schweren Ketten aus Antikörpern mit den homologen leichten Ketten zusätzlich auch in Gegenwart normaler, leichter Ketten. Obwohl niemals γG-Globulinmoleküle gefunden wurden, die sowohl eine ϰ-Kette als auch eine λ-Kette besitzen, kann man solche Hybridmoleküle durch Rekombinationsexperimente herstellen.

Antikörperaktivität der getrennten schweren und leichten Ketten

Zur Antikörperaktivität der getrennten schweren und leichten Ketten sind viele widersprüchliche Aussagen gemacht worden. Bei Antikörpern gegen mehrere Antigene hatten die isolierten schweren Ketten eine beträchtliche Antigen-Bindungskapazität. In einem Fall hatten die schweren Ketten 85% der Bindungskapazität des intakten Antikörpers. Schwere Ketten von Antikörpern gegen andere Antigene waren vollständig inaktiv. Etwas Antikörperaktivität wurde aber wieder hergestellt durch Kombination mit leichten Ketten, die selber inaktiv waren. Die leichten Ketten der meisten untersuchten Antikörper waren inaktiv. Es wurde jedoch berichtet, daß leichte Ketten von Kaninchen Bakteriophagen neutralisieren können — allerdings nur in Gegenwart von Antikörpern, welche gegen diese leichten Ketten gerichtet sind.

Vor kurzem wurden leichte Ketten aus Diphtherieantitoxin vom Pferd beschrieben, die allein eine deutliche Antikörperaktivität besitzen (5—10% der ursprünglichen Aktivität). Da eine Rekombination zwischen schweren und leichten Ketten so leicht stattfindet und da die Antikörperaktivität nur unter den Bedingungen gemessen werden kann, unter denen Rekombination stattfinden kann, mag eine geringe Verunreinigung von leichten Ketten in Präparationen schwerer Ketten zu einer meßbaren Aktivität führen. Darauf stützen sich die meisten Einwände gegen echte Antikörperaktivität der getrennten Ketten. Diese Kritik gilt nicht für die Isolierung von leichten Ketten, welche frei von schweren Ketten sind. Bei Antikörpern kann einmal die schwere Kette und ein anderes Mal die leichte Kette wesentlich sein. Diese Tatsache kann für das Verständnis der Antikörperspezifität wichtig sein.

Durch enzymatische Spaltung erhaltene Bruchstücke von Antikörpern und von normalem γG-Immunglobulin

Die Untersuchung der durch enzymatische Spaltung erhaltenen Bruchstücke zeigt besonders deutlich, wie schwierig es manchmal ist, die wahre Bedeutung einer Beobachtung richtig einzuschätzen, ehe es dafür eine wirkliche theoretische Basis gibt. Vor über 30 Jahren wurde gefunden, daß die Spaltung von Pferdeantitoxin mit Pepsin bei ungefähr pH 4 ein Molekül mit intakter antitoxischer Eigenschaft ergibt, das aber nur ²/₃ vom Molekulargewicht des nativen Antitoxins hat. Kurz danach konnte gezeigt werden, daß Antitoxin durch Papain in „halbe und viertel Moleküle" gespalten wird. Nur eines der Halbmoleküle

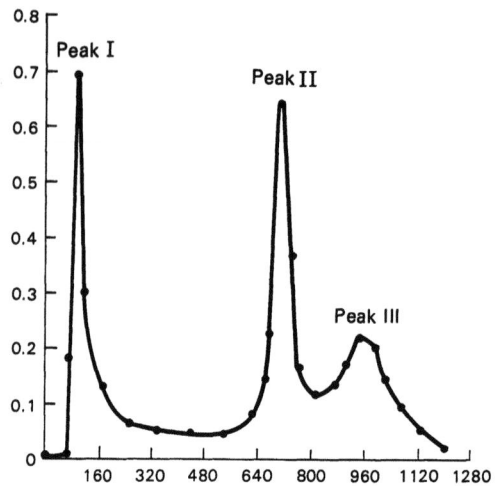

Abb. 9.9. Chromatographie eines papaingespaltenen γG-Globulins vom Kaninchen auf Carboxymethylcellulose. Gewicht des Spaltproduktes 150 mg. Säulendimensionen 30 cm × 2,4 cm. Volumen der Mischkammer 1200 ml. Gradient von 0,1 M Natriumacetat, pH 5,5, bis 0,9 M Natriumacetat, pH 5,5, beginnend bei einem Eluatvolumen von 200 ml. (Aus Porter, R. R.: Biochem. J. **73**, 119 [1959]. Mit Genehmigung des Verlages)

flockte mit Toxin aus. Pepsingespaltenes Tetanus- und Diphtherieantitoxin des Pferdes wurde in der ganzen Welt klinisch angewendet. Wahrscheinlich sind schon Tausende von Litern davon verbraucht worden. Ungefähr vor 20 Jahren wurde ein Bruchstück von anti-Eialbumin aus Kaninchen durch Behandlung mit Papain erhalten, welches die Präcipitation von intaktem anti-Eialbumin durch Eialbumin verhinderte. Erst 1958 wurde die außergewöhnliche Bedeutung dieser Beobachtung für die Antikörperstruktur offensichtlich, als Porter einen papaingespaltenen Kaninchenantikörper an Carboxymethylcellulose in 3 Peaks fraktionieren konnte (Abb. 9.9). Die Peaks I und II enthielten den Bindungsbereich am Antikörper. Sie wurden Fab-Fragmente genannt. Das Material aus dem 3. Peak, welches kristallisierte und keine Antikörperaktivität zeigte, wurde Fc-Fragment genannt. Es konnte gezeigt werden, daß die zwei Fab-Fragmente I und II nicht in demselben Antikörpermolekül vorkommen. Einige Antikörpermoleküle haben zwei Fragmente I, verbunden durch ein Fc-Fragment. Andere bestehen aus zwei Fragmenten II und einem Fc-Teil. Neuere Untersuchungen haben gezeigt, daß zwei γG-Immunglobulintypen vom Kaninchen leicht durch Chromatographie auf DEAE-Sephadex getrennt werden können. Antikörperaktivitäten können sich nur in einer oder auch in beiden Fraktionen befinden. Die Ladung des zum Immunisieren verwendeten Antigens scheint einen bestimmten Einfluß auf die Fraktion zu haben, in der der Antikörper erscheint. Die getrennten Fab- und Fc-Fragmente haben Sedimentationskonstanten von 3,5 S, im Vergleich zu dem ursprünglichen γG-Immunglobulin von 7 S. Als die Einwirkungen von Pepsin auf γG-Antikörperimmunglobulin überprüft wurden, stellte sich heraus, daß Moleküle mit der Sedimentationskonstante 5 S gebildet wurden und ein Teil der Moleküle in kleine Fragmente zerlegt wurde. Die 5 S-Komponente präcipitierte mit Antigen. Bei Behandlung mit Cystein oder Mercaptoäthanol wurde eine Disulfidbrücke geöffnet, wobei sich zwei 3,5 S-Fragmente ergaben, diese präcipitierten nicht mehr mit Antigen, hemmten aber die Präcipitation von intaktem Antikörper durch Antigen. Die 3,5 S-Pepsinfragmente wurden als Fab' und die 5 S-Dimeren als F(ab')$_2$ bezeichnet. Oxydation von Fab'-Fragmenten an der Luft ergab Dimere, die wieder mit Antigen präcipitierten. Die Fab'-Fragmente von Antikörpern gegen zwei verschiedene Antigene wurden gemischt und reoxydiert. Dabei ergaben sie bivalente 5 S-Hybridantikörper. Papain Fab-Fragmente können nicht zu einem Dimeren reoxydiert werden, da Papain so spaltet, daß die $-S-S-$Bindung, die beide Fab-Fragmente mit dem Fc-Fragment verbindet, beim Fc-Fragment verbleibt.

Die mit Papain und Pepsin erhaltenen Fab- bzw. Fab'-Fragmente (3,5 S) haben die intakten Bindungsbereiche der Antikörper. Das wurde mit der Gleichgewichtsdialyse gezeigt. Sie waren genauso heterogen wie die intakten γG-Antikörper und die Bindungskurven ergaben eine extrapolierte Valenz von 1 pro Fab- bzw. Fab'-Fragment.

Eine schematische Abbildung der Vierketten-Struktur des γG-Immunglobulins ist in Abb. 9.4 gegeben. Sie zeigt die Stellen der Papain- und Pepsineinwirkungen und die verschiedenen Fragmente. Behandlung der Fab- oder Fab'-Fragmente mit Mercaptoäthanol und Jodacetamid spaltet sie in eine leichte Kette und ein Fd- oder Fd'-Fragment. Man kann γG-Immunglobulin auch zuerst mit 0,75 M Mercaptoäthanol reduzieren und alkylieren und dann mit Papain spalten. Anschließende Chromatographie an Carboxymethylcellulose ergibt dann die gleichen Fraktionen, die in Abb. 9.9 gezeigt sind, da die Ketten ja durch nichtkovalente Bindungen zusammengehalten werden. Diese Fab-Fraktionen können dann durch Chromatographie an Sephadex in Propionsäure in leichte Ketten und Fd-Fragmente aufgetrennt werden. Die meisten genetischen Angaben gelten für menschliches γG-Immunglobulin. Die enzymatische Spaltung und das allgemeine Schema gilt auch für andere Species. Die Kaninchenallotypen

A 4, A 5 und A 6, die durch den b-Locus kontrolliert werden, wurden hauptsächlich den leichten Ketten zugeordnet; die durch den a-Locus kontrollierten Determinanten A 1, A 2 und A 3 befinden sich auf den schweren Ketten. Soweit bis jetzt bekannt, sind in jedem γG-Molekül die zwei leichten und die zwei schweren Ketten identisch. Die verschiedenen Struktureigenschaften sind in Abb. 9.10 nur bei einer einzigen Kette vermerkt. Der Bezirk um die Disulfidbrücke zwischen den schweren Ketten, der für einen enzymatischen Angriff empfänglich ist, wird die „*Hinge Region*" genannt.

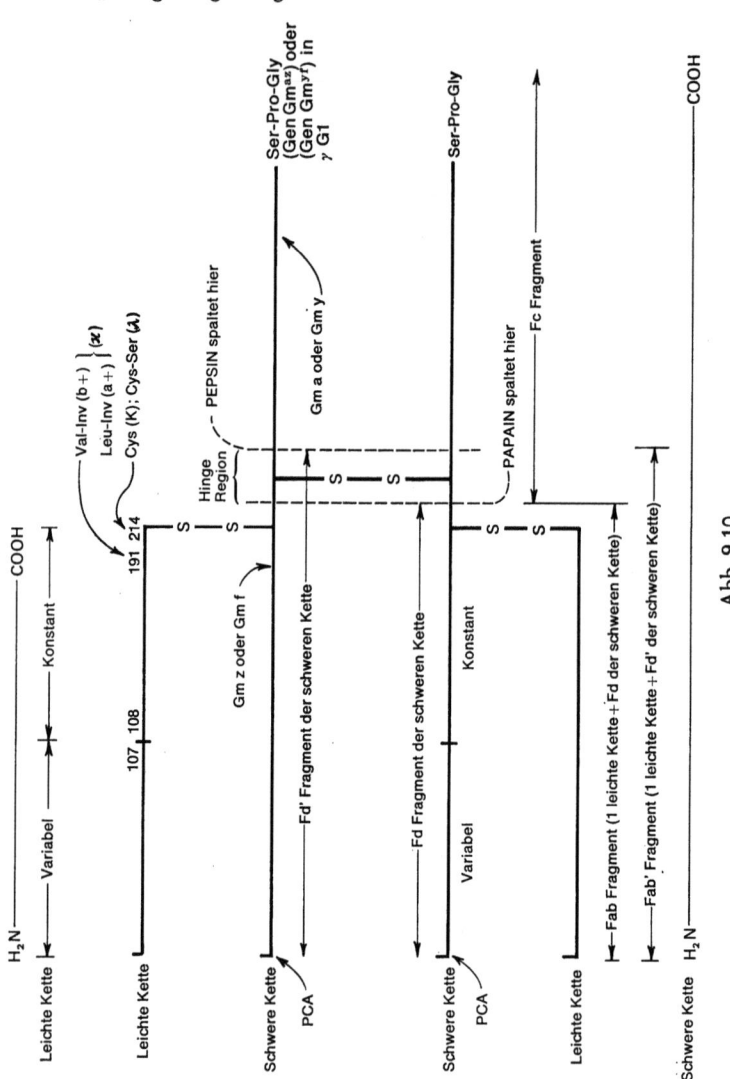

Abb. 9.10.

Für die Rekombination leichter Ketten mit Fd-Fragmenten von Kaninchenantikörpern gegen p-Azobenzoat gelten dieselben Spezifitätsbeziehungen, wie sie für intakte schwere und leichte Ketten beschrieben wurden. Das Fd-Fragment der zwei Fab-Peaks (Fd^1 und Fd^2) hatte weniger als 10% der Aktivität des intakten Fab-Fragments. Die Haptenbindungsaktivität wurde weitgehend wiederhergestellt, wenn es mit ihrer eigenen leichten Kette oder mit leichten Ketten des anderen Fab-Peaks desselben Kaninchens rekombiniert wurde. Mit leichten Ketten einer anderen Kaninchengruppe, die mit demselben Antigen immunisiert worden war oder mit leichten Ketten von normalem Kaninchenimmunglobulin konnte keine Antikörperaktivität wieder erhalten werden. Daß eine Rekombination stattfand, wurde mit der Immunelektrophorese und der Discelektrophorese in Acrylamidgel gezeigt. In Gemischen von Fd und leichten Ketten aus Antikörper- und Nichtantikörper-γG-Immunglobulin wurde die Antikörperaktivität weitgehend durch Rekombination wiederhergestellt. Mit Mercaptoäthanol in Guanidinhydrochlorid wurden die Ketten der Fab^1-Fragmente von Antikörpern gegen mehrere Antigene entfaltet, die Disulfidbindungen zwischen den Ketten geöffnet und die leichten Ketten von den Fd-Fragmenten abgetrennt. Nach Entfernen des Guanidins und langsamer Reoxydation wurden deutliche Antikörperaktivitäten wieder erhalten. Ein großer Teil des Materials wurde dabei aber unlöslich. Die Kurven der optischen Rotationsdispersion des ursprünglichen Fab^1-Fragmentes und des reoxydierten löslichen Materials waren sehr ähnlich.

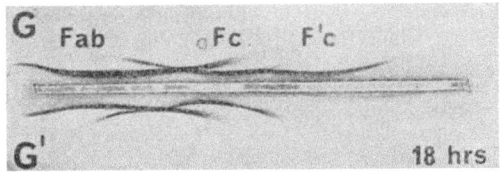

Abb. 9.11. Immunelektrophoretisches Bild G: Bildung von Fab, Fc und F'c-Fragmenten durch Spaltung von menschlichen γG-Immunglobulinen bei Anwesenheit von Papain und Cystein. G' zeigt das Fehlen von F'c, bei Verwendung von Papain ohne Cystein. (Aus Poulik, M. D.: Nature [Lond.] 210, 133 [1966]. Mit Genehmigung der Macmillan [Journals] Ltd., London)

Das bei Papainspaltung von menschlichem γG-Immunglobulin erhaltene Fc-Fragment ist nicht homogen, sondern es zeigt mehrere Banden in Immun- und Stärkeblockelektrophorese. Eine schneller laufende Bande wurde F'c-Fragment genannt. Es wird auch in Papainspaltprodukten von Myelomglobulinen gefunden. In Spaltprodukten von γA- oder γM-Immunglobulinen oder in Spaltprodukten von γG ohne Cysteinzusatz ist es nicht enthalten (Abb. 9.11). F'c-Fragment vom Schimpansen und menschliche γG-Immunglobuline kreuzreagieren serologisch. Das F′c-Fragment ist kleiner als Fc und hat eine Sedimentationskonstante von etwa 2 S. Außer den Fab-, Fc- und F′c-Fragmenten wird durch die Papainspaltung noch einiges dialysierbares Material gebildet. Das F′c-Fragment entsteht aus der Fc-Region der schweren Kette und ist ebenfalls heterogen.

Die Antigendeterminanten der Fab- und Fc-Fragmente sind unterschiedlich (s. Abb. 9.11). In Untersuchungen mit Ziegenantiseren gegen Kaninchen-γG-Immunglobulin sowie deren Fab- und Fc-Fragment erwiesen sich die Determinanten der aus Kaninchen erhaltenen Fab′- und der Fab-Fragmente als sehr ähnlich.

In der Vierketten-Struktur in Abb. 9.10 ist eine einzige Disulfidbrücke zwischen den zwei schweren Ketten angegeben. Die genaue Zahl der Disulfidbrücken zwischen den zwei schweren Ketten war Gegenstand langer Kontroversen. Die in Abb. 9.10 angegebene Stelle der Papaineinwirkung gilt für Papainspaltung in Gegenwart von Cystein. Wird Papain in Abwesenheit von Cystein verwendet, z. B. als ein wasserlösliches Polymeres mit langen Aminosäureseitenketten, dann tritt nur begrenzte Proteolyse ein, und nach Behandlung mit Detergentien wird ein bivalentes Fragment F(ab)$_2$, ähnlich dem des durch Pepsin erzeugten, erhalten. Dieses kann durch Cystein zu monovalenten Fab-Fragmenten und einem Fc-Fragment reduziert werden. Das paßt nicht zu dem Schema in Abb. 9.10. Der Fc-Anteil der schweren Ketten sollte ja monomer sein. Papain muß also auf beiden Seiten der Disulfidbrücke spalten können. Auch andere Untersuchungen zeigten, daß die Reduktion einer einzigen labilen Disulfidbrücke $^2/_3$ der γG-Moleküle in Halbmoleküle umwandelte. Aus Untersuchungen an peptischen Fragmenten von Kaninchen-γG-Immunglobulin und Vergleich mit den Papainfragmenten schloß man, daß die zwei schweren Ketten durch zwei überkreuzte Disulfidbrücken verbunden sind, die in folgender Weise einen Disulfidaustausch eingehen können, wobei Halbmoleküle entstehen [2].

1. SH allein

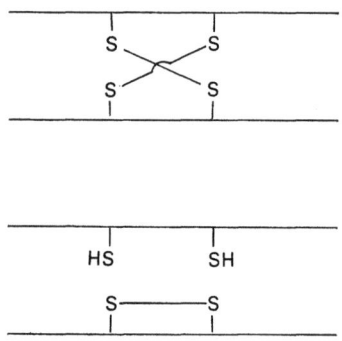

[2] Nur der dabei beteiligte Bereich der H-Ketten ist hier gezeigt.

(andere Austausche in einem Gleichgewichtsgemisch würden keine Halbmoleküle liefern)
2. Papain allein

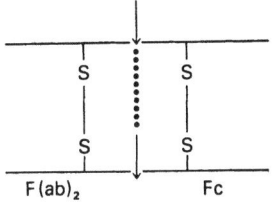

3. Papain + SH

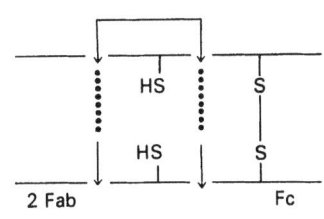

Das gekreuzte Disulfidmodell scheint allen Ergebnissen gerecht zu werden. Ein endgültiger Beweis dafür wird jedoch erst die Isolierung eines Peptids mit gekreuzter Disulfidbrücke sein.

Die Beziehung zwischen γG-Immunglobulin des Menschen und γM- sowie γA-Immunglobulin

Es hat sich erwiesen, daß alle 3 Klassen von Immunglobulinen sowie γD des Menschen ϰ- und λ-Ketten enthalten; dies rechtfertigt ihre Klassifizierung als Immunglobuline. Die jüngste Forschung ergab, daß einige Antigendeterminanten der Fd- oder Fd'-Bruchstücke der schweren Kette sowohl im γM- als auch im γG-Immunglobulin des Menschen vorhanden sind. Spezifische Kaninchenantiseren gegen das Fab'-Bruchstück wurden erzeugt, indem man verschiedene Kaninchengruppen mit pepsingespaltenem γG-Myelomglobulin des ϰ- oder λ-Typs und mit normalem γG-Globulin immunisierte. Spezifisches Antiserum gegen das Fd'-Bruchstück wurde gewonnen, indem die gegen ϰ- und λ-Determinanten gebildeten Antikörper mit ϰ- und λ-Ketten absorbiert wurden. Einige dieser Antiseren reagierten mit einigen gereinigten γM-Präparationen, die von Kranken mit Waldenströmscher Makroglobulinämie stammten. Somit besteht strukturelle Ähnlichkeit zwischen den Fd'-Bruchstücken der γM- und der γG-Immunglobuline. Da dieser Bereich der schweren Ketten für die Antikörperspezifität verantwortlich ist, kann man die Strukturähnlichkeit als weiteres vereinheitlichendes Merkmal der Immunglobuline ansehen. Da viele γM-Proteine nicht kreuzreagieren, ist anzunehmen, daß bei den Waldenströmschen Makroglobulinen Unterklassen bestehen, ebenso wie es bei den schweren Ketten der γG-Myelomglobuline Unterklassen gibt. Es mehren sich Hinweise darauf, daß es auch Unterklassen bei γA-Proteinen gibt.

Die Gm-Faktoren, die man im Fc-Bereich des γG-Immunglobulins nachweisen kann, sind bei einer großen Anzahl von γM- und γA-Myelomglobulinen sowie bei normalem γA- und γM-Immunglobulin nicht vorhanden. Darin unterscheiden sich also diese Bereiche der schweren Ketten der 3 Klassen. Papainspaltung von Waldenströmschen γM-Immunglobulinen des Menschen ergab ebenfalls Bruchstücke, die mit Fab- und Fc-Bruchstücken zu vergleichen sind. Durch Pepsinspaltung erhielt man neben vielen kleinen Peptiden ein Fab'-ähnliches Bruchstück.

Wenn man γM-Antikörper des Menschen in Vollserum mit Mercaptoäthanol behandelt, verringert sich die Antiköperaktivität. Dies kann mit Hämagglutinationstests gemessen werden. Die Ursache hierfür schreibt man der Spaltung von γM-Antikörper und γM-Immunglobulin in monovalente Untereinheiten zu. Durch Reoxydation erreicht man zufällige Rekombination von normalen γM- und Antikörper-γM-Bruchstücken. Die Antikörperaktivität wird dadurch nicht wiederhergestellt. Reoxydation von Untereinheiten aus gereinigten γM-Antikörpern hingegen stellt die Antikörperaktivität wieder her. Ein Waldenströmsches γM-Immunglobulin vom Molekulargewicht 890 000 wurde in 5 Untereinheiten gespalten, die jeweils ein Molekulargewicht von ungefähr 185 000 hatten. Die Disulfidbrücken wurden dabei in wäßriger Lösung durch Reduktion mit 0,001 M Dithiothreitol gespalten. γM-Antikörper scheinen pentavalent zu sein. Der Aufbau der γM-Untereinheit ist noch nicht genau geklärt; es werden sowohl Strukturen aus 2 leichten und 2 schweren Ketten als auch solche aus 3 leichten und 2 schweren Ketten vorgeschlagen.

Antikörper in anderen Species

Die Vierketten-Struktur von γG-Immunglobulin, die für Antikörper des Menschen und des Kaninchens der verschiedenen Klassen von Immunglobulinen aufgezeigt wurde, ist im allgemeinen in allen Species nachgewiesen worden. Jedoch sind auch zusätzliche Unterklassen von Antikörpern in anderen Species gefunden worden.

Antikörper des Pferdes

Das Pferd bildet 6 verschiedenartige Immunglobuline, welche Antikörperaktivität gegen ein Lactosyl-Azoprotein besitzen (Kapitel 5). 3 davon sind γG-Immunglobuline, die γGs, γGb und γGc genannt werden (Abb. 9.12); die anderen sind γA, γM und ein Protein mit der

Sedimentationskonstanten 10 S und einer elektrophoretischen Mobilität, die im schnellen γ (γ_1)-Bereich liegt. Diese Immunglobuline konnten chromatographisch auf DEAE-Cellulose in die Fraktionen γGab, γGc und γA getrennt werden. Das Verhältnis dieser Antikörper ver-

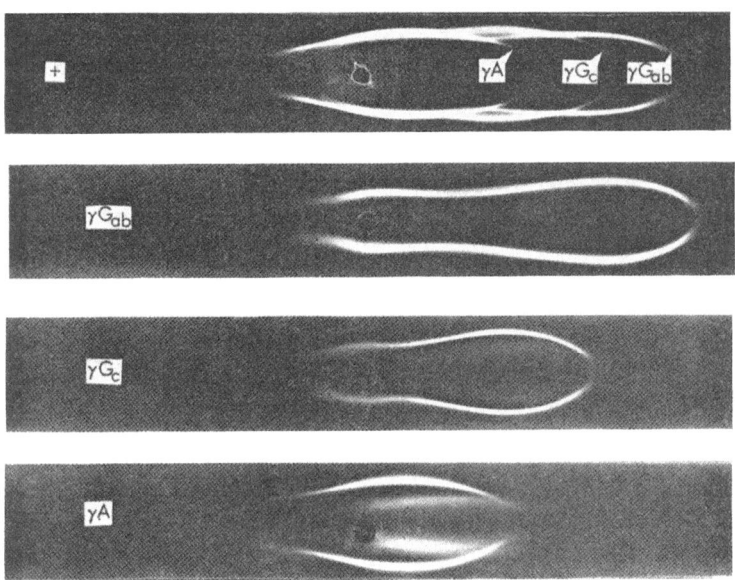

Abb. 9.12. Die Immunelektrophoresemuster von Pferde-Anti-Lac-Antikörper, der durch die Copräcipitationstechnik gewonnen wurde, und von Fraktionen, die bei Diäthylaminoäthyl-Cellulose-Chromatographie gesammelt wurden, entwickelt gegen Kaninchen-Anti-Pferdeserum. Das oberste Muster zeigt die gesamte Antikörperpräparation mit wenigstens 4 Immunglobulin-Komponenten, nämlich γGa und b (die Trennung ist auf diesem Bild nicht klar zu sehen), γGc und γA als Hauptkomponenten. Das zweite Muster stammt von FI und enthält Material aus dem Bereich des aufsteigenden Astes des ersten Peaks. Es zeigt nur γGa,b, das vom γ_2-Bereich in den β-Bereich verläuft. Das dritte Muster stammt von FIII und zeigt γGc aus dem Bereich des absteigenden Astes des ersten Peaks; das vierte Muster zeigt γA aus dem FIII, dem Material, das nach Einsetzen des NaCl-Gradienten eluiert wird. (Aus Klinman, N. R., Rockey, J. H., Frauenberger, G., Karush, F.: J. Immunol. 96, 587 [1966]. Mit Genehmigung der Williams & Wilkins Company, Baltimore, Md.)

ändert sich mit der Zeit, und die Bindungsaffinität gegenüber Hapten ist bei den verschiedenen Antikörpern unterschiedlich. Demzufolge ergaben γA-Antikörper, die 6 Wochen bzw. 6 Monate nach der Immunisierung isoliert wurden, Ko-Werte von $> 10^7$, während die γGa,b,c-Immunglobuline nach 6 Wochen einen Ko-Wert von 10^5 aufwiesen, der nach 6 Monaten auf $> 10^7$ anstieg. Durch Gleichgewichtsdialyse konnte gezeigt werden, daß sowohl γA-Antikörper als auch γG-Antikörper bivalent sind. γA-Antikörper präcipitierte nicht mit dem Lactosyl-Antigen, aber wurde in einem Antigen-Antikörper Präcipitat von γGa,b mitpräcipitiert. Dies zeigt, daß ein bivalenter Antikörper nicht unbedingt mit Antigen präcipitieren muß, auch wenn er vielleicht Bindungsbereiche von sehr großer Affinität hat. In der Tat hemmt γA die Präcipitation von γG-Antikörper kompetitiv, wenn es in entsprechender Menge zugesetzt wird.

Auch Pferde-Diphtherie-Antitoxinseren sind hinsichtlich ihrer Immunglobulinmoleküle komplex. Es konnten 2 Haupttypen von Diphtherie-Antitoxin-Globulinmolekülen festgestellt werden. Der eine Typ ist das übliche γG-Immunglobulin mit einer geringen γ_2-Mobilität, während der andere, T-Komponente genannt, eine größere Mobilität hat, im β_2- und γ_1-Bereich auftritt und eher eine Flocculationskurve als eine Präcipitationskurve ergibt (s. Kapitel 4). Diese T-Komponente wurde zuerst für ein γA-Immunglobulin gehalten, aber die neueren Sequenzforschungen (s. unten) und Untersuchungen in bezug auf ihren Kohlenhydratanteil wiesen sie als ein γG-Immunglobulin aus. Man könnte sie als γG(T) bezeichnen. Das Verhältnis dieser 2 Antikörper verändert sich im Verlauf der Immunisierung. Das γG(T) erscheint früher, γG nimmt später zu. Diese beiden Antikörper können durch Chromatographie an DEAE- und anschließend an CM-Cellulose getrennt werden. Andere Pferdeantitoxine entsprechen den zuvor erwähnten γGa-, γGb- und γGc-Immunglobulinen.

Von Pferdeantikörpern gegen Pneumokokken wußte man seit langem, daß sie vorwiegend in der γM-Fraktion zu finden sind. Zu Anfang der Immunisierung bestand die Hauptmenge der Antikörper aus diesem Typ, aber in ihrem Verlauf traten Komponenten geringeren Molekulargewichts auf. Kürzlich identifizierte man γG und eine andere Klasse von Immunglobulinen bei Antipneumokokken-Antikörpern, die entweder γA oder γG(T) sind. Eine Reduktion von γM-Antipneumokokken-Antikörpern inaktivierte die für die Bindung verantwortlichen Bereiche nicht; durch Reaggregation konnte die Aktivität wiederhergestellt werden.

Meerschweinchen

Gereinigte Antikörper aus Meerschweinchen gegen DNP-Proteine und gegen Insulin treten in 2 γG-Immunglobulinfraktionen auf, die γ_1 und γ_2 genannt werden. γ_1 wandert in der Immunelektrophorese wesentlich schneller. Diese Immunglobuline haben verschiedene biologische Eigenschaften. Im Gegensatz zu γ_1 fixiert γ_2 Komplement. Andere biologische Unterschiede werden in Kapitel 13 abgehandelt. Die beiden Unterklassen unterscheiden sich in ihren Fc-Fragmenten. Mit Kaninchenantiserum gegen das Fab'-Fragment aus γ_2-Antikörper wurden in leichten Ketten oder Fd'-Fragmenten keine unterschiedlichen Spezifitäten gefunden.

Ratte

Antikörper von Ratten sind zwar nur in begrenztem Umfang untersucht worden, es wurden aber γA- und γM-Immunglobuline sowie 2 Typen von γG gefunden. Beide γG-Typen ergeben in der Immunelektrophorese lange Bögen, die nicht denen der γ_1- und γ_2-Typen anderer Species entsprechen. Eine 5. Variante, die nur aufgrund ihrer biologischen Eigenschaften entdeckt wurde, ist der „anaphylaktische Typ" (s. Kapitel 13).

Maus

Es wurden Mäuseantikörper vom γM-Typ und γA-Typ sowie γ_1- und γ_2-Varianten des γG-Typs gefunden. Für γ_2 gibt es eine weitere Aufteilung in γ_{2a} und γ_{2b}.

Struktur und Sequenz von Immunglobulinen

Das eigentliche Verständnis der enormen Heterogenität von Immunglobulinen und Antikörpern muß aus Sequenzbestimmungen an den verschiedenen Ketten und aus der Erarbeitung detaillierter Strukturen erwachsen. Dazu muß man zur Untersuchung einigermaßen homogene Ketten zur Verfügung haben, was sich an Myelomglobulinen und Bence-Jones-Proteinen noch am besten erreichen ließ. Es wurden 2 allgemeine Methoden angewendet. Bei der einen untersuchte man „fingerprints" oder Peptidmuster, welche durch tryptische Spaltung von Bence-Jones-Proteinen, kurzen und langen Ketten, oder Fc- und Fd-Bruchstücken von Myelomglobulinen erhalten wurden. Die andere Methode ist die der direkten Sequenzbestimmung an verschiedenen Ketten.

Die Methode des „Fingerprinting"

Das Protein wird mit Trypsin gespalten. Hierbei wird die Carboxylbindung des Lysins bzw. Arginins zur benachbarten Aminosäure hydrolytisch freigesetzt, so daß eine Reihe von Peptiden entsteht. Diese werden dann auf Papier aufgetragen, zuerst in eine Richtung chromatographisch aufgetrennt und dann in der 2. Dimension der Hochspannungselektrophorese unterworfen. Die Peptide erscheinen als deutlich getrennte Flecken. Diese Muster sind charakteristisch und können, wenn sie unter sorgfältig standardisierten Bedingungen entstehen, miteinander verglichen werden.

Bence-Jones-Proteine vom $\varkappa$- und λ-Typ ergeben bei Trypsinspaltung völlig verschiedene Peptide (Abb. 9.13, 9.14). Beide Ketten haben also verschiedene Struktur. Dennoch können sie beträchtliche Ähnlichkeiten aufweisen. Bei einer Untersuchung verschiedener Bence-Jones-Proteine des $\varkappa$-Typs zeigte sich, daß sie 9 Peptide gemeinsam hatten, während sich die restlichen Peptide von Protein zu Protein (Abb. 9.13) unterschieden. Einige Bence-Jones-Proteine des λ-Typs hatten 8 gemeinsame Peptide (Abb. 1.14). Aus diesen Daten schloß man, daß Bence-Jones-Proteine und die kurzen Ketten der γ-Globuline aus einem variablen und einem konstanten Bereich zusammengesetzt sind. Dies wurde bestärkt dadurch, daß bei bestimmten Fällen von Myelomerkrankungen nicht nur intakte Bence-Jones-Proteine, sondern auch ein kleineres Bruchstück mit dem Urin ausgeschieden wurde. Dieses Bruchstück entsprach in einigen Fällen nur den individual-typischen Peptiden der intakten Bence-Jones-Proteine, nämlich denen aus dem variablen Bereich (vgl. Abb. 9.13 und 9.14). In anderen Fällen entsprach es hingegen den allen gemeinsamen Peptiden, die aus dem konstanten Bereich stammen.

In gleicher Weise wurde „Fingerprinting" mit den Fc-Bruchstücken der schweren Ketten von Myelomglobulinen durchgeführt. Innerhalb einer Untergruppe schwerer Ketten waren die Fc-Fragmente recht ähnlich. Bei der γG_1-Untergruppe schien die Verschiedenheit der Fc-Fragmente in erster Linie mit den Gm-Faktoren in Zusammenhang zu stehen.

Ein Vergleich von Peptidmustern aus der gesamten schweren Kette mit den entsprechenden Fc-Fragmenten jedes Myelomglobulins ergab 6—13 zusätzliche Peptide. Diese wurden dem Fd-Fragment zugeschrieben (schwere Kette—Fc-Bruchstück=Fd-Fragment). Einige davon kamen auch im Fd-Bruchstück von normalem γG-Immunglobulin des Menschen vor und könnten als Hinweis auf einen strukturell ähnlichen Bereich im Fd-Bruchstück dienen. 2—7 Flecken waren nur dem Fd-Fragment der schweren Ketten von γG_1-Myelomproteinen eigen, 1—3 Flecken nur den schweren Ketten von γG_3. Eine nähere Betrachtung der Peptidmuster von Fab-Bruchstücken der meisten Myelomproteine gestattete auch eine Identifizierung von Flecken, die vom Fd-Teil des Moleküls herrührten. Dies wiederum zeigt, daß das Fd-Fragment einen variablen und einen konstanten Bereich besitzt. Die relative Größe der beiden Bereiche ist nicht bekannt.

Die variablen Bereiche der leichten und schweren Ketten scheinen die strukturellen Voraussetzungen zu haben, um das weite Spektrum der Antikörperspezifitäten auszumachen.

Das Peptidmuster, welches aus normalem, mit Trypsin behandeltem γG-Immunglobulin erhalten wurde, enthielt Flecken, die mit solchen aus Bence-Jones-Proteinen des $\varkappa$- und λ-Typs übereinstimmten. Dies bestätigt, daß Bence-Jones-Proteine Partialstrukturen von γG-Immunglobulinen darstellen. Es ist heute noch völlig unklar, in welche Beziehung man die zahlreichen Banden der Stärkegel-Elektrophorese von Bence-Jones- und Myelomproteinen zu den anderen Parametern stellen soll, die gleich zu sein scheinen.

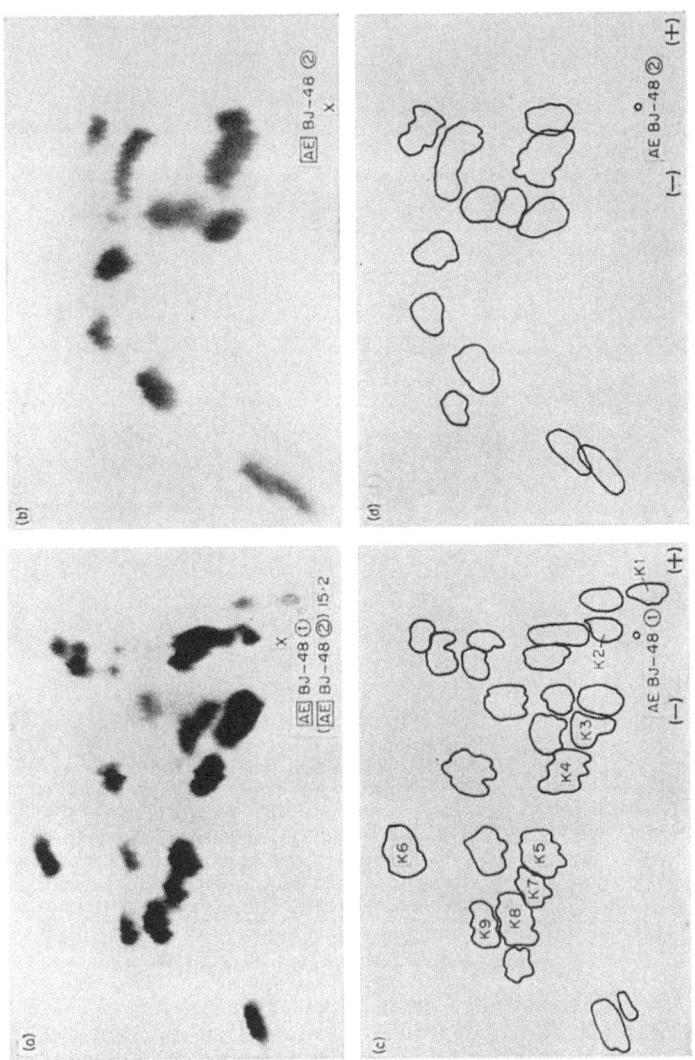

Abb. 9.13. „Fingerprints" von reduzierten und aminoäthylierten Bence-Jones-Proteinen (A) und Bence-Jones-Untereinheiten (B), die aus der Probe BJ-48 erhalten wurden. Pausbild des „fingerprints" aus Bence-Jones-Protein (C) und aus Bence-Jones-Untereinheit (D); Peptide, die als K_1—K_9 bezeichnet werden, sind die „gemeinsamen", durch Pepsinspaltung erhaltenen Peptide. Sie wurden durch Vergleich der „fingerprints" von 14 BJ-Proteinen des K-Typs identifiziert. Das Peptid K8 überschneidet ein „besonderes" tryptisches Peptid. Das Peptid K8 gibt nur für Tryptophan eine positive Reaktion, während das „besondere" Peptid eine positive Reaktion nur für Aminoäthylcystein gibt. (Aus Cioli, D., Baglioni, C.: J. molec. Biol. 15, 385 [1966]. Mit Genehmigung der Academic Press, New York)

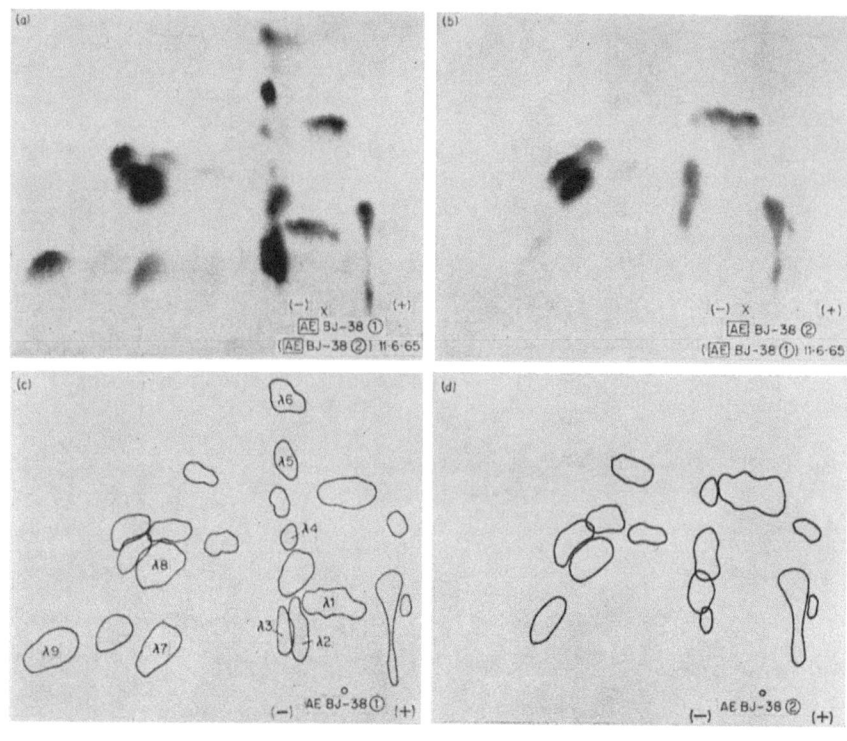

Abb. 9.14. „Fingerprints" von reduziertem und aminoäthyliertem Bence-Jones-Protein (A) und BJ-Untereinheit (B), das aus Probe BJ-38 erhalten wurde. Pausbild des „fingerprint" von BJ-Proteinen (C) und von BJ-Untereinheiten (D); Peptide, als $\lambda_1 - \lambda_9$ bezeichnet, sind die „gemeinsamen" tryptischen Peptide, die durch Vergleich der „fingerprints" von 15 BJ-Proteinen des λ-Typs identifiziert wurden. (Aus Cioli, D., Baglioni, C.: J. molec. Biol. 15, 385 [1966]. Mit Genehmigung der Academic Press, New York)

Sequenzen in γG-Immunglobulin-Ketten

Die Standardtechniken der Sequenzbestimmung, die von Sanger bei der Ausarbeitung der Feinstruktur von Insulin so erfolgreich entwickelt wurden und die man bei der vollständigen Sequenzaufklärung von Ribonuclease, Myoglobin, Cytochrom C, Hämoglobin und anderen Proteinen angewendet hat, wurden auf die Ketten der Myelomglobuline, auf gereinigte Antikörper, Bence-Jones-Proteine und die konstanten Teile der schweren Ketten von kompletten γG-Immunglobulinen angewendet. Dieses Gebiet ist sehr stark bearbeitet worden, so daß große Sequenzbereiche bereits bekannt sind. Wir wollen die Betrachtung der bekannten Sequenzen mit den konstanten Bereichen der γG-Immunglobulinmoleküle beginnen. (Für Einzelheiten s. Kapitel 1, sowie bei Loewy-Siekevitz in der angegebenen Literatur.)

C-terminale Bereiche der schweren Ketten

Wenn man die schweren Ketten von γG-Immunglobulinen und Antikörpern mit Bromcyan behandelt, wird die Peptidbindung zwischen der Carboxylgruppe des Methionins und der Aminogruppe der nächsten Aminosäure gespalten und das C-terminale Methionin in Homoserin umgewandelt. Aus einer schweren γG-Kette wird so ein Octadecapeptid freigesetzt, dessen Sequenz in 5 Fällen aufgeklärt wurde (Tabelle 9.3). Die Ähnlichkeit der 5 Proteine aus 3 Tierspecies ist außergewöhnlich groß. 12 der 19 Aminosäuren (das Methionin eingeschlossen) befinden sich nämlich in genau derselben Position. 2 weitere Aminosäuren, Leu und His, in Positionen 4 und 5 des Octadecapeptids waren außer im γG(T) des Pferdes in allen γG-Globulinen identisch. 4 Proteine stimmten in 2 anderen Positionen, 7 und 8, überein. Nur das $γG_3$ des Menschen unterschied sich darin. In Position 13 war die Aminosäure für jede Species verschieden. Nur vom Menschen stammende Proben stimmten in Position 15 überein.

Die Sequenz des konstanten Bereiches von Bence-Jones-Proteinen des ϰ-Typs

Bis jetzt sind 8 Bence-Jones-Proteine des ϰ-Typs untersucht worden, allerdings hat man nur von wenigen die Sequenz vollständig aufgeklärt. Die Kenntnis von Teilsequenzen der anderen unterstützte die Annahme, daß alle ϰ-Typen von Bence-Jones-Proteinen die gleiche Sequenz in der C-terminalen Hälfte der Kette von Baustein 108—212 [3] haben. Ausgenommen ist Baustein 191. In allen 8 Specimen findet sich hier in Inv(a+)-Ketten Leucin, und in Inv(b+)-Ketten Valin. Bei 27 durch „fingerprinting" untersuchten Bence-Jones-Proteinen vom ϰ-Typ konnte man sehen, daß bei Austausch von Leucin durch Valin aus Inv(a) Inv(b) entsteht. Die Sequenz ist in Tabelle 9.4 angegeben. Zum Vergleich sind die C-terminalen Hälften von Ketten des λ-Typs des Menschen und Bence-Jones-Proteine des ϰ-Typs der Maus aufgeführt. Die Kette vom λ-Typ des Menschen trägt als C-terminale Aminosäure Serin, gebunden an Cystein, das seinerseits die Bindung an die schwere Kette bewirkte. Im ϰ-Typ ist Cystein selbst die C-terminale Aminosäure. Eine höchst bedeutsame Folgerung aus diesen Ergebnissen ist, daß die konstanten Bereiche der leichten Ketten vom ϰ- und λ-Typ nicht identisch sind. Das bedeutet, daß bei der Biosynthese der vollständigen Ketten die variablen Bereiche von Ketten des ϰ-Typs nur mit konstanten Bereichen dieses Typs und die variablen

---

[3] Die Numerierung der Bausteine ist durch Umbenennung der Bausteine 70 a, b, c in 70, 71, 72 durchgehend gemacht worden. Die Angaben in der Literatur basieren auf dem Protein Roy; Untersuchungen an Protein Ag ergaben 2 zusätzliche Bausteine zwischen 70 und 71 von Roy.

Tabelle 9.3. *Sequenzen von C-terminalen Octadecapeptiden aus langen Ketten von verschiedenen γG-Immunglobulinen.* (Aus Weir, R. C., Porter, R. R., Givol, D.: Nature 212, 205 [1966]. Mit Genehmigung des Verlages)

	COOH terminal 18
γG myelom γG1 des Menschen	(Met)-His-Glu-Ala-Leu-His-Asn-His-Tyr-Thr-Gln-Lys-Ser-Leu-Ser-Pro-Gly
γG myelom γG3 des Menschen	(Met)-His-Glu-Ala-Leu-His-Asn-Arg-Phe-Thr-Gln-Lys-Ser-Leu-Ser-Pro-Gly
γG (T) des Pferdes	(Met)-His-Glu-Ala-Val-Glu-Asn-His-Tyr-Thr-Gln-Lys-Asn-Val-Ser-His-Ser-Pro-Gly
γG des Pferdes	(Met)-His-Glu-Ala-Leu-His-Asn-His-Tyr-Thr-Gln-Lys-Ser-Val-Ser-Lys-Ser-Pro-Gly
γG des Kaninchens	(Met)-His-Glu-Ala-Leu-His-Asn-His-Tyr-Thr-Gln-Lys-Ser-Ile-Ser-Arg-Ser-Pro-Gly

Bereiche des λ-Typs nur mit konstanten Bereichen des λ-Typs verbunden werden. Die Sequenzen wurden so angeordnet, daß sie maximale Übereinstimmung ergaben. Man nimmt an, in menschlichen λ-Ketten fehlen die Positionen 169, 201 und 202. In ϰ- und λ-Ketten des Menschen stimmen einige Teile überein. Ein durch Trypsinspaltung erhaltenes Peptid aus dem λ-Typ eines Bence-Jones-Proteins zeigte, daß 9 der ersten 11 Aminosäuren in den Positionen 111—121 mit den entsprechenden beim Protein des ϰ-Typs übereinstimmen (s. Tabelle 9.4).

Im gleichen Abschnitt (111—121) hat die ϰ-Kette bei der Maus 8 gleichartig besetzte Positionen. Die endgültige Sequenz ist allerdings noch nicht herausgefunden worden. Wenn man die 3 Proteinklassen vergleicht, sind alle 35 Positionen identisch (für einige Positionen wurde das Amid nicht ermittelt). Weitere 10 sind für ϰ- und λ-Proteine des Menschen gleich; ϰ des Menschen und ϰ der Maus, sowie λ des Menschen und ϰ der Maus stimmen in weiteren 29 bzw. 7 Positionen überein. Es verbleiben 31 Positionen, in denen alle 3 Proteine verschiedene Aminosäuren besitzen. Das ϰ-Protein der Maus unterscheidet sich von beiden Proteinen des Menschen in 36 Positionen. Diese Unterschiede können als artspezifisch angesehen werden. Solche Sequenzunterschiede zwischen Species betrachtet man im allgemeinen als das Ergebnis von Mutationen während der Entwicklung aus einer gemeinsamen Form. Die für den Inv-Faktor des Menschen wichtige Position 191 ist sowohl im menschlichen λ-Typ, dem die Inv-Determinanten fehlen, als auch bei ϰ-Protein der Maus von Serin besetzt. Auch bei verschiedenen menschlichen Bence-Jones-Proteinen des λ-Typs hat man einen strukturellen und allotypischen Unterschied gefunden; Position 190 ist bei einer Gruppe (Oz+) durch Lysin, die andere durch (Oz−) Arginin besetzt.

Der konstante Bereich aller Bence-Jones-Proteine hat 35 konstant placierte Bausteine. Zu ihnen gehören jeweils 3 Alanin, Valin, Leucin und 2 Histidin. Von besonderer Bedeutung ist, daß im variablen Bereich keine dieser Aminosäuren konstant placiert ist. Der konstante Bereich enthält als derartiger Baustein kein Glycin, während der variable Bereich 5 davon enthält. Die hydrophoben konstanten Bausteine Alanin, Leucin und Valin sowie Histidin sind möglicherweise für die Tertiärstruktur des konstanten Bereichs von Bedeutung und mögen zur Komplementarität beitragen, welche bei der nicht-kovalenten Bindung an schweren Ketten wichtig ist. Im konstanten Bereich gibt es außerdem Prolinbausteine, 5 Serin und 3 Tyrosin, die nicht ausgetauscht werden. Die Sequenzen 113—124 in ϰ und λ des Menschen und in ϰ-Bence-Jones-Proteinen der Maus (Tabelle 9.4) schließt 5 der konstanten Bausteine ein, von denen 3 Prolin, 1 Glutaminsäure und 1 Valin sind. Eine ähnliche Sequenz, in der dieselben Bausteine vorkommen, ist im konstanten Bereich der schweren Ketten von Kaninchen und Mensch gefunden worden. Wenn einmal mehr Sequenzen erforscht worden sind, sollten die Beziehungen zwischen den beiden

Tabelle 9.4. *Sequenz des konstanten Bereichs von Bence-Jones-Proteinen des ϰ-Typs der Maus und des Menschen und des λ-Typs von Bence-Jones-Proteinen des Menschen.* (Die Ergebnisse sind entnommen aus Titani, K., Whitely, E., Jr., Avogardo, L., Putnam, F. W.: Science 149, 1090 [1965]; — Milstein, C.: Nature 205,1171 [1965]; Roy. Soc. [London], Proc., B. 166, 138 [1966]; — Gray, W. R.: Roy. Soc. [London], Proc., B. 166, 146 [1966]; — Milstein, C.: J. Mol. Biol. 21, 203 [1966]; — Gray, W., Dreyer, W., Hood, L.: Science 155, 465 [1967]; — Titani, K., Wikler, M., Putnam, F. W.: Science 155, 828 [1967]; — Wikler, M., Titani, K., Shinoda, T., Putnam, F. W.: J. Biol. Chem. 242, 1668 [1967]; — Milstein, C., Clegg, J. B., Jarvis, J. M.: Nature 214, 270 [1967]; — Appella, E., Ein, D.: Proc. Nat. Acad. Sci. 57, 1449 [1967])

Baustein Nr.

108	110	115	120	125	130	
Arg-Thr-Val-Ala-Ala-Pro-Ser-Val-Phe-Ile-			Phe-Pro-Pro-Ser- Asn-Glu-Gln-Leu-Lys-Ser-Gly-Thr-Ala-Ser- Val-Val-Cys-			Mensch ϰ
Gln-Pro-Lys-Ala-Ala-Pro-Ser-Val-Thr-Leu-Phe-Pro-Pro-Ser-Ser-Glu-Gln-Leu-Ala-Asn-Lys-Ala-Thr-Leu-Val-Cys-						Mensch λ
Arg-Ala-Asx-Ala-Ala-Pro-Thr-Val-Ser- (Ile Phe Pro Pro Ser Ser) Glu-Gln-Leu-Thr-Gly (Gly Ser Ala Ser) Val-Val-Cys-						Maus ϰ

135	140	145	150	155	160	
Leu-Leu-Asn-Asn-Phe-Tyr-Pro-Arg-Glu-Ala-Lys-Val- Gln-Trp-Lys-Val- Asp-Asn-Ala-Leu-Gln-Ser- Gly-Asn-Ser- Gln-Glu-						Mensch ϰ
Leu-Ile- Ser- Asp-Phe-Tyr-Pro-Gly-Ala-Val- Thr-Val- Ala-Trp-Lys-Ala-Asp-Ser-Ser- Pro-Val-Lys-Ala-Gly-Val-Glu-Thr-						Mensch λ
Phe-Leu-Asn-Asn-Phe-Tyr-Pro-Lys-Asp-Ile- Asn-Val-Lys-Trp-Lys-Ile- Asp-Gly-Ser- Glu-Arg-Gln-Asx-Gly-Val-Leu (Glx						Maus ϰ

162	165	170	175	180	185	
Ser- Val-Thr-Glu-Gn-Asp-Ser- Lys- Asp-Ser-Thr-Tyr-Ser-Leu-Ser- Ser- Thr-Leu-Thr-Leu-Ser- Lys-Ala-Asp-Tyr-Glu-						Mensch ϰ
Thr-Thr-Pro-Ser- Lys-Gln-Ser- [ ]- Asn-Asn-Lys-Tyr-Ala-Ala-Ser- Ser- Tyr-Leu-Ser- Leu-Thr-Pro-Glu-Gln-Trp-Lys-						Mensch λ
Ser Asx ThrAsx Trp)Asp-Ser- Lys- Asp-Ser- Thr-Tyr-Ser- Met-Ser- Ser- Thr-Leu-Thr-Leu-Ser- Lys-Asx-Glx-Tyr-Glx-						Maus ϰ

188	190 Inv	195	200	205	210	
					COOH terminal 214	
Lys-His-Lys-Val-Tyr-Ala-Cys-Glu Val-Thr-His-Gln-Gly-Leu-Ser-Ser- Pro-Val-Thr-Lys-Ser- Phe-Asn-Arg-Gly-Glu-Cys						Mensch ϰ
						COOH Ende
Ser- His-Arg[a]Ser- Tyr-Ser- Cys-Gln-Val-Thr-His- Glu-Gly- [ ]- Ser- Thr-Val- Glu-Lys-Thr-Val-Ala-Pro-Thr-Glu-Cys- Ser Mensch λ						
Arg-His-Asx-Ser- Tyr-Thr-Cys-Glx-Ala- Thr-His- Lys-Thr-Ser-Thr-Ser-Pro-Ile- Val-Lys-Ser- Phe-Asn-Arg-Asn-Glu-Cys						Maus ϰ

[a] Menschliche λ-Ketten vom Typ Oz+ haben in Position 190 Lysin, die vom Typ Oz− haben dort Arginin.

Kettentypen zur Klärung ihrer Herkunft und Funktion beitragen. Abb. 9.15 zeigt die Sequenz der 3 Bence-Jones-Proteine unter Hervorhebung der konstant placierten Bausteine.

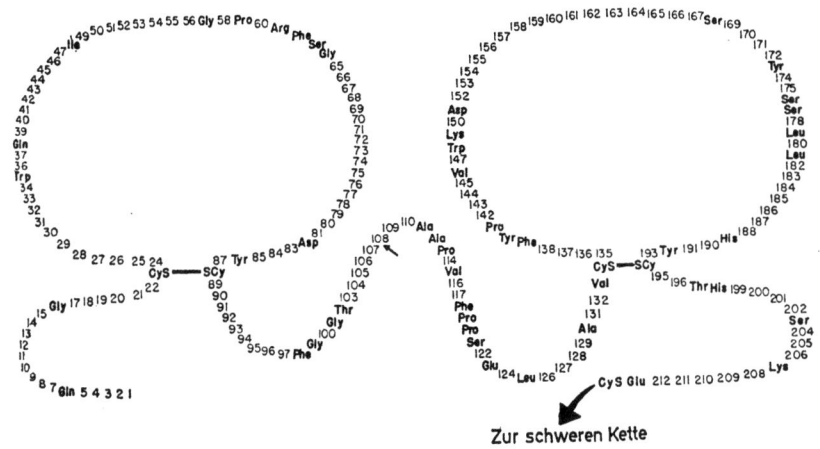

Abb. 9.15. Leichte Ketten des ϰ- und λ-Typs des Menschen und ϰ-Bence-Jones-Proteine der Maus bei maximaler Übereinstimmung. Art und Verteilung der konstant placierten Bausteine. Der Pfeil verdeutlicht den Übergang vom variablen (links) zum konstanten Bereich

Die Sequenzen der N-terminalen Bereiche von leichten Ketten

Tabelle 9.5 faßt die bis heute bekannten Sequenzen der N-terminalen Bereiche von ϰ- und λ-Ketten des Menschen und ϰ-Bence-Jones-Proteinen der Maus zusammen. Die Abbildung enthält auch Angaben über normales γG-Immunglobulin von Kaninchen sowie dessen Anti-DNP-Antikörper. Es wird in Position 9 oder 10 des λ-Proteins vom Menschen eine Lücke angenommen. Für ϰ und λ des Menschen und ϰ-Protein der Maus sind die variablen Positionen fettgedruckt. Alle Proteine des Menschen und der Maus sowie der Hauptteil von normalem und Anti-DNP-γG-Immunglobulin des Kaninchens haben Position 6 gleich besetzt. Wenn man bei Position 9 eine Lücke annimmt und das Serin Position 10 entspricht, haben alle ϰ- und λ-Proteine des Menschen und ϰ-Proteine der Maus in dieser Position Serin. Allen sind darüber hinaus Glycin und Cystein als Bausteine 16 und 23 gemeinsam. Obwohl man relativ wenig Proteine jedes Typs analysiert hat, zeigte sich, daß 19 der ersten 23 Positionen in dem einen oder anderen der 3 Proteine variabel sind. In jeder Klasse, sei es ϰ oder λ des Menschen oder ϰ der Maus, können einzelne Proteine also verschiedene Aminosäuresubstitution haben. Man hat z. B. gezeigt, daß alle 3 Proteine sich in Position 3 unterscheiden. ϰ-Proteine von

Tabelle 9.5. *Vergleich von N-terminalen Sequenzen vom x- und λ-Typ aus Bence-Jones-Proteinen des Maus und γG-Immunglobulin des Kaninchens sowie anti-DNP-Antikörper.* (Die variablen Positionen von x und λ des Menschen und K-Protein der Maus sind fettgedruckt. Aus Hilschman, N., Craig, L. C.: Proc. nat. Acad. Sci. 53, 1403 [1965]; — Putnam, F. W., Titani, K., Whitely, E., Jr.: Roy Soc. [Lond.] Proc., B. 166, 124 [1966] and earlier papers; — Milstein, C.: Roy Soc. [Lond.] Proc., B. 166, 138 [1966]; Biochem. J. 101, 352 [1966] and earlier papers; — Hood, L., Gray, W., Dreyer, W.: J. Mol. Biol. 22, 179 [1966]; — Gray, W. R.: Roy. Soc. [Lond.] Proc., B. 166, 146 [1966]; — Doolitle, R. F.: Proc. nat. Acad. Sci. 55, 1195 [1966]; — Gray, W., Dreyer, W., Hood, L.: Science 165, 465 [1967]; — Titani, K., Wikler, M., Putnam, F. W.: Science 155, 828 [1967]; — Wikler, M., Titani, K., Shinoda, T., Putnam, F. W.: J. Biol. Chem. 242, 1668 [1967]; — Hilschmann, N.: Nobel Symposium on Gamma Globulins. Uppsala: Almqvist and Wiksell, 1967; — Putnam, F. W., Shinoda, T., Titani, K., Wikler, M.: Science 157, 1050 [1967])

Protein	Kettentyp	1	2	3	4	5	6	7	8	9	10	11	12	13	14	15	16	17	18	19	20	21	22	23
vom Menschen																								
Ag	x	Asp-	Ile-			Gln-	Met-	Thr-	Gln-	Ser-	Pro-	Ser-	Ser-	Leu-	Ser-	Ala-	Ser-	Val-	Gly-	Asp-	Arg-	Val-	Thr-	Ile-Thr-Cys
Roy	x	Asx-	Ile-			Glx-	Met-	Thr-	Gln-	Ser-	Pro-	Ser-	Ser-	Leu-	Ser-	Ala-	Ser-	Val-	Gly-	Asp-	Arg-	Val-	Thr-	Ile-Thr-Cys
Cum	x	Glu-	Asp-			Val-	Met-	Thr-	Gln-	Thr-	Pro-	Leu-	Ser-	Leu-	Ser-	(Ala	Pro	Val	Gly	Glx	Pro	Thr	Ile	Ser Cys
BJ	x	Asx-	(Val Glx)	Met-	Thr-	Gln-	(Ser	Pro	Ser	Ser	Leu	Ser	Ala	Ser	Val	Gly	Asp)	Arg-	Val-	Thr-	Ile-Thr-Cys
Ker	x	Asx (Val Glx)	Met-	Thr-	Gln-	(Ser	Pro	Ser	Ser	Leu)	Ser-	Ala-	Ser-	Val-	Gly-	Asp-	Arg-	Ile-	Thr-	Ile-Thr-Cys
Day	x																			Val				
Rad	x																			Ala-Thr-Leu-Ser-Cys
HBJ 3	x	Asp-	Ile-		Val-	Leu-	Thr-	Gln																
HBJ 12	x	Glu-	Ile-		Val-	Val-	Thr-	Gln																
HBJ 10	x	Asp-	Ile-		Gln-	Met-	Thr-	Gln																
HBJ 6	x	Asp-	Ile-		Gln-	Met-	Thr-	Gln																
HBJ 1	x	Asp-	Ile		-Met-	Thr-	Gln																	
HBJ 5	x	Glu-	Ile-	Val		-Thr-	Gln																	
HBJ 4	x	Asp-	Ile-	Val		-Thr-	Gln																	
HS 4	x	Glu-	Ile-		Val-	Leu-	Thr-	Gln																
HS 6	x	Glu-	Ile-		Val-	Leu-	Thr-	Gln																

```
                                      3    5    7  8  9        11       13 14 15        18 19 20

HBJ 11   λ    PCA-Ser- Val-Leu
HBJ 2    λ    PCA-Ser- Ala-Leu-Thr-Gln-Pro-Pro-Ser-[    ]-Ala- Ser-Gly-Ser-Pro-Gly-Gln-Ser- Val-Thr
HBJ 7    λ    PCA-Ser- Val-Leu-Thr-Gln-Pro-Pro-Ser-[    ]-Ala- Ser-Gly-Thr-Pro-Gly-Gln-Gly-Val-Thr
HBJ 8    λ    PCA-Ser- Ala-Leu-Ala-Gln-Pro-Ala-Ser-[    ]-Val- Ser-Gly-Ser-Pro-Gly-Gln-Ser-Ile- Thr
Sh       λ             Ser-Glu-Leu-Thr-Gln-Asp-Pro-Ala-[ ]-Val-Ser-Val-Ala-Leu-Gly-Gln-Thr-Val-Arg-Ile-Thr-Cys

                                      3    4         9             12 13                  19 20 21 22

Maus
MBJ 41   ϰ    Asp-Ile-  Gln-Met-Thr-Gln-Ser-Pro-Ser-Ser-Leu-Ser-Ala-Ser-Leu-Gly-Glu-Arg-Val-Ser-Leu-Thr-Cys
MBJ 70   ϰ    Asp-Ile-  Val-Leu-Thr-Gln-Ser-Pro-Ala-Ser-Leu-Ala-Val-Ser-Leu-Gly-Glu-Arg-Ala-Thr-Ile- Ser- Lys

Kaninchen
γG Immuno-
globulin      Haupt-
              komponenten    Ala-Val-Val-Val- Gln-Gln

              Neben-              Ile  Leu Leu Gln      Thr
              komponenten    {    Asp  Gln Glu          Ala
                                  Glu      Glu

Anti-DNP      Haupt-
              komponenten    Ala-Val-Val-Val-Gln-Gln

              Neben-              Ile-  Leu     Ala-Ala
              komponenten    {    Asp Gln Gln       Thr
                                  Glu Glu Glu
```

Mensch und Maus können an dieser Stelle Gln und Val, λ-Proteine vom Menschen Ala, Val oder Glx [4] enthalten. Alle 3 Klassen sind auch in Stellung 9 und 19 variabel. Zusätzlich unterscheiden sich jeweils $\varkappa$ des Menschen und der Maus in Position 4, 7, 21, 22 sowie λ des Menschen und $\varkappa$ der Maus in Position 12, 13 und 20. Bislang wird angenommen, daß Position 1 und 2 nur im $\varkappa$ des Menschen variabel sind; Position 5, 8, 11, 14, 15 und 18 nur im λ des Menschen. Position 17 scheint nur im $\varkappa$ der Maus variabel zu sein. Protein Cum hat einen zusätzlichen Baustein in N-terminaler Stellung.

Sequenz des variablen Bereiches von Bence-Jones-Proteinen des $\varkappa$- und λ-Typs

Tabelle 9.6 gibt die bis heute am vollständigsten aufgeklärten Sequenzen für die ersten 107 Bausteine des menschlichen $\varkappa$-Bence-Jones-Proteins Ag und des λ-Proteins Sh sowie von 2 Proteinen des $\varkappa$-Typs der Maus wieder. Von 2 weiteren Proteinen des $\varkappa$- und λ-Typs des Menschen sind ebenfalls fast die vollständigen Sequenzen bekannt. Weitere, unvollständige Sequenzangaben sind für 6 Proteine des $\varkappa$-Typs des Menschen und für die Bausteine 1—6 von 9 weiteren Proteinen des $\varkappa$-Typs und für die Bausteine 1—20 für 3 weitere Proteine des λ-Typs (Abb. 9.5) vorhanden. Substitutionen von Aminosäuren, deren Vorkommen man in verschiedenen Positionen deutlich festgestellt hat, wurden ebenfalls aufgeführt. Bislang liegen 57 Positionen, also die variablen Positionen, in menschlichen $\varkappa$-Bence-Jones-Proteinen fest, in denen sich verschiedene Aminosäuren befinden können. Dabei ergeben sich 135 verschiedene Austauschmöglichkeiten. Das Bence-Jones-Protein Cum besitzt 6 zusätzliche Bausteine zwischen Stellung 27 und 28. Von den beiden bislang untersuchten Bence-Jones-Proteinen vom $\varkappa$-Typ der Maus hat das eine zwischen den Bausteinen 27 und 28 4 Aminosäuren mehr als das andere. Diese werden mit 27 a, b, c, d bezeichnet (s. Fußnote zur Abb. 9.6). Ohne diese 4 gibt es 40 variable Positionen (80 Austauschmöglichkeiten). Beim menschlichen λ-Bence-Jones-Protein gibt es 55 variable Positionen (135 Austauschmöglichkeiten). Insgesamt weisen alle 3 Proteine 86 variable Positionen auf, 18 davon sind bei allen 3 variabel, 10 weitere sind im $\varkappa$-Typ des Menschen und der Maus variabel, 14 im $\varkappa$- und λ-Typ des Menschen, und 6 sowohl im $\varkappa$-Typ der Maus sowie λ-Typ des Menschen. Aus den bis heute zur Verfügung stehenden Angaben ist ersichtlich, daß 15 variable Positionen für die Proteine vom $\varkappa$-Typ des Menschen, 17 für die vom λ-Typ des Menschen und 6 für die vom $\varkappa$-Typ der Maus spezifisch sind. In allen Proteinen sind die Cysteine

---

4 Glx bedeutet, daß es unsicher ist, ob es sich bei dem Baustein um Glutamin oder Glutaminsäure handelt.

Tabelle 9.6. *Sequenz und andere Substituenten, die in variablen Positionen von Bence-Jones-Proteinen des χ-Typs von Mensch und Maus gefunden wurden. Sequenz eines BJ-Proteins vom λ-Typ des Menschen. Variable Positionen für Mensch und Maus sind fettgedruckt.* (Aus Titani, K., Whitely, E., Putnam, F. W.: Science **152**, 1513 [1966]; — Putnam, F. W., Titani, K., Whitely, E., Jr.: Roy. Soc. [Lond.], Proc. B, **166**, 124 [1966]; — Milstein, C.: Nature **209**, 370 [1966]; Roy. Soc. [Lond.], Proc. B, **166**, 138 [1966]; — Hood, L., Gray, W., Dreyer, W.: Proc. nat. Acad. Sci., **55**, 826 [1966]; J. Mol. Biol. **22**, 179 [1966]; — Gray, W. R.: Roy. Soc. [Lond.], Proc., B, **166**, 146 [1966]; — Gray, W., Dreyer, W., Hood, L.: Science **165**, 465 [1967]; — Hilschmann, N., Craig, L. C.: Proc. nat. Acad. Sci. **53**, 1403 [1965]; — Titani, K., Wikler, M., Putnam, F. W.: Science, **155**, 828 [1967]; — Wikler, M., Titani, K., Shinoda, T., Putnam, F. W.: J. Biol. Chem., **242**, 1668 [1967]; — Hilschmann, N.: Nobel Symposium on Gamma globulins. Uppsala: Almqvist and Wiksell, 1967; — Putnam, F. W., Shinoda, T., Titani, K., Wikler, M.: Science **157**, 1050 [1967]).

Die Sequenz 39—43 ist auch für Maus 70 angegeben, denn für Maus 41 ist sie nicht bekannt.

NH₂-Terminal

1	2	3	4	5	6	7	8	9	10	11	12	13	14	15	16	17	18	19	20	21	22	23	24	25	26	27ᵇ	28	29	30
Asp-Ile-Gln-Met-Thr-Gln-Ser-Pro-Ser-Ser-Leu-Ser-Ala-Ser-Val-Gly-Asp-Arg-Val-Thr-Ile-Thr-Cys-Gln-Ala-Ser-Gln			Glu	Val	Val	Thr		Leu					Pro(?)		Glx	Pro	Ala	Ile	Leu	Ser			Arg	Ser		(Asx	Asp	Ile	Asx
				Glu														Pro								Glx(?)	Asp	Ser	Asn
																										Ser(?)			Lys
																												Ser
																												Gly

Ag(x)

1	2	3	4	5	6	7	8	9	10	11	12	13	14	15	16	17	18	19	20	21	22	23	24	25	26	27	28	29	30
Asp-Ile-Gln-Met-Thr-Gln-Ser-Pro-Ser-Ser-Leu-Ser-Ala-Ser-Leu-Gly-Glu-Arg-Val-Ser-Leu-Thr-Cys-Arg-Ala-Ser-Gln-Asx- Ile-Gly Maus 41 (x)			Val	Leu				Ala			Ala	Val				Gln		Ala	Thr	Ile	Ser					Gluᵃ		Gly	Ile Maus 70 (x)

ᵃ Maus χ Bence-Jones-Protein 70 hat zwischen Position 27 und 28 vier weitere Reste mit der Sequenz 27, 27 a, 27 b, 27 c, 27 d, 28: Glu-Ser-Val-Asx (Ser Asx).
ᵇ Menschliches Bence-Jones-Protein Cum hat zwischen Positionen 27 und 28 sechs weitere Reste mit der Sequenz 27, 27 a, 27 b, 27 c, 27 d, 27 e, 27 f, 28: Glx-Ser-Leu-Leu-Asp-Asp (Ser Gly).
ᶜ Zwischen 97 und 98 befinden sich noch zusätzlich Val und Leu; außerdem befindet sich noch ein Leu zwischen 106 und 107.

	3		5		7	8	9		11		13	14	15		18	19	20		22		24		26		28	29	30	
	Ser-Glu-Leu-Thr-Gln-Asp-Pro-Ala-[ ]-Val-Ser-Val-Ala-Leu-Gly-Gln-Thr-Val-Arg-Ile-Thr-Cys-Gln-Gly-Asp-Ser-Leu-Arg-Gly																											Sh(λ)
	PCA	Ala		Ala	Pro	Ala	Ser			Ala		Gly	Thr	Pro		Ser	Ile	Thr		Ser		Thr		Thr		Ser	Asp	Asx	
		Val												Ser			Gly					Ser		Gly			Asn	Asn	

31	32	33	34	35	36	37	38	39		40	41	42	43	44	45	46	47	48	49	50	51	52	53	54	55	56	57	58	59	60	
Ser-Phe) Leu-Asn-Trp-Tyr-Gln-Gln-Lys-Pro-Gly-Gln-Ala-Pro-Val-Leu-Val-Ile-Tyr-Gly-Lys-Asn-Asn-Arg-Pro-Ser-Gly-Ile-Pro-Asp																															Ag
	Lys	Tyr				Leu					Lys	Ala	Gly	Gln	Ser(?)	Leu					Thr	Leu		Lys	Arg	Ala	Ala			Asp	
	Asn	Phe				Ile																Tyr			Ser						
	Ile																														
	Thr																														
	Ser																														

32	33					36(?)		39			42		44		46						51		53	54	55			58		60	
-Ser-Leu-Ser-Asx-Trp-Leu-Glx-Glx(Gly Pro Asx Glx Thr)Ile-Lys-Arg-Leu-Ile-Tyr-Ala-Thr-Ser-Ser-Leu-Asx-Ser-Gly-Val-Pro-Lys Maus41($\varkappa$)																															
				Phe Met Asn		(PheGlx)		-Lys-Pro-Gly-Glx-Pro-			Leu										Ala		Asn	Gln	Gly						AlaMaus(70)$\varkappa$

31	32	33	34					39			42			45		47		49	50	51	52	53									
-Tyr-Asp-Ala-Ala-Trp-Tyr-Gln-Gln-Lys-Pro-Gly-Gln-Ala-Pro-Leu-Leu-Val-Ile-Tyr-Gly-Asn-Asn-Arg-Pro-Ser-Gly-Ile-Pro-Asp																															Sh(λ)
	Lys	Tyr	Val			Ser						His			Arg					Phe	Glu	Val			Ser			Glx		Val	
	Asn	Tyr										Leu			Thr										Arg	Asp	Asp	Lys			

61	62	63	64	65	66	67	68	69	70	71	72	73	74	75	76	77	78	79	80	81	82	83	84	85	86	87	88	89	90	
-Arg-Phe-Ser-Gly-Ser-Phe-Gly-Thr-Asp-Phe-Thr-Phe-Thr-Ile-Ser-Gly-Leu-Gln-Pro-Glu-Asp-Ile-Ala-Thr-Tyr-Tyr-Cys-Gln-Gln																													Ag($\varkappa$)
			Thr		Ser							Leu	Lys			Arg Ser			Val Glu					Phe Val		Gly	Val		Met	
																								Ala	Val					

```
                   66            69    71          74    76 77 78    80 81          83 84 85                89
-Arg-Phe-Ser-Gly-Ser-Arg-Ser-Gly-Ser-Asp/Tyr-Ser-Leu-Thr/Ile-Ser-Ser-Leu/Glu-Ser-Glu-Asp-Phe-Val-Asp-Tyr/(?)/Cys-Leu-Gln   Maus 41 (x)
                        Gly            Thr  Phe          Asn  His Pro Met  Glx Asx          Thr Ala Met  Phe Glx           Maus 70 (x)

                   66           68 69 70                    74 75  76          78 79 80          83 84 85    87 89 90
-Arg-Phe-Ser-Gly-Ser-Ser-Gly-His-Thr-Ala-Ser-Leu-Thr-Ile-Thr-Gly-Ala-Gln-Ala-Glu-Asp-Glu-Ala-Asp-Tyr-Tyr-Cys-Tyr-Asn-Ser   Sh(λ)
                           Lys Asn Asp Ser               Ala Val Ser                  Leu Arg Ser          His            Ser Ala
                                   Thr                                                                                     Ala

 91 92 93 94 95 96 97 98 99 100 101 102 103 104 105 106 107
-Tyr-Asp-Ser-Pro-Arg-Thr-Phe-Gly-Gln-Gly-Thr-Lys-Leu-Glu-Ile-Lys-
 Arg Leu Asn Ser         Pro                 Val-Asp-Phe-Lys-
 Phe Glu Asp Ile         Thr                 Leu-Glx-Ile-Arg-
     Glu                 Tyr
                         Leu

 91 92 93 94
-Tyr-Ala-Ser-Pro-Trp-Thr-Phe-Gly-Gly-Gly-Thr-Lys-Leu-Glu-Ile-Lys-                                      Maus 41 (x)
 Ser Lys Glu Val                                                                                       Maus 70 (x)

 91 92 93 94 95 96 97                                         103       107
-Arg-Asp-Ser-Ser-Gly-Lys-His ePhe-Gly-Gly-Gly-Thr-Lys-Leu-Thr-Val° Gly-                                 Sh(λ)
 Tyr Val Asx Asx Asx Asx Phe                                  Gln Arg
 Trp     Tyr ArgLeu Ser Ala
```

in den Positionen 23 und 88 über eine Disulfidbrücke miteinander verknüpft, wodurch eine Schlaufe gebildet wird. Wenn es zutrifft, daß die Spezifität von Antikörpern und die Komplementarität ihres bindenden Bereichs durch Sequenzunterschiede im variablen Bereich der leichten und schweren Ketten bestimmt ist, lassen die bis heute zur Verfügung stehenden Daten von Bence-Jones-Proteinen eine sehr große Zahl von Variationsmöglichkeiten zu.

Die Bausteine, welche bislang als nicht variabel angesehen werden, sind in 19 Fällen — einschließlich des Cysteins in Stellung 23 und 88 und des Bausteines 38 — die gleiche Aminosäure. Dies gilt für alle 3 Arten von Bence-Jones-Proteinen. In 5 dieser 19 nicht variierbaren Positionen (16, 57, 64, 99, 101) ist die Aminosäure Glycin, die auch, mit Ausnahme einer λ-Kette vom Menschen, in Position 68 aller untersuchten Proteine vorkommt. Glycin in diesen Positionen ist vielleicht für die Tertiärstruktur wichtig. Es mag auch notwendig sein, um dem variablen Teil des Moleküls die zur Substitution nötige Flexibilität zu verleihen. Von den restlichen beiden der insgesamt 107 Positionen des variablen Bereichs ist eine im $\varkappa$ des Menschen und der Maus mit der gleichen Aminosäure besetzt. Die andere Position hat die gleiche Aminosäure im λ-Typ des Menschen und $\varkappa$-Typ der Maus. Bei keiner der 107 Positionen gibt es eine augenscheinliche Speciesspezifität.

Es besteht also eine bemerkenswert große Ähnlichkeit zwischen den variablen Bereichen der verschiedenen Proteine im Vergleich zur ausgeprägten Speciesspezifität im konstanten Bereich (Abb. 9.4). Dies wird noch deutlicher, wenn man die Austauschmöglichkeiten in Betracht zieht, die man bisher für die variablen Positionen festgestellt hat. In 46 der 86 variablen Positionen, die für $\varkappa$-Typ und λ-Typ des Menschen und $\varkappa$-Typ der Maus 319 Austauschmöglichkeiten ergeben, ist eine der möglichen Aminosäuresubstitutionen in allen 3 Proteintypen gleich. Bei 34 variablen Positionen im $\varkappa$-Typ des Menschen und der Maus, sowie bei 6 Positionen im λ-Typ des Menschen und $\varkappa$-Typ der Maus tritt dieselbe Aminosäure als eine der Möglichkeiten auf. Somit gibt es für insgesamt 86 von 319 Austauschmöglichkeiten in den variablen Positionen der Maus und in einem oder beiden Bence-Jones-Proteinen des Menschen eine identische Aminosäure. In nur 8 der 86 variablen Positionen (33, 43, 50, 55, 60, 92, 96) besteht ein Unterschied in den Substitutionen der Maus gegenüber den Bence-Jones-Proteinen des Menschen. Auch wenn die relativ kleine Anzahl der bisher untersuchten einzelnen $\varkappa$- und λ-Typen des Menschen und $\varkappa$-Typen der Maus willkürlich aus etwa 1000 verschiedenen Arten von leichten Ketten jedes Typs gewählt wurde, ist die Ähnlichkeit in den variablen Positionen außergewöhnlich. Das Wissen um die Bedeutung des variablen Bereichs, seines Ursprungs und der genetischen Kontrolle seiner Biosynthese ist zur Lösung der Frage der Antikörperbildung ganz entscheidend.

Folgerungen aus Sequenzstudien

Außer den bereits aufgeführten Angaben wurde etwa die Hälfte der Sequenz des Fc-Bruchstücks von Kaninchen-γG-Immunglobulin bestimmt, da dieser Teil der schweren Kette in der Gesamtheit aller γG-Immunglobuline von Kaninchen derselbe zu sein scheint. Das Fd-Bruchstück ist auch heterogen. Dieser Teil des Moleküls hat sehr große Bedeutung für die Antikörperstruktur, da er zu dem Bindungsbereich gehört.

Die Sequenz der „Hinge-Region" der schweren Kette von γG-Immunglobulin aus Kaninchen, die im durch Pepsinbehandlung erhaltenen F(ab')$_2$-Bruchstück vorhanden, aber in durch Papainbehandlung gewonnenem Fab-Bruchstück nicht vorhanden ist, wurde wie folgt ermittelt:

$$\begin{matrix} & & & & & & & & \text{Pepsin} \\ & & & & & & & & \downarrow \\ -\text{Ser-Lys-Pro-Thr-Cys-Pro-Pro-Pro-Glu-Leu}- \\ \uparrow & \uparrow & & \uparrow & & & & \uparrow \\ \text{Papain} & \text{Papain} & & \text{Papain} \end{matrix}$$

Die Pfeile zeigen die durch Pepsin und Papain gespaltenen Bindungen an. 35% der schweren Ketten enthalten Kohlenhydrat an das dem Cystein benachbarten Threonin gebunden. Dies macht die Threonin-Cystein-Peptidbildung gegenüber Papain resistent.

Man stimmt allgemein darin überein, daß die Zahl der Sequenzunterschiede in einem gegebenen Protein aus 2 Species (z. B. speciesspezifische Bausteine) mit den zufälligen Mutationen in Zusammenhang steht, die während der Evolution aus einer gemeinsamen Vorstufe auftreten. Die Entdeckung, daß es keine speciesspezifischen Bausteine im variablen Teil von Bence-Jones-Proteinen des Menschen und der Maus gibt, wohl aber 36 in der konstanten Hälfte der gleichen Kette, läßt dann die Vermutung zu, daß der für den variablen Bereich verantwortliche Mechanismus sich zu einem frühen Zeitpunkt während der Evolution der Wirbeltiere entwickelt hat. Er hatte offenbar genug Bedeutung, um zu überdauern, vielleicht wegen seiner Bedeutung für den Bindungsbereich der Antikörper. Außerdem hielt er sich fast völlig unverändert, trotz der divergierenden Evolutionswege, die zum Menschen und zur Maus führten. Dies mag die Hypothese begünstigen, daß eher ein einziges Gen während der Embryogenese die Kontrolle über die Entwicklung des gesamten Spektrums von Veränderlichkeiten in den leichten Ketten hat als 1000 Gene (nämlich für jeden variablen Bereich eines). Sequenzstudien führten zur Ansicht, daß sich die schwere Kette durch Genduplikation aus der leichten entwickelt hat. Der Hundshai (Mustelus canis), der einen γM-Antikörper bildet, hat ein 7 S-Immunglobulin mit schweren Ketten, die im Molekulargewicht mit denen von γM-Immunglobulinen übereinstimmen. Dies legt die Vermutung nahe, daß sich die lange Kette von γM als erste entwickelte. Auch diese

Ergebnisse können auf eine frühe Evolution des Antikörper bildenden Mechanismus hinweisen.

Es ist sehr wichtig, die Problematik der Heterogenität zu klären, welche die Ketten von Myelom-Proteinen bei Stärke- und Acrylamid-Gel-Elektrophorese hinsichtlich ihrer Sequenz und Struktur zeigen. Die Frage taucht auf, ob einige Zellinien von Myelomen nicht eine eingeschränktere Fähigkeit haben, Immunglobulin zu produzieren als Normalzellen. Die Sequenzuntersuchungen sollten Information über die anderen allotypischen Determinanten und über die Art der Bausteine liefern, welche für diese Spezifitäten verantwortlich sind. Peptide aus dem Fc-Bruchstück mit Gm(a+)-Spezifität zeigen die Sequenz Asp-Glu-Leu-Thr-Lys, während Gm(a−)-Proteine die Sequenz Met-Glu-Glu-Thr-Lys aufwiesen. Außerdem sollte es möglich sein, die strukturelle Basis der Untergruppen schwerer Ketten und die Lage der Antigendeterminanten von schweren und leichten Ketten zu ermitteln.

Strukturuntersuchungen an schweren und leichten Ketten von Antikörpern wurden durch Herstellung homogener Populationen von Antikörpermolekülen sehr erleichtert. Diese sollten nicht nur homogen im Hinblick auf antigene und physikochemische Parameter sein, d. h. nur eine einzige schwere bzw. leichte Kette haben, sondern auch Antikörper gegen nur eine einzige Antigendeterminante darstellen. Darüber hinaus sollte der Antikörper so fraktioniert sein, daß die Bindungsbereiche die gleiche Größe haben. Es wird sich wohl als sehr schwierig erweisen, dies durch Fraktionierung heterogener Antikörperpopulationen aus Vollserum zu erreichen und dabei ausreichende Mengen für Sequenzuntersuchungen zu erhalten. Man hätte gerne Methoden zur Produktion weniger heterogener Antikörper-Molekül-Populationen (s. Kapitel 15). Natürlich haben die Sequenzuntersuchungen große Bedeutung hinsichtlich der Biosynthese von Antikörpern (s. Kapitel 10).

Markierung des Bindungsbereiches von Antikörpern durch „Affinity-Labeling"

In einer wichtigen Methode zur Identifizierung von Aminosäuresequenzen des Bindungsbereichs in Antikörpern wird Hapten verwendet, das eine reaktive Gruppe besitzt. Das Hapten wird bevorzugt gebunden und ordnet sich im Bindungsbereich des Antikörpers so ein, daß die reaktive Gruppe eine kovalente Bindung mit einem benachbarten Aminosäurebaustein dieses Bereichs eingehen kann. Dieses Verfahren wurde sehr oft bei Enzymen angewandt, um Aminosäuren des aktiven Bereichs zu bestimmen. Beim Studium der Antikörper wurden Haptene verwendet, welche eine Diazonium-Gruppe besitzen (s. Kapitel 2), die man ihrerseits mit Tyrosin, Histidin, Lysin und anderen Bausteinen koppeln kann. Tabelle 9.7 zeigt 3 Typen von Antikörpern und die zur Markierung verwendeten Diazonium-Reagentien. Daß tatsächlich der aktive Bereich markiert wird, ergab sich aus folgendem: 1. Mit spezifischem Antikörper ist die Menge von Azo-Bindungsbildung viel größer als mit Immunglobulin, das kein Antikörper ist; 2. eine zuvor erfolgte Zugabe von spezifischem Hapten in ausreichender Konzentration, ohne die zur Besetzung der aktiven Bereiche nötige reaktive Gruppe, verhindert die Markierung; 3. das Reagens markiert nur Antikörper, die für sein Haptenteil spezifisch sind und nicht Antikörper anderer Spezifität; 4. mit den Reagentien aus Tabelle 9.7 wurden nur Tyrosin-Bausteine von spezifischen Antikörpern markiert, während mit normalem γG-Immunglobulin das Reagens neben Tyrosin auch Histidin und andere Stellen markierte; 5. die Reaktion von Antikörper mit dem markierten Reagens inaktiviert den Bindungsbereich des Antikörpers irreversibel.

Tabelle 9.7. *Systeme des affinity labeling.* (Aus Singer, S. J., Doolittle, R. F.: Science 153, 13 [1966])

Antikörper gerichtet gegen		Reagens	Molares Verhältnis der Markierung (schwere/leichte Kette)
AsO_3H^-—⟨◯⟩—N=N— {Tyr, His, Lys}	(R)	AsO_3H^-—⟨◯⟩—N_2^+	2.1
NO_2—⟨◯⟩—$NH(CH_2)_4$—CH, NO_2	(DNP)	NO_2—⟨◯⟩—N_2^+	1.3
		⟨◯⟩—N_2^+, NO_2	1.8
$(CH_3)_3N^+$—⟨◯⟩—N=N— {Tyr, His, Lys}	(TMA)	$(CH_3)_3N^+$—⟨◯⟩—N_2^+	1.5

Nach Erhalt von leichten und schweren Ketten aus derartig markierten Antikörpern wird der Markierungsgrad auf jeder Kette untersucht. Bei allen 3 Antikörpern (Tabelle 9.7) wurden beide Ketten markiert, wobei im allgemeinen mehr Markierung auf der schweren als auf der leichten Kette zu finden war. Das Verhältnis schwankte von ungefähr 1,3—2,1. Es wurden 2 Typen von Hapten in Verbindung mit Anti-DNP-Antikörpern verwendet, von denen eines p-Nitrophenyl-, das andere m-Nitrophenyl-Diazonium-Gruppen (s. Tabelle 9.7) enthielt. Das Markierungsverhältnis in den schweren und leichten Ketten betrug 1,3 bzw. 1,8. Dies weist auf Heterogenität in den Antikörperpopulationen hin. Die Untersuchung der leichten Ketten aus markiertem Antikörper durch Acrylamidgel-Elektrophorese ergab eine relativ einheitliche Verteilung der Markierung auf alle 5—7 vorhandenen

Banden der leichten Ketten. Spaltete man schwere und leichte Ketten aus markierten Antikörpern, welche vorher mit Perameisensäure oxydiert worden waren, mit Trypsin, so erwiesen sich die markierten Peptide als sehr heterogen. Die durchschnittliche Größe der markierten Peptide aus schweren und leichten Ketten betrug ungefähr 25 Aminosäuren. Singer fand, daß die leichten Ketten von Anti-DNP-Antikörpern an dem konstanten Tyrosin in Position 86 markiert waren.

Wie man sieht, ergänzen die durch Affinity labeling gewonnenen Ergebnisse die Sequenzanalysen von Immunglobulinen und die anderen Beweise für die Heterogenität der Bindungsbereiche von Antikörpern gut. Die Anwendung dieser Technik auf relativ homogene Fraktionen von gereinigtem Antikörper, falls solche erhalten werden können, oder die Trennung der verschieden markierten Peptide, sowie die Bestimmung der betroffenen Sequenzen sollten einen Aufschluß über die Struktur des Bindungsbereichs geben. Die aus markierten Peptiden stammende Kette von 25 Aminosäuren enthält die variablen Bereiche, die um das Cystein 88 der untersuchten Bence-Jones-Proteine zu finden sind. Perameisensäure-Oxydation hätte die Disulfidbrücke oxydiert, und Spaltung würde wenigstens 2 Peptide ergeben.

Aminosäurezusammensetzung gereinigter Antikörper

Man sollte erwarten, daß sich die Heterogenität, welche fast alle gereinigten Antikörper bei den verschiedenen zuvor beschriebenen Untersuchungsmethoden zeigten, in groben Unterschieden der Aminosäurezusammensetzung ausdrückt. Bei Untersuchungen von gereinigtem γG-Antikörper des Menschen gegen 4 verschiedene Antigene relativ einfacher Struktur — z. B. Antidextran, Antilävan, Antiteichonsäure aus Staphylococcus aureus und Anti-A-Blutgruppensubstanz —, die in einem einzigen Individuum erzeugt worden waren, traten grundlegende Unterschiede in der Aminosäurezusammensetzung auf. Es wurden von einer Antikörperpräparation zur nächsten pro Molekül maximale Unterschiede von 32 Valin-, 20 Glycin-, 7 Leucin-, 11 Tyrosin-, 12 Arginin- und 14 Lysinbausteinen gefunden. Weitere Untersuchungen mit Antidextran aus mehreren Individuen ergaben Unterschiede gleicher Größenordnung. Individuen, die mit Dextran immunisiert wurden, das 2 Arten von Bindungen, nämlich $\alpha(1 \to 6)$ und $\alpha(1 \to 2)$ enthielt, bildeten 2 verschiedene Populationen von Antikörpern. Diese beiden Populationen von Antikörpern, welche spezifisch gegen $\alpha(1 \to 6)$ bzw. $\alpha(1 \to 2)$ Bindungen waren, zeigten ebenfalls grundlegende Unterschiede in der Aminosäurezusammensetzung. Die Antidextrane $\alpha(1 \to 6)$ und $\alpha(1 \to 2)$ aus einem Individuum haben 131 bzw. 123 Valine, während bei einem anderen die Werte 122 bzw. 129 sind. Im allgemeinen sind die Unterschiede von der gleichen Größenordnung wie die zwischen einem einzelnen $\varkappa$- und λ-Typ von Bence-Jones-Protein. Die Unterschiede zwischen den verschiedenen Antikörpern deuten möglicherweise auf eine Selektion während der Antikörperantwort hin, welche Abweichungen vom Durchschnitt der verschiedenen heterogenen Antikörperpopulationen ergibt. Diese könnte analog der Selektion aus den variablen Bereichen der Bence-Jones-Proteine erklärt werden. Man kann sie hingegen nicht den Unterschieden im konstanten Bereich zuschreiben, die von Unterschieden in den Verhältnissen von $\varkappa$- und λ-Ketten herrühren.

Andererseits zeigten Antikörper, die in einzelnen allotypischen, homozygoten Kaninchen gegen 2 verschiedene Haptengruppen gebildet worden waren, eine relativ geringe Variation in der Aminosäurezusammensetzung. Es wurden Unterschiede von 3—6 Einheiten Asparaginsäure, Serin, Alanin, Valin und Tyrosin pro Molekül vom Molekulargewicht 160 000 gefunden. Diese Unterschiede betrafen sowohl die schwere als auch die leichte Kette. Die Beziehungen dieser Ergebnisse zu dem Bindungsbereich des Antikörpers sind nicht klar. Antikörper gegen diese Haptengruppen wiesen in Stärke- oder Acrylamidgel-Elektrophorese zahlreiche Banden für leichte Ketten auf und bestanden aus Molekülen mit Antikörperbindungsbereichen unterschiedlicher Affinität.

Antikörper-Haptenkomplexe im Elektronenmikroskop

Elektronenmikroskopische Untersuchungen von Aggregaten aus bivalentem Hapten und spezifischem Antikörper durch Valentine und Green ergaben einen einzigartigen Einblick in die Struktur von γG-Anti-

$$O_2N-\langle\rangle-N-CH_2CH_2CH_2CH_2CH_2CH_2CH_2CH_2-N-\langle\rangle-NO_2$$
$$\phantom{O_2N-\langle\rangle-}HH$$
$$\phantom{O_2N-\langle}NO_2NO_2$$

körpermolekülen. Die beiden DNP-Gruppen des verwendeten Haptens, Bis-N-DNP-octamethylen-diamin, stehen genügend weit auseinander, so daß jede Haptengruppe nicht mit der Bindung der anderen zum Antikörper interferiert. Wenn γG-Anti-DNP des Kaninchens an Hapten gebunden und unter dem Elektronenmikroskop untersucht wird, sieht man eine Anzahl geometrischer Figuren, welche die verschiedenen Kombinationsmöglichkeiten eines bivalenten Antikörpers darstellen, der 2 relativ flexible Bindungsbereiche für Hapten besitzt. Es gibt darunter flache Dimere, dreieckige Trimere, quadratische Tetramere und Pentamere. Das dreieckige Trimer ist in Abb. 9.16 schematisch dargestellt. Das Fc-Bruchstück ist mit den beiden Fab-Bruchstücken durch einen beweglichen Bereich (hinge region) verbunden, durch den der Winkel zwischen den beiden Fab-Bereichen jedes Moleküls sehr variieren kann. Abb. 9.17 zeigt die Aggregate unter dem Elektronenmikroskop. Man erkennt die einzelnen dreieckigen, quadratischen und fünfeckigen geometrischen Figuren sowie die flachen Dimere sehr deutlich.

Auf jeder Ecke des Dreiecks, Quadrats und Fünfecks erscheint der Fc-Teil als kleines, knopfartiges Gebilde.

Durch Spaltung der Aggregate mit Pepsin wurde bewiesen, daß es sich um den Fc-Teil handelte; in Abb. 9.18 sind die knopfartigen Fc-Teile verschwunden, ohne die einzelnen geometrischen Aggregationsmuster dabei verändert zu haben. Durch Reduktion der Disulfidbrücken in den Komplexen (Abb. 9.18) mit Dithiothreitol zerfallen die Aggre-

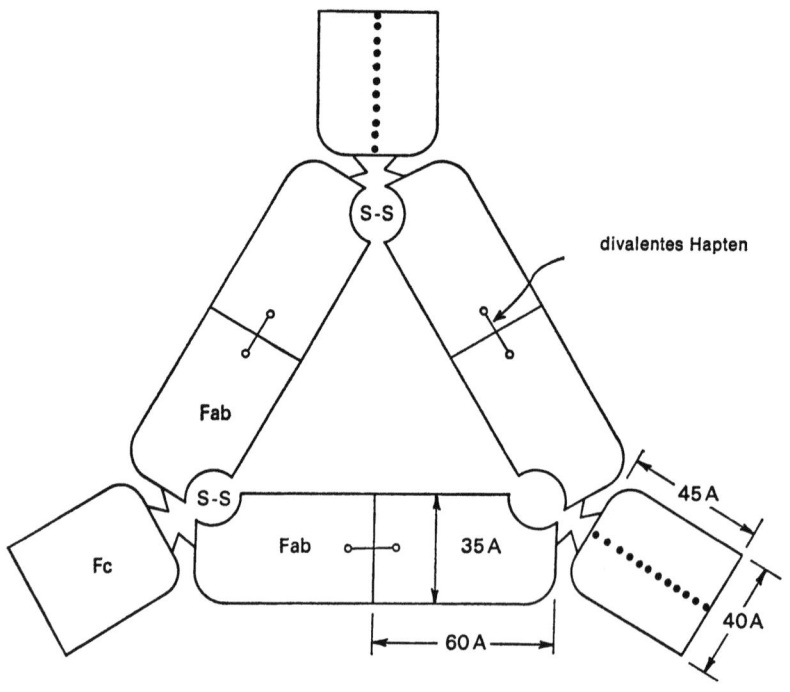

Abb. 9.16. Schematische Anordnung von dreieckig angeordnetem Aggregat aus 3 Anti-DNP-Molekülen, die mit 3 bivalenten Haptenmolekülen verbunden sind. (Aus Valentine, R. C., Green, N. M.: J. molec. Biol. 27, 615 [1967]. Mit Genehmigung der Academic Press, New York)

gate. Die Beweglichkeit des Fab-Fragments gegenüber dem Fc-Bruchstück war schon zuvor durch physikochemische Betrachtungen postuliert und durch einige elektronenmikroskopische Befunde gezeigt worden (vgl. die angegebene Literatur). Abb. 9.19 zeigt ausgewählte Dimere, Trimere, Tetramere und Pentamere in stärkerer Vergrößerung; die Fc-Teile sind wiederum deutlich sichtbar. Die Antikörperstruktur wird in diesen Aggregaten deutlicher als bei denen aus Kapitel 1.

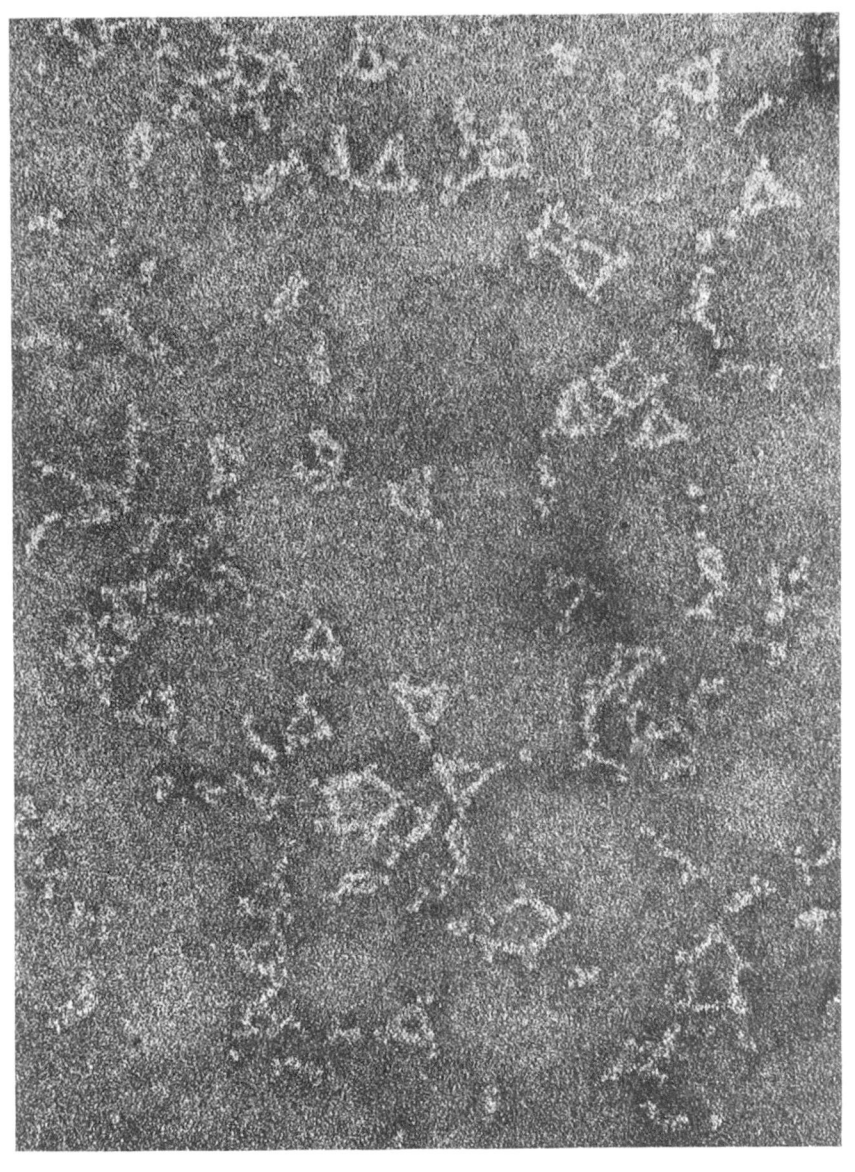

Abb. 9.17. Elektronenmikroskopisches Bild von verschiedenen Polymeren, die beim Mischen von Anti-DNP-γG aus Kaninchen mit bivalentem DNP-Hapten gebildet werden. Vergrößerung 500 000×. (Nach Valentine, R. C., Green, N. M.: J. molec. Biol. 27, 615 [1967]. Mit Genehmigung von Dr. R. C. Valentine und der Academic Press, New York)

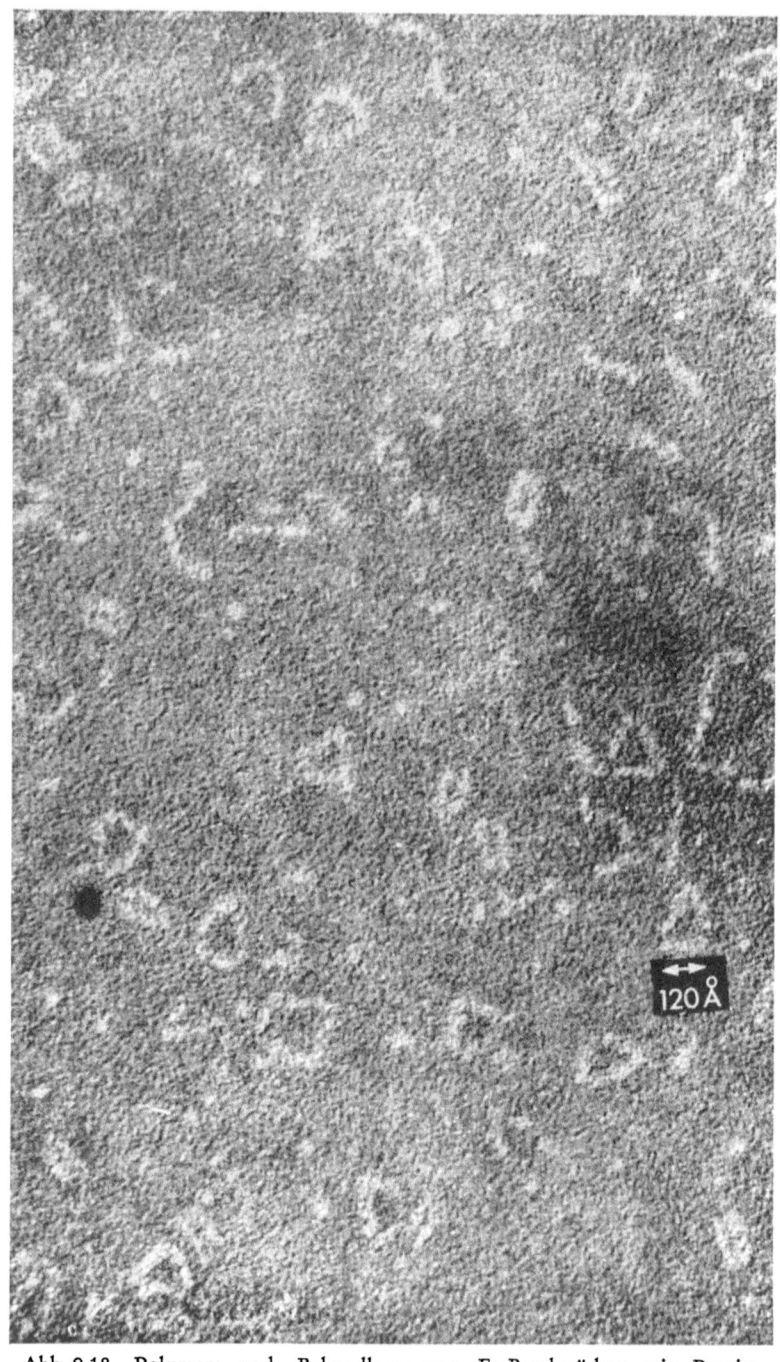

Abb. 9.18. Polymere nach Behandlung von Fc-Bruchstücken mit Pepsin. Vergrößerung 500 000×. (Nach Valentine, R. C., Green, N. M.: J. molec. Biol. **27**, 615 [1967]. Mit Genehmigung von Dr. R. C. Valentine und der Academic Press, New York)

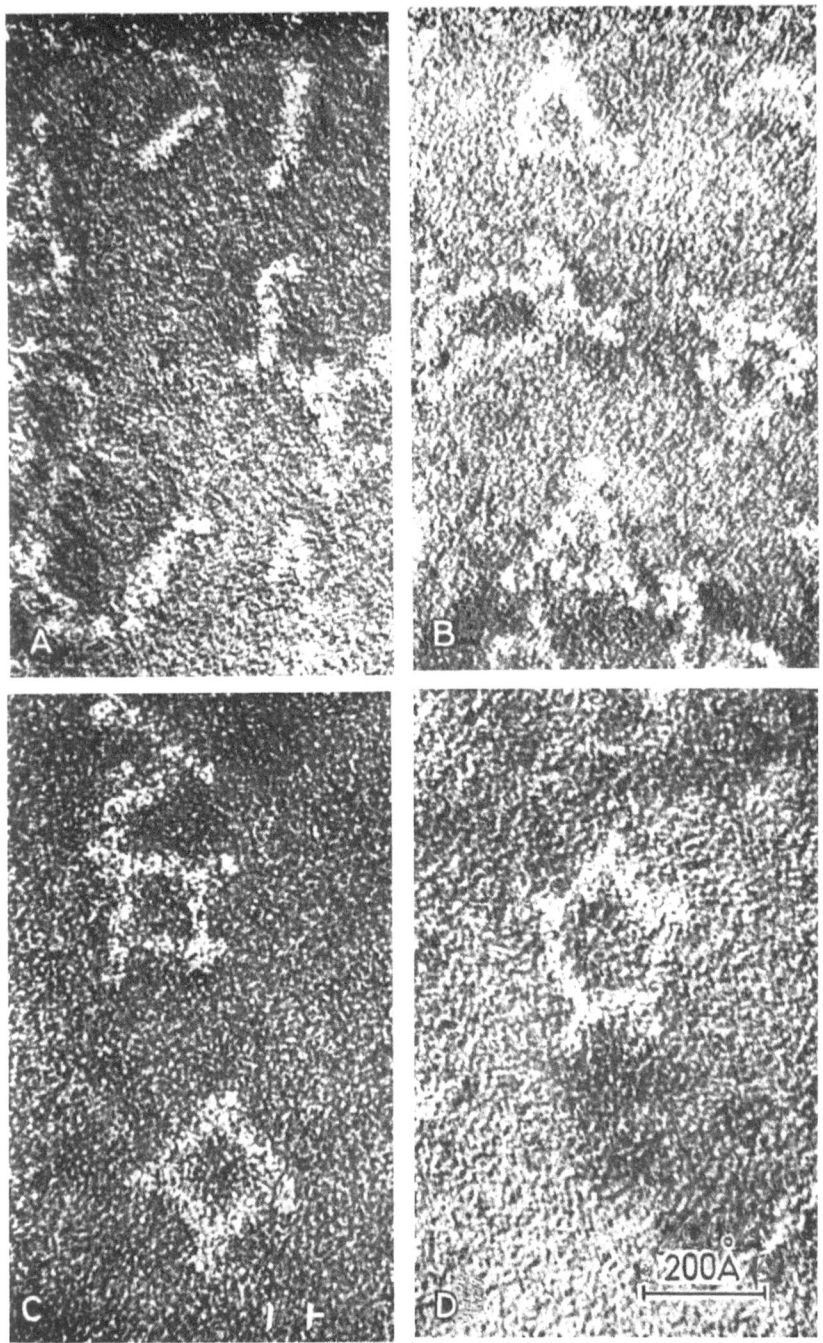

Abb. 9.19. *(A)* dimere, *(B)* trimere, *(C)* tetramere und *(D)* pentamere Antikörper-Hapten-Komplexe von Abb. 9.16. Vergrößerung 800 000 ×. (Nach Valentine, R. C.: Electron Microscopy of γG-Immunoglobulins in Nobel Symposium III. Gamma Globulins. Ed.: J. Killander. Stockholm: Almqvist and Wiksell 1967. Mit Genehmigung von Dr. R. C. Valentine)

Immunglobuline aus Sekreten

Obwohl γA-Immunglobulin im Serum gewöhnlich in viel geringerer Konzentration als γG-Immunglobulin gefunden wird, ist es in bestimmten Sekreten — vornehmlich im Speichel aus der Parotis, im Colostrum, in Tränen- und Nasen- sowie Bronchienflüssigkeit — am meisten vorhanden. Untersuchungen von γA-Immunglobulin aus menschlichem Speichel der Parotis und menschlichem Colostrum zeigten, daß es eine größere Sedimentationskonstante besitzt (11 S) und mit einem zusätzlichen Antigenbestandteil verbunden ist, dessen Spezifität nicht im γA-Immunglobulin des Serums vorhanden ist. Untersuchung mit fluorescierendem Antikörper aus Antiserum gegen Serum-γA und gegen γA aus Speichel und mit Antiseren, die gegen die zusätzliche Komponente spezifisch gemacht wurden, ergaben, daß sich die spezifische Komponente in einem anderen Bereich der Parotis als γA-Immunglobulin befindet. Letzteres ist in Plasmazellen, während ersteres in den acinösen Zellen in der Nähe der Sammelkanälchen war. Man fand im Speichel von Personen mit Agammaglobulinämie und von gesunden Erwachsenen, die kein γA im Serum und im Speichel hatten, diese zusätzliche Komponente in freier Form. Diese zusätzliche Komponente kann mit Mercaptoäthanol von γA-Immunglobulin aus Speichel abdissoziiert werden. Nach Infusion von normalem Serum in Personen mit Agammaglobulinämie fand man γA-Immunglobulin, aber nicht γM oder γG im Speichel. γA-Immunglobulin aus Colostrum des Kaninchens und des Menschen haben dieselbe Sedimentationskonstante. γA-Immunglobulin aus Sekreten mag für den Schutz der mucoiden Membranen gegen Infektionen von Bedeutung sein.

Biologische Aktivität von Antikörpern

Die heterogenen Populationen von Antikörpermolekülen, mit Spezifitäten selbst gegen einzelne Antigene, haben eine Anzahl verschiedener biologischer Eigenschaften, die jeweils nur auf einige bestimmte Antikörper zurückgeführt werden können. Viele dieser Eigenschaften sind zufällig bei biologischen Untersuchungen gefunden worden. Nur wenige davon wurden anhand von Immunglobulinstrukturen erfaßt, und durch einige wird u. U. der gleiche Antikörper nachgewiesen. Die meisten dieser Eigenschaften werden in den folgenden Kapiteln abgehandelt.

Passage durch die Placenta

Nur γG- und nicht γA- oder γM-Immunglobulin besitzt die Eigenschaft, die Placentabarriere von der Mutter zum Fetus zu passieren. Pepsinbehandlung zerstört diese Eigenschaft, während durch Papainspaltung erhaltenes Fc-Bruchstück die Placenta leicht durchdringt. Ein Fab-Bruchstück kann zuweilen ebenso hindurchtreten. Man nimmt allgemein an, daß das Fc-Bruchstück einen spezifischen Bereich enthält, der das Durchdringen der Placenta durch einen aktiven Prozeß bestimmt.

Literatur

Beaumont, J. L.: Une spécificité commune aux α- et β-lipoprotéines du sérum révélée par un autoanticorps de myélome-L'antigène Pg. C. R. Acad. Sci. (Paris) **264**, 185 (1967) and earlier papers. *Ein ungewöhnlicher Fall, in dem ein γA-Myeloprotein die Eigenschaften eines Autoantikörpers gegen α- und β-Lipoproteine des Menschen aufweist.*

Bernier, G. M., Putnam, F. W.: Myeloma proteins and macroglobulins Hallmarks of disease and models of antibodies. Progr. Hemat. **4**, 160 (1964).

Cohen, S., Milstein, C.: Structure and biological properties of immunoglobulins. Advanc. Immunol. **7**, 1967. New York: Academic Press. *Umfassender Überblick über die jüngsten Entwicklungen auf dem Gebiet der Struktur von schweren und leichten Ketten und dem derzeitigen Stand der Immunglobulin- und Antikörper-Biosynthese.*

— Porter, R. R.: Structure and biological activity of immunoglobulins. Advanc. Immunol. **4**, 287 (1964). New York: Academic Press. *Der Übersichtsartikel gibt zahlreiche ins einzelne gehende Hinweise.*

Cold Spring Harbor Symposia on Quantitative Biology: Antibodies **32** (1967).

Feinstein, A., Rowe, A. J.: Molecular mechanism of formation of an antigen-antibody complex. Nature **205**, 147 (1965). *Elektronenmikroskopische Untersuchung, die die Beweglichkeit von Fab- gegenüber von Fc-Fragmenten aufzeigt.*

Frangione, B., Franklin, E. C.: Structural studies of human immunoglobulins. Differences in the Fd fragments of the heavy chains of G myeloma proteins. J. exp. Med. **122**, 1 (1965). *Beweis für einen variablen Bereich in der schweren Kette von γG-Immunglobulin des Menschen durch „finger-printing".*

Grabar, P., Miescher, P. [ed.]: Immunopathology IV International Symposium 1965. Basel-Stuttgart: B. Schwabe 1966. *Symposium mit zahlreichen Arbeiten über Immunglobuline sowie Antikörperaktivität und Struktur.*

Holborow, E. S. [Scientific ed.]: Antibodies. Brit. med. Bull. **19**, 169 (1963). *Eine Folge von Arbeiten über Antikörper und ihre Eigenschaften.*

Jukes, T. H.: Molecules and evolution. New York: Columbia University Press 1966. *Eine sehr anregende Darstellung der Evolution als Folge von mutativen Veränderungen in Nucleinsäuren und der daraus folgenden Unterschiede in den Proteinstrukturen.*

Kabat, E. A.: Structure and heterogeneity of antibodies. Acta hematologica **36**, 198 (1966). *Der Übersichtsartikel gibt zahlreiche ins einzelne gehende Hinweise.*

Killander, J. [ed.]: Nobel Symposium III Gamma Globulins. Structure and control of biosynthesis. Stockholm: Almqvist and Wiksell 1967.

Lennox, E. S., Cohn, M.: Immunoglobulins. Ann. Rev. Biochem. **36**, part 1, 365 (1967).

Mangalo, R., Iscaki, S., Raynaud, M.: Presence d'activité anticorps dans des préparations de chaines légéres. C. R. Acad. Sci. (Paris) **263**, 204 (1966). *Die höchste Antikörperaktivität, die bisher für leichte Ketten berichtet worden ist.*

Noelken, M. E., Nelson, C. A., Buckley, C. E., Tanford, C.: Gross conformation of rabbit 7 S γ-immunoglobulin and its papain-cleaved fragments. J. biol. Chem. **240**, 218 (1967). *Schlägt die Beweglichkeit des Fab- gegenüber dem Fc-Fragment aufgrund physikochemischer Betrachtungen vor.*

Porter, R. R. [Organizer]: A discussion on the chemistry and biology of immunoglobulins. The Royal Society (London), Proceedings, B. **166**, 114—243 (1966). *Eine wichtige Reihe von Arbeiten über Struktur, Biosynthese und biologische Aktivitäten von Immunglobulinen.*

Rohult, O., Radzimski, G., Pressman, D.: Specificity in the combination of Fd fragments with L chains to form hapten-binding sites. J. exp. Med. **123**, 921 (1966).

Schultze, H. E., Heremans, J. F.: Molecular biology of human proteins with special reference to plasma proteins. Vol. 1. Amsterdam: Elsevier Publishing Company. *Eine umfassende Information über Serumproteine.*

Seligmann, M.: A genetic predisposition to Waldenström' macroglobulinemia. Acta med. scand. Suppl. **445**, 140 (1960).

Singer, S. J., Doolittle, R. F.: Antibody active sites and immunoglobulin molecules. Science **153**, 13 (1966). *Ein umfassender Übersichtsartikel über die Bemühungen zur Strukturermittlung der Bindungsbereiche von Antikörpermolekülen.*

Smith, D. S., Utsumi, S.: Structure at the hinge region in rabbit immunoglobulin G. Nature **216**, 332 (1967).

Symposium on differentiation and growth of hemoglobin and immunoglobulin synthesizing cells. J. Cell. Physiol. **67** (Suppl. 1), 1—224 (1966). *Symposium mit zahlreichen Arbeiten über Immunglobuline sowie Antikörperaktivität und Struktur.*

Thorpe, N. O., Deutsch, H. F.: Studies on papain produced subunits of γG globulins. II. Structures of peptides related to the genetic Gm activity of γG globulin Fc fragments. Immunochemistry **3**, 329 (1966).

Utsumi, S., Karush, F.: Peptic fragmentation of rabbit γG-immunoglobulin. Biochemistry **4**, 1766 (1965). *Eine Analyse der Daten über die Zahl von Disulfidbrücken, welche die schweren Ketten von γG-Immunglobulin verbinden, und die zu dem Vorschlag führt, daß 2 gekreuzte Disulfidbrücken beteiligt sind.*

Valentine, R. C., Green, N. M.: J. molec. Biol. **27**, 615 (1967). *Elektronenmikroskopische Untersuchung, die die Beweglichkeit von Fab- gegenüber von Fc-Fragmenten aufzeigt.*

Webb, T., Goodman, H. C.: Structure and function of immunoglobulins. In: Modern Trends in Immunology. 2nd ed. Eds.: R. Cruickshank and D. M. Weir. London: Butterworth & Co. Publishers Ltd. 1967. *Ein Überblick über biologische Aktivitäten von Immunglobulinen.*

10. Wo und wie werden Antikörper synthetisiert?

Obwohl über die Struktur und die Heterogenität von Immunglobulinen und Antikörpern schon ein umfangreiches und schnell wachsendes Wissen vorliegt, weiß man über die Bildung von Antikörpern noch verhältnismäßig wenig. Erst kürzlich konnte überhaupt die Frage geklärt werden, welche Zellen Antikörper synthetisieren. Die größte Unklarheit betrifft die Rolle des Antigens beim Prozeß der Antikörperbildung, und zwar sowohl auf cellulärer wie auch auf molekularer Ebene. Außerdem ist nicht genau bekannt, ob und welche verschiedenen Typen von Antikörpermolekülen eine einzelne Zelle synthetisieren kann.

Die Antikörperbildung ist ein aktiver Stoffwechselvorgang, und von Methoden zum Nachweis antikörperbildender Zellen muß deshalb gefordert werden, daß sie gestatten, die tatsächliche Synthese und nicht nur das Vorhandensein von Antikörpern in einer Zelle nachzuweisen. Am verläßlichsten für derartige Untersuchungen ist der Nachweis des Einbaus radioaktiv markierter Aminosäuren in die Polypeptidketten der Antikörpermoleküle. Eine andere, sehr wichtige Methode ist die Plaque-Technik von Jerne; mit ihr kann man einzelne Zellen sichtbar machen, die Schaferythrocyten hämolysierende Antikörper in das umgebende Medium abgeben. Man verdünnt dabei eine Suspension von Milz- oder Lymphknotenzellen in einem halbfesten Medium, wie z. B. Agar, dem Schaferythrocyten beigegeben wurden, gießt die Mischung in Petrischalen und läßt sie fest werden. Nach einstündiger Inkubation bei 37° gibt man Meerschweinchenkomplement auf die Agaroberfläche und sieht dann nach einer weiteren Inkubation von 30 min auf der Platte kleine, klare Hämolysezonen (Plaques), die jeweils eine lymphoide Zelle in ihrer Mitte haben. Bei einer anderen Methode wird Carboxymethylcellulose als Eindickungsmittel für Erythrocyten und Komplement verwendet. Ein Tropfen der Mischung wird nach Zugabe der Lymphzellsuspension auf einen Objektträger gebracht, mit einem Deckgläschen abgedeckt (die Ränder werden mit Vaseline abgedichtet) und nach Inkubation auf das Vorhandensein von Plaques untersucht. Mit Hilfe dieser Technik läßt sich bei Versuchstieren nach Injektion von Schaferythrocyten die Dynamik der cellulären Immunantwort sehr leicht verfolgen. Dabei zeigte sich während der Periode der Antikörperbildung in den lymphatischen Organen eine sehr starke Zunahme der Zahl plaquebildender Zellen. Untersuchungen mit Stoffwechselinhibitoren ließen darauf schließen, daß plaquebildende Zellen während der Inkubation in vitro in gewissem Umfang Antikörper synthetisieren und nicht nur schon vorgebildete Antikörper in das Medium abgeben. In Abb. 10.1 ist eine typische Hämolysezone mit einer lymphoiden Zelle in der Mitte dargestellt.

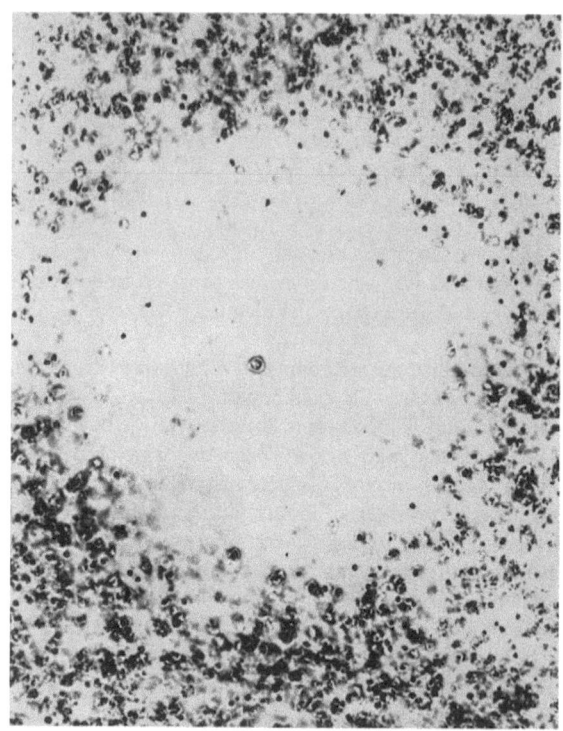

Abb. 10.1. Lymphoide Zelle in der Mitte einer Hämolysezone auf einer Agarplatte. (Nach Jerne, N. K., Nordin, A. A., Henry, C.: Cell-bound Antibodies, Conf. of the National Acad. of Sciences-National Research Council, Wistar Univ. Press, Philadelphia [1963], p. 109. Mit Erlaubnis des Herausgebers: The Wistar Institute of Anatomy and Biology)

Diese Plaques scheinen hauptsächlich auf γM-Antikörper zurückzuführen zu sein, die für die Hämolyse von Erythrocyten sehr viel wirksamer sind als γG-Antikörper (s. Kapitel 11). Um den Anwendungsbereich der Plaquetechnik zu erweitern, wurden Methoden entwickelt, um auch Zellen sichtbar zu machen, die γG-Antikörper produzieren. Für die Plaquetechnik können auch andere Antigene verwendet werden, sofern diese Antigene an die Oberfläche von Erythrocyten adsorbiert oder gebunden und die so beladenen Erythrocyten in Gegenwart von Komplement und spezifischem Antikörper lysiert werden können. Eindrucksvolle Ergebnisse wurden auch bei der Untersuchung einzelner, in Mikrotropfen isolierter, antikörperbildender Zellen erhalten. Diese Methode ist jedoch sehr viel zeitraubender als die Plaquetechnik und erlaubt nur die Untersuchung von relativ wenigen Zellen; allerdings erstreckt sich ihre Anwendbarkeit auf verschiedene Antigentypen. Bei einer weiteren in Zusammenhang mit der Antikörperbildung gegen Schaferythrocyten (oder anderen Erythrocyten) angewandten Methode werden diejenigen lymphoiden Zellen gezählt, die nach Kontakt mit den betreffenden Erythrocyten in flüssigem Kulturmedium bei 4° diese Erythrocyten in Form meist rosettenförmiger kleiner Anhäufungen um sich herum agglutinieren. Man fand, daß die agglutinierten Erythrocyten in Gegenwart von Komplement nicht lysiert werden, und rosettenbildende Zellen sind möglicherweise mit den plaquebildenden Zellen nicht identisch. Die ersteren sind darüber hinaus sehr viel zahlreicher als die letzteren. Eine ganze Reihe von experimentellen Befunden zeigt (Abb. 10.5), daß rosettenbildende Zellen von Meerschweinchen und Mäusen im allgemeinen keine zirkulierenden Antikörper adsorbieren, sondern selbst aktiv an der Antikörpersynthese beteiligt sind. Dagegen konnte sehr leicht nachgewiesen werden, daß Makrophagen des gleichen Tieres Antikörper adsorbieren, und „gemischte Rosetten", an denen auch Makrophagen beteiligt sind, werden häufig beobachtet. Auch antigenbeladene Bentonitpartikel werden ähnlich wie Erythrocyten an antikörperbildende Zellen gebunden.

Andere wichtige Methoden, die Fähigkeit bestimmter Zellen zur Antikörperbildung nachzuweisen, bestehen darin, diese Zellen auf immunologisch unreife Tiere oder auf Tiere, deren Fähigkeit zur Antikörperbildung durch hohe Dosen Röntgenstrahlung unterdrückt wurde, zu übertragen. Die Zellen werden dabei entweder injiziert oder in Diffusionskammern den Tieren implantiert. Die Wände dieser Kammern bestehen aus Millliporefiltern und sind für Serumproteine, also auch für Immunglobuline, nicht aber für Zellen durchlässig. Zu verschiedenen Zeiten wird dann das Serum der Tiere auf den Gehalt an Antikörpern untersucht. In einem speziellen Fall (siehe immunologische Toleranz, Kapitel 14) wurden Lymphzellen von immunisierten Ratten in bestrahlte Mäuse injiziert, und es gelang, die Synthese von Antikörpern nachzuweisen, die die Spezifität von Rattenimmunglobulin zeigten. Ganz ähnlich synthetisieren auch Zellen aus Lymphknoten immunisierter Kaninchen weiterhin Kaninchenantikörper, wenn sie in die Backentasche von Hamstern eingepflanzt werden. Wertvolle Erkenntnisse gewann man außerdem mit Hilfe der Fluorescenz- und Elektronenmikroskopie und mittels verschiedener anderer Methoden, Antikörper in Zellen und im Gewebe nachzuweisen. Milz- und Lymphknotenfragmente immunisierter Tiere können auch in Gewebekultur weiter Antikörper produzieren.

Zur Klärung der Frage, ob die von einer einzelnen Zelle produzierten Antikörper homogen sind, wären Methoden von größter Bedeutung, Zellen unter Erhaltung ihrer Fähigkeit, Antikörper zu synthetisieren, in vitro zu kultivieren und antikörperbildende Zellen — ausgehend von isolierten Einzelzellen — in großem Umfang zu züchten. Bislang sind solche Methoden noch nicht verfügbar, doch wurden schon Zellstämme von Normalpersonen und von Patienten mit Lymphomen und Leukämien isoliert, die γG-, γM- oder γA-Immunglobuline produzieren. Derartige γG-Immunglobuline verhalten sich wie Myelomglobuline: Sie sind relativ homogen, besitzen eine eng begrenzte elektrophoretische Beweglichkeit und sind jeweils aus nur einem L- und H-Kettentyp aufgebaut. In den Zellen vieler dieser in Kultur gehaltenen Zellstämme sind elektronenmikroskopisch Partikel gefunden worden, die Herpesviren ähneln.

Dynamik der Antikörperbildung

Auf die erstmalige Injektion eines Antigens kann ein Tier — bei ausreichender Dosis — mit der Bildung von Antikörpern antworten. Diese *Primärantwort* ist bei vielen Antigenen nur von kurzer Dauer. Nachdem die Antikörpertiter wieder abgefallen sind, zeigen die Tiere auf eine später erfolgende Zweitinjektion des Antigens eine wesentlich gesteigerte Antikörperproduktion *(Sekundärantwort* oder *anamnestische Reaktion).* Selbst wenn nach Erstinjektion eines Antigens keine Antikörper nachweisbar sind, bilden die Tiere nach einer Zweitinjektion beträchtliche Mengen zirkulierender Antikörper. Man bezeichnet diese Tiere als sensibilisiert (primed) und spricht im Zusammenhang mit der Fähigkeit, auf die zweite Antigendosis stärker zu reagieren, oft vom *immunologischen Gedächtnis.* Ganz anders verhalten sich beim Menschen Polysaccharidantigene: Auf eine erste Injektion von Polysaccharid erfolgt eine über Jahre andauernde, nur sehr langsam nachlassende Produktion von Antikörpern, die nur wenig durch nachfolgende Injektionen beeinflußt wird. Auf Proteinantigene, wie z. B. Diphtherie- oder Tetanustoxoid, reagiert der Mensch dagegen in der gleichen Weise wie andere Tierarten, nämlich mit einem starken Abfall der Antikörpertiter innerhalb weniger Monate und einer leicht auslösbaren Sekundärantwort.

Die Antikörpersynthese als solche verläuft sehr rasch; markierte Aminosäuren werden sowohl in vivo als auch in isolierten Lymphknotenzellen innerhalb von 20 min in Antikörpermoleküle eingebaut. Histologische Studien zeigen außerdem, daß die Antikörperproduktion besonders während der Sekundärantwort in gewissen Geweben und Organen mit einer sehr starken Zellproliferation verbunden ist. Nach Injektion von Schaferythrocyten fand man mit Hilfe der Plaquetechnik eine Zunahme der Zahl plaquebildender Zellen pro Milz einer Maus von 25 am ersten Tag auf fast 60 000 am vierten Tag. Auch die Zahl der rosettenbildenden Zellen nimmt in ähnlicher Weise zu. Bei Zellen, die kurzzeitig mit ^{3}H-Thymidin markiert wurden, beobachtete man eine rasche Zellteilung mit Generationszeiten von 7—12 Std. Nicht durch Antigen stimulierte Zellen haben im allgemeinen längere Generationszeiten.

Die während der primären und sekundären Immunantwort gebildeten Antikörper können sich hinsichtlich ihrer Zugehörigkeit zu verschiedenen Immunglobulinklassen, ihrer Bindungsaffinität und der determinanten Gruppen des Antigens, gegen die sie gerichtet sind, unterscheiden. Diese Eigenschaften der gebildeten Antikörper sind ebenso wie der zeitliche Verlauf der Antikörpertiter nach einmaliger oder wiederholter Stimulierung von Species zu Species verschieden. Es ist sehr oft nicht möglich, mit Sicherheit zu bestimmen, ob eine echte Primärantwort vorliegt, da ein vorhergehender Kontakt mit dem betreffenden Antigen nur schwer auszuschließen ist.

Sehr viele Beobachtungen scheinen darauf hinzudeuten, daß zunächst γM- und später γG-Antikörper gebildet werden. Sehr oft wurden jedoch Tests verwendet, die — wie z. B. die passive Hämagglutination — für γM-Antikörper sehr viel empfindlicher sind als für γG-Antikörper. Bei Vorhandensein gleicher Mengen γM- und γG-Antikörper könnte die Anwesenheit der letzteren sehr leicht übersehen werden. Für eine richtige Interpretation der Ergebnisse ist es deshalb sehr wichtig, die Empfindlichkeit der Nachweismethoden für γM- und γG-Antikörper auf Gewichtsbasis zu vergleichen. Es scheint, daß γM-Antikörper nur vorübergehend im Serum vorhanden sind, und daß im Verlauf einer Sekundärantwort im allgemeinen γG-Antikörper gebildet werden. Beim Menschen scheinen die gesamten Typhus-O-Agglutinine und ein beträchtlicher Teil der gegen die Blutgruppensubstanzen A und B gerichteten Antikörper das ganze Leben hindurch der γM-Klasse anzugehören.

Obwohl die Milz nicht immunisierter Mäuse im allgemeinen eine kleine Zahl plaquebildender Zellen enthält, ist es keineswegs sicher, daß diese die Vorfahren der Zellen sind, die nach antigener Stimulierung als plaquebildende Zellen auftreten. Nach Injektion von Anti-Schaferythrocytenserum von Mäusen nimmt die Zahl der plaquebildenden Zellen bei immunisierten Mäusen nämlich stark ab (s. Feedback [=Rückkopplungs]-Hemmung, S. 226), während sie bei nicht immunisierten Mäusen gleich bleibt. Keimfreie, mit synthetischer Nahrung aufgezogene Schweine besitzen normalerweise keine plaquebildenden Zellen, reagieren aber nach Immunisierung in üblicher Weise.

Zur Antikörperbildung fähige Gewebe und Organe

Milz, Knochenmark, Lunge und Lymphknoten sind schon lange als wichtige antikörperbildende Organe bekannt. Darüberhinaus werden an verschiedenen Stellen des Organismus, wo kleine Ansammlungen antikörperbildender Zellen in Kontakt mit Antigen kommen, beträchtliche Mengen Antikörper synthetisiert, z. B. in Granulomen, die sich nach Injektion von Antigen mit Freund-Adjuvans bilden (s. Kapitel 3), oder in intraperitonealen Ansammlungen fetthaltiger Zellen, die sich um Antigenpartikel gebildet haben. Während die Antikörperbildung nach intravenöser Injektion von Antigen hauptsächlich in Milz, Knochenmark und Lungen abläuft, spielen nach subcutaner oder intraperitonealer Injektion lokale Granulome und die regionalen Lymphknoten die wichtigste Rolle. Die jeweilige Bedeutung der verschiedenen Organe und Gewebe kann von Species zu Species verschieden sein.

Auch Zellen im Verdauungstrakt können Antikörper synthetisieren; das Vorkommen von Antikörpern in den Faeces ist schon lange bekannt *(Coproantikörper)*. Es gibt ferner Hinweise dafür, daß im Zentralnervensystem in gewissem Umfang Antikörper gebildet werden, allerdings nicht durch Nervenzellen, sondern wahrscheinlich durch lymphoide Zellen. Viele der früheren Experimente zum Nachweis der Antikörperbildung in verschiedenen Organen waren sehr ausgeklügelt. So wurde in einem klassischen Experiment in jedes Ohr einer Maus ein anderes Antigen injiziert. Die Untersuchung der für jedes Ohr zuständigen Lymphknoten ergab, daß die für das jeweilige Antigen spezifischen Agglutinine in den entsprechenden Lymphknoten früher und in höherer Konzentration nachweisbar waren als in den gegenüberliegenden Lymphknoten und umgekehrt. In Gewebekultur überpflanzte rote Milzpulpa, die noch unreife Plasmazellen enthält, produziert mehr Antikörper als entsprechende Explantate der weißen Pulpa.

Die oben erwähnten Befunde über die Antikörperbildung in Milz, Leber, Knochenmark, Granulomen und Lymphknoten wurden durch Einbauversuche von radioaktiv markierten Aminosäuren bestätigt. Geringe Mengen Antikörper, die in Organen wie z. B. der Leber gebildet werden, sind auf die Anwesenheit einer geringen Zahl von Granulomzellen und nicht etwa auf die Leberzellen selbst zurückzuführen. Nach einer Zweitinjektion des Antigens in schon immunisierte Tiere (Sekundärantwort) ist die Antikörperbildung vorwiegend auf die rote Milzpulpa und die Keimzentren der Lymphknoten konzentriert. Nach Erstinjektion eines Antigens beobachtet man während der Frühphasen im allgemeinen Veränderungen in dem die Zentralarterien umgebenden lymphatischen Gewebe der Milz und in den primären Lymphfollikeln, die mit der Bildung großer lymphatischer Zellen einhergehen. Während der nächsten Tage scheinen diese Zellen zu Plasmazellen zu reifen und in die äußeren Bezirke der weißen Pulpa und in die rote Pulpa zu wandern.

Die detaillierte Beschreibung der Struktur der verschiedenen Gewebe und Zellen, die an der Antikörperbildung beteiligt sind, liegt außerhalb des Rahmens dieses Buches. Eine ausgezeichnete illustrierte Darstellung der Histologie von Milz, Lymphknoten und anderen Geweben findet man in „A Textbook of Histology", 8th ed., von W. Bloom und D. W. Fawcett. Philadelphia: W. B. Saunders 1966.

An der Antikörperbildung beteiligte Zellen

Während der letzten 20 Jahre ergaben sich mit Hilfe zahlreicher Methoden zunehmend Beweise dafür, daß 2 Typen weißer Blutzellen an der Bildung von Antikörpern beteiligt sind. Dies sind Zellen der Plasmazellreihe und der Lymphocytenzellreihe (kleine, mittlere und große Lymphocyten). Die größte Bedeutung kommt, wie Fluorescenzmethoden (s. Kapitel 3) immer wieder gezeigt haben, den Plasmazellen zu. Es muß jedoch erwähnt werden, daß in Versuchen mit in Mikrotropfen isolierten Einzelzellen $1/3$ der antikörperbildenden Zellen Lymphocyten und $2/3$ Plasmazellen waren. Inzuchtratten, denen durch Ductus thoracicus-Drainage speziell die Lymphocyten entzogen wurden, zeigten eine herabgesetzte Antikörperbildung. Infusion von Lymphocyten aus dem Ductus thoracicus anderer Ratten des gleichen Stammes stellte die Fähigkeit zur Antikörperbildung wieder her. Ductus thoracicus-Zellen bestehen zu über 99% aus lymphoiden Zellen (kleinen Lymphocyten). Zellen, die im Mittelpunkt von Plaques gefunden wurden, gehören nach elektronenmikroskopischen Kriterien zwei Zelltypen an, den Plasmazellen und den Lymphocyten. Als elektronenmikroskopisches Hauptcharakteristikum Protein-synthetisierender und -sezernierender Zellen wird ein endoplasmatisches Reticulum mit rauher Oberfläche angesehen; es ist bei beiden Zelltypen vorhanden, wenn auch bei den Plasmazellen wesentlich ausgeprägter als bei den Lymphocyten. In Abb. 10.2 und 10.3 sind elektronenmikroskopische Aufnahmen einer Plasmazelle und einer aus einem Plaquezentrum stammenden lymphoiden Zelle wiedergegeben. Plasmazellen mit ähnlich entwickeltem endoplasmatischem Reticulum findet man bei der Waldenströmschen Makroglobulinämie und beim Myelom von Maus und Mensch. Zellen von zuvor mit Ferritin immunisierten Kaninchen wurden in Form von Dünnschnitten präpariert und nach Reaktion mit Ferritin elektronenmikroskopisch untersucht. Die innerhalb des endoplasmatischen Reticulums sichtbaren Ferritinkörnchen sind ein Indicator für die Lokalisation des gebildeten Antikörpers (Abb. 10.4). Ein ähnliches Bild bietet sich bei von der Aleutenkrankheit befallenen Nerzen; es handelt sich dabei um eine Viruserkrankung, bei der große Mengen γG-Immunglobulin produziert werden.

Die Zellen, die an der Bildung von Antikörpern beteiligt sind, befinden sich im allgemeinen nicht in einem statischen Zustand, sondern durchlaufen wie alle weißen und roten Blutzellen eine Reihe von Differenzierungsprozessen. Die verschiedenen Phasen der Differenzierung sind schon lange aus der Morphologie und den Färbeeigenschaften der Zellen bekannt. Unreife Zellen sind basophil, d. h., sie lassen sich infolge der Anwesenheit von Ribonucleinsäure im Cytoplasma mit gewissen basischen Farbstoffen anfärben, und man findet im Cytoplasma pyroninophile Granula. Diese Eigenschaften stehen mit der aktiven Synthese von Protein in Zusammenhang. Die meisten weißen

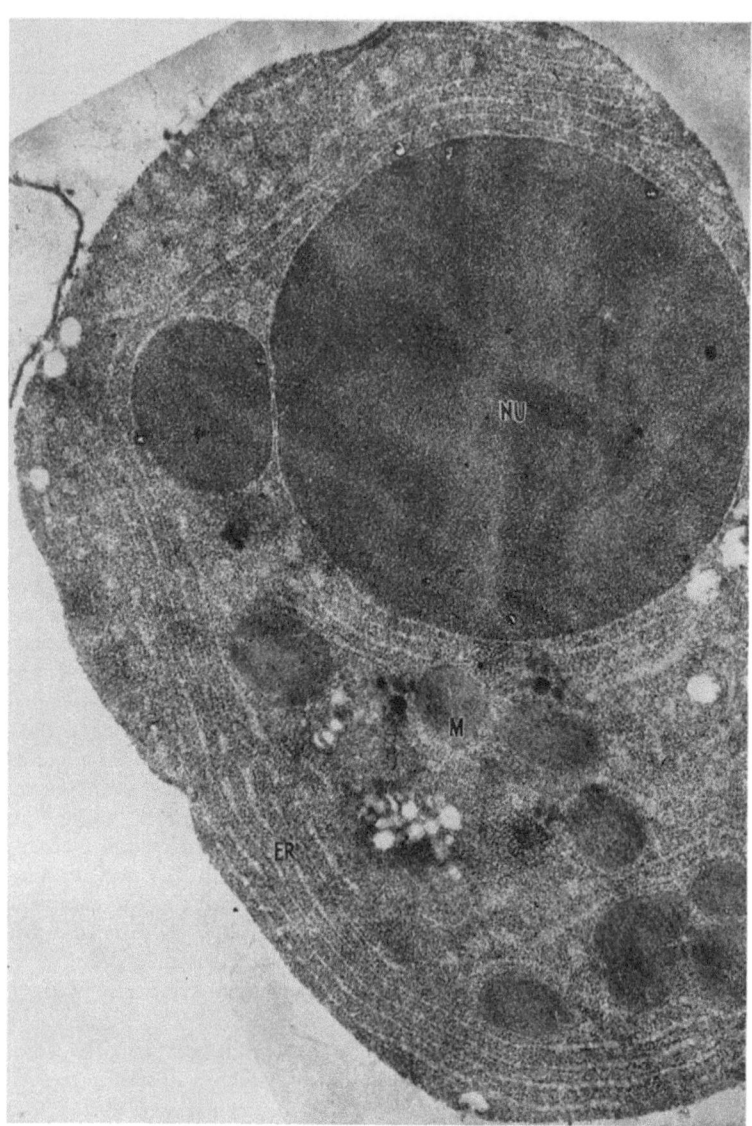

Abb. 10.2. Antikörperbildende Plasmazelle mit gut entwickeltem, in Lamellen organisiertem endoplasmatischen Reticulum (ER). M = Mitochondrien; NU = Zellkern, 17500fach vergrößert. (Nach Harris, T. N., Hummeler, K., Harris, S.: J. exp. Med. **123**, 161 [1966]. Mit Erlaubnis der Rockefeller University Press. Die Reproduktion der Originalphotographie von einer gedruckten Halbtonkopie ist notwendigerweise mit einer schlechteren Wiedergabe von Details verbunden; die Qualität entspricht deshalb nicht mehr der des Originals)

Blutzellen verlieren während ihres Reifungsprozesses die basophilen Färbeeigenschaften, während die Plasmazellen diese Eigenschaft auch im reifen Zustand beibehalten. Die Basophilie ist eine Eigenschaft des endoplasmatischen Reticulums und der damit assoziierten Ribosomen. Die Differenzierung primitiver Reticulumzellen nach Injektion von Antigen über mehrere Zwischenstufen bis zu den reifen Plasmazellen erfolgt parallel zur Zunahme der Antikörpertiter im Blut.

Schon seit langem vermutet man, daß Makrophagen oder phagocytierende Zellen am Prozeß der Antikörperbildung beteiligt sind.

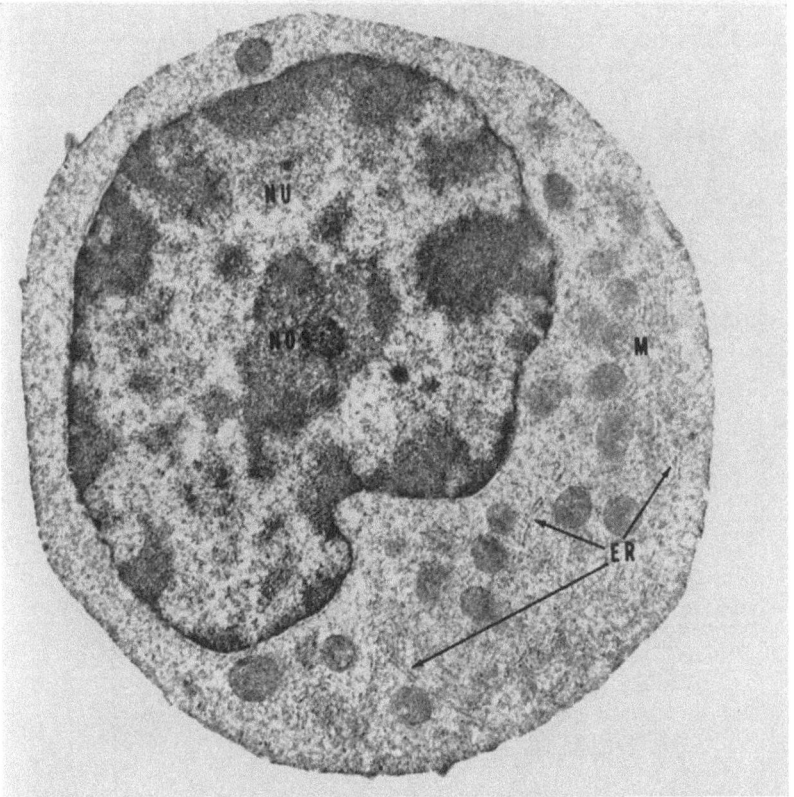

Abb. 10.3. Großer, antikörperbildender Lymphocyt. Exzentrischer Kern (NU) mit großem Nucleolus (NOS), zahlreiche Mitochondrien (M) an einem Zellpol. Das endoplasmatische Reticulum (ER) ist in Form vieler enger Kanäle sichtbar und ist nicht organisiert. 17 000fach vergrößert. (Nach Harris, T. N., Hummler, K., Harris, S.: J. exp. Med. 123, 161 [1966]. Mit Erlaubnis der Rockefeller University Press. Die Reproduktion der Originalphotographie von einer gedruckten Halbtonkopie ist notwendigerweise mit einer schlechteren Wiedergabe von Details verbunden; die Qualität der Abbildung entspricht deshalb nicht mehr der des Originals)

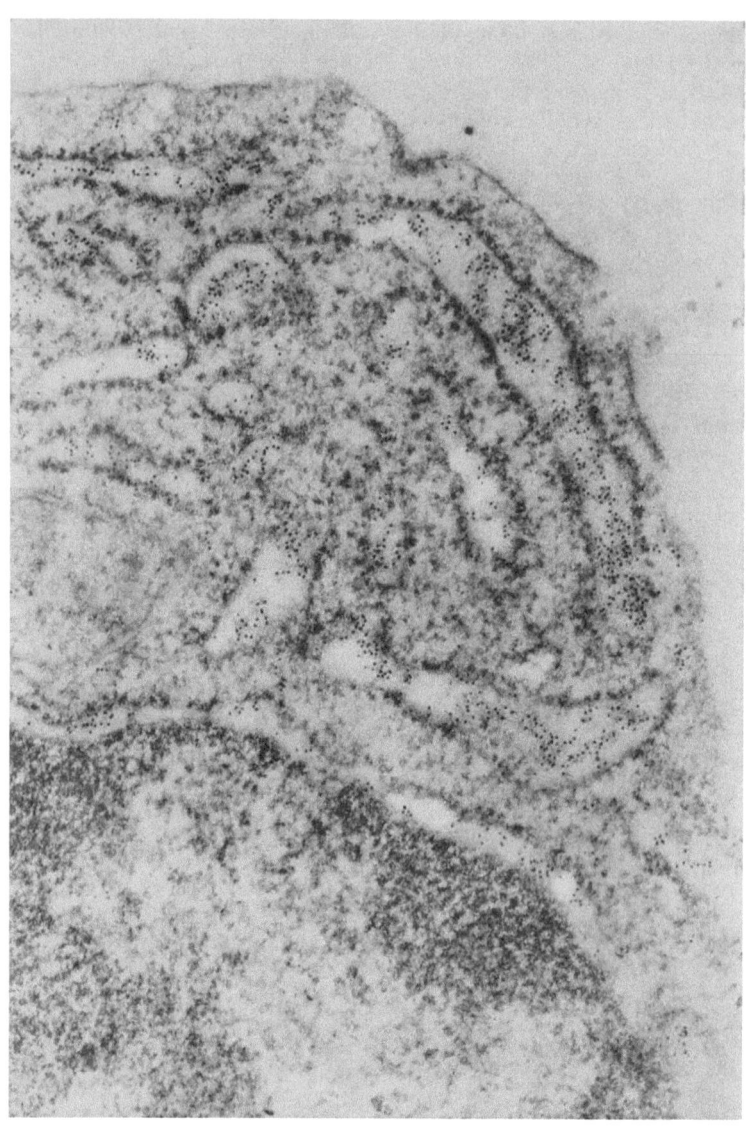

Abb. 10.4. Ferritinpartikel, die in den Zisternen des endoplasmatischen Reticulums und im perinucleären Raum konzentriert sind, zeigen die Lokalisation der Antiferritinmoleküle. Wenige Granula befinden sich in der äußeren Zellmembran. 70 000fach vergrößert. (Von de Petris, S., Karlsbad, G., Pernis, B.: J. exp. Med. **117**, 849 [1963]. Mit Erlaubnis der Rockefeller University Press. Die Reproduktion der Originalphotographie von einer gedruckten Halbtonkopie ist notwendigerweise mit einer schlechteren Wiedergabe von Details verbunden; die Qualität der Abbildung entspricht deshalb nicht mehr der des Originals)

Makrophagen nehmen sehr leicht Antigen auf. Die Bildung von Antikörpern wird im allgemeinen gesteigert, wenn man Antigene in partikulärer statt in gelöster Form injiziert, und die Blockierung oder Überladung der phagocytierenden Zellen durch inerte Partikel führt zu einer Verminderung der Antikörperbildung. In früheren Arbeiten nahm man an, daß große Makrophagen Antikörper synthetisieren. Diese Ansicht konnte aber mit modernen Methoden nicht bestätigt werden, obwohl Makrophagen im allgemeinen große Mengen Antigen enthalten und gewisse Antigene noch sehr lange in Makrophagen nachgewiesen werden können. Plasmazellen und lymphoide Zellen dagegen, die direkt an der Antikörpersynthese beteiligt sind, enthalten nur sehr wenig oder kein Antigen. Die völlige Abwesenheit von Antigen in antikörperbildenden Zellen ist jedoch experimentell sehr schwer nachzuweisen.

Diese Tatsache berührt eine der Hauptschwierigkeiten im Verständnis der Antikörperbildung: Welche Rolle spielt das Antigen bei der ungeheuren Zunahme der Zahl der antikörperbildenden Zellen und bei der eigentlichen Antikörpersynthese? Die experimentellen Daten können in verschiedener Weise interpretiert werden. Eine Möglichkeit ist, daß die Hauptmenge des Antigens für die Antikörpersynthese nicht benötigt, sondern durch Makrophagen beseitigt wird. Für die eigentliche Antikörpersynthese wird demnach nur eine minimale — fast nicht nachweisbare — Menge Antigen benötigt, die auf irgendeinem Wege in die antikörperbildenden Zellen gelangt. Lymphoide Zellen phagocytieren nicht aktiv, könnten aber durchaus in einem Prozeß, den man mit *Pinocytose* bezeichnet, kleine Flüssigkeitströpfchen aufnehmen. Eine andere Hypothese besagt, daß zunächst Makrophagen das Antigen modifizieren oder verarbeiten, um dann eine entsprechende Information oder das Antigen selbst an die antikörperbildenden Zellen weiterzugeben. Diese letztere Hypothese ist sehr attraktiv und führte zu interessanten Experimenten: So wurden beispielsweise $5 \cdot 10^6$ plaquebildende Einheiten von T_2-Bakteriophagen als Antigen mit einer Suspension von 10^9 Peritonealmakrophagen von Ratten gemischt. Nach 30 min wurden die Makrophagen abzentrifugiert, gewaschen, homogenisiert und intakte Zellen mit einem Bakterienfilter entfernt. Aus den Extrakten wurde Ribonucleinsäure (RNS) isoliert und im Sucrosedichtegradienten zentrifugiert. Fraktionen aus den oberen, mittleren und unteren Schichten des Gradienten wurden jeweils mit Lymphknotenzellen von Ratten gemischt und in „Millipore"-Diffusionskammern in die Bauchhöhle bestrahlter Ratten eingepflanzt. 4 Tage später wurde das Serum der Ratten auf den Gehalt an Antikörpern, die T_2-Bakteriophagen neutralisieren, untersucht. Die Resultate sind in Tabelle 10.1 zusammengefaßt. Nicht fraktionierte und aus der oberen Schicht des Gradienten isolierte RNS von Makrophagen, die mit T_2-Phagen inkubiert worden waren, induzierten die Bildung neutralisierender Antikörper, nicht aber RNS von Makrophagen, die nicht mit T₂-Phagen in Kontakt gebracht worden waren. Die Fähigkeit der RNS von T₂-behandelten Makrophagen, die Bildung von Antikörpern zu stimulieren, wurde durch Ribonuclease (RNase) zerstört. Die innerhalb weniger Tage nach Einpflanzen der Diffusionskammern gebildeten Antikörper gehörten der γM-, die später gebildeten der γG-Klasse an. Von einer Reihe von Arbeitsgruppen wurde berichtet, daß Milzzellsuspensionen normaler Mäuse nach Behandlung mit RNS von Mäusen, die mit Schaferythrocyten immunisiert worden

Tabelle 10.1. *Bildung von Serumantikörpern gegen T2-Bakteriophagen in bestrahlten Ratten, denen Diffusionskammern eingepflanzt wurden, die Lymphknotenzellen und RNS-Fraktionen aus Makrophagen enthielten.* (Nach Fishman, M., Adler, F. L.: J. exp. Med. 117, 595 [1963])

Implantiertes Material	RNS (μg)	Zahl der Ratten, die nach 4 Tagen Anti-T2 im Serum besitzen [a] / Gesamtzahl der untersuchten Tiere
Lymphknotenzellen + RNS (M-T2) [b]	150	8/13
Lymphknotenzellen + RNS (M-T2) obere Schicht	190	4/8
Lymphknotenzellen + RNS (M-T2) mittlere Schicht	360	1/8
Lymphknotenzellen + RNS (M-T2) mittlere Schicht	180	0/9
Lymphknotenzellen + RNS (M-T2) untere Schicht	150	0/12
Lymphknotenzellen + RNS (MT-2) + RNase	150	0/14
Lymphknotenzellen + RNS (M)	200	0/9

[a] Als positives Resultat wurde die Neutralisation von 30% der Bakteriophagentestdosis (500 plaquebildende Einheiten) durch eine 1:4-Verdünnung des Serums gewertet.
[b] (M-T2) = mit T2-Phagen inkubierte Makrophagen; M = unbehandelte Makrophagen.

waren, eine größere Zahl plaquebildender Zellen enthalten als entsprechende Kontrollen. Dies legt die Vermutung nahe, daß nicht antikörperbildende Zellen durch RNS in antikörperbildende Zellen umgewandelt wurden. Dieser Effekt erwies sich als spezifisch für das jeweilige Antigen und wurde durch Chloramphenicol und RNase, nicht aber durch DNase blockiert.

Die beschriebenen Experimente können in verschiedener Weise interpretiert werden. Einmal könnte natürlich die RNS aus Makrophagen direkt die Information zur Synthese der spezifischen Antikörper übermitteln. Eine andere Möglichkeit wäre, daß Makrophagen das Antigen verarbeiten, um es dadurch in eine für die Stimulierung der

Lymphknotenzellen wirksamere Form zu überführen. Bakteriophagenantigene wurden tatsächlich in RNS-Präparaten, wie sie in den in Tabelle 10.1 zusammengefaßten Versuchen benutzt wurden, nachgewiesen. Auch im Falle eines anderen Antigens, ^{131}J-markiertem Hämocyanin, konnten Reste in RNS von hämocyaninbehandelten Makrophagen nachgewiesen werden. Diese Antigen-RNS-Präparate waren imstande, bei schon durch sehr niedrige Dosen Hämocyanin vorimmunisierten Mäusen eine Sekundärreaktion auszulösen. Die niedrigste Dosis Hämocyanin — 0,001 µg —, die imstande war, eine derartige Sekundärantwort bei sensibilisierten Tieren auszulösen, lag 20mal höher als die mit RNS injizierte Hämocyaninmenge. Auch von anderen Autoren wurde über Antigen-RNS-Komplexe in Gewebeextrakten berichtet.

In einer weiteren Studie mit Kaninchen bekannter Allotypen wurde aus Peritonealmakrophagen, die zuvor 30 min mit T_2-Phagen inkubiert worden waren, RNS isoliert und zu Kulturen von Lymphknotenfragmenten von Kaninchen eines anderen Allotyps gegeben. Die in den ersten Tagen produzierten γM-Antikörper waren vom Spenderallotyp, während die später produzierten γG-Antikörper dem Empfängerallotyp angehörten. Die in diesem Versuch verwendeten, genetisch determinierten allotypischen Marker waren sowohl bei Spender- als auch bei Empfängertieren auf den L-Ketten der Immunglobulinmoleküle lokalisiert.

Das Ergebnis dieser Versuche läßt sich nur zwanglos interpretieren, wenn man annimmt, daß die Makrophagen-RNS direkt die Information für die Synthese der γM-Antikörper übermittelt, denn es ist sehr schwer einzusehen, wie die bloße Verarbeitung eines Antigens zu einer immunologisch wirksameren Form gleichzeitig die Synthese der allotypischen Determinanten des Spenders ermöglichen sollte. Verschiedene experimentelle Daten deuten darauf hin, daß in Makrophagen aus Peritonealexsudaten unter Umständen zwei Arten von RNS vorkommen: Ein RNS-Typ enthält kein Antigen, diffundiert sehr rasch aus den Diffusionskammern, ist sehr empfindlich gegen Ribonuclease und steht in Zusammenhang mit der Synthese von γM-Antikörpern. Der andere RNS-Typ ist auch dann vorhanden, wenn kein Antigen verabreicht wurde, ist relativ resistent gegenüber Ribonuclease, diffundiert langsamer, ist mit der Synthese von γG-Antikörpern verbunden und bildet möglicherweise die von anderen Autoren beschriebenen Komplexe mit Antigen. Weitere Untersuchungen zu diesem Problem sind jedoch erforderlich.

Wahrscheinlich ist ein Teil der Makrophagen tatsächlich an der Antikörperbildung beteiligt und nicht nur mit der Beseitigung von überschüssigem Antigen beschäftigt. Peritonealexsudatmakrophagen, die mit Shigellen in vitro gemischt und in bestrahlte Tiere injiziert wurden, induzierten die Bildung von Antikörpern; Shigellen allein zeigten dagegen keine Wirkung. Isolierte man die Makrophagen von bestrahlten Spendern oder wurden die Makrophagen in vitro bestrahlt, so wurde ebenfalls keine Antikörperbildung beobachtet, obwohl die Fähigkeit zu phagocytieren auch bei bestrahlten Makrophagen erhalten blieb. Aus vielen Beobachtungen weiß man, daß Makrophagen in vivo sehr oft von Ansammlungen von Plasmazellen und Lymphocyten umgeben sind. In Lymphfollikeln findet man ein feines Netz phagocytierender Reticulumzellen mit dendritischen Fortsätzen, deren Cytoplasmamembran und besonders deren dendritische Fortsätze Antigen binden und speichern. In der Umgebung dieser Zellen erfolgt eine starke Proliferation lymphoider Zellen. Ferner wurden cytoplasmatische Verbindungen zwischen Makrophagen und den sie umgebenden lymphoiden Zellen beobachtet. In anderen Bereichen der Lymphknoten ist das Antigen in den Makrophagen ganz anders verteilt; es befindet sich hauptsächlich innerhalb der Zelle in Vacuolen und in Verbindung mit Granula. Diese indirekten Hinweise für den engen Kontakt zwischen bestimmten Typen von Makrophagen und lymphoiden Zellen lassen vermuten, daß sowohl Makrophagen als auch lymphoide Zellen an der Antikörperbildung beteiligt sind. Es ist anscheinend noch nicht völlig ausgeschlossen, daß phagocytierende Reticulumzellen sich teilen und dabei in antikörperbildende Plasmazellen und lymphoide Zellen übergehen. Unter den Histologen ist die Diskussion darüber noch nicht abgeschlossen, inwieweit verschiedene Zellen die Fähigkeit besitzen, sich zu anderen Zelltypen zu entwickeln. Eine detaillierte Behandlung dieser Fragen gehört aber nicht in den Rahmen dieses Buches. Von besonderem Interesse sind Befunde, nach denen ein Teil der kleinen Lymphocyten sehr langlebig ist — beim Menschen reichen die Schätzungen bis zu 10 Jahren; andere Lymphocyten wiederum haben eine sehr kurze Lebensdauer, etwa in der Größenordnung von Tagen. Kleine Lymphocyten aus dem Ductus thoracicus immunisierter Ratten, die auf bestrahlte Ratten des gleichen Stammes übertragen wurden, produzierten auf eine nachfolgende Injektion von Antigen in die Empfängertiere Antikörper und sind somit Träger des immunologischen Gedächtnisses. Ob diese Eigenschaft an die langlebige Lymphocytenpopulation gebunden ist, muß allerdings noch gezeigt werden. Es ist nicht bekannt, ob auch andere Zellen immunologisches Erinnerungsvermögen besitzen. Lymphoide Zellen spielen auch in einer Reihe anderer immunologischer Prozesse eine wichtige Rolle, vor allem bei der Transplantatabstoßung, der Toleranz und der Allergie vom verzögerten Typ (s. Kapitel 13 und 14).

Es sollte beachtet werden, daß histologische und elektronenmikroskopische Beobachtungen keine Auskunft über Unterschiede geben können, die zwischen einzelnen Immunglobulin- oder Antikörper-synthetisierenden Zellen bestehen müssen und die dafür verantwortlich sind, daß eine einzelne Zelle nur einen oder mehrere Molekültypen der gesamten zuvor schon beschriebenen heterogenen Immunglobulinpopulation produziert.

Über die Fähigkeit einzelner Zellen zur Synthese von Immunglobulinen und Antikörpern

Die Frage, wieviel verschiedenartige Immunglobulin- oder Antikörpermoleküle eine differenzierte Zelle synthetisieren kann, ist von grundlegender Bedeutung für das Problem der Antikörperbildung und für das der Synthese von Immunglobulinen. Wenn es sich nur um einen einzigen oder um wenige Immunglobulintypen handelt, wie kommt dann diese Spezialisierung im Laufe der Differenzierung zustande? Besitzt eine Zelle dagegen noch alle Möglichkeiten, so erhebt sich die Frage, unter welchen Bedingungen welche dieser Möglichkeiten realisiert wird. Auch auf diesem Gebiet sind zur Klärung der Probleme weitere experimentelle Daten dringend erforderlich. Zellen, die potentiell nach Stimulierung mit Antigen die Fähigkeit haben, Antikörper zu bilden, bezeichnet man oft als *immunkompetent*.

Mit Hilfe von Fluorescenz-markierten Antiseren, die spezifisch gegen L-Ketten des $\varkappa$- und λ-Typs und gegen die H-Ketten des μ-, α- und γ-Typs der γM-, γA- und γG-Immunglobuline gerichtet sind, kann man einzelne Zellen in Gewebeschnitten auf ihren Gehalt an diesen verschiedenen Peptidketten prüfen. Alle Zellen, die sich als immunglobulinhaltig erwiesen, gehören der Plasmazellreihe an, vermutlich deshalb, weil die Fluorescenzmethode unempfindlicher ist als der Nachweis phagenneutralisierender Antikörper in Mikrotropfentests oder die Immunadhärenzmethode. Wird ein Antiserum, das spezifisch gegen einen Peptidkettentyp gerichtet ist, mit Fluorescein, ein anderes Antiserum dagegen mit Rhodamin markiert, so lassen sich Doppelanfärbungen durchführen. Man beobachtet eine grüne bzw. orange Fluorescenz bei Zellen, die nur mit einem der beiden Antiseren anfärben und eine gelbe Fluorescenz, wenn eine Zelle durch beide Antiseren angefärbt wird und dementsprechend beide Peptidkettentypen enthält. Je nachdem, ob die Fluorescenz mehr gelb-orange oder gelb-grün ist, läßt sich ferner grob abschätzen, welcher Kettentyp in einer Zelle überwiegt.

In fast allen Immunglobulin enthaltenden Zellen konnte mittels der Fluorescenzmethode nur jeweils ein L-Kettentyp, entweder $\varkappa$ oder λ, nachgewiesen werden; lediglich 1—2% der Zellen scheinen gleichzeitig beide zu enthalten. Zellen, die $\varkappa$-Ketten und solche, die λ-Ketten enthalten, kommen im Verhältnis 60 : 40 vor, das entspricht etwa dem Verhältnis der beiden L-Kettentypen in den Immunglobulinen des Serums.

In den meisten Zellen ließ sich ferner nur jeweils ein H-Kettentyp nachweisen; lediglich 1% der Zellen zeigte auch in diesem Falle gleichzeitig eine γA- und eine γG-spezifische Anfärbung. In den Immunglobulin enthaltenden Zellen des Darmes kommen hauptsächlich γA-Moleküle vor.

Die gleichzeitige Anwesenheit sowohl von H- als auch von L-Ketten in den meisten Zellen läßt dagegen darauf schließen, daß eine Zelle ein komplettes Immunglobulinmolekül synthetisieren kann.

Obwohl H-Ketten von γM- und γG-Immunglobulinen normalerweise nur in verschiedenen Zellen vorkommen, findet man in den Keimzentren der Lymphfollikel beide in denselben Zellen, und zwar meist in Nachbarschaft zu den schon erwähnten netzartig angeordneten, phagocytierenden Reticulumzellen. Es ist allerdings nicht sicher, ob wirklich beide H-Kettentypen von derselben Zelle synthetisiert werden; verschiedene Autoren nehmen an, daß es sich um Artefakte handelt.

Entsprechende Studien über die Lokalisation allotypischer Determinanten in lymphoiden Zellen haben ergeben, daß Allotypen, die von verschiedenen Genorten kontrolliert werden, in derselben Zelle vorkommen können, während Allotypen, die bei Heterocygoten durch Allele des gleichen Genortes kontrolliert werden, nur in verschiedenen Zellen nachweisbar sind. Auch in diesem Falle bilden die Keimzentren wieder eine Ausnahme.

Untersuchungen dieser Art lassen die Frage ungeklärt, welche Möglichkeiten der Immunglobulinsynthese eine Zelle überhaupt besitzt. Kann etwa eine Zelle von der Synthese einer Immunglobulinklasse zu einer anderen überwechseln, und welche Faktoren kontrollieren die Verwirklichung (expression) der vorhandenen genetischen Information?

Untersuchungen über die Fähigkeit einzelner Zellen, verschiedene Antikörper zu synthetisieren, führten bisher zu folgenden Ergebnissen: Bei Tieren, die gleichzeitig mit 2 verschiedenen Antigenen immunisiert wurden, bilden die meisten Zellen jeweils nur Antikörper gegen eines dieser Antigene. Ein gewisser Teil der Zellen, der bei verschiedenen Untersuchungen von wenigen Prozenten bis zu 20% variieren kann, bildet jedoch Antikörper gegen beide Antigene. Diese Resultate wurden im allgemeinen an einzelnen, in Mikrotropfen isolierten Zellen gewonnen, indem man die Agglutination von Bakterien oder das Anhaften der Bakterien an die jeweilige lymphoide Zelle (Immunadhärenz) beobachtete. Daneben wurde auch die Neutralisation von Bakteriophagen als Nachweismethode verwendet. Bei Anwendung der Rosettenmethode für den Nachweis antikörperbildender Zellen bei Mäusen, die mit Erythrocyten zweier Species, z. B. vom Menschen und vom Schaf oder vom Schaf und der Taube, immunisiert worden waren, fand man 2—6% Zellen, die Rosetten mit beiden Erythrocytenarten bildeten (Abb. 10.5).

In einer anderen Versuchsanordnung wurden als Antigen T5-Bakteriophagen benutzt, deren Infektiosität für E. coli B und E. coli F als Teststämme durch jeweils eine andere Antikörperpopulation neutralisiert wird. Dieses unterschiedliche Verhalten ist auf die Reaktion der beiden Antikörperpopulationen mit zwei verschiedenen Determinanten am Bakteriophagen zurückzuführen. Während 19 von insgesamt 29 Zellen Antikörper produzierten, welche die Infektiosität der T5-Phagen in bezug auf beide Bakterienstämme neutralisierten, hemmten die von den übrigen Zellen gebildeten Antikörper nur die Vermehrung der Bakteriophagen auf jeweils einem der Teststämme. Wenn man nicht annimmt, daß zusätzlich eine dritte, die Bakteriopha-

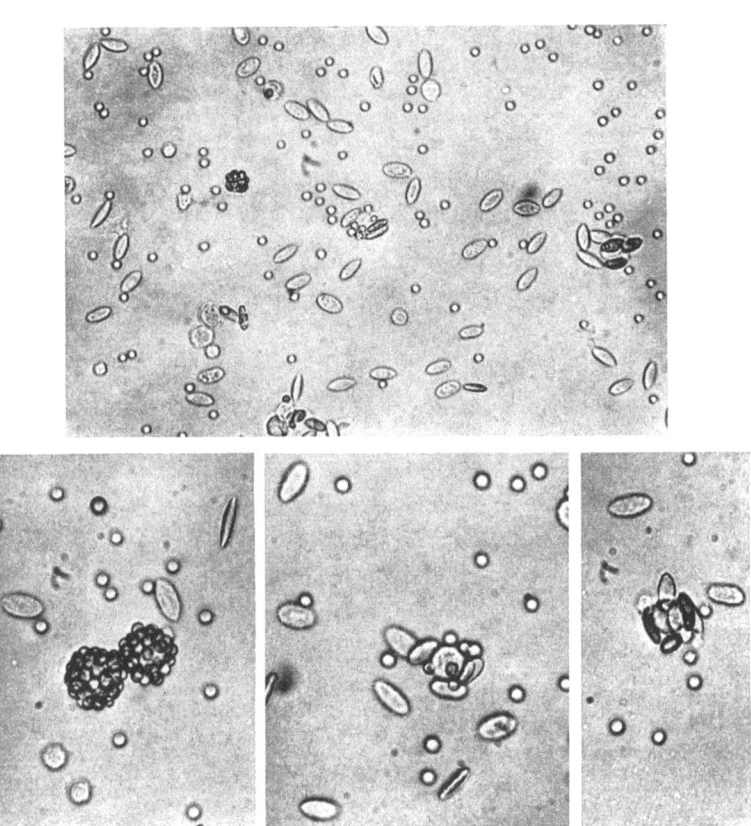

Abb. 10.5. Schwach vergrößerte Aufnahmen von Rosetten, die durch Anhaften von Erythrocyten an lymphoide Zellen entstanden sind. Die lymphoiden Zellen stammen von Mäusen, die mit einer Mischung aus Schaf- (kleine, runde Zellen) und Taubenerythrocyten (längliche, kernhaltige Zellen) immunisiert wurden. Rosetten, die eine lymphoide Zelle und nur eine Erythrocytenart enthalten, sieht man links von der Mitte (Schaferythrocyten) und ganz rechts (Taubenerythrocyten). In der Mitte ist eine Rosette zu sehen, die beide Erythrocytenarten enthält. Daneben sind freie Erythrocyten beider Species und freie weiße Blutzellen vorhanden. In der unteren Reihe sind stark vergrößerte Aufnahmen einer „gemischten" Rosette (Mitte) und von Rosetten mit nur jeweils einer Erythrocytenart (links und rechts) wiedergegeben. (Nach Biozzi, G., Stiffel, C., Mouton, D., Liacopoulos-Briot, M., Decreusefond, C., Bouthillier, Y.: Ann. Inst. Pasteur 110, 7 [1966]. Mit freundlicher Genehmigung von Dr. Guido Biozzi und mit Erlaubnis der Ann. Inst. Pasteur)

gen für beide Teststämme gleichermaßen neutralisierende Antikörperpopulation gebildet wird, ergibt sich aus diesem Versuch, daß die Mehrzahl der Zellen zwei verschiedene Antikörper produziert.

Über die Heterogenität der Antikörper wurden folgende Beobachtungen gemacht: Einzelzellen von Kaninchen, die mit T6-Phagen immunisiert wurden, bilden Antikörper, die jeweils in verschieden starkem Maße mit T4-Phagen kreuzreagieren. Über die Homogenität der von einer Einzelzelle produzierten Antikörper kann allerdings nichts ausgesagt werden.

Mit Hilfe von Fluorescenz-markierten Antikörpern, die gegen Determinanten auf dem Fc- und Fab-Fragment von menschlichem Immunglobulin gerichtet waren, fand eine Gruppe von Autoren, daß 45% der antikörperbildenden Zellen aus der Milz von Meerschweinchen nach subcutaner und intraperitonealer Immunisierung mit menschlichem Immunglobulin in Freund-Adjuvans gleichzeitig Antikörper gegen nicht kreuzreagierende Determinanten auf dem Fc- bzw. Fab-Fragment bildeten. In einer ähnlichen Studie wurden nach Injektion von Meerschweinchen-γG und Adjuvans in die Pfoten von Kaninchen in den poplitealen Lymphknoten nur 3,7% Zellen gefunden, die gleichzeitig Antikörper gegen zwei nicht kreuzreagierende Determinanten auf dem Fc- und Fab-Fragment bildeten. Dieses Ergebnis wurde der mangelnden Spezifität der Reagenzien zugeschrieben. Beide Untersuchungen wurden unter verschiedenen Bedingungen durchgeführt und widersprechen sich nicht notwendigerweise.

Bei Verwendung von Hapten-Proteinkonjugaten konnten in den Lymphknoten immunisierter Kaninchen oder Meerschweinchen nur Zellen nachgewiesen werden, die Antikörper entweder gegen das betreffende Hapten oder gegen Determinanten des Proteinträgers bildeten, nicht aber gegen beide. Als Nachweismethoden wurden fluorescierende Antikörper verwendet, oder es wurde die Aufnahme von radioaktiv markiertem Antigen durch die betreffenden Zellen nachgewiesen.

Nur auf wenigen Gebieten der Immunologie wurden bisher derartig gegensätzliche Ergebnisse beschrieben. Nach Befunden vieler Autoren bilden praktisch alle Zellen — mit wenigen Ausnahmen — nur einen Antikörpertyp, während nach anderen Befunden ein ganz beträchtlicher Anteil der Zellen mehr als einen Antikörper synthetisieren kann. Die Unsicherheit wird noch dadurch vergrößert, daß einige Autoren eine genetische Theorie der Antikörperbildung vertreten, nach der eine Zelle nur einen Antikörper bilden sollte, obwohl ihre eigenen experimentellen Ergebnisse überzeugend zeigen, daß ein beträchtlicher Teil der Zellen anscheinend zwei verschiedene Antikörper synthetisieren kann. Diese Theorie würde das Problem der Heterogenität der Antikörper sehr vereinfachen und würde mit Ergebnissen übereinstimmen, die an Myelomglobulinen gewonnen wurden. Die Untersuchung von Myelomglobulinen mit Antikörperaktivität auf ihre Heterogenität könnte zur Lösung dieses Problems wesentlich beitragen.

Im Moment gibt es keine experimentellen Gründe daran zu zweifeln, daß ein Teil der lymphoiden Zellen unter bestimmten Bedingungen zwei verschiedene Antikörper synthetisieren kann. Weitere Untersuchungen unter Verwendung empfindlicherer Methoden des Antikörpernachweises und dynamischer Methoden, die es gestatten, die Spezifität der von einer Zelle produzierten Antikörper über längere Zeit zu verfolgen, könnten dazu beitragen, die bestehenden Widersprüche zu klären. Es wäre ferner sehr wichtig zu untersuchen, ob die von einer Einzelzelle gegen eine bestimmte determinante Gruppe gebildeten Antikörper hinsichtlich der Größe und Konformation ihres Bindungsbezirkes homogen sind.

Molekulare Aspekte der Biosynthese von Immunglobulinen

Die Biosynthese der schweren (H) und leichten (L) Peptidketten von γG-Immunglobulinen und Antikörpern wurde neuerdings in verschiedenen Laboratorien untersucht. Im wesentlichen scheint sie wie die Biosynthese einiger gut untersuchter Proteine, z. B. Hämoglobin, abzulaufen, d. h. sie erfolgt an Polyribosomen, die durch einen Strang gegen Ribonuclease empfindlichen Materials, die „messenger"-RNS (m-RNS), zusammengehalten werden. Sowohl an Myelomzellen der Maus als auch an Zellen aus Lymphknoten und Milz immunisierter Ratten wurden sehr ähnliche Ergebnisse gewonnen. Extrakte dieser Gewebe wurden der Ultrazentrifugation im Dichtegradienten unterworfen. In den Extrakten immunisierter Tiere konnten zwei Polyribosomenfraktionen nachgewiesen werden, die Aggregate aus jeweils 16—20 bzw. aus 7—8 Ribosomen enthielten. Diese beiden Fraktionen, die nach Ribonucleasebehandlung verschwinden (Abb. 10.6), sind bei Auftrennung der Extrakte immunisierter Tiere wesentlich stärker ausgeprägt als bei nicht immunisierten Tieren, obwohl im letzteren Falle insgesamt mehr Ribosomen auf den Gradienten gegeben wurden. Die Anzahl der in jeder Fraktion pro Polyribosom gebundenen Ribosomen konnte elektronenmikroskopisch bestätigt werden.

Nach kurzzeitiger (1,5—2 min) Einwirkung ^{14}C-markierter Aminosäuren auf die Lymphknoten konnte gezeigt werden, daß die an die Polysomen gebundenen Peptidketten voll markiert waren. 10% der injizierten radioaktiven Aminosäuren befand sich in den Lymphknoten, und zwar 20—40% davon als mit Trichloressigsäure fällbares Material; 30—50% der im Polysomenüberstand der Gradientenzentrifugation vorhandenen Radioaktivität war, wie durch Präcipitationsteste nachgewiesen werden konnte, an Antikörper gebunden.

Schätzungen über die Größe der durch die beiden Polysomentypen synthetisierten Peptidketten sind durch Vergleich mit dem Hämoglobin synthetisierenden System möglich, wo eine Peptidkette vom Mol.-Gew. 16 000 von Polysomen synthetisiert wird, die 5 Ribosomen enthalten. Die Fraktion mit 7—8 Ribosomen pro Polysom könnte

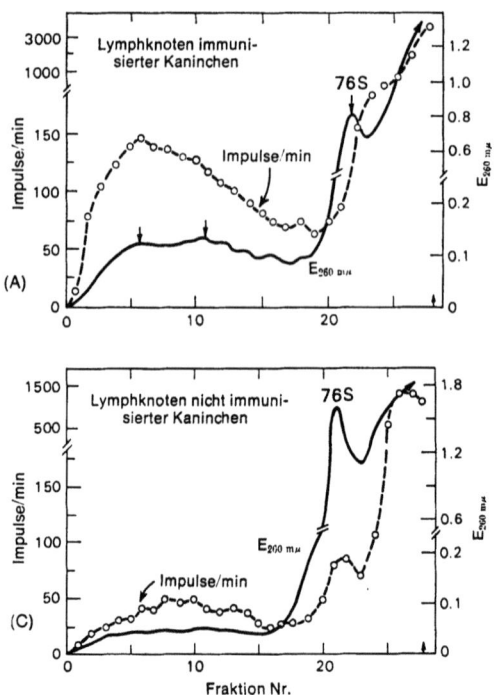

Abb. 10.6. Dichtegradientenzentrifugation in Sucroselösung der Lymhknotenextrakte von Kaninchen, die mit Eialbumin immunisiert wurden (*A* und *B*) und von nicht immunisierten Tieren (*C* und *D*). Es handelt sich um die Primärantwort; 1,16 mg Antikörper pro Milliliter Serum. ^{14}C-markierte Aminosäuren wurden innerhalb eines Zeitintervalles von 1,5 min direkt in den Lymphknoten injiziert. *A* Im unbehandelten Extrakt konnten in der oberen Schicht des Gradienten in den Fraktionen 25—28 mittels eines modifizierten Ringtestes Antikörper nachgewiesen werden. *B* Ein Teil des Extraktes wurde vor der Zentrifugation 30 min lang bei 0° mit Ribonuclease (5 mg/ml) behandelt. C Unbehandelter Extrakt. D Wie bei *B* mit Ribonuclease behandelt. (Nach Becker, M. J., Rich, A.: Nature 212, 142 [1966]. Mit Erlaubnis des Herausgebers Macmillan [Journals] Ltd., London)

demnach etwa eine Peptidkette vom Mol.-Gew. 25 000 und jene mit 16—20 Ribosomen pro Polyribosom eine Peptidkette vom Mol.-Gew. 55 000 bis 60 000 synthetisieren. Dies entspricht ziemlich genau dem Molekulargewicht der H- und L-Ketten von γG-Immunglobulin.

Auch bei der Synthese von Myelomglobulinen fand man 2 Polysomenfraktionen von ungefähr 300 S mit 12—18 Ribosomen und 120—180 S mit 5—6 Ribosomen. Im Falle der 300 S-Fraktion wurde mit einem gegen das Fc-Fragment gerichteten Antiserum gezeigt, daß sie H-Ketten enthält. In der 120—180 S-Fraktion konnten determinante Gruppen von L-Ketten nachgewiesen werden, doch war nur ein

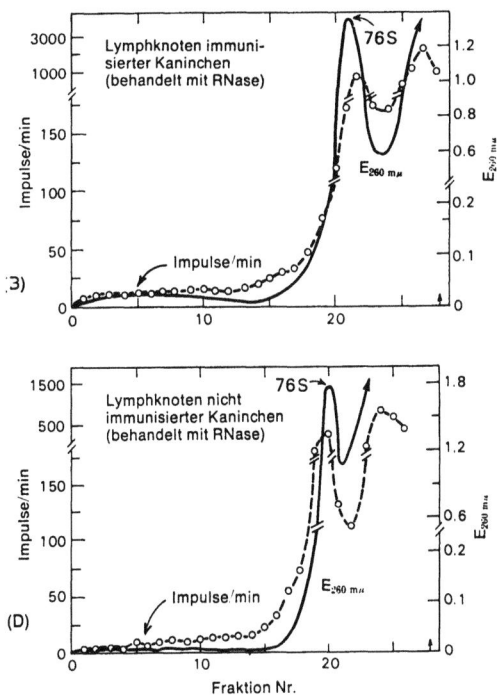

geringerer Teil der Radioaktivität durch Anti-L-Kettenserum präcipitierbar. Die Biosynthese der beiden Peptidketten erfolgte daher an getrennten Polysomen und m-RNS-Molekülen. Man fand, daß sich fertige L-Ketten von den Ribosomen ablösen und in einem kleinen intracellulären Pool ansammeln. Dagegen findet man im Überstand der Polysomen keine freien H-Ketten, sondern nur komplette Myelomglobulinmoleküle. Man nimmt an, daß die freien L-Ketten dazu dienten, die H-Ketten von den Ribosomen abzulösen. Es wurden keine Anhaltspunkte dafür gefunden, daß die variablen und konstanten Regionen beider Ketten getrennt synthetisiert werden.

Nach diesen Befunden entspricht die Biosynthese von Antikörpern und Myelomglobulinen genau dem allgemein akzeptierten Mechanismus der Proteinsynthese. Die wichtigste Frage bleibt jedoch, wie das Antigen in dieses Biosyntheseschema eingreifen könnte. Eine Schule vertritt eine instruktive Theorie, nach der beispielsweise das Antigen oder eine determinante Gruppe des Antigens als Matrize fungiert und die Spezifität des Antikörpers prägt. Es wurde etwa vorgeschlagen, daß die Determinante des Antigens an die Ribosomen oder an die m-RNS gebunden wird und über eine Konformationsänderung zum Einbau nur solcher Aminosäuren führt, die sich komplementär der antigenen Determinante anpassen können, während nicht passende

Acyl-t-RNS, die ohne Anwesenheit des Antigens vielleicht akzeptabel gewesen wäre, nicht eingebaut wird. Eine andere Schule geht von einer selektiven Theorie der Antikörperbildung aus und nimmt an, daß schon alle überhaupt möglichen reaktiven Bereiche der Antikörpermoleküle genetisch fixiert sind, und daß das Antigen diejenigen Zellen stimuliert, die zum Antigen komplementäre Receptoren besitzen. Diese Zellen proliferieren und synthetisieren in zunehmendem Maße ihr jeweiliges Immunglobulin, das die betreffende Antikörperspezifität besitzt. Unter den Vertretern der selektiven Theorie gibt es unterschiedliche Meinungen darüber, ob für jede Antikörperspezifität, d. h. für jede variable Region der H- und L-Ketten, schon jeweils ein bestimmtes Gen vorhanden ist, oder ob die große Zahl verschiedener Gene erst durch einen somatischen Mutationsmechanismus aus nur relativ wenigen Grundgenen entsteht. Es ist hier nicht möglich, die Argumente für und gegen jede Theorie und ihre Varianten zusammenzufassen. Man findet darüber Näheres in der am Ende des Kapitels angegebenen Literatur. Es ist sicherlich richtig am Ende dieses Abschnitts festzustellen, daß wir gegenwärtig noch keine genaue Kenntnis darüber haben, wie das Antigen in den Prozeß der Synthese spezifischer Antikörper eingreift.

Genetische Aspekte der Antikörperbildung

Es wäre ein großer Fortschritt wenn es gelänge, ein experimentelles System zu finden, das die Analyse der genetischen Faktoren ermöglicht, die die Antikörperbildung gegen eine bestimmte determinante Gruppe kontrollieren. Die genetische Kontrolle der Immunglobulinsynthese, soweit sie die Ausbildung der allotypischen Gm- und Inv-Determinanten betrifft, wurde genau analysiert und es wurde gefunden, daß sie den klassischen Mendelschen Gesetzen folgt. Diese Untersuchungen geben aber, da es sich um Gene handelt, die die antigene Spezifität der Immunglobulinmoleküle bestimmen, keine Auskunft über die genetische Kontrolle der Antiköperspezifität. Da Immunglobulinmoleküle bekannter Antikörperspezifität — sogar solche, die gegen eine einzige determinante Gruppe gerichtet sind — verschiedenen Gm- oder Inv-Allotypen angehören können, ist die genetische Kontrolle der eigentlichen Antikörperspezifität offenbar unabhängig von jener der Allotypen. Der Befund, daß in den H-Ketten von γG1-Myelomglobulinen von Weißen die Determinanten Gm(a) und Gm(z) und bei Negern die Determinanten Gm(f) und Gm(y) immer zusammen als Gm(a+z+) bzw. Gm(f+y+) vorkommen zeigt, daß die Gm^{az}- bzw. Gm^{yf}-Gene die Biosynthese der H-Ketten kontrollieren. Da die Gm(a)- und Gm(f)-Determinanten auf dem Fd-Fragment, die Gm(z)- und Gm(y)-Determinanten aber auf dem Fc-Fragment lokalisiert sind (s. Abb. 9.10), werden in Übereinstimmung mit den biosynthetischen Ergebnissen diese beiden Hälften der H-Kette wahrscheinlich als eine Einheit synthetisiert.

Verschiedenen Arbeitskreisen gelang es durch Selektion und Inzucht Tierstämme zu züchten, die auf ein bestimmtes Antigen entweder mit guter oder mit schwacher Antikörperbildung antworten können. Kreuzte man heterocygote, sehr gut reagierende Tiere mit homocygoten, schlecht reagierenden Tieren, so waren die Nachkommen etwa zu 50%/o gute Antikörperbildner gegen das betreffende Antigen und zu 50%/o schlechte Antikörperbildner; dies ist zu erwarten, wenn die Fähigkeit, mit starker Antikörperbildung zu reagieren, durch ein einziges dominantes Gen bestimmt wird. Die Frage wurde noch nicht geklärt, ob dieses Gen direkt mit der Antikörperspezifität oder mit ganz anderen Faktoren, die die Antikörperbildung beeinflussen können, in Beziehung steht. In einer dieser Arbeiten gelang es, zwei Meerschweinchenstämme zu züchten, die auf DNP-Polylysin als Antigen gut oder praktisch überhaupt nicht mit Antikörperbildung reagieren. Das in diesem Fall maßgebende Gen ist jedoch nicht für die Ausbildung des Bindungsbezirkes DNP-spezifischer Antikörper verantwortlich, da man auch in den nicht reagierenden Tieren die Bildung DNP-spezifischer Antikörper stimulieren kann, wenn man DNP-Polylysin in Form eines Komplexes mit Rinder- oder Humanserumalbumin als Träger injiziert. Darüberhinaus waren die nicht reagierenden Tiere auch nicht imstande, gegen andere determinante Gruppen Antikörper zu bilden, wenn diese in Form von Polylysin-Konjugaten verabreicht wurden. Das in Frage kommende Gen beeinflußt demnach die Fähigkeit der Tiere, auf den Polylysinteil von DNP-Polylysin immunologisch zu reagieren.

Ein interessantes genetisches System wurde in Zusammenhang mit der Fähigkeit von Mäusen aufgefunden, gegen das Polypeptid (T,G)-A−L (s. Kapitel 2) Antikörper zu bilden. Während der Inzuchtstamm C57 sehr gut reagierte, zeigte der Stamm CBA nur eine sehr schwache Antikörperbildung. Aus Kreuzungsexperimenten wurde geschlossen, daß die Fähigkeit zur Antikörperbildung durch ein dominantes Gen kontrolliert zu werden scheint. Wurde im Polypeptidantigen Tyrosin durch Histidin ersetzt, so waren umgekehrt CBA-Mäuse gute und C57-Mäuse schlechte Antikörperbildner. Sollten weitere Untersuchungen zeigen, daß die entsprechenden Gene an der Ausbildung der Bindungsbezirke der Antikörpermoleküle beteiligt sind, so könnten damit weitere Fortschritte erzielt werden.

Einfluß verschiedener Faktoren auf die Antikörperbildung

Die Antikörperbildung wird im intakten Tier besonders durch den Thymus, bei Vögeln durch die Bursa fabricii und durch eine Vielzahl von Faktoren wie beispielsweise Röntgenbestrahlung, Cortison, Stickstofflost und bestimmte Vitaminmangelzustände beeinflußt. Darüberhinaus wird die Immunglobulin- und Antikörperkonzentration anscheinend durch einen Rückkoppelungsmechanismus (feedback control) reguliert.

Thymus und Bursa fabricii

Phylogenetische Studien zeigen, daß die Entwicklung des Antikörperbildungsapparates bei Vertebraten mit dem Erscheinen des Thymus und anderer lymphatischer Gewebe verbunden ist. Die Flußneunaugen (hagfish), eine der beiden Gruppen von Cyclostomen (der primitivsten Vertebraten) besitzen keinen Thymus, bilden keine Antikörper, zeigen auf Mycobakterien, die in Freund-Adjuvans enthalten sind, keine lokale Reaktion und entwickeln keine Allergiereaktionen vom verzögerten Typ (s. Kapitel 13). Bei der anderen Gruppe, den Meeresneunaugen (lampreys), findet man unter den Kiemen einige Rundzellen, die eine Vorstufe des Thymus darstellen könnten, und man beobachtet Anzeichen von Antikörperbildung. Nach Injektion von menschlichem Blut bilden Meeresneunaugen Anti-H-Antikörper, entwickeln Allergiereaktionen vom verzögerten Typ und stoßen transplantiertes Gewebe ab (s. Kapitel 14). Die nächst höhere Gruppe von Fischen, die Elasmobranchier und die niederen Knochenfische, besitzen demgegenüber einen gut entwickelten Thymus und zeigen eindeutig die Fähigkeit zur Antikörperbildung. Nach Injektion von Hämocyanin in Freund-Adjuvans werden präcipitierende Antikörper gebildet, und an der Injektionsstelle von Adjuvans kommt es zu einer starken lokalen Reaktion; auch Allergiereaktionen vom verzögerten Typ wurden beobachtet. In Elasmobranchiern wie dem im Englischen als dogfish bezeichneten *Amia calva* findet man ausschließlich γM-Immunglobulin und Antikörper, während bei schwanzlosen Amphibien, wie z. B. dem Ochsenfrosch, sowohl γM- als auch γG-Immunglobuline und nach Immunisierung Antikörper der entsprechenden Klassen gebildet werden. Diese beiden Immunglobulinklassen besitzen den charakteristischen Peptidkettenaufbau und Kohlehydratgehalt von γM- und γG-Immunglobulinen.

Während der Embryogenese ist der Thymus das erste Organ, das lymphoide Elemente zeigt. Wahrscheinlich unabhängig davon bildet sich das lymphatische Gewebe des Blinddarms oder bei Vögeln die Bursa fabricii, ein birnenförmiges lymphatisches Organ nahe der Kloake. Die anderen lymphatischen Gewebe entstehen erst später, bei einigen Species erst nach der Geburt. Bei einigen Species ist die Neubildung von Lymphocyten im Thymus wesentlich stärker als in allen anderen lymphatischen Organen, sofern diese Organe nicht durch Antigene stimuliert worden sind. Verschiedene Autoren nehmen an, daß während der Embryonalentwicklung und im frühen Lebensstadium vom Thymus bzw. der Bursa fabricii aus die anderen lymphatischen Organe mit Zellen besiedelt werden. Obwohl bei schon erwachsenen

Säugetieren die Entfernung des Thymus auf immunologische Prozesse nur eine sehr geringe Wirkung hat, wird durch Thymektomie kurz nach der Geburt die Zahl der Lymphocyten im Blut und in den lymphatischen Organen — außer im Knochenmark — beträchtlich reduziert. Ebenso wird bei Mäusen die Antikörperbildung gegen einige Antigene (Schaferythrocyten und Salmonellen) stark herabgesetzt, während bei anderen Antigenen (Hämocyanin und Kapselpolysaccharid von Typ III-Pneumokokken) keine Wirkung zu beobachten ist. Die Konzentration von γG-Immunglobulin war nach Thymektomie während der ersten Lebenswochen etwas niedriger, entsprach jedoch bei 6 Wochen alten Tieren etwa der von nicht thymektomierten Tieren. Bei den γM-Immunglobulinen konnten keine Unterschiede festgestellt werden, doch fand man bei thymektomierten Tieren, die länger als 7 Wochen überlebten, höhere Konzentrationen von γA-Immunglobulin als bei Normaltieren. Bei Ratten führt neonatale Thymektomie zum Verschwinden eines bestimmten Immunglobulintyps, zu einer Beeinträchtigung der Fähigkeit, Hauttransplantate abzustoßen und zum Ausfall von Allergiereaktionen des verzögerten Typs (s. Kapitel 13 und 14).

Der Ausfall dieser zuletzt genannten Reaktionen ist sehr viel eindeutiger als die Wirkung der Thymektomie auf die Antikörperbildung. Die immunologische Reaktionsfähigkeit der Tiere konnte durch Einpflanzung eines Thymus oder durch Injektion von Milz- oder Lymphknotenzellen wiederhergestellt werden; Knochenmarkszellen, obwohl sie vergleichbare Mengen an Lymphocyten enthielten, waren dagegen unwirksam. Auch die Einpflanzung von Diffusionskammern, die Thymusgewebe von Neugeborenen verschiedener Stämme enthielten, erwies sich als wirksam, während Diffusionskammern mit Gewebe aus Milz- oder Lymphknoten ohne Wirkung blieben. Thymuszellen scheinen daher einen humoralen Faktor abzugeben, der die immunologische Reaktionsfähigkeit reguliert. Ob der Thymus nur auf diesem Wege oder auch durch Besiedlung anderer Organe mit Zellen die immunologische Kompetenz beeinflussen kann, ist nicht geklärt. Die Isolierung der vom Thymus produzierten humoral wirksamen Substanzen wäre von großer Bedeutung. Beim Kaninchen besitzt neben dem Thymus auch der Blinddarm eine gewisse Hilfsfunktion.

In einigen ungewöhnlichen Fällen wurde von Kindern berichtet, die ohne Thymus geboren wurden. Man fand bei diesen Kindern sicher nicht aus dem Thymus sondern aus anderen Organen stammende Lymphocyten, die jedoch kein hohes Maß an immunologischer Kompetenz zu besitzen schienen. Vielleicht ist für die volle immunologische Reaktionsfähigkeit der Zellen ein humoraler Faktor aus dem Thymus oder die Zirkulation der Zellen durch den Thymus notwendig.

Bei Vögeln, die sowohl Bursa als auch Thymus besitzen, war es möglich, zwischen den immunologischen Funktionen beider Organe bis zu einem gewissen Grade zu unterscheiden. Die Bursa kann chirurgisch entfernt werden. Es ist aber auch möglich, in die Eier Androgene zu injizieren, worauf beim Ausbrüten die Entwicklung der Bursa unterbleibt, der Thymus sich aber bei den meisten Tieren normal ausbildet. Bei diesen Tieren fehlen die Plasmazellen fast vollkommen, während die Zellen der Lymphfollikel und die zirkulierenden Lymphocyten im Blut kaum beeinflußt werden. Durch Thymektomie wird umgekehrt die Zahl der lymphoiden Zellen und der Blutlymphocyten weitgehend reduziert; Plasmazellen sind dagegen in normaler Zahl vorhanden. Während neonatale Thymektomie auf die Antikörperbildung der Tiere nur wenig oder gar keinen Einfluß hatte, beobachtete man nach chirurgischer Entfernung der Bursa bei Tieren, die jünger als 2 Wochen waren, oder nach hormoneller Bursektomie auf die Immunisierung mit verschiedenen Antigenen sehr viel niedrigere Antikörpertiter. Als Folge neonataler Thymektomie war die Fähigkeit, Hauttransplantate abzustoßen, stark herabgesetzt; Bursektomie blieb in diesem Fall ohne Wirkung. Damit die beschriebenen Effekte überhaupt auftreten, muß die Bursektomie und die Thymektomie bei Hühnern und auch bei anderen Species in einem frühen Lebensstadium durchgeführt werden.

Weitere Untersuchungen scheinen darauf hinzudeuten, daß alle lymphoiden Zellen primär aus 2 Quellen stammen, dem Thymus und einem der Bursa entsprechenden Organ, das allerdings bei Säugetieren noch nicht genau lokalisiert werden konnte. Zellen aus der Bursa haben beim Huhn während der Embryonalentwicklung und nach dem Ausschlüpfen durchschnittlich ein größeres Zellvolumen als Thymuszellen, was ebenfalls darauf hindeutet, daß es sich um zwei getrennte Populationen handelt. Weitere Gesichtspunkte zu diesem Problem findet man in der am Ende des Kapitels zusammengestellten Literatur.

Röntgenstrahlung

Die Wirkung hoher Dosen Röntgenstrahlung auf die Antikörperbildung ist seit über 60 Jahren bekannt, als zum ersten Male gezeigt wurde, daß eine vor der ersten Antigeninjektion erfolgende Bestrahlung die Antikörperbildung unterdrückt und zu einer langsameren Elimination des Antigens aus der Zirkulation führt. Eine Zweitinjektion des Antigens löst in so behandelten Tieren keine Sekundärreaktion aus, da vermutlich die Entwicklung immunkompetenter Zellen, die für eine anamnestische Reaktion notwendig sind, durch die Bestrahlung verhindert wurde. Die Wirkung der Bestrahlung hängt entscheidend vom zeitlichen Abstand zur primären Antigeninjektion ab. Sie ist kurz vor bis etwa einen Tag nach der Antigeninjektion am wirksamsten, wird aber einige Tage später völlig wirkungslos. Die Sekundärantwort ist gegen Strahlung im allgemeinen viel weniger empfindlich. Bei einigen Antigenen stellt man überhaupt keine Wirkung fest, während bei anderen je nach Dosis und Zeitpunkt der Bestrahlung eine Verminderung der Antikörpertiter zu beobachten ist. Man nimmt allgemein an, daß durch Röntgenstrahlung die Funktion von DNS beeinträchtigt wird. Durch gleichzeitig mit dem Antigen verabreichte, enzymatisch abgebaute, DNS- und RNS-haltige Gewebeextrakte konnte die Wirkung der Röntgenstrahlung aufgehoben werden, doch ist über den Mechanismus nichts bekannt.

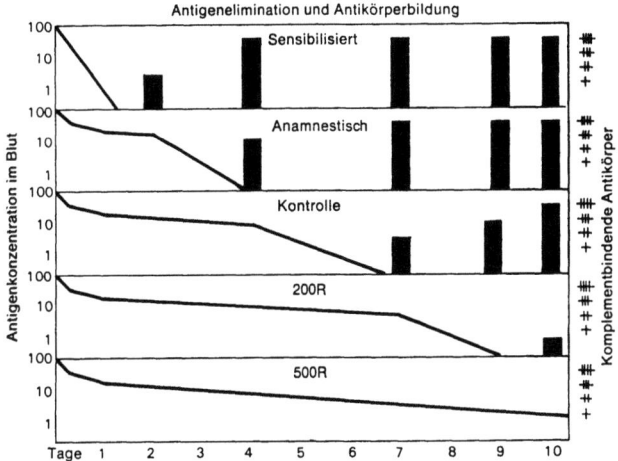

Abb. 10.7. Elimination des Antigens aus der Zirkulation und Erscheinen von komplementbindenden Antikörpern bei Kaninchen nach Injektion von 75 mg ^{131}J-markiertem Rinder-γ-Globulin. Sensibilisiert: Nach vorheriger Immunisierung mit Rinder-γ-Globulin; das Tier besitzt schon zirkulierende Antikörper. Anamnestisch: Nach vorheriger Immunisierung; keine zirkulierenden Antikörper vorhanden. Kontrolle: Normales Kaninchen; kein früherer Kontakt mit Rinder-γ-Globulin. 200 R: Normales Kaninchen, das zuvor mit 200 Röntgen ganzkörperbestrahlt wurde. 500 R: Normales Kaninchen, das zuvor mit 500 Röntgen ganzkörperbestrahlt wurde. (Nach Dixon, F. J., Talmage, D. W., Maurer, P. H.: J. Immunol. 68, 693 [1952]. Mit Erlaubnis des Herausgebers Williams & Wilkins Co., Baltimore, Md.)

In Abb. 10.7 ist die Elimination von intravenös injiziertem Rinderserumalbumin aus der Zirkulation und das gleichzeitige Erscheinen von Antikörpern im Serum von Kaninchen dargestellt. Die beiden oberen Kurven zeigen, wie das Antigen in schon immunisierten Tieren — verglichen mit Normaltieren (mittlere Kurve) — beschleunigt eliminiert wird und wie parallel dazu die Antikörpertiter im Serum sehr schnell ansteigen. Bei der oberen Kurve (sensibilisiert) handelt es sich um ein Tier, das schon zirkulierende Antikörper besitzt, bei der 2. Kurve (anamnestisch) um ein Tier, das zunächst noch keine zirkulierenden Antikörper aufweist. In den beiden unteren Kurven ist das stark verzögerte Erscheinen der Antikörper, die niedrigeren Antikörpertiter und die lange Verweilzeit des Antigens bei Tieren dargestellt, die mit verschiedenen Dosen Röntgenstrahlen behandelt wurden. Eliminationskurven ^{131}J-markierter Antigene sind sehr nützlich, um den immunologischen Status eines Tieres zu bestimmen. Voraussetzung ist allerdings, daß das Antigen sehr sorgfältig ohne Denaturierung markiert wurde, da denaturierte oder zu hoch mit Jod substituierte Proteine auch bei Normaltieren sehr schnell aus der Zirkulation verschwinden. Für die einwandfreie Markierung eines Plasmaproteins gilt geradezu als Kriterium, daß es nicht schneller als das nicht markierte Protein aus der Zirkulation eliminiert wird.

Cortison

Hohe Dosen dieses Nebennierenrindenhormons und verwandter Glucocorticoide haben auf lymphatisches Gewebe eine gravierende Wirkung. Das Gewicht von Milz und Thymus nimmt ab, und in den Lymphfollikeln fehlen die Lymphocyten fast vollkommen. Nach Injektion von Mycobakterien in Freund-Adjuvans bleibt die Granulombildung aus, die Elimination phagocytierter Bakterien ist verzögert und die Antikörpersynthese ist verlangsamt. Cortison und Röntgenstrahlung üben in mancher Hinsicht eine ähnliche Wirkung aus. Die Behandlung mit Cortison muß 2 Tage vor der Antigeninjektion beginnen; die Verabreichung nach dem Antigen ist wirkungslos. Um maximale Effekte zu erzielen, wird die Cortisonbehandlung oft über die ganze Versuchsdauer ausgedehnt. Die Wirkung auf die Antikörperbildung ist nicht so ausgeprägt wie die der Röntgenstrahlung.

Rückkoppelungshemmung der Antikörperbildung

Zum Verständnis des Gesamtablaufes der Immunantwort eines Tieres, die durch Injektion eines Antigens ausgelöst wird, wäre es wichtig, die Faktoren zu kennen, die die Art der gebildeten Antikörper, ihre Konzentration, ihre Persistenz bzw. ihr Verschwinden aus der Zirkulation beeinflussen. Bisher ist darüber noch sehr wenig bekannt, doch häufen sich Befunde, nach denen durch zirkulierende Antikörper die Bildung weiterer Antikörper gehemmt wird. Injiziert man beispielsweise gleichzeitig mit Bacteriophagen als Antigen ein Antiserum, das spezifische Antikörper gegen diese Bacteriophagen enthält, so wird die Antikörperbildung gehemmt. γG-Antikörper erwiesen sich darin wirksamer als γM-Antikörper; die letzteren waren nur dann imstande, die Bildung von γM-Antikörpern zu hemmen, wenn sie gleichzeitig mit dem Antigen injiziert wurden. Eine geeignete Dosis γG-Antikörper von hyperimmunisierten Tieren, die 3 Tage nach dem Antigen verabreicht wurde, verhinderte die primäre Bildung von γG-Antikörpern und reduzierte die eine Woche nach der Antigeninjektion bestimmten γM-Titer. Es konnte gezeigt werden, daß diese Rückkoppelungshemmung spezifisch für das jeweilige Antigen ist und auch dann noch erfolgt, wenn mittels Pepsin das Fc'-Fragment der γG-Antikörper abgespalten wurde.

In verschiedenen Arbeiten wurde gefunden, daß 6-Mercaptopurin (6-MP), ein Antimetabolit, die γM-Phase der Immunantwort verlängert, die γG-Bildung aber hemmt. Auch bei Tieren, die mit 6-MP behandelt wurden, führte die Injektion von γG-Antikörpern (ebenso wie bei Normaltieren) zu einer Unterdrückung der γM-Synthese. Wie schon erwähnt, kann diese Rückkoppelungshemmung auch mit Hilfe der Plaquetechnik nachgewiesen werden. In kleinen Dosen stimuliert 6-MP die Antikörperbildung.

Viele Aspekte der Rückkoppelungshemmung müssen noch genauer untersucht werden und zahlreiche, hier nicht erwähnte Beobachtungen sind schwer zu interpretieren. Von besonderem Interesse wäre es zu untersuchen, welche Wirkung passiv verabreichte Antikörper haben, die nur L-Ketten vom ϰ- oder λ-Typ enthalten oder die einer bestimmten Unterklasse angehören, um damit zu erfahren, ob die Rückkoppelungshemmung in dieser Hinsicht spezifisch ist. Wesentlich erleichtert würde die Analyse der Rückkoppelungshemmung, wenn genau bekannt wäre, ob die gegen eine bestimmte Determinante gerichteten γG- und γM-Antikörper von denselben oder von verschiedenen Zellen synthetisiert werden.

Ein wichtiges Phänomen in Zusammenhang mit der Antikörperbildung ist die spezifische Unterdrückung der Synthese von γG-Immunglobulinen eines bestimmten Allotyps bei Kaninchen durch Immunisierung der Mutter. Werden homocygote A4 A4-Kaninchen weiblichen Geschlechts mit γG-Immunglobulin des Allotyps A5 immunisiert und mit A5 A5 männlichen Tieren gepaart, so synthetisieren die heterocygoten A4 A5-Nachkommen nur sehr wenig oder gar kein A5-Immunglobulin. Diese Unfähigkeit, die genetische A5-Information zu realisieren, hält sehr lange an.

Im vorliegenden Kapitel wurde aufgezeigt, in welchen Hauptrichtungen das Problem der Antikörperbildung gegenwärtig bearbeitet wird. Weitere Untersuchungen in dieser Richtung können unter Umständen die wesentlichen Mechanismen der Antikörperbildung aufklären.

Literatur

Feldman, J. D.: Ultrastructure of immunological processes. Advances in Immunology 4, 175 (1964). New York: Academic press. *Intracelluläre Aspekte der Antikörperbildung. Schicksal des Antigens und elektronenmikroskopische Untersuchungen über Wirkungen der Antigen-Antikörperreaktion.*

Haurowitz, F.: Antibody formation. Physiol. Rev. 45, 1 (1965). *Ein Überblick über neuere Theorien der Antikörperbildung von einem Vertreter der Matrizentheorie.*

Schultze, H. E., Heremans, J. F.: Molecular biology of human proteins. American Elsevier Publishing Company (1966). Vol. 1, Sec. 3, Chap. 1. New York. *Ein guter Überblick über die Synthese von Plasmaproteinen.*

Gowans, J. L., McGregor, D. D.: The immunological activities of lymphocytes. Progr. Allergy 9, 1 (1965). Basel (Switzerland): S. Karger AG.
Symposium on recent advances on the biology and function of the lymphocytes. Fed. Proc. 25, 1711—1741 (1966).
Thorbecke, G. J., Benacerraf, B.: The reticulo-endothelial system and immunological phenomena. Progr. Allergy 6, 559 (1962).
Uhr, J. W., Finkelstein, M. S.: The kinetics of antibody formation. Progr. Allergy 10, 37 (1967).
Wolstenholme, G. E. (Ed.): The immunologically competent cell. Ciba foundation Study Group, No. 16. Little, Brown & Co. 1963.
— O'Connor, M.: The cellular aspects of immunity. Ciba Foundation Symposium. London: J. and A. Churchill 1960. *Die obigen 6 Übersichtsartikel behandeln verschiedenste Gesichtspunkte und geben wertvolle Literaturhinweise.*

Green, I., Vasalli, P., Nussenzweig, V., Benacerraf, B.: Specificity of the antibodies produced by single cells following immunization with antigens bearing two types of antigenic determinants. J. exp. Med. 125, 511 (1967).
Hiramoto, R. N., Hamlin, M.: Detection of two antibodies in single plasma cells by the paired fluorescence technique. J. Immunol. 95, 214 (1965). *Zwei Arbeiten mit entgegengesetzten Ergebnissen; die Arbeiten wurden nicht unter gleichen Bedingungen durchgeführt.*

Becker, M. J., Rich, A.: Polyribosomes of tissues producing antibodies. Nature (Lond.) 212, 142 (1966).
Shapiro, A. L., Scharff, M. D., Maizel, J. V., Jr., Uhr, J. W.: Polyribosomal synthesis of the H and L chains of gamma globulin. Proc. nat. Acad. Sci. (Wash.) 56, 216 (1966).
Williamson, A. R., Askonas, B. A.: Biosynthesis of immunoglobulins: The separate classes of polyribosomes synthesizing heavy and light chains. J. molec. Biol. 23, 201 (1967) and other papers Nature (Lond.) 211, 369 (1966); London: The Royal Society Proceedings B. 166, 232 (1966). *Diese drei Veröffentlichungen geben experimentelle Daten über die Synthese von H- und L-Ketten von Myelomglobulinen und Antikörpern an Polysomen.*

Holborow, C. J. (Ed.): Antibodies. Brit. med. Bull. 19, 169—258 (1963).
Porter, R. R. (Organizer): A discussion of the chemistry and biology of Immunoglobulins. London: The Royal Society Proceedings B. 166, 114—243 (1966).
Symposium on differentiation and growth of hemoglobin and immunoglobin synthesizing cells. J. cell. comp. Physiol. 67 (Suppl. 1), 1—224 (1966). *Diese drei Symposien enthalten viele Artikel über Struktur und Biosynthese von Antikörpern, über genetische Aspekte und verschiedene andere Faktoren, die die Antikörperbildung beeinflussen.*

Good, R. A., Gabrielson, A. E. (Eds.): The thymus in immunobiology. New York: Paul B. Hoeber, Inc. 1965. (Medical Dept. of Harper & Row, Publ.).
Miller, J. F. A. P.: The thymus and the development of immunological responsiveness. Science 144, 1544 (1964).
Warner, N. L., Szenberg, A.: The immunological function of the bursa of Fabricius in the chicken. Ann. Rev. Microbiol. 18, 253 (1964). *Drei Artikel, die Arbeiten über Thymus und Bursa fabricius zusammenfassen.*

Bussard, A. E., Hannoun, C.: Antibody production by cells in tissue culture. II. Qualitative und quantitative aspects of antibody production (local hemolysis in gum) by cells obtained from long term tissue culture. J. exp. Med. **123**, 1047 (1966).

Fishman, M., Adler, F. L., Dray, S.: Antibody formation initiated *in vitro*. III. Antibody formation and allotypic specificity directed by ribonucleic acid from peritoneal exudate cells. J. Immunol. **97**, 554 (1966). *Experimentelle Daten zur Übermittlung von Information durch RNS bei der Antikörpersynthese.*

Gallily, R., Feldman, M.: The role of macrophages in the induction of antibody in irradiated animals. Immunology **12**, 197 (1967). *Experimente über die Beteiligung von Makrophagen bei der Antikörperbildung.*

Globerson, A., Auerbach, R.: Primary antibody response in organ cultures. J. exp. Med. **124**, 1001 (1966). *Neuere Methoden zum Studium der Antikörperbildung in Organkulturen.*

Lischner, H. W., Punnett, H. H., DiGeorge, A. M.: Lymphocytes in congenital absence of the thymus. Nature (Lond.) **214**, 580 (1967).

Samter, M. (Ed.): Immunological diseases. Boston: Little, Brown & Com. 1965. *Weitere Informationen über histologische Aspekte der Antikörperbildung, über die Funktion des Thymus und andere Aspekte der Antikörperbildung.*

Schwartz, R. S.: Immunosuppressive drugs. Progr. Allergy **9**, 246 (1965). Basel (Switzerland): S. Karger AG. *Eine gute Informationsquelle über Substanzen, die die Antikörperbildung beeinflussen.*

Sterzl, J. (Ed.): Molecular and cellular basis of antibody formation. Publishing House; Czechoslovak Academy of Science (Prague) 1964. *Eine wichtige Sammlung von Arbeiten zum angegebenen Thema.*

11. Die Wechselwirkung von Antigen-Antikörperkomplexen mit Komplement und ihre Wirkung auf Zellen

Die wohl am häufigsten untersuchte Wechselwirkung von Antikörpern mit Oberflächenantigenen von Zellen in Gegenwart von Komplement (C)[1] ist die Lyse von Erythrocyten. Das Antigen ist in diesem Falle ein Teil der Erythrocytenmembran; die Antikörper stammen von Kaninchen, die mit Schaferythrocyten oder mit gekochten Stromata von Schaferythrocyten (Anti-Forssman-Antikörper) immunisiert wurden; beim Komplement handelt es sich um frisches Meerschweinchen- oder um menschliches Serum.

Die Lyse von Erythrocyten stellt einen Prototyp vieler verwandter Reaktionen von Antikörpern und Komplement mit Bakterien und Zellen höherer Organismen dar, die zu cytotoxischen Effekten, zur Lyse der Bakterien und Zellen, zu Immunadhärenz und zur Phagocytose führen können. Obwohl schon seit etwa 60 Jahren bekannt ist, daß C aus mehreren Komponenten besteht, ist die Aufklärung der den beschriebenen Effekten zugrundeliegenden Mechanismen eine der wichtigsten Errungenschaften der Immunologie der letzten 20 Jahre. Es ist unmöglich, hier die ganze Entwicklung zu beschreiben, die zum gegenwärtigen Schema der Lyse von Erythrocyten durch Antikörper und C geführt hat. Im Prinzip führt die Reaktion von Schaferythrocyten (E) oder bestimmter Bezirke bzw. determinanter Gruppen der Erythrocytenoberfläche (S) mit Antikörpern (Ak) zu sog. sensibilisierten Erythrocyten (EAk), und durch die anschließende Reaktion mit C kommt es zu einer oder zu mehreren Schädigungen der Erythrocytenmembran (E*) und schließlich zur Hämolyse. Die Gesamtreaktion

$$E + Ak \rightleftarrows EAk + C \rightarrow E^* \rightarrow \text{Hämolyse} \qquad (11.1)$$

wurde in zahlreiche einzelne Reaktionsschritte aufgegliedert, nachdem es durch Anwendung chemischer Methoden möglich wurde, C in verschiedene Komponenten aufzutrennen, die nur nach Rekombination, nicht aber allein imstande waren, Erythrocyten zu lysieren. Mit Hilfe verschiedener Methoden und Tests, die in Abb. 11.1 dargestellt sind,

---

[1] Anmerkung des Übersetzers: Anstelle der bisher gebräuchlichen und im Originaltext verwendeten Abkürzung für Komplement „C'" wird in dieser Übersetzung die neuerdings allgemein gebräuchliche Abkürzung „C" verwendet.

konnten in Meerschweinchen- und in menschlichem Serum 4 verschiedene Komponenten, die als C1, C2, C3 und C4 bezeichnet wurden, nachgewiesen werden. Durch Verdünnung mit Wasser und Dialyse konnte beispielsweise das Gesamtkomplement in eine wasserlösliche (Pseudoglobulin) und in eine wasserunlösliche Fraktion (Euglobulin) aufgetrennt werden. Beide zeigten allein keine C-Aktivität, führten aber nach Rekombination zu Hämolyse. Erwärmen auf 56°, Behandlung mit Hefe bzw. einem Polysaccharid aus Hefe (Cymosan), Behandlung mit Ammoniak oder Hydrazin führte ebenfalls zur Inaktivierung von C. Offensichtlich erfolgte diese Inaktivierung jedoch jeweils in verschiedener Weise, denn erhitztes C war zwar nicht imstande, die Aktivität der beiden Dialysefraktionen wiederherzustellen, konnte aber hefe- oder ammoniakbehandeltes Serum reaktivieren. Die experimentellen Daten ließen sich nur unter der Annahme erklären, daß mindestens 4 verschiedene C-Komponenten vorhanden sein müssen. Die Zusammensetzung der verschiedenen Fraktionen ergibt sich aus Abb. 11.1. Fraktionen oder Kombinationen von Fraktionen können als Testsysteme für jene C-Komponente verwendet werden, die in diesen Testsystemen fehlt.

Weitere Fortschritte konnten erzielt werden: 1. Durch chromatographische Trennmethoden, mit deren Hilfe zusätzliche Komponenten isoliert wurden; 2. durch Anwendung exakter kinetischer Methoden; 3. durch die Annahme, daß ein Treffer, d. h. eine einzige Schädigung (S^*) am Erythrocyten, zur Lyse führt; 4. durch Untersuchungen über die Wirkung von Antiseren, die spezifisch gegen verschiedene C-Komponenten gerichtet sind. Die Reaktionsfolge der einzelnen Komponenten ist streng festgelegt und wurde wie folgt bestimmt: EAkC1; EAkC1,4; EAkC1,4,2. Da C und einige der Einzelkomponenten sehr labil sind, wird die Trennung der Komponenten möglichst rasch bei Temperaturen nahe 0° durchgeführt.

Bei der Reaktion von EAk mit C1 sind 3 Komponenten beteiligt. Eine Euglobulinfraktion aus menschlichem Serum konnte in Gegenwart von Äthylendiamintetraessigsäure (EDTA einem Komplexbildnder für 2wertige Kationen) durch Chromatographie an DEAE-Cellulose in 3 Fraktionen aufgetrennt werden. Diese 3 Fraktionen liegen in menschlichem Serum als makromolekularer Komplex vor, der durch Ca^{++} zusammengehalten wird, und der nach Entfernung des Ca^{++} mittels EDTA dissoziiert. C1 q besitzt eine Sedimentationskonstante von 11 S, C1 r von 7 S und die Proesterase C1 s eine Sedimentationskonstante von 4 S. Für die Bildung von EAk C1 und für die Aktivierung der Proesterase zur Esterase müssen die 3 Komponenten vor Zugabe der sensibilisierten Erythrocyten (EAk) in Gegenwart von Ca^{++} rekombiniert werden:

$$EAk + (C1\,q + C1\,r + C1\,s) \overset{Ca^{++}}{\rightleftarrows} EAkC1 \to EAkC1\,a \quad (11.2)$$
$$\text{aktivierte Esterase}$$

Aus EAkC1 a kann die Esterase durch EDTA abdissoziiert

$$\text{EAkC1 a} \underset{\text{Ca}^{++}}{\overset{\text{EDTA}}{\rightleftarrows}} \text{EAk} + \text{C1 a} - \text{Esterase} \qquad (11.3)$$

und durch Chromatographie an DEAE-Cellulose in gereinigter Form isoliert werden. Es ist nicht bekannt, ob bei der in Gleichung (11.3) dargestellten Reaktion auch C1 q vom Komplex abdissoziiert. Die

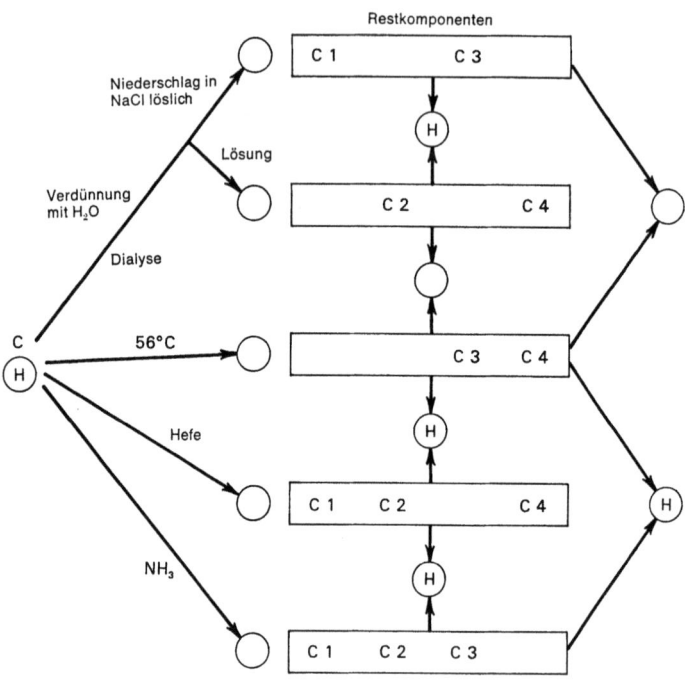

Abb. 11.1. Wechselbeziehungen zwischen verschiedenen Komplementkomponenten. Kombinationen von Komponenten, die hämolytisch wirksam sind, sind mit H bezeichnet. (Von Mayer, M. M.: Kabat and Mayer's Experimental Immunochemistry, 2d ed., Springfield, Ill.: Charles C Thomas Publ., 1961)

Esteraseaktivität wurde durch die Spaltung verschiedener Aminosäureester wie p-Toluolsulfonyl-L-argininmethylester (TAME) und N-Acetyl-L-tyrosinäthylester (ATEe) nachgewiesen. Man fand außerdem, daß Polyinosinsäure in 10^{-3} molarer Lösung C1 q inaktiviert, in Form einer Doppelhelix mit Polyadenylsäure jedoch ohne Wirkung bleibt. Polyadenylsäure kann deshalb benutzt werden, um die Reaktion von C1 q mit Polyinosinsäure abzustoppen.

Normales Serum enthält einen Inhibitor, der die Esteraseaktivität von C1a bei der Spaltung von TAME hemmt. Bei Personen, die an sog.

erblichen, angioneurotischen Ödemen leiden, fehlt dieser Inhibitor oder kommt nur in sehr niedrigen Konzentrationen vor. Charakteristisch für diese Krankheit sind lokale, entzündliche Schwellungen. Der Inhibitor ist ein säurelabiles α_2-Glycoprotein, dessen Konzentration durch Hemmung der Esteraseaktivität und auch immunchemisch bestimmt werden kann. Aus derartigen Untersuchungen ergab sich, daß 2 verschiedene genetische Defekte vorliegen können: 1. Der Inhibitor kann nicht synthetisiert werden; 2. es wird ein enzymatisch inaktives Protein synthetisiert, das jedoch mit spezifisch gegen den Inhibitor gerichteten Antiseren reagiert.

Die nächste Stufe der Komplementreaktion besteht in der Bildung eines stabilen Komplexes aus aktiviertem Esterasekomplex und C4.

$$\text{EAkC1a} + \text{C4} \rightarrow \underset{\text{stabil}}{\text{EAkC1a,4}} \qquad (11.4)$$

C4 ist immunelektrophoretisch ein β_1-Globulin und wurde auch als β_1E bezeichnet. Es wurde aus der menschlichen Pseudoglobulinfraktion durch Chromatographie an TEAE-Cellulose, Pevikonblock-Elektrophorese und erneute Chromatographie isoliert. Die gereinigte Substanz zeigte in der Immunelektrophorese unter Verwendung eines gegen menschliches Serum gerichteten Antiserums vom Kaninchen in der β_1-Region nur eine Linie, erwies sich als homogen in der Ultrazentrifuge und besaß eine Sedimentationskonstante von 10 S.

Gereinigtes C4 wird nur vom aktiven EAkC1a-Komplex gebunden. Wird EAkC1a durch Diisopropylfluorophosphat (DFP) — einem Esteraseinhibitor — blockiert, so läuft die Reaktion (11.4) nicht ab. C1-Esterase (C1a), die vom EAkC1a-Komplex abdissoziiert wurde [Gleichung (11.3)], inaktiviert gereinigtes C4 in Lösung, so daß es nicht mehr imstande ist, entsprechend Gleichung (11.4) mit EAkC1a zu reagieren. C4 wird nicht nur im Vollserum sondern auch in gereinigter Form durch Hydrazin inaktiviert. Viele proteolytische Enzyme besitzen Esteraseaktivität, und es ist möglich, daß auch die C1-Esterase bei der Aktivierung von Komplement proteolytisch wirkt. C4 wird durch Polyinosinsäure in Gegenwart von C1 und Ca^{++} inaktiviert; dabei ändert sich die elektrophoretische Wanderungsgeschwindigkeit des β_1E-Globulins. Man nimmt an, daß durch die enzymatische Reaktion von C1a am C4-Molekül ein reaktiver Bezirk freigelegt wird, der mit einem Receptor der Zelloberfläche reagiert. Die Bindung von C4 an die Zelloberfläche muß sehr rasch erfolgen, da der reaktive Bezirk von C4 inaktiviert wird (C4i). Wahrscheinlich läuft also gleichzeitig mit der Reaktion (11.4) folgende Nebenreaktion ab:

$$\underset{\text{EAkC1a}}{\text{C4}} \rightarrow \text{C4i} \qquad (11.5)$$

Zur Bindung von C4 an die Erythrocytenoberfläche sind Antikörpermoleküle nicht unbedingt erforderlich, da in Gegenwart von gelöstem

C1a C4 auch von nicht sensibilisierten Erythrocyten gebunden wird. Für die weiteren Komplementreaktionen sind die so gebildeten EC4 voll aktiv.

Die Bindung von C2 ist der komplizierteste Schritt der gesamten Reaktionsfolge, denn er führt zu einem Zwischenprodukt, das für die weiteren Reaktionen notwendig, jedoch nicht stabil ist und wieder in EAkC1a,4 und C2a^d zerfällt. Diese Reaktion kann, bezogen auf eine bestimmte determinante Gruppe oder einen bestimmten Bezirk S der Erythrocytenoberfläche, wie folgt formuliert werden:

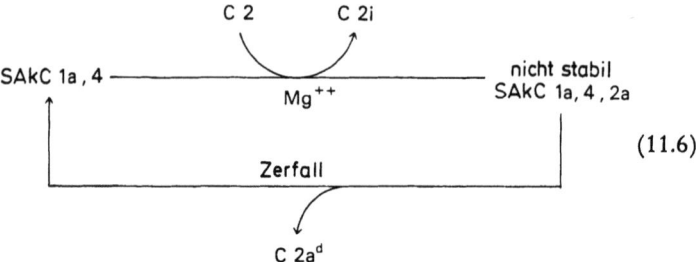

(11.6)

C2 wird von SAkC1a,4 gebunden; es entsteht SAkC1a,4,2, das durch die enzymatische Wirkung des gebundenen C1a irreversibel in SAkC1a,4,2a umgewandelt wird. Gleichzeitig wird ein Teil des C2 an der Zelloberfläche zu C2i inaktiviert, ohne gebunden zu werden. C2i entsteht aus C2 auch in Lösung durch die Einwirkung von C1a. Sowohl die Bildung von SAkC1a,4,2a als auch die von C2i wird ähnlich wie Reaktion (11.4) durch Diisopropylfluorophosphat (DFP) blockiert, was darauf schließen läßt, daß an beiden Reaktionen die C1a-Esterase beteiligt ist. Diese Annahme wird durch den Befund gestützt, daß TAME, ein synthetisches Substrat für C1a, die Bildung von SAkC1a,4,2a kompetitiv hemmt. Die Reaktion (11.6) wird durch die reversible Dissoziation von SAkC1a,4 und von SAkC1a,4,2a zu SAkC4 bzw. zu SAkC4,2a und durch den Zerfall von SAkC4,2a zu SAkC4 weiter kompliziert. Die gesamte Folge von Reaktionen, die an der Bildung der zur Weiterreaktion fähigen Komplexe SAkC1,4,2a oder SAkC4,2a beteiligt sind, kann wie folgt formuliert werden:

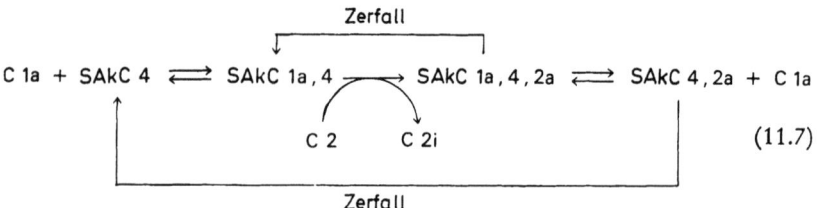

(11.7)

In Gegenwart eines genügend großen C2-Überschusses kann ein stationärer Zustand erreicht werden, wobei die Konzentration von

SAkC1a,4,2a+SAkC4,2a konstant bleibt. Mit Hilfe eines gegen Meerschweinchen-C2 gerichteten Antiserums konnte nachgewiesen werden, daß C2 tatsächlich von EAkC1a,4 zu EAkC1a,4,2a gebunden wird. Beim Zerfall von EAkC1a,4,2a wird die inaktive Komponente ($C2a^d$) frei, die ebenfalls mit Anti-C2-Serum reagiert. $C2a^d$ unterscheidet sich von C2 im Molekulargewicht und kann von C2 durch Chromatographie an Sephadex G100 getrennt werden. Von besonderem Interesse ist, daß in Gegenwart einer 10^{-4} molaren Jodlösung die

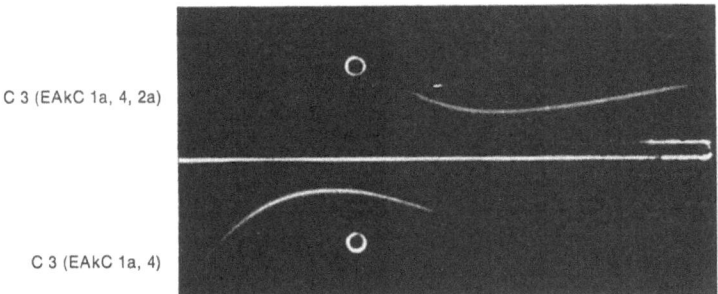

Abb. 11.2. Immunelektrophoretische Darstellung der Umwandlung von gereinigtem C3 in C3i durch EAkC1a,4,2a-Zellen. Oben: C3 nach 15minütiger Inkubation bei 37° mit EAkC1a,4,2a. Unten: C3 nach Inkubation unter den gleichen Bedingungen mit EAkC1a,4. Die Anode befand sich rechts. Die Präcipitationslinien wurden mit einem Anti-C3-Antiserum vom Kaninchen entwickelt. (Von Müller-Eberhard, H. J., Dalmasso, A. P., Calcott, M. A.: J. exp. Med. **123**, 33 [1966]. Mit Erlaubnis der Rockefeller University Press)

Hämolyse um das 6- bis 10-fache gesteigert und die Halbwertszeit des EAkC1a,4,2a-Komplexes von 8 auf 120 min verlängert wird, was die experimentelle Handhabung dieses Systems sehr erleichtert. Bei Personen, deren Serum keine Komplementaktivität zeigt, fand man als Ursache einen genetisch bedingten Mangel an C2; die C2-Konzentration betrug weniger als 5% der Normalwerte.

Für die weiteren Reaktionsschritte wird C1a nicht mehr benötigt; sowohl EAkC4,2a- als auch EAkC1a,4,2a-Zellen können bis zur Hämolyse weiterreagieren. Durch EDTA kann, wie in Reaktion (11.3), C1a von EAkC1a,4,2a abdissoziiert werden.

Die nächste an der Hämolyse beteiligte Komponente C3 (beim Meerschweinchen früher auch als C3c bezeichnet) ist immunelektrophoretisch ein β_1C-Globulin und kann als solches in frischem Serum identifiziert werden. Beim Altern des Serums geht dieses β_1C-Globulin in ein schnell wanderndes, inaktives β_1A-Globulin über. Hochgereinigtes C3 wird durch Inkubation mit EAkC1a,4-Zellen nicht verändert, durch EAkC1a,4,2a-Zellen jedoch in ein schneller wanderndes, nicht mehr als C3 wirksames Protein (C3i) überführt (Abb. 11.2). C3i ist mit dem β_1A-Globulin nicht identisch. Die Aufnahme von ^{131}J-markiertem C3 wird durch Anwesenheit von C2a an der Oberfläche der Zellen um ein Vielfaches gesteigert. Da in Gegenwart eines Überschusses an C3 etwa 300 C3-Moleküle pro SAkC4,2a-Komplex gebunden werden, muß es sich um eine enzymatische Reaktion handeln. Die große Zahl der aufgenommenen C3-Moleküle deutet darauf hin, daß an der Erythrocytenmembran zahlreiche Receptoren vorhanden sein müssen und daß die Bindung von C3-Molekülen nicht allein auf den eigentlichen SAkC4,2a-Komplex beschränkt ist. Für einen Erythrocyten kann die Reaktion daher am besten wie folgt formuliert werden:

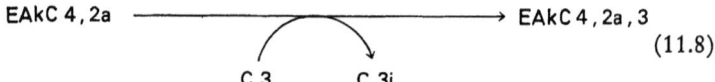

(11.8)

Für diese Reaktion (11.8) ist die Anwesenheit von Antikörpern nicht notwendig, da auch EC4,2a-Erythrocyten C3 aufnehmen. Die Reaktion (11.8) wird durch das Glykosid Phlorizidin gehemmt.

Das gebildete Zwischenprodukt (11.8) ist sehr wichtig, da C3-haltige Erythrocyten das Phänomen der Immunadhärenz zeigen. Für einen nachweisbaren Effekt sind 170—500 C3-Moleküle, für maximale Effekte dagegen mehrere tausend C3-Moleküle pro Erythrocyt erforderlich. Der einzige, bisher bekannte Inhibitor der Immunadhärenzreaktion ist 0,04 m NaCN-Lösung.

Der nach Gleichung (11.8) gebildete Komplex zeigt ferner das Phänomen der *Conglutination*. Mit Conglutinin bezeichnet man eine Substanz, die in normalem Rinderserum vorkommt und Antigen-Antikörper-Komplementkomplexe in Gegenwart von Ca^{++} agglutiniert. Conglutinin reagiert nicht mit C in Lösung, sondern nur nach Komplexbildung mit Antikörpern. Durch Immunisierung von Versuchstieren mit Antigen-Antikörper-Komplementkomplexen erhält man Immunconglutinine, die mit EAkC1a,4,2a,3-Komplexen auch ohne Ca^{++} reagieren.

Für die weiteren Reaktionen, die zur Hämolyse führen, ist die Bindung zahlreicher C3-Moleküle an die Erythrocytenoberfläche sehr wichtig. Für einen bestimmten Hämolysegrad besteht annähernd umgekehrte Proportionalität zwischen der Zahl der an der Erythrocytenoberfläche gebundenen C3- und C4-Moleküle. Bei 154 C4-Molekülen pro Erythrocyt waren beispielsweise 5500 C3-Moleküle notwendig, um 23% Lyse zu erreichen, während bei 1020 C4-Molekülen mit 1333 C3-Molekülen der gleiche Hämolysegrad erzielt wurde. EAkC4,2a,3-Erythrocyten werden außerdem sehr leicht phagocytiert.

Der entsprechend Gleichung (11.8) gebildete Komplex mit C3 zerfällt in Lösung bei 37° zu inaktivem EAkC4,3 oder ähnlich wie in Reaktion (11.7) zu inaktivem EAkC1a,4,3; dieser Zerfall kann aber durch einen Überschuß von C2 verhindert werden.

Die nächsten Stufen der Reaktionsfolge, die schließlich zur Hämolyse führen, können in zwei Abschnitte eingeteilt werden: Der erste Abschnitt führt über 3 Stufen zur Bildung eines bei 37° stabilen Komplexes (EAkC4,2a,3,5,6,7), der zweite Abschnitt besteht aus 2 Stufen (C8 und C9) und führt zur Bildung eines geschädigten Membranbezirkes S* und damit zu einer geschädigten Zelle E*.

An den Reaktionen des ersten Abschnittes sind 3 Komponenten beteiligt, die in der Reihenfolge ihrer Wirkung numeriert wurden. Andere früher ebenfalls gebrauchte Bezeichnungen sind in Klammern beigefügt.

EAkC1a,4,2a,3 oder EAkC4,2a,3 reagieren nacheinander mit C5 (C3b oder β_{1F}), mit C6 (C3e) und mit C7 (C3f). Die beiden ersten der jeweils gebildeten Komplexe zerfallen ziemlich rasch; die Halbwertszeit des C5-Komplexes beträgt bei 30° 16 min, die des C6-Komplexes 75 min und die des C7-Komplexes 330 min. Der letztere ist in der Kälte für einige Wochen stabil. Über die Art des Zerfalls der C5- und C6-Komplexe ist nichts bekannt.

Von besonderem Interesse ist C5. Bei Mäusen kennt man eine allotypische Determinante MuB1, die durch Immunisieren von Mäusen eines Inzuchtstammes mit den Seren anderer Inzuchtstämme entdeckt wurde. Die Bildung dieser Determinante wird durch ein einziges Gen kontrolliert. Das Fehlen von MuB1 bei bestimmten Mäusestämmen steht in Zusammenhang mit dem Fehlen hämolytischer Komplementaktivität bei diesen Tieren. Ein MuB1 analoges Antigen kommt bei vielen Säugetierarten, z.B. beim Meerschweinchen und auch beim Menschen, vor. Träger der MuB1-Determinanten sind C5-Moleküle, die mäßig hitzestabil sind und bei niederen pH-Werten inaktiviert werden. Erwachsene männliche Tiere besitzen mehr MuB1 als weibliche Tiere. Bei männlichen Kastraten entsprechen die Werte denen weiblicher Tiere. Die MuB1-Werte können durch Verabreichung von Testosteronpropionat bei männlichen Kastraten auf ihre ursprüngliche Höhe gebracht, bei weiblichen Tieren ebenfalls gesteigert werden. Bei homocygoten Tieren ist der Gehalt an MuB1 doppelt so hoch wie bei Heterocygoten. Für die Freisetzung von Histamin durch Mastzellen und für die Bildung von Anaphylatoxin (s. Kapitel 13) sind alle Komponenten bis C5 notwendig.

C6 ist ein Makroglobulin mit einer Halbwertszeit von 41 min bei 56° und wird durch Ammoniak und Hydrazin inaktiviert. Bei einem bestimmten Kaninchenstamm fand man einen genetisch bedingten Ausfall der C6-Komponente. EAkC-Komplexe oder Antigen-Antikörper-Komplementaggregate, die sowohl mit C5 als auch mit C6 reagiert haben, zeigen chemotaktische Eigenschaften, d.h. sie stimulieren polymorphkernige Leukocyten, in Richtung auf diese Komplexe zu wandern. Das Phänomen der Chemotaxis ist bei der Entzündung von Geweben von größter Bedeutung. Der in vitro Nachweis chemotaktischer Eigenschaften einer Substanz wird mit Hilfe einer zweiteiligen

Diffusionszelle durchgeführt, deren beide Kammern durch ein Milliporefilter getrennt sind und deren Wände aus Deckgläsern bestehen. Die zu testende Substanz wird in die eine Kammer, die Leukocyten in die andere Kammer gebracht. Besitzt die betreffende Substanz chemotaktische Aktivität, so kann man beobachten, daß Leukocyten durch die Membran hindurchwandern. Man zählt die auf die Substanzseite gewanderten Leukocyten und vergleicht mit einem entsprechenden Kontrollwert. Gibt man das Serum C6-defekter Kaninchen zu Antigen-Antikörper-Komplementkomplexen, die bis zur Stufe C5 reagiert haben, so ist keine chemotaktische Aktivität nachzuweisen, wohl aber nach Zufügen von C6 vom Kaninchen oder vom Menschen. Auch mit C5 und C6 allein kann chemotaktische Aktivität erhalten werden unter der Voraussetzung, daß C5 durch Antigen-Antikörper-Komplexe, die die früheren Komplementkomponenten enthalten, zunächst aktiviert und dann von den Komplexen abdissoziiert wurde. In Tabelle 11.1 sind die biologischen Aktivitäten der verschiedenen Komplementkomplexe zusammengestellt.

Tabelle 11.1. *Zusammensetzung und biologische Aktivität der verschiedenen Komplement-Komplexe*

Biologische Aktivität	Zusammensetzung des Komplexes
Hämolyse	EAkC1a,4,2a,3,5,6,7,8,9 oder EAkC4,2a,3,5,6,7,8,9
Immunadhärenz Conglutination Phagocytose von Erythrocyten und Bakterien	EAkC1a,4,2a,3 oder EAkC4,2a,3
Freisetzung von Anaphylatoxin und Histamin aus Mastzellen	EAkC1a,4,2a,3,5 oder EAkC4,2a,3,5
Chemotaktische Aktivität	EAkC1a,4,2a,3,5,6 oder EAkC4,2a,3,5,6

C7 besitzt eine Sedimentationskonstante von ungefähr 5 S, eine Halbwertszeit von 23 min bei 56° und wird durch Trypsin, nicht aber durch Ammoniak oder Phlorizidin, inaktiviert. C7 ist für die Hämolyse notwendig; eine andere Funktion ist bisher nicht bekannt. Möglicherweise ist C7 auch für die Chemotaxis von Bedeutung.

Bei den letzten Schritten der hämolytischen Reaktionsfolge kommt es zumindest an einer Stelle der Erythrocytenmembran zu einer Schädigung S*, die den Erythrocyten in den Zustand E* überführt.

$$SAkC4,2a,3,5,6,7, + C8 + C9 \to S^* (E^*) \tag{11.9}$$

Aus Meerschweinchenserum gewonnenes C8 (C3a) ist hitzestabil, bei niederen pH-Werten dagegen relativ stabil. C9 (C3d) ist sowohl gegen Hitze als auch gegen niedere pH-Werte empfindlich, gegen Hydrazin stabil und kommt in menschlichem Speichel und in Rinderserum in hohen Konzentrationen vor. Die Funktion beider Komponenten ist unbekannt.

Auch die Reaktion

$$E^* \to \text{Stroma} + \text{Hämoglobin} \qquad (11.10)$$

ist komplex.

$$E^*_{(\text{Vorstufe})} \xrightarrow{\text{temperatur-abhängig}} E^*_{(\text{aktiviert})} \xrightarrow[\text{0,09 m EDTA}]{\text{wird durch blockiert}} E^*_{(\text{geschädigt})} \xrightarrow[\text{Rinderserumalbumin}]{\text{wird durch 25\%iges blockiert}} \text{Stroma} + \text{Hämoglobin}$$

$$(11.11)$$

Der erste dieser Einzelschritte (E* Vorstufe → E* aktiviert) wurde durch eine Änderung der Reaktionskinetik nach Inkubation der Zellen bei 30° erkannt. Als Folge dieser Inkubation wird die Lyse praktisch temperaturunabhängig. Der zweite Schritt wird durch EDTA, der letzte Schritt durch eine hohe Konzentration an Rinderserumalbumin — man nimmt an durch osmotische Stabilisierung der Zellen — blockiert. Allerdings könnte Rinderserumalbumin auch die Wirkung einer weiteren terminalen Komplement-Komponente, CT, hemmen, über deren Beteiligung an diesem Reaktionsschritt berichtet wurde.

Bei elektronenmikroskopischer Untersuchung von Erythrocyten, die durch Antikörper und Komplement lysiert worden waren, fand man Löcher in der Erythrocytenmembran (Abb. 11.3 und 11.4). Ähnliche Löcher wurden bei lysierten Ascites-Tumorzellen und bei E. coli beobachtet. Auch bei Erythrocyten, an deren Oberfläche das O-Antigen von Shigellen adsorbiert wurde und die dann mit einem gegen das O-Antigen gerichteten Antiserum und Komplement lysiert wurden, konnten ähnliche Löcher festgestellt werden. Wurde zur Lyse von Erythrocyten, die schon bis zur EAkC1a,4,2a-Stufe (Gleichung 11.6) reagiert hatten, EDTA-behandeltes Komplement verwendet, so waren die Löcher kaum oder überhaupt nicht sichtbar. Dieser Befund würde mit der Beobachtung übereinstimmen, daß EDTA eine der letzten Stufen der Lyse von E* hemmt.

Um die Anzahl der Antikörpermoleküle abzuschätzen, die notwendig ist, um ein Loch in die Erythrocytenmembran zu machen, wurden die beiden folgenden Methoden angewandt:

1. Bei Verwendung von ^{125}J-markiertem Antikörper kann berechnet werden, wieviel Antikörpermoleküle für die 50%ige Lyse einer bekannten Zahl von Erythrocyten erforderlich sind. Nimmt man an, daß eine lysierte Zelle mindestens ein Loch, eine nicht lysierte Zelle dagegen kein Loch hat, so ergibt sich theoretisch, daß bei 50%iger Lyse auf jede Zelle durchschnittlich 0,69 Löcher kommen.

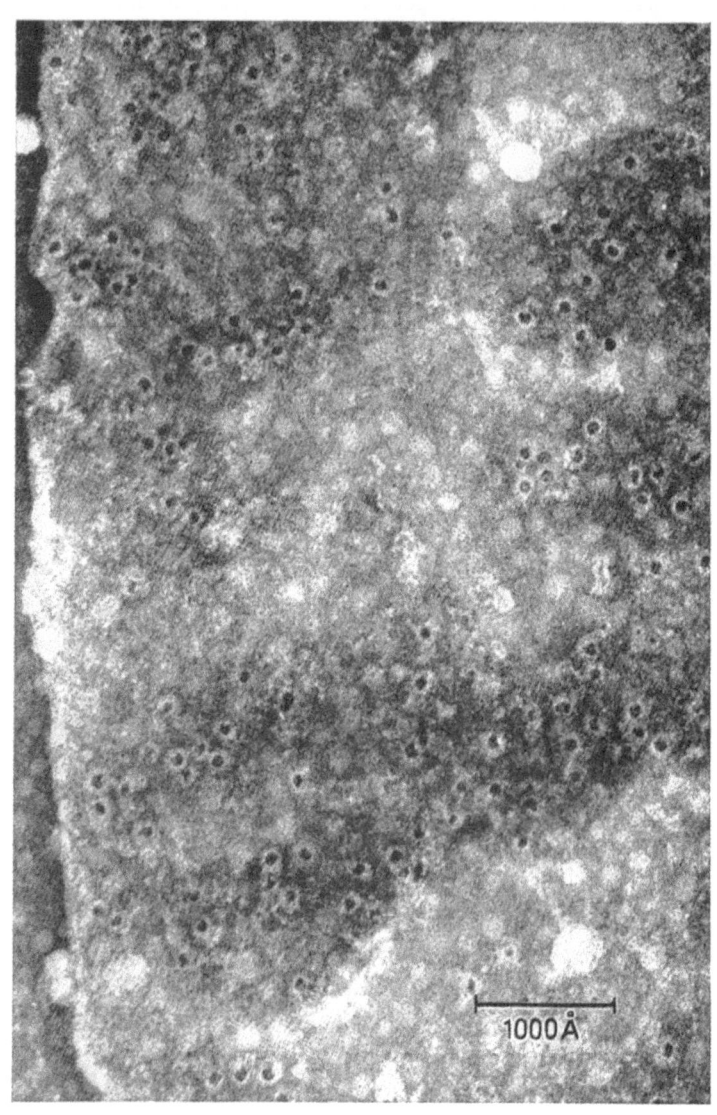

Abb. 11.3. Elektronenmikroskopische Aufnahme eines Ausschnitts aus der Membran eines Schaferythrocyten, der mit Forssman-Antikörpern und Meerschweinchenkomplement lysiert wurde. Man sieht auf der Membranoberfläche eine große Zahl von Löchern, die jeweils von einer hellen Zone umgeben sind. (Von Humphrey, J. H., Dourmashkin, R. R.: Ciba Foundation Conf. on Complement [1965] p. 175. Mit Erlaubnis der Ciba Foundation, London)

2. Erythrocyten wurden mit einer bekannten Zahl von Antikörpermolekülen lysiert und die Anzahl der pro Erythrocyt vorhandenen Löcher gezählt.
Beide Methoden ergaben, daß bei Verwendung von gereinigtem γM-Antikörper 2—3 Moleküle, bei γG-Antikörper dagegen 2000 bis 3000 Moleküle notwendig sind. Mit Hilfe von markierten γM- und γG-

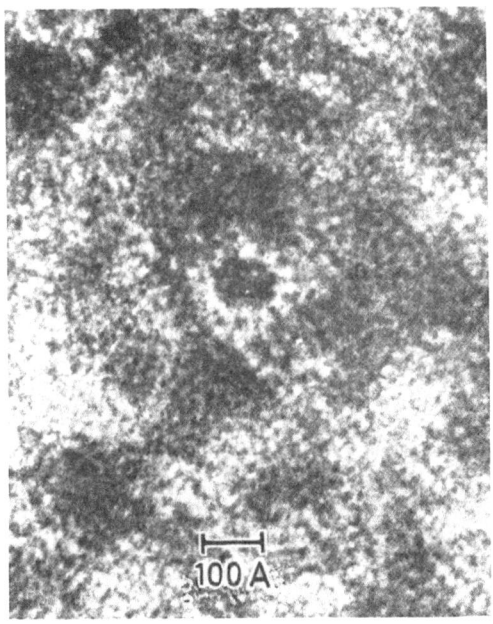

Abb. 11.4. Aufnahme eines einzelnen Lochs entsprechend Abb. 11.3. Die helle Zone um das Loch ist von dünnen Fortsätzen umgeben. (Von Humphrey, J. H., Dourmashkin, R. R.: Ciba Foundation Conf. on Complement [1965] p. 175. Mit Erlaubnis der Ciba Foundation, London)

Antikörpern wurde die Zahl der auf einem Erythrocyten vorhandenen Bindungsstellen für Antikörper mit ungefähr 90 000 bzw. 600 000 bestimmt. Da schon durch 2—3 Moleküle γM-Antikörper ein Loch in der Membran erzeugt werden kann, ist es äußerst unwahrscheinlich, daß bei 90 000 verfügbaren Bindungsstellen auf eine solche mehr als ein Antikörpermolekül kommt, so daß also unter idealen experimentellen Bedingungen wahrscheinlich schon 1 γM-Molekül zu einem Loch in der Membran führen kann. Aus der Tatsache, daß demgegenüber 2000 bis 3000 γG-Moleküle für ein Loch erforderlich sind, könnte man schließen, daß γG-Moleküle in räumlicher Nachbarschaft zueinander an der Erythrocytenoberfläche gebunden werden müssen, damit die Folge der

Komplementreaktionen ablaufen kann. Nicht alle Unterklassen von γG-Antikörpern sind hämolytisch wirksam; beim Meerschweinchen kennt man z. B. zwei γG-Klassen, von denen nur das elektrophoretisch langsamer wandernde γ_2-Globulin Komplement bindet. Darüberhinaus bestehen γG-Anti-Schaferythrocytenantikörper des Forssman-Typs wahrscheinlich aus einem Gemisch von Molekülen verschiedener Spezifität, die gegen verschiedene antigene Determinanten gerichtet sind oder sich in der Größe ihres Bindungsbereiches unterscheiden und möglicherweise auch hinsichtlich der Hämolysereaktion nicht die gleiche Effektivität besitzen.

Die verglichen mit γM-Antikörpern geringe hämolytische Wirksamkeit von γG-Antikörpern ist für den Plaquetest von großer Bedeutung, denn alle (sog. direkten, ohne zusätzliche experimentelle Maßnahmen sichtbaren) Plaques werden ausschließlich durch γM-produzierende Zellen verursacht. Die gleiche Tatsache führt auch beim Studium der Antikörperbildung sehr oft zu Fehlinterpretationen, da bei Synthese gleicher Gewichtsmengen von γM- und γG-Antikörpern die ersteren schon viel früher nachgewiesen werden können und dadurch der Eindruck entsteht, als ob γM-Antikörper zuerst synthetisiert würden. Dieselbe Kritik gilt auch für andere Reaktionen zwischen Antikörper und Komplement, bei denen γM-Antikörper effektiver sein könnten als γG-Antikörper.

Die oben beschriebene Folge zur Hämolyse führender Reaktionen kann nicht als endgültig betrachtet werden. Das ganze System ist offensichtlich so komplex, daß durchaus noch weitere Zwischenstufen aufgefunden werden könnten. Es muß ferner darauf hingewiesen werden, daß verschiedene Abschnitte der Reaktionsfolge hauptsächlich mit menschlichem Komplement, andere dagegen besser mit Meerschweinchenkomplement ausgearbeitet wurden. Obwohl beide für bestimmte Einzelschritte austauschbar sind, können für andere Teilschritte die optimalen Reaktionsbedingungen der Einzelkomponenten von Mensch und Meerschweinchen — von denen man annimmt, daß sie identisch seien — sehr voneinander abweichen. Die Austauschbarkeit der Komponenten kann bestenfalls als fruchtbare Arbeitshypothese gelten. Die Reaktionsfolge der neun Komponenten wurde bisher nur für Meerschweinchenkomplement bestimmt.

Bactericide und bakteriolytische Wirkungen

Obwohl durch die Einwirkung von Antikörper und Komplement verschiedene Gram-negative Bakterien abgetötet werden und Löcher — ähnlich denen in der Erythrocytenmembran — entstehen, kommt es nicht immer zur Lyse der Bakterien. Mikroorganismen der Species Vibrio bilden eine bemerkenswerte Ausnahme: bei Vibrio cholerae wurde erstmals die Lyse von Bakterien durch Antikörper und Komplement nachgewiesen. Soweit bekannt, sind alle bei der Hämolyse erforderlichen Reaktionsschritte auch für die Lyse von Bakterien notwendig. Andere Gram-negative Bakterien werden durch Antikörper und Komplement abgetötet, lysieren aber nur, wenn außerdem Lysozym zugegeben wird. Erfolgt diese Zugabe von Lysozym in Gegenwart hypertonischer Sucroselösung, so lysieren die Zellen nicht, sondern es entstehen Sphäroblasten. Die Einwirkung von Antikörpern und Komplement scheint auch bei Bakterien zu Schädigungen zu führen, doch wird durch das Vorhandensein einer Zellwand die Lyse verhindert, und erst beim Abbau der Zellwand durch Lysozym kommt es dann zur Lyse.

Auf Gram-positive Bakterien übt Komplement keine bactericide Wirkung aus. Gram-positive Mikroorganismen werden nach Reaktion bzw. Agglutination mit Antikörpern, die kaum Komplement binden, sehr leicht phagocytiert. Pneumokokken beispielsweise werden nach Behandlung mit einem spezifisch gegen ihr Kapselpolysaccharid gerichteten Antiserum vom Pferd sowohl in vivo als auch in vitro sehr rasch phagocytiert. Ob dabei Komplement oder einzelne Komplementkomponenten beteiligt sind, konnte jedoch nie eindeutig nachgewiesen werden.

Komplement und einzelne Komplementkomponenten sind auch an vielen anderen Reaktionen beteiligt, von denen noch nicht alle genauer untersucht worden sind. Einige dieser Reaktionen werden in den folgenden Kapiteln noch erwähnt, andere findet man in der angegebenen Literatur.

Literatur

Mayer, M. M.: In: Kabat and Mayer's experimental immunochemistry. 2d ed. Springfield (Ill.): Charles C Thomas Publ. (Chapter 4) (1961). *Methodische Details und ältere Untersuchungen über Komplement.*
Nelson, R. A.: The role of complement in immune phenomena. In: The inflammatory process. Eds.: B. W. Zweifach, R. T. Mc Cluskey, and L. H. Grant. New York: Academic Press (1965).
Rapp, H. J., Borsos, T.: Complement research. J. Amer. med. Ass. **198**, 1347 (1966).
Rosen, F. S., Charache, P., Pensky, J., Donaldson, V.: Hereditary angioneurotic edema: Two genetic variants. Science **148**, 957 (1965). *Genetischer Defekt bei einem Inhibitor, der die Esterasewirkung der Komplementkomponente C1a hemmt.*
Wolstenholme, G. E. W.: Ciba Foundation Symposium. Complement. London: J. and A. Churchill 1965. *Ein neuer, umfassender Überblick über die Wirkungsweise von Komplement.*

12. Auswirkungen der Antigen-Antikörperreaktion in vivo: Schutzwirkung

Die Reaktion von Antigen mit Antikörper und Komplement in vivo ist für den Organismus von größter Bedeutung. Ihre Auswirkungen lassen sich in zwei Hauptkategorien einteilen: Schutz des Organismus und Allergie. Im ersteren Falle dringen die Antigene von außen in den Organismus ein, und Antikörper werden entweder von dem betreffenden Tier selbst als Antwort auf den Kontakt mit diesen Antigenen gebildet (aktive Immunisierung) oder die Antikörper stammen von einem anderen Tier und werden auf den Empfänger übertragen (passive Immunisierung). Im Falle der Allergie kann das Antigen sowohl exogenen als auch endogenen Ursprungs sein (Autoallergie). Die entsprechenden Antikörper werden ebenfalls entweder von außen zugeführt oder vom Organismus selbst produziert. Eine allergische Reaktion kann vorübergehender Art sein und nicht zur Schädigung von Gewebe führen. Andererseits kann aber die Reaktion von an Zellen fixierten Antikörpern mit dem entsprechenden von außen kommenden Antigen — oder umgekehrt — die Reaktion von an Zellen fixierten Antigenen oder Haptenen mit Antikörpern auch Gewebeschäden zur Folge haben. Das vorliegende Kapitel befaßt sich nur mit solchen Antigen-Antikörperreaktionen, die für den Wirtsorganismus eine schützende Wirkung haben.

Die Schutzwirkung von Antikörpern kann zweifacher Art sein. Einmal kann die direkte Kombination von Antikörpern mit dem toxischen oder infektiösen Agens dieses daran hindern, mit dem Wirtsgewebe zu reagieren und seine schädigende Wirkung auszuüben. Bekannte Beispiele dafür sind die Neutralisation von Toxinen, Schlangengiften und Viren. Da diese Antigene meist eine große Zahl determinanter Gruppen besitzen und damit die Bildung einer heterogenen Population von Antikörpern stimulieren, ist es nicht überraschend, daß nicht alle Antikörper Schutzwirkung zeigen. Selbst 60 Jahre nachdem Paul Ehrlich in grundlegenden Untersuchungen in-vivo-Methoden zur Standardisierung von Diphtherieantitoxin eingeführt hat, ist es noch nicht möglich, die gegen Diphtherietoxin gebildeten Antikörper aufzutrennen in solche, die das Toxin neutralisieren und andere, die es zwar ausflocken, nicht aber neutralisieren. Es ist anzunehmen, daß neutralisierende Antikörper direkt mit jenem Bezirk des Toxinmoleküls, der für die toxische Wirkung verantwortlich ist, oder in unmittelbarer Nachbarschaft zu diesem Bezirk reagieren, um ihn sterisch zu blockieren. In Analogie zu neueren Ergebnissen der Enzymforschung könnte auch durch die Reaktion von Antikörpern mit einem ganz anderen Teil des Toxinmoleküls über einen allosterischen Effekt die Bindung des Toxins an Zellen oder möglicherweise seine Toxizität blockiert werden. Die Heterogenität der Antikörper hat die Testmethoden für therapeutisch verwendete Antitoxine sehr kompliziert, so daß man für die Bestimmung ihrer Wirksamkeit ausschließlich auf in-vivo-Methoden angewiesen ist. Das α-Toxin des anaeroben Keimes *Clostridium perfringens*, der den Gasbrand verursacht, besitzt Lecithinaseaktivität und kann dadurch bestimmt werden. Meist wird dabei die Fähigkeit gemessen, eine Lösung von Ei-Lecithovitellin oder normales Serum durch enzymatische Spaltung von Lecithin in Phosphorylcholin und ein Diglycerid zu trüben. Diese enzymatische Aktivität des α-Toxins wird durch Antitoxin gehemmt. Eine genauere Analyse der heterogenen Antikörperpopulation wurde aber nicht durchgeführt.

Man weiß schon seit vielen Jahren, daß bei Diphtherieantitoxinen vom Pferd große Unterschiede in der Fähigkeit von $\gamma G(T)$- und γG-Antikörpern bestehen, das Toxin auszuflocken und zu neutralisieren; pro Gewichts- oder Ausflockungseinheit besitzt $\gamma G(T)$-Antitoxin eine wesentlich größere Neutralisationsfähigkeit als γG-Antitoxin. Dies ist jedoch nicht notwendigerweise eine Eigenschaft der $\gamma G(T)$-Antikörper an sich, denn $\gamma G(T)$-Antikörper könnten beispielsweise hauptsächlich gegen determinante Gruppen des Toxinmoleküls gerichtet sein, die sich in unmittelbarer Nachbarschaft zu dem für die Toxizität verantwortlichen Bezirk befinden, während γG-Antikörper vorwiegend gegen andere Teilstrukturen des Toxinmoleküls gerichtet sein könnten. Bei der Untersuchung von menschlichem Diphtherieantitoxin erwiesen sich γM-Antikörper für die Neutralisation der Toxizität als weniger wirksam als γG-Antikörper. Es besteht jedoch die gleiche Unsicherheit wie im oben erwähnten Beispiel, und man kann nicht schließen, daß γM-Antikörper für die Neutralisation des Toxins weniger wirksam wären, wenn man gleiche Mengen beider Antikörpertypen, die gegen gleiche Determinanten gerichtet sind, vergleichen würde.

Ähnliche Überlegungen gelten für die Neutralisation von Viren durch Antikörper. Eine Klärung des Mechanismus der Virusneutralisation wird erst dann möglich sein, wenn es gelingt, die Antikörper, die unmittelbar für die Neutralisation verantwortlich sind, zu isolieren und anstelle des Gesamtspektrums von Antikörpern für Untersuchungen zu verwenden. Nach Dissoziation von Komplexen aus Polioviren und Kaninchenantikörpern durch Erniedrigung des pH-Wertes konnten sowohl 2 Typen γM-Antikörper als auch mehrere Typen γG-Antikörper mit unterschiedlicher Neutralisationsfähigkeit nachgewiesen werden. Das Mengenverhältnis dieser verschiedenen Antikörper verschiebt sich im Laufe der Immunisierung und ist von einer Änderung der elektrophoretischen Wanderungsgeschwindigkeit begleitet.

Befunde, die an Diphtherietoxin und an verschiedenen Viren (Bakteriophagen, Polioviren und Typ V-Adenoviren) hauptsächlich mit Kaninchenantikörpern gewonnen wurden, zeigen, daß bivalente, durch Spaltung mit Pepsin gewonnene F(ab')$_2$-Fragmente (s. Kapitel 9) verglichen mit intakten Antikörpern eine geringere Neutralisationsfähigkeit aufweisen, die bei monovalenten Fab'- und Fab-Fragmenten noch weiter vermindert ist. Im Falle des α- und ε-Toxins von *Cl. perfringens* war die Neutralisationsfähigkeit von F(ab')$_2$-Fragmenten dagegen nicht verringert, während bei Fab-Fragmenten ein 50%iger Aktivitätsverlust festgestellt wurde. Durch Zugabe eines gegen Kaninchen-γG-Globulin gerichteten Antiserums vom Schaf, das mit den Fab-Fragmenten reagiert und die Komplexe aus Toxin und Fab-Fragmenten aggregiert, konnte die Neutralisationswirkung der Fab-Fragmente gesteigert werden. Dies läßt darauf schließen, daß sterische Faktoren oder der Aggregationszustand von Bedeutung sein können. Auch die beiden Fab-Fragmente I und II (s. Kapitel 9) zeigen Unterschiede in der Fähigkeit, Diphtherietoxin zu neutralisieren und die Hämagglutination tannierter, mit Toxin sensibilisierter Erythrocyten durch Antitoxin zu hemmen. Fab-Fragmente von Antikörpern gegen Polio- und Pferdeencephalitisviren des westamerikanischen Typs waren wohl imstande, die cytotoxische Wirkung der Viren in Zellkultur, nicht aber die Infektiosität der Viren für die Maus zu neutralisieren.

In vieler Beziehung bietet sich die Reaktion von Antikörpern mit Enzymen als Modell für die Neutralisation von Toxinen und Viren an. Im Verlauf von Untersuchungen zur serologischen Spezifität von Hühner- und Entenlysozym erhielt man durch Abbau der Enzyme mit Pepsin zwei Polypeptidbruchstücke, die die Präcipitationsreaktion von Lysozym mit Antilysozym hemmten, die Neutralisation von Lysozym aber nicht beeinflußten. Diese experimentellen Befunde sprechen für das Vorkommen neutralisierender und nicht neutralisierender Antikörper. Auch im Falle von Ribonuclease konnten neutralisierende und nicht neutralisierende Antikörper nachgewiesen werden. Die letzteren waren jedoch imstande, die Wirkung der neutralisierenden Antikörper zu blockieren. Diese Ergebnisse lassen sich am einfachsten interpretieren, wenn man annimmt, daß die neutralisierenden Antikörper direkt mit dem reaktiven Bezirk des Enzyms reagieren oder die Bindung des Substrats sterisch behindern. Die blockierende Wirkung der nicht neutralisierenden Antikörper könnte dadurch zustande kommen, daß diese mit einem Teil des Moleküls reagieren, der vom aktiven Bezirk etwas weiter entfernt ist, so daß die Bindung des Substrats nicht mehr behindert wird, der aber noch nahe genug liegt, um die Bindung der neutralisierenden Antikörper zu blockieren. Diese Interpretation wird gestützt durch Versuche mit Fab-Fragmenten, welche die Aktivität von Ribonuclease gegenüber einem hochmolekularen Substrat wie Nucleinsäure stärker hemmen als gegenüber einem niedermolekularen Substrat wie 2',3'-Cytidylsäure. Für 2',3'-Cytidylsäure ist der katalytisch wirksame Bezirk offenbar trotz der Anwesenheit von Fab-Fragmenten noch sterisch zugänglich. Mit Hilfe der Gleichgewichtsdialyse wurde die Bindung eines kompetitiven Inhibitors (2'-Cytidylsäure) an Ribonuclease einerseits und an Ribonuclease, die teilweise durch Fab-Fragmente neutralisiert worden war, andererseits gemessen. Die Zahl der gebundenen Inhibitormoleküle entsprach der Zahl der Bindungsstellen, die durch Fab-Fragmente nicht neutralisiert worden waren. Durch Antikörper gegen Fab-Fragmente wurde die Neutralisationswirkung erhöht. Fab_I- und Fab_{II}-Fragmente, die aus demselben Antikörperpool gewonnen wurden, zeigten unterschiedliche Wirkung. Diese Ergebnisse entsprechen den oben erwähnten Befunden mit Diphtherieantitoxin.

Ein weiteres interessantes System ist das der Penicillinase aus *B. cereus*. Antikörper, die durch Immunisierung mit dem löslichen Enzym erhalten wurden, neutralisieren die Enzymaktivität, während durch Immunisieren mit gewaschenen Bakterien gewonnene Antikörper das Enzym nicht neutralisieren. Die letzteren hemmen jedoch die Neutralisationswirkung der gegen das lösliche Enzym gerichteten Antikörper; der Mechanismus dürfte ähnlich sein wie der oben vorgeschlagene. Daneben wurden auch Antikörper beobachtet, die die Aktivität des Enzyms steigern.

Über die Aminosäuresequenz verschiedener Toxine oder über Gruppierungen, die für die toxische Aktivität verantwortlich sind, ist bisher sehr wenig bekannt. Antiseren gegen Schlangengifte sind in ihrer Fähigkeit, die toxischen Effekte der jeweiligen Gifte zu neutralisieren, äußerst wirksam und werden daher in den in Frage kommenden Ländern wie z. B. Brasilien, Indien und Thailand in großen Mengen therapeutisch verwendet. Die Isolierung und Reinigung der Gifte und die Untersuchung der entsprechenden neutralisierenden und nicht neutralisierenden Antikörper könnte wesentlich zum besseren Verständnis der Neutralisationsmechanismen beitragen.

Die zweite Art der Schutzwirkung von Antikörpern beruht auf einer Steigerung der Phagocytose (Opsonisierung) und auf der Wechselwirkung mit Komplementkomponenten, die zu bactericiden und bakteriolytischen Effekten, zu Immunadhärenz und zu Reaktionen führt, wie sie im vorangegangenen Kapitel erläutert wurden. Alle diese Reaktionen können die Zerstörung und Elimination der eindringenden Mikroorganismen unterstützen und damit den Ausgang einer Infektion beeinflussen.

Die meisten der gegen die Antigene von Mikroorganismen gebildeten Antikörper — etwa bei Pneumokokken — sind nicht imstande, vor Infektion zu schützen. Antiseren gegen Pneumokokken wurden sowohl in unbehandelter Form als auch nach Entfernung bestimmter Antikörperfraktionen durch gereinigte Pneumokokkenantigene auf ihre Schutzwirkung gegenüber anderen Pneumokokken oder gegenüber der Rauhform desselben Typs untersucht. Bei den Rauhformen handelt es sich um Keime, denen das typenspezifische Kapselpolysaccharid fehlt. Die Ergebnisse zeigen, daß die Schutzwirkung durch Antikörper zustande kommt, die gegen das typenspezifische Kapselpolysaccharid gerichtet sind. Andere Pneumokokkenantigene wie z. B. Proteine oder das gruppenspezifische C-Polysaccharid führen nicht zur Bildung von Antikörpern, die vor Infektion schützen. Antikörper gegen typenspezifische Polysaccharide erleichtern in erster Linie die Phagocytose der Keime, da Gram-positive Bakterien durch Antikörper auch in Gegenwart von Komplement weder abgetötet noch lysiert werden. Das Kapselpolysaccharid ist für die Virulenz von Pneumokokken von entscheidender Bedeutung, denn während Rauhformen, denen das Kapselpolysaccharid fehlt, sehr leicht phagocytiert werden, können sich die bekapselten Keime ungehindert vermehren und werden durch Phagocytose nur schwer beseitigt. Auch für die Virulenz von *Hämophilus influenzae* und bestimmter Typen von Meningokokken, beides Erreger der Meningitis, sind Kapselpolysaccharide verantwortlich.

Bei anderen Mikroorganismen können andere Antigentypen für die Virulenz verantwortlich sein; im Falle von hämolytischen Streptokokken ist es das sog. M-Protein. Das M-Protein ist typenspezifisch, und mit Hilfe spezifischer Anti-M-Seren konnten hämolytische Streptokokken in über 40 Typen eingeteilt werden. Die Virulenz von Keimen, die M-Proteine enthalten, kommt dadurch zustande, daß diese Keime auch nach Phagocytose überleben können, wieder ausgestoßen werden und sich weiter vermehren. Durch Antikörper gegen M-Protein wird die Phagocytose stimuliert und die Zerstörung der Keime in den Phagocyten ermöglicht. Die Wirksamkeit von M-Proteinen zur Immunisierung des Menschen wird derzeitig geprüft.

Die „schützenden" Antigene Gram-negativer Bakterien wie z. B. der Salmonellen oder Shigellen sind die spezifischen O-Antigene, deren Typenspezifität durch die in Kapitel 7 beschriebenen Oligosaccharid-determinanten bestimmt wird. Die Schutzwirkung von Antikörpern unter Beteiligung von Komplement kommt nicht nur durch die gesteigerte Phagocytose und die intracelluläre Zerstörung der Keime zustande, sondern auch durch die bactericide Wirkung. Bei anderen Arten pathogener Mikroorganismen kann die Beziehung zwischen Antigenstruktur und Virulenz allerdings sehr viel komplizierter sein.

Antikörper gegen ein bestimmtes „schützendes" mikrobielles Antigen zeigen in ihrer Fähigkeit, Schutz vor Infektion zu vermitteln, die übliche Heterogenität. Gegen verschiedene Salmonellenstämme gerichtete γM-Antikörper sind beispielsweise als Opsonine wirksamer als γG-Antikörper. Im Falle der Anti-Lipopolysaccharid-Antikörper von *S. adelaide* konnte abgeschätzt werden, daß 8 Moleküle γM-Antikörper, dagegen 2200 Moleküle γG-Antikörper pro Keim zur Phagocytose notwendig sind. Für die Agglutination von *S. typhimurium* war γM-Antikörper 22mal wirksamer als γG-Antikörper, in der bactericiden und opsonierenden Wirkung dagegen 120- bzw. 500—1000mal wirksamer als γG-Antikörper. Während zwischen 132 und 367 γG-Antikörpermoleküle pro Keim ausreichen, um eine Population von *S. typhimurium* zu 50% zu immobilisieren, erwies sich das Fab'-Fragment als sehr viel weniger wirksam, da ungefähr 130 000 Moleküle notwendig waren, um den gleichen Effekt zu erzielen. Sehr viel größer als die Zahl der γG-Moleküle, die pro Keim erforderlich sind, um eine Bakteriensuspension zu 50% zu immobilisieren, ist die Zahl von 19 500 γG-Molekülen, die pro Erythrocyt notwendig sind, um den 50%-Endpunkt der Hämagglutination zu erreichen.

Anti-Pneumokokken-Antikörper vom Pferd, zweifellos eine Mischung von γG-, γM- und γA-Immunglobulinen, wurden schon vor vielen Jahren in Fraktionen aufgetrennt, die pro Milligramm Antikörperstickstoff bei Mäusen beträchtliche Unterschiede in ihrer Schutzwirkung zeigten. Auch bei Anti-Pneumokokken-Antikörpern vom Kaninchen, die fast ausschließlich aus γG-Globulinen bestanden, konnte nach teilweiser Absorption mit spezifischem Polysaccharid klar nachgewiesen werden, daß diese Antikörper nicht einheitlich sind, sondern pro Gewichtseinheit eine unterschiedliche Schutzwirkung aufweisen.

Vor einigen Jahren wurden sog. cytophile Antikörper beschrieben, die an der Zellmembran von Makrophagen fixiert werden. Über diese Antikörper wird auch das entsprechende Antigen in einer komplementunabhängigen Reaktion an der Oberfläche von Makrophagen gebunden. Da auch andere Zelltypen Antikörper binden können (s. Kapitel 13), wird die Bezeichnung „cytophile Antikörper" speziell für die Fixation an Makrophagen verwendet. Beim Meerschweinchen konnte gezeigt werden, daß cytophile Antikörper γ_2-Globuline sind. Sie werden von Meerschweinchenlymphocyten und polymorphkernigen Leukocyten nicht absorbiert. Durch Behandlung mit Reagenzien, die SH-Gruppen oder SH- und NH$_2$-Gruppen blockieren, oder die oxidierend wirken, wird die cytophile Aktivität zerstört. Die Phagocytose eines Antigens kann durch cytophile Antikörper erleichtert werden, da das Antigen an der Oberfläche des Makrophagen spezifisch gebunden wird.

Untersuchungen über die Rolle, die Antikörper beim Schutz vor Infektionen und bei der Neutralisation von toxischen Proteinen spielen, sind für die medizinische Mikrobiologie und Immunologie von großer Bedeutung. Hinweise auf weitere interessante Aspekte und Details dieses Gebietes finden sich in der angegebenen Literatur.

Literatur

Cinader, B. (Ed.): Antibodies to enzymes. A three component system. Ann. N. Y. Acad. Sci. 103, 493—1154 (1963). *Ein Symposium mit zahlreichen Veröffentlichungen über Anti-Enzym-Antikörper.*
— Lafferty, K. J.: Mechanism of enzyme inhibition by antibody. A study of the neutralisation of ribonuclease. Immunology 7, 342 (1964). *Eine umfassende Untersuchung über die Wirkung verschiedener Antikörper und Antikörperfragmente auf Ribonuclease.*

van Heyningen, W. E.: Bacterial Toxins. Oxford: Blackwell 1950.
Howard, J. G., Benacerraf, B.: Properties of macrophage receptors for cytophilic antibodies. Brit. J. exp. Path. 47, 193 (1966). *Zwei Veröffentlichungen über cytophile Antikörper.*
Humphrey, J. H., White, R.G.: Immunology for students of medicine. Philadelphia: F. A. Davis Company 1963. *Weitere Information über den Mechanismus der Schutzwirkung gegen Infektionen.*
Raynaud, M.: Heterogeneity of diphtheria antibodies. In: Antibodies to biologically active molecules. Oxford: Pergamon Press 1, 197 (1966). *Derzeitiger Stand der Kenntnisse über Diphtherietoxin, die antigenen Determinanten des Toxins und die dagegen gebildeten Antikörperpopulationen, einschließlich präcipitierender, nicht neutralisierender Antikörper.*
Rowley, D., Turner, K. J.: Number of molecules of antibody required to promote phagocytosis of one bacterium. Nature (Lond.) 210, 496 (1966).
Sorkin, E.: On the cellular fixation of cytophilic antibody. Int. Arch. Allergy 25, 129 (1964).
Webb, T., Goodman, H. C.: Structure and function of immunoglobulins. In: Modern Trends in Immunology, 2nd ed. Eds.: R. Cruickshank and D. M. Weir, London: Butterworth & Co. Ltd. (Publ.) (1967).

13. Auswirkungen der Antigen-Antikörperreaktion in vivo: Allergie und Gewebsschädigung

Immunphänomene sind sehr wichtig zum Schutz vor Infektionskrankheiten und zu deren Überwindung. Sie können aber auch für viele Reaktionen verantwortlich sein, die sich schädlich auf den Organismus auswirken. Dazu gehören die allergischen Reaktionen, dem Laien vertraut durch Krankheiten wie Heufieber, Asthma oder Poison ivy [1]-Überempfindlichkeit. Der Begriff *Allergie* oder *Überempfindlichkeit* bezeichnet eine veränderte immunologische Reaktionsfähigkeit meist einer an sich harmlosen Substanz gegenüber, wodurch diese dem Betroffenen schaden kann. Eine derartig veränderte Reaktionsfähigkeit kann nach dem Kontakt mit einem Antigen auftreten *(induzierte Überempfindlichkeit oder Allergie)*, oder sie tritt ohne jeglichen bekannten Kontakt in Erscheinung *(spontane Allergie)*.

Allergische Reaktionen können darüber hinaus in zwei große Gruppen unterteilt werden. Die eine Gruppe von Reaktionen wird durch Antikörper ausgelöst, die häufig im Serum von Menschen oder Tieren mit induzierter oder spontaner Allergie nachgewiesen werden können; man bezeichnet sie als *Allergie* vom *Soforttyp*. Von Allergien dieses Typs hat man ein klareres Bild, vor allem weil sie mit antikörperhaltigen Seren ausgelöst werden können und daher quantitativen Untersuchungen besser zugänglich sind.

Bei der zweiten Gruppe von Reaktionen, den *Allergien* vom *verzögerten Typ*, konnte kein Zusammenhang mit dem Vorhandensein von Serumantikörpern nachgewiesen werden, vielmehr besteht eine enge Beziehung zu Zellen, die eine veränderte immunologische Reaktionsfähigkeit zeigen *(sensibilisierte Zellen)*. Die Bezeichnungen „sofort" und „verzögert" beziehen sich auf die Zeit, die nach Antigenkontakt bis zum Sichtbarwerden der Reaktion verstreicht; entscheidend für die Klassifizierung ist aber heute, ob die betreffende Allergie mit dem Serum eines sensibilisierten Tieres oder Menschen passiv übertragen werden kann. Die verschiedenen Erscheinungsformen der Allergien vom Sofort- und vom verzögerten Typ sind in Tabelle 13.1 aufgeführt. Wie noch gezeigt werden wird, bestehen zwischen verschiedenen Antikörpern Unterschiede in der Fähigkeit, allergische Reaktionen vom Soforttyp in der homologen oder in heterologen Species auszulösen.

---

1 Eine in USA verbreitete Efeuart.

Tabelle 13.1. *Einteilung der allergischen Reaktionen*

Sofort	Verzögert
Anaphylaxie	Tuberkulinüberempfindlichkeit
Arthus Reaktion	Kontaktempfindlichkeit gegenüber
Serumkrankheit	einfachen Chemikalien
Allergien vom Quaddel-Erythemtyp	Infektallergien
Pollen-Allergie	Einige Arzneimittelallergien
Heufieber	
Angioneurotisches Ödem	
Einige Arzneimittelallergien	
Einige Nahrungsmittelallergien	

Anaphylaxie

Aktive Anaphylaxie

Wenn einem Meerschweinchen zum ersten Mal ein Antigen, wie z. B. kristallisiertes Eialbumin, injiziert wird, lassen sich keine schädlichen Auswirkungen feststellen. Eine zweite Injektion jedoch, nach einem Zeitraum von 10 oder mehr Tagen intravenös verabreicht, ruft eine Reihe charakteristischer Symptome wie Unruhe, Kauen, Reiben der Nase, Dyspnoe (angestrengte Atmung), krampfartige Durchfälle und Krämpfe hervor. Es handelt sich um einen anaphylaktischen Schock, der häufig innerhalb weniger Minuten tödlich endet. Diese Reaktion wurde Anfang dieses Jahrhunderts zum ersten Mal von Portier und Richet an Hunden beobachtet. Die erste, unschädliche Injektion wird *sensibilisierende Injektion* genannt, die zweite die *schockauslösende*. Der zwischen beiden Injektionen erforderliche zeitliche Abstand ist zur Bildung von Antikörpern gegen das ursprünglich injizierte Antigen notwendig. Anaphylaxie ist somit die Folge der in vivo ablaufenden Reaktion von Antigen und Antikörper, die die Freisetzung pharmakologisch aktiver Substanzen auslöst. Diese bringen im ganzen Körper die glatte Muskulatur zur Kontraktion. Beim Meerschweinchen kommt es dadurch zu einer Konstriktion der Bronchiolen und Bronchien, so daß es zwar weiter einatmet, die Luft aber nicht ausstoßen kann. Dies führt zu einer so starken Dehnung der Lungenalveolen (Emphysem), daß die Lungen die ganze Pleurahöhle ausfüllen; Asphyxie und Tod treten ein (Abb. 13.1). Viele Symptome des anaphylaktischen Schocks können durch eine Histamininjektion hervorgerufen werden:

$$\underset{N\diagdown\!\diagup N}{\bigcirc}\!-\!CH_2CH_2NH_2$$

Es konnte gezeigt werden, daß Histamin aus Uterusmuskulatur, aus Lungen-, Darm- oder anderen Geweben eines sensibilisierten Meerschweinchens nach Antigenkontakt in vitro freigesetzt wird. Schmale Streifen sensibilisierter Darm- oder Uterusmuskulatur kontrahieren in einem oxygenierten Bad aus physiologischer Elektrolytlösung nach Antigenzugabe *(Schultz-Dale-Versuch)*. Histamin ruft auch eine beträchtliche Erhöhung der Kapillar-Permeabilität hervor, besonders

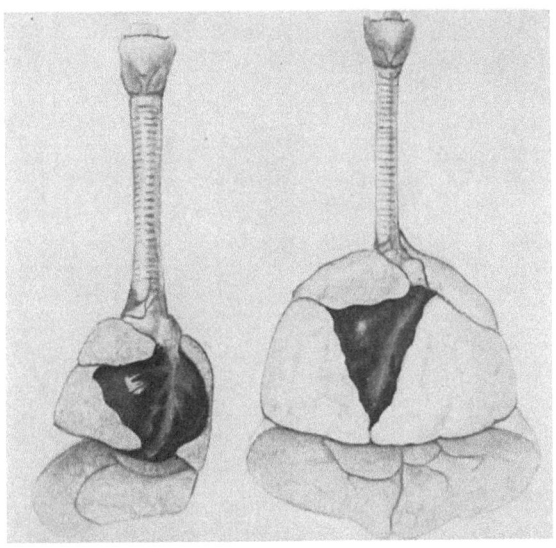

Abb. 13.1. Systemische Anaphylaxie: Herz, Lungen und Luftröhre eines normalen Meerschweinchens (links) und eines Meerschweinchens, das im anaphylaktischen Schock gestorben ist (rechts). (Aus Doerr, R.: Kolle, Kraus und Uhlenhuth Handbuch. Jena: G. Fischer)

beim Menschen und beim Meerschweinchen. Eine intracutane Injektion führt beim Menschen zu einer lokalen Reaktion, einem Insektenbiß ähnlich, die *Quaddel-Erythem*-Reaktion genannt wird (Wheal and Erythema reaction) und durch eine eng begrenzte Schwellung — Folge von Flüssigkeitsansammlung — mit umgebender Rötung charakterisiert ist (Abb. 13.2). Solch eine lokale Reaktion *(cutane Anaphylaxie)* tritt beim sensibilisierten Meerschweinchen oder beim Menschen auf, wenn eine Überempfindlichkeit gegen Pollen, Bäume, Gräser usw. vorliegt und das Antigen intracutan injiziert wird. Beim Meerschweinchen tritt diese lokale Reaktion am deutlichsten zutage, wenn man kurz vor der intracutanen Antigenzufuhr dem Tier einen Farbstoff wie Evans Blau intravenös injiziert. Durch die lokal ablaufende Antigen-Antikörper-Reaktion bzw. durch Histamin wird die Permeabilität erhöht, farbstoffhaltige Flüssigkeit tritt in den Injektionsbereich aus und ein scharf umschriebener blauer Fleck entsteht. Anaphylaktische Reaktionen zeigen dieselbe Spezifität wie andere Immunreaktionen, und Kreuzreaktionen lassen sich sowohl durch Anaphylaxie- wie auch durch Präcipitationstests nachweisen.

Anaphylaktische Reaktionen laufen in den verschiedenen Tierspecies unterschiedlich ab; einige Species sind z. B. gegen Histamin

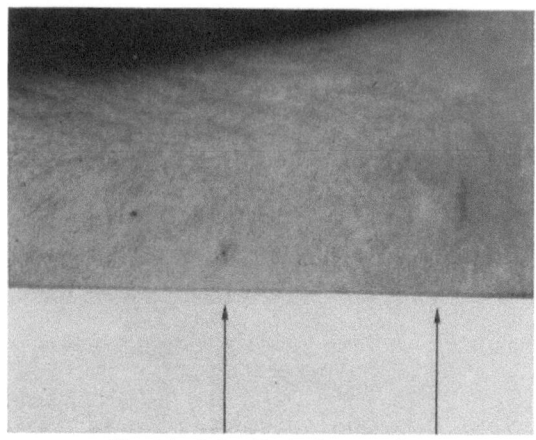

Abb. 13.2. Quaddel- und Erythemreaktion gegen Dextran in menschlicher Haut

relativ unempfindlich. Drei weitere pharmakologisch aktive Substanzen sind in verschiedenen Species an anaphylaktischen Reaktionen in wechselndem Maße beteiligt. Es handelt sich um Serotonin, 5-Hydroxytryptamin,

SRS-A (Slow-Reacting Substance) — ein Lipid oder Lipoprotein unbekannter Zusammensetzung — und um das auch schon synthetisch hergestellte Nonapeptid Bradykinin.

L-Arg-L-Pro-L-Pro-Gly-L-Phe-L-Ser-L-Pro-L-Phe-L-Arg

Alle diese Substanzen rufen eine Kontraktion der glatten Muskulatur und eine Erhöhung der Kapillarpermeabilität hervor. Die beiden zuletzt genannten Substanzen wirken dabei etwas langsamer. Die Bedeutung von SRS-A liegt darin, daß sie für einige länger anhaltende Wirkungen der Anaphylaxie und des Asthmas beim Menschen verantwortlich ist. Die Rolle von Bradykinin bei der Anaphylaxie ist noch nicht genau geklärt. Eine andere pharmakologisch aktive Substanz heißt *Anaphylatoxin;* sie besitzt die Fähigkeit, Histamin aus Mastzellen freizusetzen. Anaphylatoxin bildet sich, wenn frisches Ratten- oder Meerschweinchenserum in vitro mit Antigen-Antikörper-Aggregaten oder mit Kaolin, Agar, Stärke, Inulin usw. inkubiert wird. Wie in Kapitel 11 erwähnt, sind dabei die Komplementkomponenten bis C5 notwendig. Anaphylatoxin ist wahrscheinlich nicht direkt als Mediator an der Anaphylaxie beteiligt.

Passive Anaphylaxie

Injiziert man einem Normaltier geeignete Mengen von Antiserum, das von einem sensibilisierten oder hyperimmunisierten Tier gewonnen wurde, und verabreicht man nach einem geeigneten Zeitabstand, während dem der Antikörper vermutlich an die Gewebszellen fixiert wird *(Latenzperiode)* intravenös das Antigen, so tritt ein typischer anaphylaktischer Schock auf. Diese Versuchsanordnung ist außerordentlich vorteilhaft: Man kann zur Sensibilisierung definierte Mengen verschiedener Arten von Antikörpern einsetzen und damit Unterschiede in der Wirksamkeit der einzelnen Antikörperklassen bestimmen. Ferner ist es möglich, Antikörper von heterologen Species wie auch der homologen Species in ihrer Fähigkeit, eine anaphylaktische Sensibilisierung hervorzurufen, zu vergleichen. Solche Untersuchungen sind an verschiedenen Species vorgenommen worden. Man kann dabei die systemische Anaphylaxiereaktion anwenden, die allerdings in den letzten Jahren weitgehend durch die passive cutane Anaphylaxiereaktion (PCA) verdrängt wurde, denn diese gestattet es, verschiedenartige Antikörper oder Antikörper in verschiedener Dosierung an demselben Tier zu vergleichen. Bei der PCA-Reaktion geht man so vor, daß man eine geeignete Menge Antikörper intracutan injiziert und nach einer Latenzperiode — die je nach Antikörperart und Species $1/2$ bis 48 Std betragen kann — ein Gemisch von Antigen und Evans Blau intravenös verabreicht. An den Stellen der Antigen-Antikörper-Reaktion treten innerhalb weniger Minuten blaue Flecke auf, die nach 15—30 min ihre größte Ausdehnung erreichen. Sie sind am leichtesten erkennbar, wenn man die Tiere tötet und dann die Unterfläche der Haut betrachtet (Abb. 13.3). Passive systemische und passive cutane Anaphylaxie ergeben fast immer ausgezeichnet übereinstimmende Resultate. Eine weitere Technik besteht in der passiven Sensibilisierung von Darm- oder Uterusmuskelstreifen in vitro. Man inkubiert die Muskelstreifen zunächst mit Antikörpern und testet anschließend durch Antigenzugabe in einem Schultz-Dale-Bad (Abb. 13.4), oder es wird das in die umgebende Flüssigkeit freigesetzte Histamin bestimmt. Eine weitere Technik beruht darauf, die Zerstörung oder die Degranulierung von Mastzellen sensibilisierter Tiere nach Antigenzusatz nachzuweisen. Mastzellen sind im Bindegewebe vorkommende große basophile Zellen, die eine Vielzahl metachromatischer Granula enthalten. Das Mesenterium ist sehr mastzellenreich. Nach Zerstörung oder Degranulierung der Zellen werden Heparin und Histamin frei. Histamin wird auch von Blutplättchen freigesetzt. Die basophilen Zellen des Blutes zeigen in vitro nach Zugabe von Antikörper und Antigen ebenfalls eine Degranulation.

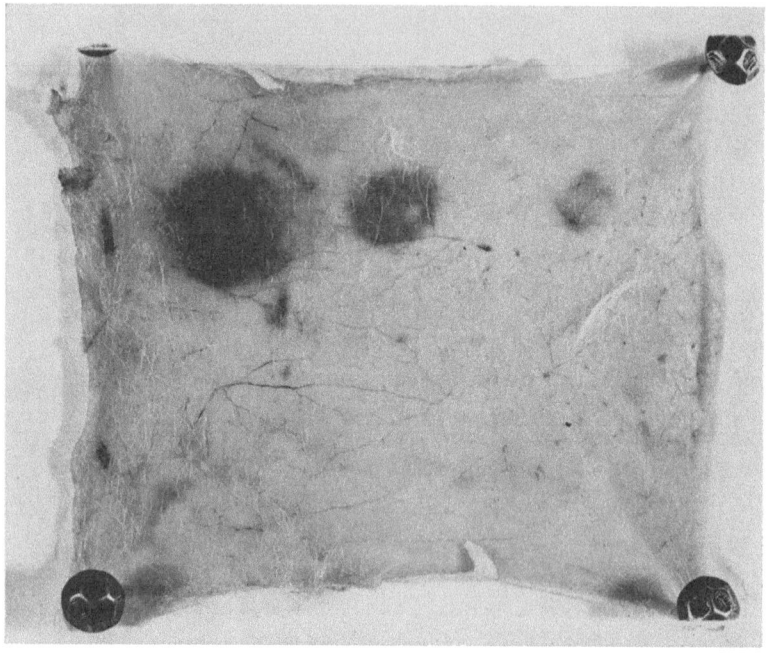

Abb. 13.3. Passive cutane Anaphylaxie am Meerschweinchen. Sensibilisierung mit 0,1 ml einer verdünnten Lösung von Anti-Eialbumin intracutan (links) 0,6 µg AkN, (Mitte) 0,06 µg AkN, (rechts) 0,006 µg AkN. 0,5 mg Eialbumin in 1 ml 0,5%igem Evans-Blau wurde nach einer Latenzzeit von 3 Std i. v. injiziert. (Mit freundlicher Genehmigung von Dr. Zoltan Ovary)

Patienten mit Pollenallergien vom Quaddel-Erythem-Typ besitzen zirkulierende Antikörper, die sich mit dem sogenannten Prausnitz-Küstner-Versuch (PK) nachweisen lassen. Das Serum wird dabei einer Normalperson intracutan injiziert, und nach einer Latenzperiode ruft eine geringe Menge Antigen, an derselben Stelle injiziert, Quaddel und Erythem hervor (s. Abb. 13.2). Die für diese Reaktion verantwortlichen Antikörper werden oft als *Reagine* bezeichnet. Sie sind im Serum in so geringer Menge vorhanden, daß sie mit anderen Methoden nicht nachgewiesen werden können. Der PK-Versuch am Menschen entspricht im wesentlichen der homologen PCA an Tieren. Gewaschene Leukocytensuspensionen sensibilisierter Individuen setzen nach Antigenkontakt Histamin frei; normale Leukocyten können auch passiv mit reaginhaltigem Serum sensibilisiert werden und setzen dann nach Antigenkontakt ebenfalls Histamin frei.

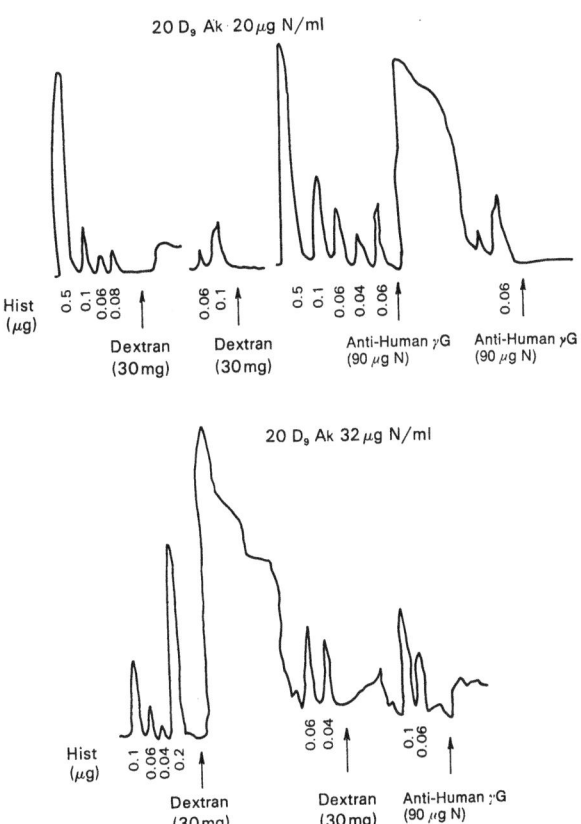

Abb. 13.4. Durch Dextran und Kaninchen-Anti-Humanglobulin hervorgerufene Kontraktion eines Darmstreifens, der in vitro mit gereinigtem menschlichem Anti-Dextran sensibilisiert worden ist. Eine zweite Gabe von Dextran und Anti-Humanglobulin hat keinen Effekt. Die Stärke der Kontraktionen kann mit der Kontraktion verglichen werden, die durch die angegebenen Histamindosen hervorgerufen werden. (Aus Kabat, E. A., Liacopoulos, P., Liacopoulos-Briot, M., Halpern, B. N., Relyveld, E. H.: J. Immunol. 90, 810 [1963]. Mit Erlaubnis des Copyright-Inhabers, The Williams & Wilkins Company, Baltimore, Md.)

Antikörperheterogenität und anaphylaktische Sensibilisierung

Erst in letzter Zeit ist es möglich geworden, Antikörper nach ihrer Fähigkeit, homologe und heterologe Species zu sensibilisieren, systematisch zu klassifizieren. Es war schon viele Jahre bekannt, daß menschliche Reagine beim Meerschweinchen nicht sensibilisierend wirken, aber in der menschlichen Haut und — wie kürzlich gezeigt — auch in der Haut anderer Primaten untersucht werden können. Ein wirkliches Verständnis dieser Unterschiede war erst möglich, als zwei Arten sogenannter *anaphylaktischer Antikörper* in verschiedenen Tierspecies bekannt wurden, die beide nur bei der eigenen, nicht aber bei einer fremden Species passiv sensibilisierend wirken. Die eine Art von Antikörpern wird vom Meerschweinchen und der Maus in großen Mengen gebildet und gehört zum γ_1-Typ des γG-Immunglobulins (s. Kapitel 9). Die zweite Art von Antikörpern, die Reagine, finden sich bei der Ratte, dem Hund, dem Kaninchen und dem Menschen. Sie werden nur in Spuren gebildet und sind oft nur kurze Zeit nach der Immunisierung nachweisbar. Die Eigenschaften dieser anaphylaktischen Antikörper sind in Tabelle 13.2 zusammengestellt.

γ_1-Antikörper werden bei 56° nicht inaktiviert, haben eine relativ kurze Latenzperiode, persistieren nur für kurze Zeit an der Injektionsstelle (bis zu 2 Tagen), fixieren kein Komplement und werden nach Immunisierung in großen Mengen gebildet. Die Reagine wandern elektrophoretisch in der schnellen γ- oder der langsamen β-Region, treten in so geringen Mengen auf, daß sie nur in homologer Haut nachgewiesen werden können, werden bei 56° inaktiviert, verbleiben einige Wochen oder länger an der Injektionsstelle und werden durch Reduktion mit SH-Verbindungen inaktiviert; sie scheinen zwischen den 7S- und 19S-Immunglobulinen zu sedimentieren.

Menschliche Reagine können die Haut von Primaten, z.B. von Schimpansen und verschiedenen anderen Affenarten, sensibilisieren (Abb. 13.5). Darm und Lunge von Affen können ebenfalls sensibilisiert werden, was zeigt, daß Homologie der Art nicht unbedingt notwendig ist. Diese Tatsache wird die Untersuchung menschlicher Reagine wesentlich erleichtern. Auf ähnliche Weise führen Meerschweinchen-γ_1-Antikörper zu einer PCA an der Ratte. Menschliche Reagine wurden ausgiebig untersucht mit dem Ziel, sie chemisch besser zu charakterisieren. Dies erwies sich wegen der winzigen im Serum vorhandenen Mengen als außerordentlich schwierig. Von verschiedenen Autoren wurden Reagine als γA- oder γG-Immunglobuline beschrieben. Ishizaka konnte jedoch zeigen, daß sie der neuen Klasse der γE-Immunglobuline angehören. Man fand neuerdings auch ein Myelomglobulin der γE-Klasse. Ferner wurde der Fall eines Patienten beschrieben, der zwar kein γA-Immunglobulin besaß, trotzdem aber imstande war, Reagine zu bilden.

Nach den bisherigen Befunden sind Antikörper der γA- oder der γM-Klasse, die allerdings erst in begrenztem Maße untersucht worden

Tabelle 13.2. *Eigenschaften anaphylaktischer Antikörper bei Säugetieren.* (Daten: Benacerraf, B.: Proc. Symposium Immunopharmacology; Third Pharmacology Conference Sao Paulo, Brasil [1966]. — Bloch, K. J.: The anaphylactic antibodies of mammals including man. Progr. Allergy 10, 84 [1967]. Basel: S. Karger)

Species	Immunglobulin	Elektrophoret. Verhalten	Sed.-Konst.	Temperaturempfindlichkeit bei 56°C	Inaktivierung durch Sulfhydrylverbindungen	Latenzperiode nach PCA-Sensibilisierung	Persistenz in passiv sensibilisierten, homologen Tieren	Antikörperspiegel im Serum [a]
Meerschweinchen	γ_1	schnell wanderndes γ	7 S	resistent	gering	3—5 Std	2 Tage	mg/ml
Maus	γ_1	schnell wanderndes γ	7 S	resistent	teilweise	0,5—1 Std	Einige Stunden	mg/ml
Ratte	„Reagintyp"	schnell wanderndes γ langsam wanderndes β	> 7 S < 19 S	inaktiviert	inaktiviert	24—48 Std	30 Tage	Spur [b]
Hund	„Reagintyp"	langsam wanderndes β	nicht geprüft	inaktiviert	inaktiviert	24 Std	14 Tage	Spur
Kaninchen	„Reagintyp"	schnell wanderndes γ	> 7 S < 19 S	inaktiviert	inaktiviert	24 Std	17 Tage	Spur
Mensch	„Reagintyp"	schnell wanderndes γ langsam wanderndes β	> 7 S < 19 S	inaktiviert	inaktiviert	24—48 Std	28 Tage	Spur

[a] Nach spezifischer Immunisierung.
[b] Spur, zur quantitativen Bestimmung nicht ausreichend. Maximale PCA-Titer gegen Protein-Antigene 1/80 bis 1/100.

sind, nicht imstande, die homologe oder eine heterologe Species passiv zu sensibilisieren.

Die bisher am besten untersuchten, gegen definierte Antigene gerichteten Antikörper der γG-Klasse verschiedener Species — insbesondere von Kaninchen, Mensch, Hund und Affe — und die γ_2-Antikörper von Meerschweinchen und Maus, sind allgemein dadurch charak-

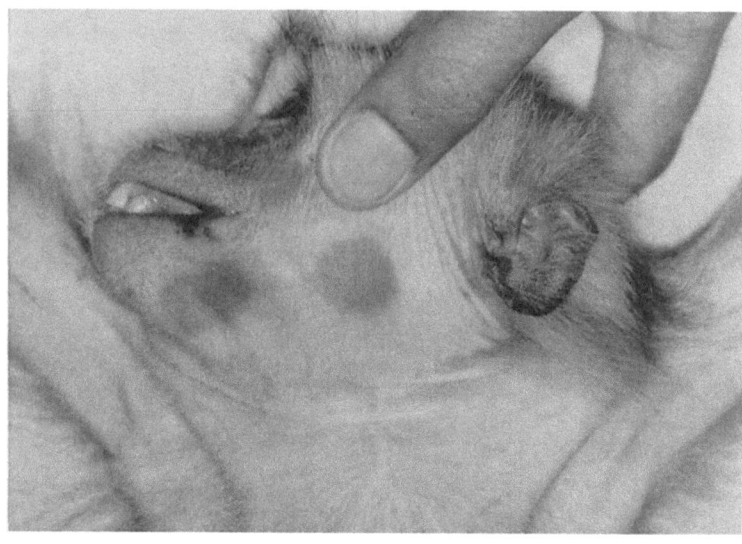

Abb. 13.5. Passive cutane Anaphylaxie bei Macacus iris-Affen mit menschlichen Reaginen. Die Hautstellen sind mit Serum eines hochgradig Penicillinallergischen Patienten sensibilisiert worden. Nach einer Latenzzeit wurde Evans-Blau i. v. injiziert; 5 min nach oraler Penicillinzufuhr trat die Reaktion auf. (Aus Layton, L. L., Yamanaki, E., Greene, F. C., Perlman, F.: Int. Arch. Allergy **23**, 87 [1963]. Basel/New York: Karger)

terisiert, daß sie bei einer heterologen Species sensibilisierend wirken. So können γ_2-Antikörper der Maus das Meerschweinchen, nicht aber die Maus selbst sensibilisieren. Von den beiden γ_2-Unterklasesn der Maus waren nur γ_{2a}-Antikörper wirksam. Die sensibilisierende Eigenschaft dieser Antikörper beruht darauf, daß sie an Meerschweinchen- oder anderer heterologer Haut fixiert werden, eine Eigenschaft, die nicht nur spezifische Antikörper der γG-Klasse einer bestimmten Species, sondern auch normale γG- und γ_2-Immunglobuline dieser Species besitzen. Dies kann leicht mit einer als „reverse PCA" (RPCA) bezeichneten Technik gezeigt werden: Haut wird mit normalem γG-Immunglobulin als Antigen sensibilisiert und nach einer Latenzperiode kann die RPCA-Reaktion durch eine intravenöse Injektion von Evans Blau zusammen mit Kaninchen Anti-γG-Immunglobulin-Antikörper hervorgerufen werden. Sie wird reverse PCA genannt, weil das Antigen und nicht der Antikörper zuerst injiziert wird — also umgekehrt wie bei der üblichen PCA-Methode.

Um die Mindestmenge Antikörper-N zu bestimmen, die zur Auslösung der passiven systemischen Anaphylaxie oder der PCA benötigt werden, wurden Antiseren mit bekanntem Antikörpergehalt eingesetzt. Bei diesen Untersuchungen wird das Antiserum in physiologischer Kochsalzlösung verdünnt. Bei Kaninchen-Antikörpern, die im allgemeinen fast ausschließlich γG-Immunglobulin enthalten, waren ungefähr 30 µg Antikörper-N notwendig, um ein 250 g schweres Meerschweinchen so zu sensibilisieren, daß eine 48 Std später intravenös gegebene Injektion einer geeigneten Antigenmenge zu einem tödlichen anaphylaktischen Schock führte. Die kleinste Dosis, die eine gerade noch erkennbare PCA-Reaktion hervorrief, war 0,003 µg Antikörper-N. Ein Darmmuskelstreifen ließ sich sensibilisieren, wenn man ihn eine Stunde lang in eine Kaninchen-Antikörper-Lösung von ungefähr 0,01 µg Antikörper-N/ml tauchte. Für Antiseren gegen verschiedene Antigene ergaben sich dabei ungefähr dieselben Werte. Für Kaninchenantiseren wurde gezeigt, daß die Latenzperiode für die passive systemische und die passive cutane Anaphylaxie von der Dosis der sensibilisierenden Antikörper abhängt, wobei höhere Dosen das zwischen Sensibilisierung und Schock einzuhaltende Zeitintervall verkürzen.

Aus der Reproduzierbarkeit der mit Kaninchenantiseren gewonnenen Ergebnisse läßt sich nicht unbedingt auf eine wirkliche Homogenität der Antikörper schließen, sondern lediglich darauf, daß die Antiseren innerhalb der Grenzen der quantitativen anaphylaktischen Tests ziemlich einheitlich zu sein scheinen. Bei anderen Species fand man mit verschiedenen Antigenen von Serum zu Serum beträchtliche Schwankungen in der für die passive Sensibilisierung notwendigen Antikörpermenge. Bei menschlichen Anti-Diphtherietoxinseren schwankte die zur Sensibilisierung von Uterusmuskulatur in vitro notwendige Antikörpermenge um das Hundertfache. Auch von gereinigtem menschlichem Antidextran wurden sehr große Mengen zur Sensibilisierung benötigt. Diese Schwankungen ließen sich dadurch erklären, daß menschliches γG$_2$-Immunglobulin im Gegensatz zu γG$_1$-Immunglobulin oder γG$_3$-Immunglobulin nicht an Meerschweinchenhaut fixiert wird, wie sich durch die reverse PCA-Reaktion mit Myelomglobulinen zeigen ließ. Menschliches Antidextran enthält vorwiegend Antikörper mit H-Ketten der γG$_2$-Untergruppe, die nicht an die Haut gebunden werden und somit keine PCA-Reaktion geben. Die Unterschiede in der Fähigkeit von Meerschweinchenantikörpern, das Meerschweinchen selbst zu sensibilisieren, ist auf die wechselnden Mengenverhältnisse von anaphylaktischen γ_1-Antikörpern und nicht sensibilisierend wirkenden γ_2-Antikörpern im Serum der einzelnen Tiere zurückzuführen.

Die Eigenschaft, Meerschweinchenhaut zu sensibilisieren, ist keine generelle Eigenschaft der γG-Antikörper aller Species. Antikörper vom Pferd, Huhn, Ziege und Schaf geben z. B. keine PCA-Reaktion. Es wird angenommen, daß Immunglobuline, die an die Meerschweinchenhaut gebunden werden, bestimmte Strukturen besitzen, die für diese Fixierung verantwortlich sind. Ein Anhaltspunkt für die Lokalisation dieser Strukturen ergibt sich aus dem Befund, daß pepsinbehandelte Antikörper, bei denen das Fc-Fragment zerstört ist (s. Kapitel 9), Meerschweinchen für eine PCA-Reaktion nicht mehr sensibilisieren. Die Untergruppen von γG-Immunglobulinen unterscheiden sich in ihren Fc-Fragmenten, und vermutlich fehlt beim Fc-Fragment von γG_2-Immunglobulin die für die Bindung an die Haut verantwortliche Struktur. Da γ_1- und γ_2-Meerschweinchenantikörper sich ebenfalls in ihren Fc-Fragmenten unterscheiden, ist dieser Teil des Moleküls wahrscheinlich an der Bindung an homologe wie auch heterologe Haut beteiligt. Durch Papainbehandlung gewonnenes Kaninchen-Fc-Fragment wird an Meerschweinchenhaut fixiert und wirkt sensibilisierend für eine reverse PCA-Reaktion. Das gleiche gilt für die Fc-Fragmente von menschlichem γG_1- und γG_3-, nicht aber von γG_2-Immunglobulin. Die isolierten H- und L-Ketten von Kaninchenantikörpern geben dagegen keine reverse PCA-Reaktion. Unter Verwendung von Anti-DNP-Antikörpern ließen sich die für eine PCA-Reaktion an Meerschweinchen notwendigen Mindestmengen anaphylaktischer γ_1-Meerschweinchen-Antikörper und heterologer γG-Antikörper von Kaninchen und Affen vergleichen. Dabei ergaben sich folgende Ergebnisse (siehe auch Abb. 13.3):

Meerschweinchen γ_1	0,011—0,015 µg Ak-N
Kaninchen γG	0,013—0,015 µg Ak-N
Affen γG	0,045—0,052 µg Ak-N

Es wurden verschiedene Versuchsanordnungen beschrieben, um die PCA-Reaktion zu hemmen. Diese erwiesen sich oft als nützlich, um Antikörper, die keine PCA-Reaktion geben oder um Immunglobuline, die an der Haut fixiert werden, zu identifizieren. Dabei lassen sich folgende Methoden unterscheiden:

1. Ein Antikörper, der nicht sensibilisierend wirkt, wird mit einer bestimmten Menge eines sensibilisierenden Antikörpers gemischt und in die Haut injiziert; die Reaktion des hautfixierten Antikörpers mit dem später injizierten Antigen wird durch die Anwesenheit eines Überschusses des nicht sensibilisierenden Antikörpers stark gehemmt.

2. Unspezifische Immunglobuline, die an der Haut fixiert werden, konkurrieren, wenn sie in genügender Menge mit den hautsensibilisierenden Antikörpern injiziert werden, um die verfügbaren Receptoren an der betreffenden Hautstelle und hemmen dadurch die PCA-Reaktion.

Die erste Versuchsanordnung wird als Testmethode bei der Pollenallergie des Menschen allgemein angewandt. Eine weitverbreitete und recht erfolgreiche Behandlungsmethode besteht darin, einen Extrakt des betreffenden Allergens wiederholt in kleinen, steigenden Dosen zu injizieren. Dabei werden Anti-Allergen-Antikörper gebildet, die in menschlicher Haut keine PK-Reaktion geben, sondern die PK-Reaktion hemmen, wenn sie im geeigneten Mengenverhältnis zu den gegen dasselbe Allergen gerichteten Reaginen zugesetzt werden. Bei diesen blockierenden Antikörpern scheint es sich um γG-Immunglobuline zu handeln. Über den Zusammenhang zwischen klinischer Besserung und dem Auftreten dieser Antikörper besteht noch keine Klarheit. Anaphylaktische Meerschweinchen-Antikörper des γ_1-Typs lassen sich durch Zugabe großer Mengen — etwa 100facher Überschuß — von γ_2-Antikörpern ebenfalls hemmen. In ähnlicher Weise können Papain-Fab-Spaltprodukte mit intaktem Antikörper um das Antigen konkurrieren und eine Hautreaktion verhindern.

Mit Hilfe der zweiten Versuchsanordnung läßt sich gut zeigen, daß Fc-Fragmente oder normales γG-Immunglobulin an Zellen fixiert werden und dadurch die Bindung von intaktem Antikörper verhindern.

Der Mechanismus, nach dem die Antigen-Antikörper-Reaktion die Freisetzung pharmakologisch aktiver Substanzen auslöst, ist noch nicht geklärt. Neuere Untersuchungen mit Hilfe von Hybridmolekülen, die aus Molekülhälften von Antikörpern und Molekülhälften von normalem γG-Immunglobulin durch Rekombination hergestellt wurden (Kapitel 9), ergaben, daß diese monovalenten Hybridantikörper eine ebenso gute PCA-Reaktion geben wie bivalente Antikörper. Dagegen kann eine PCA-Reaktion nur durch bi- oder multivalente Antigene oder Haptene ausgelöst werden, nicht aber durch monovalente Haptene; daraus wird geschlossen, daß je eine Bindungsstelle zweier zellgebundener Antikörpermoleküle mit dem gleichen Antigenmolekül reagieren muß.

Arthusreaktion

Die Arthusreaktion, nach ihrem Entdecker Maurice Arthus benannt, ist eine allergische Reaktion, die mit schwerer Gewebsschädigung einhergeht und durch die Bildung und Ablagerung von Antigen-Antikörper-Aggregaten in Geweben hervorgerufen wird. Ähnlich wie bei der Anaphylaxie beobachtete man, daß sich nach wiederholten Antigeninjektionen in die Haut an den Injektionsstellen Entzündung, Hämorrhagie und Nekrose entwickelten, obwohl die früheren Injektionen vollkommen harmlos waren. Eine typische schwere Arthusreaktion ist in Abb. 13.6 zu sehen. Obwohl diese Reaktionen am häufigsten an der Haut untersucht werden, können sie in jedem Organ ausgelöst werden. Sie können passiv mit Antikörpern übertragen werden und sind charakteristischerweise an das Vorhandensein präzipitierender Antikörper gebunden — und zwar unabhängig von der Fähigkeit dieser Antikörper, Anaphylaxie zu erzeugen. Die erforderliche Menge Antikörper-N ist um vieles größer als bei der PCA-Reaktion; eine Latenzperiode ist nicht einzuhalten, und anders als bei der Anaphylaxie läßt sich die Arthusreaktion durch Antihistaminica nicht hemmen. Lösliche Komplexe präcipitierender Antikörper (im Antigen-

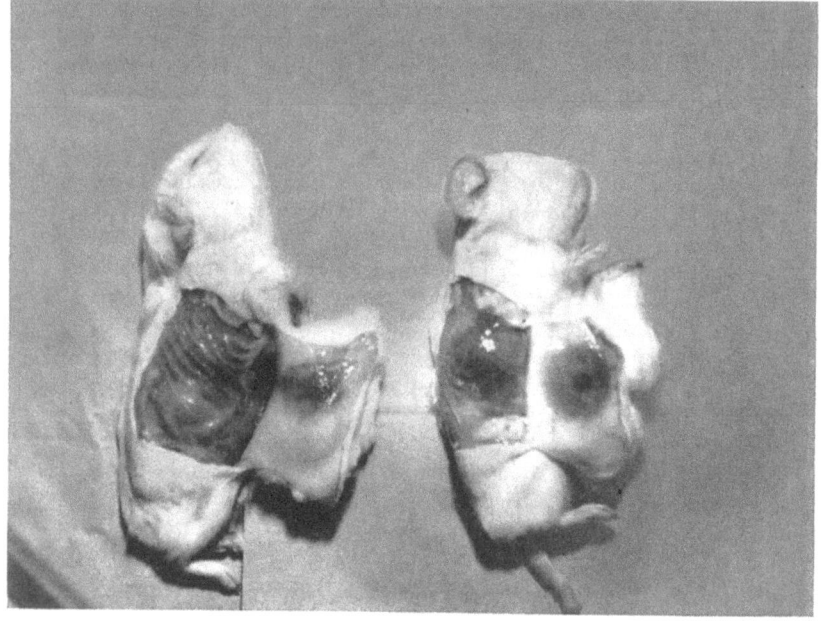

Abb. 13.6. Passive Arthusreaktion beim Meerschweinchen. Rechts: Direkte Arthusreaktion: 0,90 mg Anti-Eialbumin-N intravenös, 1 min später 0,10 mg Eialbumin-N intracutan. Links: Umgekehrte Arthusreaktion: 0,50 mg Eialbumin-N intravenös, nach 1 min 0,20 mg Anti-Eialbumin-N intracutan. Die Reaktionen wurden nach 4 Std abgelesen

überschuß) lösen nach Injektion in die Haut Arthusreaktionen aus, möglicherweise weil das überschüssige Antigen abdiffundiert und sich Antigen-Antikörper-Aggregate an der Injektionsstelle ablagern. Ungefähr 10 µg Antikörper-N präcipitierender Kaninchen- oder Meerschweinchenantikörper führten zu einer minimalen Arthusreaktion in Meerschweinchen- oder Rattenhaut, während in Kaninchenhaut ungefähr 25 µg Antikörper-N erforderlich waren. Die Wanderung polymorphkerniger Leukocyten zum Ort der Reaktion ist sowohl für die Entwicklung der Arthusreaktion als auch für ihr Verschwinden durch Abbau der Antigen-Antikörper-Präcipitate wichtig. Stickstofflost, der eine Verarmung an zirkulierenden polymorphkernigen Leukocyten bewirkt, verhindert das Auftreten einer Schädigung, obwohl die Antigen-Antikörper-Komplexe in den Blutgefäßwänden vorhanden sind. Die Gewebsschädigung ist eine Folge der Freisetzung eines kationischen Proteins und der proteolytischen Enzyme Kathepsin D und E aus den polymorphkernigen Leukocyten. Die Wände der Blutgefäße werden angegriffen, dadurch kommt es zu Hämorrhagie und Ödem; eine gewisse Zunahme der Gefäßpermeabilität ist ebenfalls zu beobachten. Das kationische Protein und die beiden Kathepsine kommen in den Lysosomen der polymorphkernigen Leukocyten vor.

Bei dekomplementierten Ratten und Meerschweinchen gelang es nicht, Arthusreaktionen hervorzurufen, obwohl Antigen und Antikörper in den Gefäßwänden miteinander reagierten. Man nimmt an, daß C5, C6 und C7 an der Arthusreaktion beteiligt sind, indem sie an die Antigen-Antikörper-Komplexe gebunden werden und Leukocyten auf chemotaktischem Weg anlocken.

Serumkrankheit

Die Serumkrankheit ist eine vom Menschen selbst hervorgerufene Erkrankung, da sie erst mit der therapeutischen Anwendung von Pferde-Antitoxin und anderen Pferde-Antikörpern auftrat. 7—12 Tage nach Injektion großer Mengen Serum oder gereinigtem Fremdeiweiß können Schwellungen der Lymphknoten, Urticaria, juckende Erytheme (rötliche Bereiche) und oft Ödeme (Schwellungen) der Augenlider, des Gesichts und der Fußknöchel auftreten, es folgen Gelenkschmerzen und Fieber. Diese Symptome treten zu einer Zeit auf, zu der die Antikörperbildung oder eine aktive Sensibilisierung gegen ein Antigen einsetzt. Sie sind die Folge davon, daß es zwischen den gebildeten Antikörpern und dem überschüssigen freien Antigen in Gewebsflüssigkeiten und Blut zur Reaktion kommt. Bei einem einzelnen Antigen verschwinden die Symptome im allgemeinen zu einer Zeit, da freie Antikörper im Blut auftreten; bei Antigengemischen sind die Verhältnisse komplizierter. Gewisse Erscheinungen, wie die Gelenkschmerzen, deuten auf eine Arthusreaktion hin und rühren wahrscheinlich von der Ablagerung von Antigen-Antikörper-Aggregaten in den Gelenken, Blutgefäßen usw. her, während andere — so Quaddel, Erythem und Ödem — ihrem Charakter nach anaphylaktisch sind. Hat man eine Serumkrankheit überstanden, tritt im allgemeinen in der Tat ein höherer Grad von Überempfindlichkeit auf und ein tödlicher systemischer anaphylaktischer Schock kann bei Menschen auftreten, die zuvor eine Serumkrankheit durchgemacht haben, wenn dasselbe Antigen erneut zugeführt wird. Aus diesem Grunde und auch weil in einzelnen Fällen spontan gegen Pferdeprotein Überempfindlichkeit vorliegt, ist ein Hauttest mit einer geringen Menge des therapeutisch zu verwendenden Serums unbedingt erforderlich. Überempfindliche Personen entwickeln dann innerhalb von 15—30 min eine Quaddel-Erythem-Reaktion, was darauf hinweist, daß eine größere, intravenös verabreichte Dosis sich als gefährlich erweisen würde. Selbst ein Hauttest birgt eine gewisse Gefahr in sich; er wird deshalb generell am Unterarm vorgenommen, so daß dieser, wenn notwendig, abgebunden werden kann, um eine systemische Reaktion zu verhindern. Außerdem muß Adrenalin zum sofortigen Gebrauch zur Hand sein.

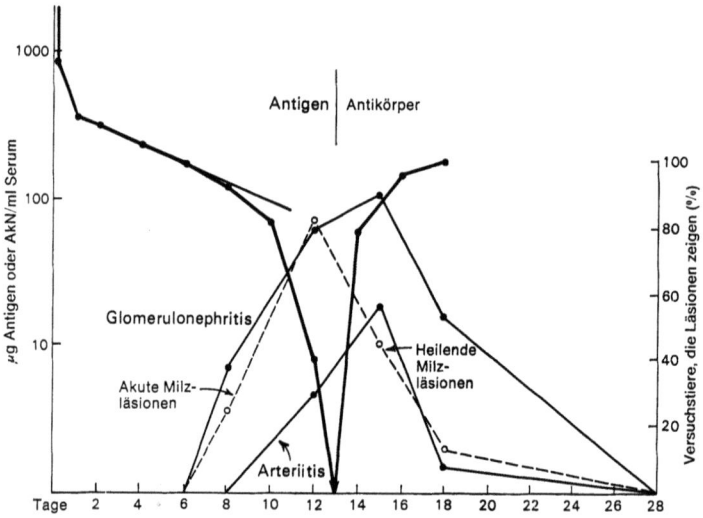

Abb. 13.7. Zeitabhängigkeit des Auftretens von Gewebsschädigungen, der Antigen-Clearance im Blut und der Bildung von Antikörpern. Die dick ausgezogene Kurve gibt die durchschnittliche Antigen-Clearance im Blut bzw. das Auftreten zirkulierender Antikörper wieder und bezieht sich auf die Ordinate links. Die Werte nach dem 13. Tag repräsentieren die Antikörperkonzentration im Serum. Die dünne, ausgezogene Linie, die von der Antigen-Clearance-Kurve am 6. Tag ausgeht, zeigt, wie die Antigenkonzentration im Blut abnehmen würde, wenn keine Antigenelimination durch Antikörper erfolgt. Das Auftreten von Milzläsionen zu verschiedenen Zeitpunkten wird durch die unterbrochene Linie angezeigt, das Auftreten von Arteriitis und Glomerulonephritis durch die dünne, durchgehende Linie. Diese Werte beziehen sich auf die Ordinate rechts im Bild. (Aus Germuth, F. G., Jr.: J. exp. Med. 97, 257 [1953]. Mit Erlaubnis der Rockefeller University Press)

Die Serumkrankheit kann auch experimentell an Tieren erzeugt werden. Eine histologische Untersuchung der Gewebe solcher Tiere in verschiedenen Stadien während des Krankheitsverlaufs zeigt entzündliche Veränderungen in den Glomerula der Niere (Glomerulonephritis), in den Arterien (Arteriitis) und auch granulomatöse Veränderungen in der Milz. Eine Darstellung des Zeitverlaufs der Serumkrankheit und der Beziehung zwischen Läsionen und der Elimination des Antigens aus dem Blut sowie dem Auftreten von zirkulierenden Antikörpern findet sich in Abb. 13.7.

Die Zusammenhänge zwischen dem individuellen Erscheinungsbild der Erkrankungen beim Menschen und der Bildung verschiedenartiger Antikörper sind noch nicht vollständig geklärt. Die arthusartigen Schädigungen sind sehr wahrscheinlich an präcipitierende Antikörper der γG-Gruppe gebunden, die am Meerschweinchen auch PCA-Reaktionen auslösen können. Die anaphylaktischen Symptome beim Menschen sind wahrscheinlich die Folge der Bildung eines besonderen anaphylaktischen Antikörpers vom Reagintyp, was aber noch nicht definitiv bewiesen worden ist.

Arzneimittelallergie

Überempfindlichkeitsreaktionen verschiedener Art treten in der Regel bei einem kleinen Prozentsatz von Personen auf, die mit bestimmten Medikamenten behandelt oder mit gewissen Chemikalien wiederholt in Berührung gekommen sind. Diese meist niedermolekularen Substanzen sind für sich allein nicht antigen; sie oder ihre Stoffwechselprodukte können sich jedoch mit Gewebsproteinen des Empfängers zu Vollantigenen konjugieren. So kann z. B. Dinitrofluorbenzol, das mit den freien Amino- und anderen Gruppen von Proteinen reagiert, nach ein- oder mehrmaliger Applikation auf die Haut eine Überempfindlichkeit meist vom Spättyp, aber auch vom Soforttyp induzieren.

Mit das prägnanteste Beispiel einer Arzneimittelallergie ist die Überempfindlichkeit gegen Penicillin, die durch die breite Anwendung dieses Pharmakons in der Human- und Veterinär-Medizin aufgetreten ist. Spuren von Penicillin lassen sich oft lange in der Milch von Kühen nachweisen, die mit Penicillin behandelt worden sind. Die wichtigste antigene Determinante, die sich aus Benzylpenicillin (Penicillin G) bildet, ist das Penicilloylderivat, das durch Kupplung an die ε-Aminogruppen der Lysinreste von Proteinen entsteht (s. Kapitel 2). Nach Öffnung des Thiazolidinrings von Penicillin kann auch die entstehende SH-Gruppe mit den SH-Gruppen von Proteinen reagieren. Diese letzte Möglichkeit hat sich aber bei der Entstehung der Penicillinallergie als weniger bedeutsam erwiesen.

Die Antikörperantwort gegen Penicillin ist bei Tier und Mensch, selbst wenn man nur die Benzylpenicilloyldeterminante in Betracht zieht, äußerst heterogen. Durch passive Hämagglutination mit Penicillin-behandelten Erythrocyten, die an ihrer Oberfläche diastereoisomere α-D-Benzylpenicilloyl-Gruppen tragen, ebenso wie durch Haptenhemmversuche, konnten in Seren von Mensch und Kaninchen Antikörper nachgewiesen werden, die spezifisch gegen diese verschiedenen diastereoisomeren Penicilloyldeterminanten gerichtet waren. Dies entspricht der Bildung stereospezifischer Antikörper gegen α- und β-Teichonsäuren (s. Kapitel 7). In den verschiedenen Anti-Penicilloyl-Seren kommen γG- und γM-Antikörper in wechselndem Mengenverhältnis vor. Sowohl γM- als auch γG-Antikörper konnten durch passive Hämagglutination nachgewiesen werden, γG-Antikörper auch durch PCA-Tests, die sich jedoch als weniger empfindlich erwiesen. γG-Anti-Penicilloyl-Antikörper von Kaninchen, die mit Penicillin-behandeltem Kaninchenserum immunisiert worden waren, zeigten im Agardiffusionstest mit menschlichem Penicilloyl-γG-Globulin 2 Präcipitationslinien, die beide penicilloylspezifisch waren. Der Befund, daß γG-Anti-Penicilloyl-Antikörper bei der passiven Hämagglutination sehr gute Titer liefern, ist überraschend, da man in anderen Fällen γG-Antikörper nach dieser Methode nicht annähernd so gut nachweisen kann. Als Verdünnungsmedium für die passive Hämagglutination in diesem System wurde eine 2%ige Lösung von Dextran in 1:75 (in Trispuffer, pH 8,2) verdünntem, normalem Kaninchenserum verwendet. Antikörper konnten noch in einer Konzentration von 0,0001 µg N/ml nachgewiesen werden; für die PCA-Reaktion war eine 200mal höhere Antikörperkonzentration notwendig.

Außer diesen verschiedenen Antikörpern kommt beim Menschen noch ein Anti-Penicillin-Antikörper vom Reagintyp vor, der höchstwahrscheinlich für die anaphylaktische Reaktion bei der Penicillinallergie verantwortlich ist. Nur bei einem kleineren Teil der Patienten, die nach Penicillinbehandlung mit schweren Erscheinungen vom Soforttyp reagieren, läßt sich eine Reaktion vom Quaddel-Erythemtyp auslösen, wenn man mit Penicillin selbst testet; in der Mehrzahl der Fälle tritt eine derartige Reaktion nur nach Applikation von Penicilloyl-polylysin auf. Der letztere Test ist besonders geeignet, um schockgefährdete Patienten ausfindig zu machen. Die für diese Reaktion verantwortlichen Antikörper vom Reagintyp lassen sich durch passive Übertragung auf Menschen und Affen nachweisen (Abb. 13.5). Man nimmt an, daß sich die Überempfindlichkeit von Patienten, die auf unverändertes Penicillin eine Quaddel-Erythemreaktion zeigen, eher gegen eine Verunreinigung des Penicillins richtet. Anti-Penicillin-γG-Antikörper scheinen blockierende Eigenschaften zu haben, indem sie das Antigen abfangen, so daß es nicht mehr mit hautsensibilisierenden Antikörpern reagieren kann. γG-Antikörper gegen Penicillin erwiesen sich auch für einen Fall von hämolytischer Anämie verantwortlich: Nach Anwendung einer großen Penicillindosis wurde Penicillin an der Oberfläche von Erythrocyten gebunden. Derartig mit Penicillin gekuppelte Erythrocyten werden nach Reaktion mit γG-Antikörpern sehr rasch aus der Zirkulation eliminiert und lysiert. Die resultierende Anämie stellt einen weiteren antikörperbedingten Gewebsschaden dar.

Überempfindlichkeit vom Spättyp (verzögerten Typ)

Die Bedingungen für das Entstehen einer Überempfindlichkeit vom Spättyp — auch Überempfindlichkeit vom Tuberkulintyp genannt — sind im Prinzip die gleichen wie für die Bildung von Antikörpern oder für das Entstehen einer Überempfindlichkeit vom Soforttyp. In beiden Fällen ist ein Erstkontakt mit dem Antigen zur Sensibilisierung notwendig. Charakteristisch ist die Spezifität der Immunantwort und die Auslösbarkeit der Reaktion im sensibilisierten Tier durch erneuten Kontakt mit dem sensibilisierenden Agens. Für beide Typen der Überempfindlichkeit gilt, wenn auch weniger ausgeprägt bei der Spätreaktion, daß die initiale Sensibilisierung ebenso wie die primäre Antikörperbildung durch Bestrahlung mit Röntgenstrahlen gehemmt wird. Bei Anwendung von Cortison und Antilymphocytenserum wird dagegen die Ausbildung der Überempfindlichkeit vom verzögerten Typ stärker beeinflußt.

Ein Antigen kann oft sowohl eine Antikörperantwort und somit eine Allergiereaktion vom Soforttyp als auch eine Allergiereaktion vom Spättyp auslösen, und es ist nicht immer leicht, die auftretenden Immunphänomene dem einen oder anderen Typ zuzuordnen. Spätreaktionen treten auf bei und nach Infektionen mit Bakterien, Pilzen und Viren, insbesondere bei chronischen Infektionen von der Art der Tuberkulose und nach Kontakt mit bestimmten Chemikalien oder Naturprodukten wie Dinitrochlorbenzol, Penicillin, Poison Ivy usw. Eine Überempfindlichkeit vom Spättyp kann auch mit den verschiedensten Antigenen induziert werden, wenn diese Antigene mit Freund-Adjuvans appliziert werden. Sehr kleine Antigenmengen oder Antigen-Antikörperpräcipitate, die im Antikörperüberschußbereich hergestellt werden, induzieren oft eine Überempfindlichkeit vom Spättyp, die einige Tage bis etwa 2 Wochen vor den ersten Antikörpern im Serum oder vor einer Überempfindlichkeit vom Soforttyp auftritt. Der Nachweis der Überempfindlichkeit vom verzögerten Typ geschieht durch intradermale oder epikutane Applikation des Antigens in die bzw. auf die vorher gereinigte Haut. Eine positive Reaktion ist nicht vor Ablauf einiger Stunden ablesbar und erreicht ihr Maximum nach 24—48 Std. Sie besteht im allgemeinen in einer rosa bis rötlich braunen Verfärbung und Induration der betreffenden Hautstelle mit einem Durchmesser von wenigen Millimetern bis zu einigen Zentimetern (Abb. 13.8). Histologisch findet sich eine dichte Ansammlung von mononucleären Zellen, Makrophagen und Lymphocyten, die zum größten Teil aus dem strömenden Blut stammen. Damit unterscheidet sich die Spätreaktion deutlich von der Quaddel-Erythemreaktion, die sich durch Flüssigkeitsansammlung im Zentrum der Reaktionsstelle auszeichnet. Sie ist auch von der Arthusreaktion verschieden; jedoch sind die beiden Reaktionstypen mikroskopisch oft schwer zu unterscheiden, zumal in der Frühphase, die bei beiden durch das Auftreten zahlreicher polymorphkerniger Leukocyten gekennzeichnet ist. Wenn gleichzeitig präcipitierende Antikörper vorhanden sind, können sich beide Reaktionen an der gleichen Stelle abspielen. In der Entstehungsphase der Hautreaktion vom Spättyp bildet sich an der Injektionsstelle ein schwaches Ödem.

Im Gegensatz zur Überempfindlichkeit vom Sofortyp läßt sich die Überempfindlichkeit vom verzögerten Typ nicht unter Verwendung von Serum auf einen normalen Empfänger (Mensch oder Tier) übertragen. Die passive Übertragung gelingt nur mit lymphoiden Zellen eines überempfindlichen Donors. Aber auch diese Transferver-

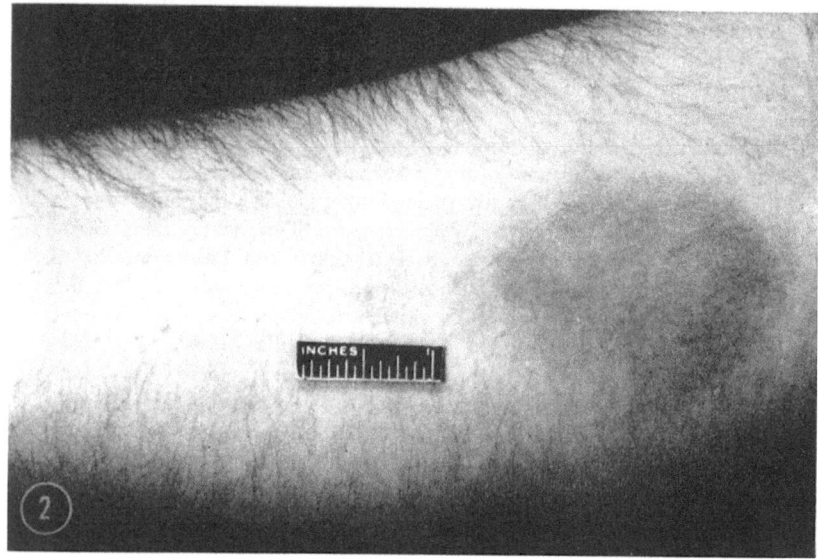

Abb. 13.8. Hautreaktion vom verzögerten Typ bei einem Menschen, der mit Äthylenoxid-behandeltem menschlichem Serum sensibilisiert wurde. (Aus Maurer, P. H.: J. exp. Med. 113, 1029 [1961]. Mit Genehmigung der Rockefeller University Press. Die Reproduktion der Originalphotographie von einer gedruckten Halbtonkopie ist notwendigerweise mit einer schlechten Wiedergabe von Einzelheiten verbunden. Die Qualität der Abbildung entspricht deshalb nicht mehr der des Originals)

suche sind kein ganz eindeutiges Kriterium, da ja auch Antikörper von Zellen produziert werden (s. Kapitel 10), und damit die Fähigkeit zur Antikörperbildung durch Zellen passiv übertragbar ist. Tatsächlich kann in einem normalen Empfänger nach Übertragung von Zellen aus einem immunisierten Tier, welches keine Reaktionen vom Spättyp zeigt, eine Antikörperproduktion anlaufen, und Zellen von einem anaphylaktisch sensibilisierten Tier können, in die Haut eines Empfängers injiziert, Antikörper bilden und an der Injektionsstelle eine Reaktion vom Quaddel-Erythemtyp verursachen. Das Verständnis der Spätreaktion wird weiterhin erschwert durch die unterschiedlichen Ergebnisse der Transferversuche bei Mensch und Tier. Während bei allen Species einschließlich des Menschen die Allergie vom verzögerten

Typ durch lebende lymphoide Zellen übertragen werden kann, scheint dies mit Zellextrakten nur beim Menschen möglich zu sein, wie von mehreren Autoren für verschiedene Antigene beschrieben wurde. Das aktive Prinzip in diesen Extrakten wurde „Transferfaktor" genannt. Es ist durch DNAse, RNAse und Trypsin nicht angreifbar, dialysiert durch Cellophan und erscheint bei der Chromatographie an Sephadex G-25 in der Ausschlußfraktion, was auf ein Molekulargewicht von etwa 5000—10 000 schließen läßt.

Die durch Zellen oder Zellextrakte auf Menschen übertragene Überempfindlichkeit hat eine Dauer von einigen Monaten bis zu 2 Jahren. Der „Transferfaktor" wird von den sensibilisierten Zellen nach Kontakt mit dem Antigen in das Medium abgegeben, und die Zellen verlieren dabei ihre Fähigkeit, die Allergie vom verzögerten Typ zu übertragen. Beim Meerschweinchen sind indes alle Versuche fehlgeschlagen, eine Allergie vom verzögerten Typ durch abgetötete oder zerstörte Zellen zu übertragen. Ferner verlieren beim Meerschweinchen lebende Zellen nach Kontakt mit dem Antigen nicht die Fähigkeit, die Allergie zu übertragen, und eine übertragene Überempfindlichkeit ist, entsprechend der Lebensdauer der transfundierten Zellen, nur von kurzer Dauer. Meerschweinchenzellen verlieren nach Inkubation mit Mitomycin C, das die RNS- und Proteinsynthese hemmt, oder nach Inkubation mit Actinomycin D, welches die DNS-abhängige RNS-Synthese und damit indirekt auch die Proteinsynthese hemmt, ihre Transferfähigkeit, obwohl die Zellen noch lebensfähig sind. Die Schwierigkeit, Serienexperimente am Menschen auszuführen, erschwert die Lösung des Problems. Bei Kaninchen ist über eine nicht-dialysable Fraktion berichtet worden, die aus Serum oder aus durch Frieren und Tauen aufgeschlossenen Alveolarmakrophagen isoliert wurde und die Fähigkeit hat, Spätreaktionen zu übertragen. Die zur erfolgreichen Übertragung notwendige Menge dieser Fraktion entsprach 7,5 ml gepackten Alveolarmakrophagen bzw. 100 ml Serum. Dieses Material hat mit dem „menschlichen Transferfaktor" keine Ähnlichkeit.

Zum Nachweis der Allergie vom verzögerten Typ in vitro sind verschiedene Tests entwickelt worden. Einer der interessantesten ist der sogenannte Migrationshemmtest: Wenn man Peritonealexsudatzellen von Tuberkulin-positiven Meerschweinchen in Capillarröhrchen bringt und diese in kleinen Gewebekulturkammern inkubiert, treten die Zellen innerhalb von 24—48 Std aus der Capillare schwarmartig aus. Diese Migration wird fast vollständig gehemmt, wenn die Zellen gleichzeitig mit ihrem spezifischen Antigen in Berührung kommen. Zellen von nicht sensibilisierten Tieren bleiben unbeeinflußt (Abb. 13.9). Mischt man relativ wenige Exsudatzellen von einem sensibilisierten Tier mit normalen Makrophagen, so wird nach Antigenkontakt deren Migration ebenfalls gehemmt. Dieses Transferphänomen erfordert lebende Zellen; Extrakte sind unwirksam. Wie ferner Versuche mit Mitomycin C zeigten, muß die Fähigkeit der Exsudatzellen, Protein zu

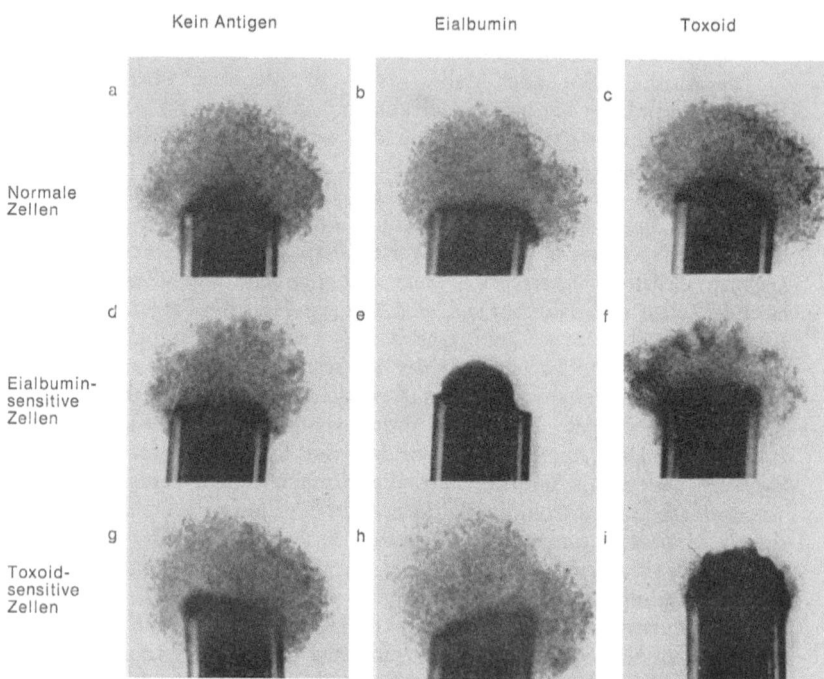

Abb. 13.9. Einfluß von Eialbumin und Diphtherietoxoid auf die Migration von Peritonealmakrophagen von Meerschweinchen, die eine Allergie vom verzögerten Typ gegen Eialbumin bzw. Diphtherietoxoid zeigen; aufgenommen nach 24stündiger Inkubation. a Normale Zellen ohne Antigen; b Normale Zellen in Gegenwart von Eialbumin; c Normale Zellen in Gegenwart von Toxoid; d Eialbumin-sensitive Zellen ohne Antigen; e Eialbumin-sensitive Zellen in Gegenwart von Eialbumin: Migration gehemmt; f Eialbumin-sensitive Zellen in Gegenwart von Diphtherietoxoid; g Toxoid-sensitive Zellen ohne Antigen; h Toxoid-sensitive Zellen in Gegenwart von Eialbumin; i Toxoid-sensitive Zellen in Gegenwart von Toxoid: Migration gehemmt. (Aus David, J. R., Al-Askari, S., Lawrence, H. S., Thomas, L.: J. Immunol. 93, 264 [1964]. Mit Genehmigung des Copyright-Inhabers, The Williams & Wilkins Company, Baltimore, Md.)

synthetisieren, voll erhalten sein. Inzwischen ist bewiesen worden, daß die für die Übertragbarkeit der Überempfindlichkeit auf Makrophagen verantwortliche Zelle der Lymphocyt ist, während der Makrophage nur als Indikatorzelle dient. Die Migrationshemmwirkung ist antigenspezifisch und nicht durch Serum überempfindlicher Tiere übertragbar. Durch Lymphocyten von Meerschweinchen, die mit Antigenen wie Ovalbumin, Rinderserumalbumin oder Tuberkelprotein unter Bedingungen immunisiert wurden, die nicht zu einer Überempfindlichkeit vom Spättyp führten — indem man z. B. das Antigen nicht mit Freund-Adjuvans sondern an Aluminiumhydroxyd adsorbiert applizierte — konnte eine Überempfindlichkeit auf Makrophagen nicht übertragen werden. Während diese Befunde geeignet erscheinen, den Immunphänomenen vom verzögerten Typ zugeordnet zu werden, halten einige Autoren (andere jedoch nicht) eine Migrationshemmung für möglich, wenn Makrophagen in einem Medium suspendiert werden, welches präcipitierende Antikörper gegen die 3 o. g. Antigene und zusätzlich das jeweilige homologe Antigen enthält. Dieser Befund würde der Interpretation des Tests als ausschließlich einer Immunreaktion vom Spättyp zugehörig entgegenstehen.

Abgesehen von dieser Einschränkung sieht es so aus, als ob lebende Lymphocyten imstande sind, etwas auf Makrophagen zu übertragen, das nach Kontakt mit dem spezifischen Antigen deren Migration hemmt.

Einige interessante Untersuchungen ergaben sich aus dem Problem, die Unterschiede zwischen der Allergie vom Sofort- und Spättyp zu erklären. Eine der Untersuchungen befaßte sich mit der Art der antigenen Determinanten, die bei der Auslösung der beiden Reaktionen eine Rolle spielen. Da sich nach Injektion kleiner Mengen eines Hapten-Proteinkonjugates eine gegen das unkonjugierte Protein gerichtete Allergie vom Spättyp nachweisen läßt, die haptenspezifische Allergie dagegen ausschließlich vom Soforttyp ist, scheinen die für die beiden Formen der Allergie maßgebenden Determinanten unterschiedlich zu sein. In ähnlicher Weise richtet sich die Allergie vom Spättyp, die durch ein denaturiertes Protein erzeugt wird, gegen Gruppen, die auch auf dem nativen Protein vorhanden sind. Eine haptenspezifische Allergie vom verzögerten Typ läßt sich induzieren, wenn man zur Immunisierung das Hapten an ein homologes Protein kuppelt. Durch Versuche mit definierten Haptenen ließ sich zeigen, daß die Größe der Determinanten, gegen die eine Allergie vom Spättyp erzeugt werden kann, sehr unterschiedlich ist. Sie reicht von Gruppen wie sie durch Kupplung des Diazoniumsalzes von Arsanilsäure an Tyrosin entstehen, bis zu determinanten Gruppen, die außer dem Hapten selbst einen verschieden großen Anteil des Trägerproteins umfassen. Das synthetische Polypeptid poly (Tyr, Glu)-poly-Ala--poly Lys, das in Kaninchen die Produktion präcipitierender Antikörper induziert (s. Kapitel 2), erzeugt im Meerschweinchen eine Überempfindlichkeit vom verzögerten Typ; präcipitierende Antikörper entstehen hier erst nach fortgesetzter Immunisierung. Demnach entspricht die Größe der hier wirksamen determinanten Gruppen etwa derjenigen des Bindungsbereiches von Antikörpern (Kapitel 6). Verschiedene Forscher nehmen jedoch an, daß bei der Allergie vom Spättyp der Träger eine entscheidende Rolle spielt, und führen den Hauptunterschied zwischen Spät- und Sofortreaktion auf die stärkere Beteiligung von Strukturen des Trägers an den bei der Allergie vom Spättyp wirksamen Determinanten zurück (Carrierspezifität).

Eine bedeutsame neue Perspektive ergibt sich aus dem Befund, daß auch relativ kleine Moleküle eine Allergie vom verzögerten Typ erzeugen können, und daß die Immunogenität dieser Moleküle auch für die spätere Auslösung einer Spätreaktion ausschlaggebend ist. In verschiedenen Laboratorien wurden unabhängig voneinander 2 Gruppen von Verbindungen untersucht, die sich hinsichtlich der Größe der beteiligten determinanten Gruppen besonders unterscheiden. Bei der ersten Gruppe handelte es sich um Oligo-L-Lysine mit einem Dinitrophenylrest-(DNP) an der terminalen α-Aminogruppe, während die C-terminale COOH-Gruppe entweder frei oder als N-Butylamid blockiert ist. Die kleinsten noch immunogenen Oligomeren waren DNP-Hepta- und DNP-Octalysin oder ihre N-Butylamide. Diese Verbindungen waren imstande sowohl die Bildung von Antikörpern wie auch eine Überempfindlichkeit vom verzögerten Typ zu induzieren. Ein entscheidender Befund war jedoch, daß in aktiv immunisierten Meerschweinchen die nicht immunogenen Oligomeren bis zum Hexapeptid lediglich eine Arthusreaktion auslösen konnten — und zwar wenn man sie direkt oder gebunden an Rinderserumalbumin testete — während das immunogene Hepta-, Octa- oder Nonamere imstande war, sowohl eine Spät- wie auch eine Sofortreaktion auszulösen. Für beide Typen von Immunreaktionen war die DNP-Gruppe immundominant, da reine Oligolysine keine Reaktion gaben. Die 2. Gruppe von Verbindungen wurde durch Kuppeln von p-Azobenzolarsonsäureresten an N-Acetyl-D- oder L-tyrosin hergestellt. Diese niedermolekularen Konjugate erwiesen sich nach Injektion mit Freund-Adjuvans für das Meerschweinchen als immunogen und induzierten eine Allergie vom Spättyp. Eine verzögerte Hautreaktion konnte bei diesen Tieren jedoch nur mit multivalenten Konjugaten ausgelöst werden, die p-Azobenzolarsonsäurereste gebunden an tyrosinhaltige Polypeptide aus L-Aminosäuren enthielten. Konjugate der analog zusammengesetzten Polymeren aus D-Aminosäuren waren dagegen unwirksam. Von Interesse ist in diesem Zusammenhang, daß viele synthetische, aus L-Aminosäuren aufgebaute Polypeptide sehr gute, die entsprechenden Polypeptide aus D-Aminosäuren aber sehr viel weniger wirksame Immunogene sind.

Der Befund, daß nur solche Verbindungen imstande sind, eine Reaktion vom verzögerten Typ auszulösen, die selbst immunogen sind, legt die Vermutung nahe, daß die Reaktion vom Spättyp eine aktive Stimulierung sensibilisierter Zellen erfordert, die dann in der Zeit bis zum Sichtbarwerden der Reaktion gebundene oder freie Antikörper lokal produzieren. In diesem Sinne würde die Immunreaktion vom Spättyp einer rasch einsetzenden lokalen Sekundär- oder anamnestischen Immunantwort entsprechen. Diese Interpretation würde in zufriedenstellender Weise frühere Befunde erklären, nach denen ein wichtiger Unterschied zwischen Sofort- und Spätreaktion die „Carrierspezifität" der letzteren ist.

Es ist von besonderem Interesse, daß es nach Injektion von α-DNP-Heptalysin und höherer Oligomerer zur Bildung zirkulierender Antikörper im üblichen Sinne kommt, und daß die Reaktion dieser Antikörper mit dem homologen Antigen auf molarer Basis maximal durch α-DNP-Heptalysin gehemmt wird (s. Kapitel 6). Viele Hypothesen sind entwickelt worden, um die Unterschiede zwischen antikörpervermittelten Reaktionen vom Soforttyp und Spättypreaktionen zu erklären. Dazu gehören die Annahmen, 1. daß die Immunantwort vom verzögerten Typ rein cellulär ist, gebunden an eine endogene Eigenschaft der sensibilisierten Zelle; 2. daß der Mediator der Spätreaktion ein Antikörper mit hoher Affinität zu Gewebszellen ist, so daß man ihn in der Zirkulation nicht nachweisen kann; 3. daß die Spätreaktion durch minimale Mengen zirkulierender Antikörper vermittelt wird, die eine hohe Bindungsfähigkeit zum Antigen haben und in der Latenzzeit bis zum Manifestwerden der Reaktion synthetisiert werden; 4. daß eine Art Transferfaktor beteiligt ist und 5. daß die Immunreaktion vom verzögerten Typ eine frühe Phase im normalen Ablauf der üblichen Antikörperantwort darstellt.

Diese Hypothesen werden von den verschiedenen Autoren mit mehr oder weniger Nachdruck vertreten. Die chemisch orientierten Forscher favorisieren die Beteiligung von Antikörpern, während viele andere die Spätreaktion als ein Immunphänomen betrachten, das ausschließlich durch sensibilisierte Zellen vermittelt wird. Die sich wegen des Transferfaktors ergebenden Schwierigkeiten sind schon beschrieben worden. Daß die 5. Hypothese richtig ist, scheint unwahrscheinlich, da sowohl die Ergebnisse der Thymus- und Bursa-Forschung (s. Kapitel 10) als auch Befunde dagegen sprechen, die im Falle eines Patienten mit einem Thymom und einer Kryptokokken-(Hefe-)Meningitis erhalten wurden. Dieser Patient war nicht imstande, eine Allergie vom Spättyp zu entwickeln, produzierte aber ohne weiteres zirkulierende Antikörper. Die anderen Hypothesen wirken stimulierend auf weitere experimentelle Untersuchungen, müssen jedoch unter Umständen modifiziert oder wieder verworfen werden. Sollte es sich herausstellen, daß die Spätreaktion tatsächlich durch eine besondere Art von Antikörper verursacht wird, so könnte sich daraus ein einheitliches Konzept für die Allergie entwickeln.

Gewebsschädigung

Wie die verschiedenen allergischen Reaktionen lassen sich auch andere Immunphänomene, die Zell- und Gewebsschädigungen zur Folge haben, in 2 Klassen einteilen: 1. in solche, die direkt durch eine Antigen-Antikörperreaktion in oder an Gewebszellen verursacht werden, 2. in solche, bei denen die Gewebsschädigung die Folge einer Reihe von Prozessen ist, ähnlich jener, die bei der Bildung von Antikörpern ablaufen, bei denen aber die Beteiligung von Antikörpern nicht nachgewiesen wurde.

Zur ersten Gruppe gehören:

1. *Transfusionszwischenfälle,* bei denen die Reaktion von Antikörpern mit dem Antigen an den inkompatiblen Spendererythrocyten — oder umgekehrt — im Empfänger zu massiver Hämagglutination, Hämolyse und Erythrocytenphagocytose führt. Die nachfolgende Urämie (Sistieren der Urinproduktion) ist auf Verstopfung der Nierenglomerula mit akkumulierten Erythrocyten und Zelltrümmern zurückzuführen.

2. Fetale Erythroblastose mit ähnlichem Mechanismus, jedoch prolongiertem, chronischem Verlauf; der von der Mutter gegen ein Antigen des Feten gebildete Antikörper passiert die Placenta und reagiert mit dessen Erythrocyten, die dadurch zerstört werden.

3. Hämolytische Anämien, ausgelöst durch Autoantikörper, die auf noch ungeklärte Weise gegen die eigenen Erythrocyten gebildet werden, mit ihnen reagieren und sie zerstören. Im Rahmen von Arzneimittelallergien (Penicillin, Chinidin usw.) auftretende hämolytische Anämien werden wahrscheinlich durch Antikörper ausgelöst, die gegen die an der Oberfläche der Erythrocyten haftenden Drogen gerichtet sind.

In diesen Fällen konnten Antikörper an der Oberfläche der Erythrocyten nachgewiesen werden, und es ist experimentell erwiesen, daß antikörperbeladene Erythrocyten agglutinieren, lysiert, phagocytiert und dadurch sehr rasch aus der Zirkulation eliminiert werden. Dasselbe gilt für Leukocyten und Plättchen. Zweifellos sind Komplementkomponenten (s. Kapitel 11) an diesen Immunphänomenen beteiligt. Bei Antigen-Antikörperreaktionen zwischen Mutter und Fetus sind Klassenunterschiede der Antikörper von besonderer Bedeutung, da γM- und γA-Antikörper die Placenta nicht passieren können.

Die zweite Gruppe von Krankheiten bezeichnet man im allgemeinen als *Autoimmunerkrankungen.* Sie kommen spontan beim Menschen vor. In Modellversuchen lassen sie sich an Laboratoriumstieren unter kontrollierten Bedingungen genauer untersuchen. Man verwendet dabei ähnliche Methoden wie bei der Erzeugung einer Überempfindlichkeit vom verzögerten Typ oder bei der Induktion der Antikörperbildung. Die jeweilige Reaktion ist spezifisch und oft von zirkulierenden Antikörpern begleitet; jedoch führte die passive Übertragung dieser

Antikörper bisher in keinem Fall zu entsprechenden Läsionen. Die in Frage kommenden Antigene sind Bestandteile körpereigenen Gewebes — daher „autoimmun" — oder entsprechender Gewebe anderer Individuen der gleichen oder einer anderen Species, die in den üblichen immunologischen Tests kreuzreagieren. Letztere werden auch als *organspezifische* Antigene bezeichnet. Nach Injektion einer Emulsion von Gewebe oder Gewebsfraktionen zusammen mit komplettem Freund-Adjuvans entwickelt sich die Krankheit meist rasch bei einem hohen Prozentsatz der Tiere. Dabei kommt es häufig zu einer Überempfindlichkeit vom verzögerten Typ gegen das betreffende Antigen. Da ein Teil dieser Erkrankungen durch lebende Zellen passiv auf gesunde Empfänger übertragen werden kann, sehen viele Autoren in der Allergie vom Spättyp einen wesentlichen Faktor in der Pathogenese der Autoimmunerkrankungen. Jedoch ist der eigentliche Entstehungsmechanismus bis heute in keinem Fall völlig geklärt worden. An einigen Beispielen soll der jetzige Stand des Problems erläutert werden.

Allergische Encephalomyelitis. Die allergische Encephalomyelitis ist eine Erkrankung des Zentralnervensystems und kann beim Menschen als Folge verschiedener Infektionen auftreten und gelegentlich auch nach Tollwutimpfungen vorkommen, für die Vaccine verwendet werden, die Gewebe des Zentralnervensystems enthalten. Die Krankheit kann in vielen Species, wie z. B. bei Affen, Meerschweinchen, Kaninchen, Ratten, Mäusen und Hühnern durch Injektion einer Emulsion aus Hirngewebe und Freund-Adjuvans erzeugt werden. Das pathologische Bild ist charakterisiert durch viele kleine Zonen cellulärer Infiltration und Zerstörung von Myelin (die Lipoproteinscheide des Nervenaxons). Diese pathologischen Veränderungen finden sich verstreut in Hirn und Knochenmark, und zwar hauptsächlich rund um die kleinen Gefäße, besonders um die Venolen. Die Läsionen ähneln makroskopisch und histologisch denen der Multiplen Sklerose beim Menschen, und man nimmt daher an, daß auch sie eine Autoimmunerkrankung ist. Eine allergische Encephalomyelitis konnte auch in einzelnen Affen dadurch erzeugt werden, daß man ihnen einen Teil ihres eigenen Stirnhirns emulgiert in Freund-Adjuvans subcutan injizierte. Trotz gleichzeitigen Auftretens klassischer Antikörper gegen die verschiedenen Hirnantigene ist es nicht gelungen, die Krankheit durch antikörperhaltige Seren passiv zu übertragen, wohl aber durch Transfer lymphoider Zellen erkrankter Tiere auf gesunde Empfänger. Derartige Versuche wurden in verschiedenen Species durchgeführt, wobei sich Inzuchtstämme von Ratten oder Meerschweinchen am geeignetsten erwiesen, da die übertragenen Zellen durch die Empfänger nicht abgestoßen werden. Bei Verwendung genetisch nicht kompatibler Tiere erzielt man den gleichen Effekt, wenn man bei den späteren Empfängern gegen die Donorzellen Toleranz induziert (s. Kapitel 14) oder z. B. bei Kaninchen die Empfängertiere bestrahlt. In jedem Fall gehörten Donor und Recipient der gleichen Species an. Die Nichtübertragbarkeit der Krankheit durch Serum dürfte in diesem Fall nicht unbedingt beweisend sein dafür, daß eine Überempfindlichkeit vom verzögerten Typ an der Entstehung der allergischen Encephalomyelitis maßgeblich beteiligt ist, zumal das zentralnervöse Gewebe allein seiner Menge nach imstande sein könnte, Antikörper abzufangen, sobald sie gebildet werden. Seren erkrankter Tiere haben einen toxischen Effekt auf Myelin-haltige Zellen in Gewebekultur. Man fand, daß Lymphknotenzellen von an allergischer Encephalomyelitis erkrankten Ratten spezifisch von Gliazellen (Bindegewebselemente des Zentralnervensystems) gebunden werden, und daß in Gewebekultur die Lymphknotenzellen um die Gliazellen herum Muster wie bei einer Agglutination (Kontaktagglutination) bilden. Dabei degenerieren die Gliazellen. Einige Befunde sprechen jedoch dafür, daß auch zirkulierende Antikörper eine Rolle spielen. Lymphoide Zellen eines an allergischer Encephalomyelitis erkrankten Tieres können Makrophagen in vitro sensibilisieren und ihre Migration nach Kontakt mit Antigen aus dem Gehirn Erwachsener hemmen. Entsprechende Antigenpräparationen aus fetalem Gehirn, das noch kein Myelin enthält, sind dagegen unwirksam. Das Antigen selbst scheint ein basisches Myelinprotein zu sein. Mit hohen Dosen von Serum erkrankter Tiere war es möglich, die Auslösung der Krankheit in anderen Tieren, welche Hirngewebe plus Adjuvans erhalten hatten, zu verhindern.

Die experimentelle allergische Encephalomyelitis liefert eines der am leichtesten zugänglichen und am besten reproduzierbaren Modelle zum Studium von Autoimmunerkrankungen und sollte geeignet sein, ihren Mechanismus in nicht zu langer Zeit aufzuklären.

Chronische Thyreoiditis. Die chronische Thyreoiditis, auch Hashimotosche Erkrankung genannt, sowie eine Anzahl anderer Schilddrüsenerkrankungen, wie Kropf, Hypothyreose usw., sind beim Menschen in den meisten Fällen verbunden mit dem Auftreten zirkulierender Antikörper gegen Bestandteile von Schilddrüsenextrakten. Gegen die folgenden 4 Antigene sind Antikörper identifiziert worden: Gegen Thyreoglobulin, sowie gegen ein noch nicht definiertes Antigen im Kolloid der Drüse, gegen ein Antigen in den Mikrosomen der Schilddrüsenzellen und schließlich gegen ein anderes, dessen homologer Antikörper cytotoxisch wirkt. Anti-Thyreoglobulin-Antikörper sind durch Präcipitation (s. Abb. 4.2 und 4.3), Hämagglutination tannierter Erythrocyten, Geldiffusion und Immunofluorescenz nachweisbar. Sie binden allerdings kein oder nur sehr wenig Komplement. Sowohl Antikörper gegen Thyreoglobulin als auch Antikörper gegen das 2. Antigen im Kolloid konnten fluorescenzoptisch an Schilddrüsenschnitten sichtbar gemacht werden. Das mikrosomale Antigen kann mit Hilfe der Komplementbindungsreaktion nachgewiesen werden und ist im Cytoplasma der Schilddrüsenzellen lokalisiert. Der cytotoxische Antikörper hindert lebende Schilddrüsenzellen daran, an Glas zu haften und lebensfähige Monolayer zu bilden. Anti-Thyreoglobulin-Antikörper sind hauptsächlich γG-Immunglobuline, doch kommen auch Antikörper der γM- und γA-Klasse vor. Gelegentlich findet man auch Antikörper gegen Kernbestandteile der Schilddrüsenzellen.

Die chronische Thyreoiditis kann in Kaninchen, Meerschweinchen, Ratten und Affen durch Immunisierung mit homologen Schilddrüsenextrakten oder mit Thyreoglobulin in Freund-Adjuvans experimentell erzeugt werden. In teilweise thyreoidektomierten Tieren genügt eine Emulsion autogenen Schilddrüsengewebes in Freund-Adjuvans. Im Verlaufe der Krankheit treten zirkulierende Antikörper und Überempfindlichkeit vom Spättyp nebeneinander auf. Histologisch besteht eine normale Schilddrüse aus einem epithelialen Netzwerk, das sackförmig angeordnet ist. Darin befindet sich ein einheitlich färbbares eosinophiles Material, das sogenannte Kolloid, in dem Thyreoglobulin gespeichert ist. Bei chronischer Thyreoiditis sind diese Kolloidsäckchen mit lymphoiden Zellen dicht infiltriert, oft völlig ausgefüllt. Ebenso wie bei der allergischen Encephalomyelitis ist die chronische Thyreoiditis mit dem Serum erkrankter Tiere nicht auf Normaltiere übertragbar, obwohl die Seren stark antikörperhaltig sind. Bei Affen mit Thyreoiditis sind sowohl cytotoxische Antikörper als auch Antikörper gegen Thyreoglobulin und gegen das mikrosomale Antigen von Schilddrüsenzellen gefunden worden. Bis heute liegen jedoch keine eindeutigen Ergebnisse vor, die geeignet wären, die Beteiligung der beiden Typen von Immunreaktionen am Krankheitsgeschehen zu klären. Die vorliegenden Befunde deuten darauf hin, daß weder humorale Antikörper noch Immunreaktionen vom verzögerten Typ für die Läsionen verantwortlich sind. So fand man einerseits, daß durch die Anwendung von 6-Mercaptopurin, welches zwar die Antikörperbildung, nicht aber die Allergie vom verzögerten Typ unterdrückt, die Schilddrüsenschädigung verhindert wird. Andererseits jedoch traten nach Injektion von pikryliertem Thyreoglobulin die Überempfindlichkeit vom verzögerten Typ und die pathologischen Veränderungen in unverminderter Stärke auf, obwohl ebenfalls nur eine verminderte Antikörperantwort induziert wurde. Die Thyreoiditis kann durch Zellen passiv übertragen werden, doch scheint dies wesentlich schwieriger zu sein als bei der allergischen Encephalomyelitis.

Schilddrüsenantikörper kommen zu einem hohen Prozentsatz bei Müttern vor, deren Kinder einen von der Norm abweichenden Chromosomensatz haben. Ein Zusammenhang zwischen Chromosomenveränderungen und Schilddrüsenerkrankungen wird immer wieder beobachtet, doch ist über die Art dieses Zusammenhangs nichts bekannt.

Primär chronische Polyarthritis. Die primär chronische Arthritis ist eine entzündliche Erkrankung der Gelenke und Synovialmembranen unbekannter Ätiologie, in deren Verlauf im allgemeinen bestimmte Antikörper, sogenannte Rheumafaktoren, im Serum festgestellt werden können. Diese Antikörper haben die Eigenschaft, mit hitzeaggregiertem γG-Immunglobulin zu präcipitieren und Erythrocyten zu agglutinieren, die mit menschlichem oder Kaninchen-γ-Globulin beladen sind. Sie sind oft gegen antigene Determinanten gerichtet, die durch enzymatischen Abbau von γG-Immunglobulin freigelegt werden, und sind in einzelnen Fällen spezifisch für bestimmte Gm-Faktoren. Die meisten Rheumafaktoren sind γM-Globuline, doch kommen auch γG-Globuline vor. Zusätzlich zur 19 S-Fraktion des Rheumafaktors kommt im Serum von an chronischer Polyarthritis leidenden Patienten eine 22 S-Fraktion vor, bei der es sich wahrscheinlich um einen Komplex aus 7 S γG-Immunglobulin und Rheumafaktor handelt. Die Rheumafaktoren scheinen bei der Ausbildung der pathologischen Veränderungen, die das Krankheitsbild charakterisieren, nicht ursächlich beteiligt zu sein. Sie kommen nicht selten auch bei anderen Erkrankungen vor und gelegentlich — sogar in großen Mengen — auch bei Gesunden. Gänzlich ohne Rheumafaktoren verläuft die rheumatische Arthritis bei Kindern mit erworbener Agammaglobulinämie.

Lupus erythematodes. Der Lupus erythematodes ist eine weitere Erkrankung des Bindegewebes unbekannter Ätiologie, von der vorzugsweise junge Frauen betroffen werden. Er endet häufig infolge Nierenversagenes letal und ist charakterisiert durch eine extrem starke Zunahme der Antikörperbildungskapazität. Bei diesen Patienten sind sehr seltene Blutgruppenantikörper anzutreffen. Im allgemeinen enthalten die Seren Antikörper gegen DNS, Nucleoprotein, Histone, cytoplasmatische Bestandteile usw., die durch Komplementfixation oder Präcipitation nachgewiesen werden können. Der gegen Nucleoprotein gerichtete Antikörper, der sogenannte LE-Faktor, reagiert mit den Antigenen des Zellkerns. Dabei entsteht eine verquollene, strukturlose Masse, die von Granulocyten phagocytiert wird. Das höchst ungewöhnliche mikroskopische Bild, das die Leukocyten bieten, ist ein wertvolles Diagnostikum und wird als LE-Phänomen bezeichnet.

Die Anti-DNS-Antikörper sind in einzelnen Fällen beim Menschen genauer untersucht worden. Einige reagieren besser mit denaturierter als mit nativer DNS, andere etwa gleich stark mit beiden und eine 3. Gruppe schließlich reagiert vorzugsweise mit nativer DNS. Mittels Immunofluorescenz konnten Anti-DNS-Antikörper im Zellkern von Bindegewebszellen lokalisiert werden. Daneben zeigen LE-Patienten eine Lokalisation von γG-Immunglobulin und C3 (β1C) innerhalb der Nierenglomerula. Die Komplementtiter in den Seren sind durchweg erniedrigt, normalisieren sich jedoch nach Behandlung mit Corticosteroiden, wodurch auch Remissionen erzielt werden können. Wie bei anderen Autoimmunkrankheiten ist auch hier die eigentliche Rolle der Antikörper nicht geklärt. Analoge Erkrankungen bei Versuchstieren gibt es nicht.

Glomerulonephritis. Die Glomerulonephritis ist charakterisiert durch pathologische Veränderungen in der Basalmembran menschlicher Glomerula. Sie ist häufig Folge einer Infektion mit hämolytischen Streptokokken der Typen 12, 4 und 1. Mehr als 80% entfallen auf Typ 12, und zwar aufgrund des Gehalts an sogenanntem M-Protein.

2 Entstehungsmechanismen sind möglich: 1. Antikörper reagieren mit einem in der Basalmembran lokalisierten Antigen; 2. Antigen-Antikörperkomplexe, die selbst in keiner Beziehung zu glomerulären Strukturen stehen, werden im Bereich der Basalmembran abgelagert. Durch Immunofluorescenz und Elektronenmikroskopie konnte im 1. Fall eine gleichmäßige, im 2. Fall eine disseminierte Verteilung von Antikörper und Komplement im Bereich der glomerulären Basalmembranen nachgewiesen werden.

In einem für den ersten Mechanismus charakteristischen Modellversuch konnte gezeigt werden, daß man durch Immunisierung von Versuchstieren mit heterologem Nierengewebe Antiseren erhält, deren Injektion in die Nierenspender zur Ausbildung einer Glomerulonephritis führt. In einigen Fällen kann es auch nach Injektion von heterologem Nierengewebe bei den Tieren, die zur Gewinnung des Antiserums benutzt wurden, zu nephritischen Veränderungen kommen.

Gewöhnlich kann man im Serum von Menschen mit Glomerulonephritis keine zirkulierenden Antikörper gegen Basalmembranantigen nachweisen. Jedoch hat vor kurzem Dixon nach doppelseitiger Nephrektomie — vor Transplantation einer gesunden Niere — Antikörper in der Zirkulation feststellen können. Offenbar werden die Antikörper von glomerulonephritischen Nieren im Augenblick ihrer Entstehung laufend abgefangen; denn 24 Std nach Transplantation der normalen Niere waren sie im Serum nicht mehr nachweisbar. Diese Befunde liefern starke Beweise für die ursächliche Beteiligung von Autoantikörpern bei der Pathogenese der menschlichen Glomerulonephritis.

Zu den verschiedenen anderen Versuchsmodellen, denen der erste Mechanismus zugrunde liegt, gehört die Masugi-Nephritis. Sie wird bei Tieren durch Injektion eines heterologen Antinierenserums erzeugt. Die ursprüngliche Versuchsanordnung bestand darin, daß Enten mit Kaninchenniere immunisiert wurden. Das Anti-Nierenserum wurde Kaninchen injiziert und verursachte Proteinurie und andere pathologische Veränderungen, die für eine Glomerulonephritis typisch sind. Die Antikörper konnten in der Basalmembran der Glomerula fluorescenzoptisch dargestellt werden. Es wurde gezeigt, daß das Kaninchen während der 7—10 Tage, die nach der Injektion des Anti-Nierenserums bis zum Auftreten der Krankheit vergehen, gegen das artfremde Immunglobulin, welches an die glomerulären Basalmembranen fixiert wird, seinerseits Antikörper bildet. Durch die Reaktion dieses Anti-Antikörpers mit dem Antigen-Antikörper-Komplex in der Niere wird unter Komplementaktivierung das Krankheitsgeschehen ausgelöst. Für Komplementbeteiligung spricht auch, daß die Krankheit durch pepsinabgebaute Fragmente des nephrotoxischen Antikörpers nicht erzeugt werden kann.

Der 2. Mechanismus, bei dem es durch Ablagerung von Antigen-Antikörper-Komplexen in der Niere zu einer Glomerulonephritis kommt, ist im Kapitel „Serumkrankheit" (Abb. 13.7) beschrieben worden.

Ein anderes interessantes Versuchsmodell stellen NZB/B1-Mäuse dar, die frühestens im Alter von 5—7 Monaten spontan an einer hämolytischen Anämie erkranken und teilweise an den Folgen einer chronischen Glomerulonephritis sterben. Der passive Transfer von Milzzellen, gewonnen aus erwachsenen Mäusen, die an Glomerulonephritis erkrankt sind, führt bei 4 Wochen alten Empfängertieren nach weiteren 4—9 Wochen zu einer Glomerulonephritis. Neuere Untersuchungen haben zeigen können, daß sowohl die hämolytische Anämie als auch die Glomerulonephritis durch Injektion zellfreier Filtrate bei säugenden Mäusen erzeugt werden kann. Virusähnliche Partikel, ähnlich onkogenen Viren, konnten elektronenmikroskopisch nachgewiesen werden. Man muß daher, obwohl noch keine eindeutigen Beweise erbracht werden konnten, die Möglichkeit einer viralen Ätiologie dieser Autoimmunkrankheit in Betracht ziehen. Die Art der Lokalisation der Antigen-Antikörper-Komplexe — nach bisherigen Untersuchungen handelt es sich um DNS-Anti-DNS-Komplexe — spricht für einen Krankheitstyp nach dem 2. Mechanismus. Die Injektion von Komplexen aus DNS und methyliertem Rinderserumalbumin führt bei 4 Monate alten Mäusen zu einem Zeitpunkt, zu dem Spontanerkrankungen noch nicht auftreten, zu einer sich rasch entwickelnden Glomerulonephritis.

Bei zahlreichen anderen Erkrankungen sind Autoantikörper festgestellt worden, so bei Morbus Addison, Myasthenia gravis, Colitis ulcerosa usw. Viele andere Autoantikörper gegen Gewebsbestandteile können ebenso bei Gesunden auftreten; ihre Rolle bzw. Funktion sowie die Natur der dazugehörigen Antigene müssen in weiteren Untersuchungen geklärt werden.

Literatur

Ackroyd, J. F.: Immunological methods. Oxford: Blackwell 1964. *Methodische Angaben zur Durchführung der passiven cutanen Anaphylaxie, des Schultz-Dale-Versuchs und der anaphylaktischen Histaminfreisetzung.*
Bloch, K. S.: The anaphylactic antibodies of mammals including man. Progr. Allergy 10, 84 (1966). Basel: S. Karger.
Bloom, B. R., Chase, M. W.: Transfer of delayed-type hypersensitivity. Progr. Allergy 10, 151 (1967). Basel: S. Karger. *Ein ausgezeichneter, kritischer Überblick über die Literatur und eine Analyse der mit der passiven Übertragung der Allergie vom Spättyp bei Mensch und Tier zusammenhängenden Probleme.*
Humphrey, J. H., White, R. G.: Immunology for students of medicine. 2nd ed. Philadelphia (Pa.): F. A. Davis Company 1964.

Kabat, E. A.: Kabat and Mayer's experimental immunochemistry. 2nd ed. Chapter 6. Springfield (Ill.): Charles C Thomas Publ. 1961.
Kunkel, H. G., Tan, E. M.: Autoantibodies and disease. Advanc. Immunol. 4, 351 (1964).
Leskowitz, S.: Mechanism of delayed reactions. Science 155, 350 (1967).
Miescher, P., Grabar, P. (ed.): Fifth International Symposium on Immunopathology. Basel: B. Schwabe & Co. 1967. *Die neuesten Befunde über die Glomerulonephritis.*
Ovary, Z.: PCA reaction and its elicitation by specific immunoglobulin species and fragments. Fed. Proc. 24, 94 (1965).
Patterson, P. Y.: Experimental allergy, encephalomyelitis and autoimmune disease. Advanc. Immunol. 5, 131 (1966). New York: Academic Press. *Eine umfassende Übersicht über den gegenwärtigen Kenntnisstand.*
Raffel, S. (Guest ed.): Basic and clinical immunology. Med. Clin. N. Amer. 49, 1487—1768. *Eine Reihe von Übersichtsarbeiten über vorwiegend medizinische Aspekte der Immunologie einschließlich der Allergie und Autoimmunerkrankungen.*
Samter, M. (ed.): Immunological diseases. Boston: Little, Brown and Company 1966.
Schlossman, S. F., Ben-Efraim, S., Yaron, A., Sober, H. A.: Immunochemical studies on the antigenic determinants required to elicit delayed and immediate hypersensitivity. J. exp. Med. 123, 1083 (1966).
— Levine, H.: Immunochemical studies on delayed and Arthus type hypersensitivity. I. The relationship between antigenic determinant site size and antibody combining site size. J. Immunol. 98, 211 (1967).
Siegel, B. B.: Hidden contacts with penicillin. Bull. Wld Hlth Org. 21, 703 (1959). *„Detektivgeschichten" zur Aufklärung der Ursachen von Penicillinallergien, die z. B. auf penicillinhaltige Milch, verunreinigte Spritzen und Spureninhalation zurückgeführt werden können.*
Stanworth, D. R.: Reaginic antibodies. Advanc. Immunol. 3, 181 (1963). New York: Academic Press.
Turk, J. L. (Scientific ed.): Delayed Hypersensitivity. Specific cell-mediated hypersensitivity. Brit. med. Bull. 23, 1—97 (1967). *Ein Symposium, das die verschiedensten Aspekte der Allergie vom Spättyp behandelt.*
Uhr, J. W.: Delayed hypersensitivity. Physiol. Rev. 46, 359 (1966).
Wolstenholme, G. E. W., O'Connor, M.: Cellular aspects of immunity. Ciba Foundation Symposium. London: J. and A. Churchill 1966. *Eine umfassende Übersicht über die an den verschiedensten immunologischen und allergischen Reaktionen beteiligten Zellen.*

14. Immunologische Toleranz

Wir haben im vorhergehenden Kapitel gesehen, daß Immunreaktionen, die gegen körpereigene Gewebsantigene gerichtet sind (Autoimmunreaktionen), zu schweren Schädigungen führen können. Autoimmunreaktionen sind jedoch relativ selten, so daß sich die Frage erhebt, warum normalerweise eine Immunantwort gegen die eigenen Gewebsantigene ausbleibt.

Den vielleicht wichtigsten theoretischen und auch experimentellen Beitrag zur Klärung dieser Frage lieferten Transplantationsversuche.

Immunologische Grundlagen der Gewebstransplantation

Untersuchungen über Gewebstransplantationen bei Mensch und Tier führten zu Ergebnissen, die im wesentlichen durch immunologische Phänomene erklärt werden konnten. Es ist eindeutig nachgewiesen worden, daß Hautstücke, die von einem Körperteil auf einen anderen des gleichen Individuums transplantiert werden *(Autotransplantate)* gut angenommen werden und unbegrenzt weiterleben. Die gleichen Hautstücke, jetzt aber auf ein nicht verwandtes Individuum der gleichen Art übertragen *(Homotransplantate)*, überleben gewöhnlich nur 7—10 Tage. Dabei entwickelt sich anfänglich eine normale Blutversorgung; bald aber tritt eine Entzündung auf mit Lymphocyten- und Monocyteninfiltration; die Transplantate werden nekrotisch und lösen sich ab. Zwischen eineiigen Zwillingen oder zwischen Tieren eines Inzuchtstammes leben Transplantate unbegrenzt weiter, so als seien sie Autotransplantate. Inzuchtstämme erhält man durch wiederholte Bruder-Schwester-Paarung, bis schließlich eine gewisse genetische Homogenität erreicht wird. Man stellte bei Experimenten mit Hauttransplantaten eine auffallende Analogie der Ergebnisse zu anderen Immunphänomenen fest: Ein Tier, das zuvor ein Hautstück von einem bestimmten Spender abgestoßen hatte, wies ein zweites Transplantat des gleichen Spenders nun viel schneller ab. Diese beschleunigte Abstoßung war spezifisch, denn ein zur gleichen Zeit übertragenes Transplantat eines anderen Spenders überlebte die übliche Zeit. Man bezeichnet die zur Erstabstoßung von Transplantaten nicht verwandter Individuen führenden Reaktionen als „Primärreaktion" *(first set)*, die beschleunigte Abstoßung nach Übertragung eines zweiten Hautstückes vom gleichen Spender als „Sekundärreaktion" *(second set)*. Unter bestimmten Umständen werden Zweit- und weitere Transplantate abgestoßen, ohne daß eine Blutversorgung auch nur in den Anfangsstadien zustandegekommen ist. Man spricht vom sog. „Weißen Phänomen" *(white graft).*

Es wird angenommen, daß die Abstoßung von Transplantaten die Folge einer Immunantwort gegen genetisch determinierte Antigene ist, die im Gewebe des Spenders vorhanden sind, im Gewebe des Empfängers aber fehlen. Diese Antigene nennt man *Histokompatibilitäts* (H)-Antigene. Sie sind in vielen Species in großer Zahl gefunden worden. Bei Mäuseinzuchtstämmen gelang es, die genetische Kontrolle der Histokompatibilitätsantigene sorgfältig zu analysieren. Dabei konnten 13 Loci identifiziert werden, von denen 2 X- bzw. Y-chromosomengebunden sind; die anderen werden von H1 bis H11 durchnumeriert. Ein Locus, bei Mäusen der H2-Locus, ist von überragender Bedeutung. Bei Mäusen sind viele H-Antigene sowohl auf den roten Blutkörperchen als auch auf anderen Zellen vorhanden. Sie können durch Hämagglutination nachgewiesen werden. Die Bedeutung der Kompatibilität der H-Antigene für erfolgreiche Transplantationen konnte auch durch Tumortransplantationen innerhalb von Inzuchtstämmen gezeigt werden. Der H2-Locus determiniert eine größere Zahl von Antigenen; er besteht aus einer Reihe eng gekoppelter Gene auf dem gleichen Chromosom. Die Überlebensdauer eines Ersttransplantats zwischen 2 verschiedenen Inzuchtstämmen ist abhängig vom Grad der Histokompatibilität, wobei eine Übereinstimmung im H2-Locus die Abstoßung merklich hinauszögert.

Auch beim Menschen werden zahlreiche Untersuchungen über die Antigene der Leukocyten durchgeführt in der Hoffnung, durch die Auswahl kompatibler Spender die Überlebenszeit von Transplantaten zu verlängern.

Die immunologische Natur der Transplantatabstoßung findet eine weitere Stütze in Befunden, nach denen Lymphocyten eine entscheidende Rolle für die Abstoßung spielen. Entfernt man Mäusen unmittelbar nach der Geburt den Thymus, so sind diese Tiere nicht mehr imstande, Transplantate abzustoßen. Wird ein Lymphknoten einer Maus vom Stamm A, die ein Hauttransplantat von einem nicht verwandten Spender S abgestoßen hatte, einer normalen Maus des Stammes A implantiert, so erlangt diese die Fähigkeit, Haut von S beschleunigt abzustoßen. Man nennt dies *adoptiv erworbene Immunität.* Sie setzt voraus, daß lebende, immunologisch stimulierte Zellen übertragen werden, die die Histokompatibilitätsantigene des Spenders wiedererkennen. Eine derart adoptiv immunisierte Maus zeigt hingegen eine normale Erstabstoßungsreaktion gegenüber Haut, die vom Spender S verschiedene H-Antigene trägt.

Grundlegende Meinungsverschiedenheiten bestehen bei der Frage, ob die Abstoßung von Transplantaten ausschließlich ein cellulärer Prozeß ist oder ob auch zirkulierende Antikörper eine Rolle spielen.

Einige Forscher konnten durch lymphoide Zellen von Mäusen des Stammes A, die Hauttransplantate von Mäusen des Stammes B abgewiesen hatten, eine beschleunigte Abstoßung von B-Haut herbeiführen, wenn sie die Zellen in Millipore-Diffusionskammern in normale Mäuse des Stammes A einsetzten. Anderen gelang es jedoch nicht, diesen Effekt nachzuweisen. Beim Menschen führte die Immunisierung von Personen der Blutgruppe O mit A-Erythrocyten zu einer wesentlichen Verkürzung der Abstoßungszeit von Hauttransplantaten inkompatibler A-Spender, verglichen mit denen kompatibler O-Spender. Der Titeranstieg zirkulierender Anti-A-Antikörper war nach der Vorimmunisierung allerdings gering, und es ist nicht auszuschließen, daß zellvermittelte Immunreaktionen für die beschleunigte Abstoßung ausschlaggebend waren.

Immunologische Toleranz gegen Transplantate

Die oben dargelegten Gesetzmäßigkeiten der Gewebstransplantation gelten für viele Species als allgemein verbindlich. Eine geradezu dramatische Ausnahme allerdings lieferte den Schlüssel für das Verständnis der immunologischen Toleranz. Bei zweieiigen, also genetisch verschiedenen Rinderzwillingen, stellte man 2 Arten von Erythrocyten fest, die einen mit den eigenen Blutgruppenantigenen, die anderen mit denen des Mitzwillings. Diese beiden Zelltypen existieren nebeneinander während der gesamten Lebensspanne. Man nennt derartige Tiere *Chimären*. Als Ursache dieses Chimärismus fand Owen den Austausch primitiver blutbildender Zellen von einem Zwilling zum anderen in utero über Anastomosen (Verbindungen zwischen ihren placentaren Blutgefäßen). Die fremden Zellen überleben in jedem Zwilling, und parallel mit der Bildung der eigenen Erythrocyten erfolgt die Bildung von Erythrocyten, die das genetisch determinierte Antigenmuster des anderen Zwillings tragen. Einige Fälle von Erythrocytenchimärismus sind inzwischen auch bei menschlichen Zwillingen entdeckt worden. Die Rinderchimären waren nicht nur deshalb etwas Besonderes, weil 2 Erythrocytentypen nebeneinander existierten, sondern auch weil ein Zwilling Hauttransplantate seines Zwillingsbruders unbegrenzt tolerieren konnte, während er Transplantate anderer Geschwister in der üblichen Weise abstieß.

Diese wechselseitige, beim Austausch von Hauttransplantaten bei Rinderchimären zutagetretende Toleranz — ein Experiment der Natur — legte die Vermutung nahe, daß der Kontakt mit einem Antigen während eines frühen Entwicklungsstadiums dazu führt, daß dieses Antigen als „selbst" erkannt wird und folglich Antikörperbildung und andere immunologische Reaktionen dagegen ausbleiben. Medawar gelang es, experimentell eine derartige Toleranz bei Mäusen zu erzeugen: Er injizierte den Feten in utero lebende Milzzellen, Leukocyten, Vollblut oder auch Gewebssuspensionen eines inkompatiblen Stammes. Wenn die so behandelten Tiere geboren und herangewachsen waren, erwiesen sie sich als tolerant gegenüber Hauttransplantaten des Stammes, der auch die Zellen für die in utero-Injektion geliefert hatte. Man spricht von *aktiv erworbener Toleranz*.

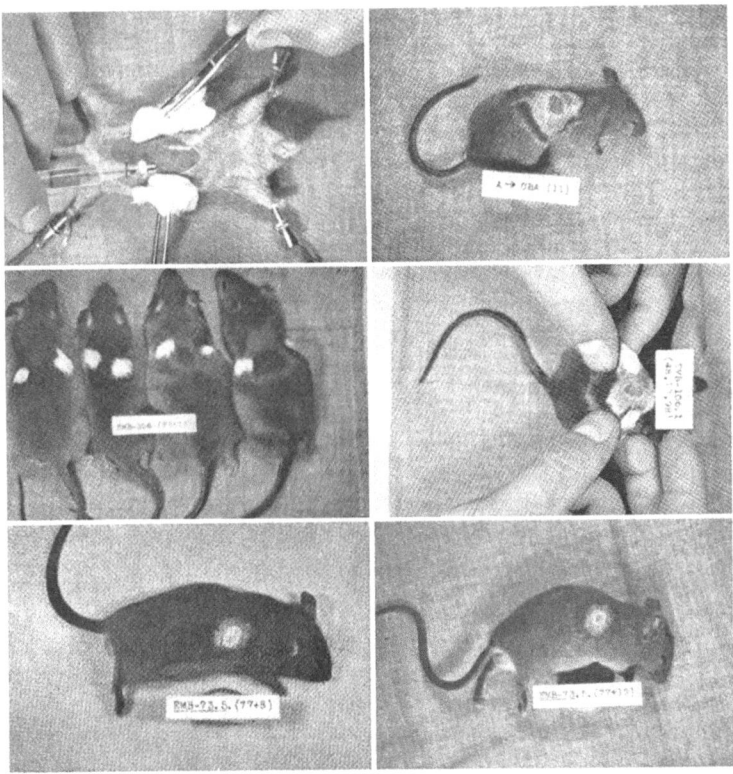

Abb. 14.1. Erzeugung und Brechung von Toleranz gegen Hauttransplantate bei Mäusen. *A* Injektion lebender Milzzellen des Inzuchtstammes A in 17 Tage alte CBA-Feten. *B* Kontrolle: Ersttransplantat von A-Haut auf eine CBA-Maus. Vollständige Abstoßung und Schorfbildung nach 11 Tagen. *C* Gesunde Transplantate von A-Haut mit weißem Haar auf 4 toleranten CBA-Mäusen, denen in utero A-Milzzellen injiziert worden sind. Die Transplantation erfolgte links vor 83 Tagen, rechts vor 33 Tagen. *D* Abstoßung von AU-Haut nach 13 Tagen durch eine gegen A-Haut tolerante CBA-Maus. Das AU-Fremdtransplantat ist zerstört, während die beiden weißen Flecken der A-Haut schon 48 und 98 Tage überleben. *E* Verlust der Toleranz durch Implantation von Lymphknotenzellen einer CBA-Maus, die nach Abstoßung fremder A-Haut aktiv immunisiert war. Haarverlust und Entzündung nach 8 Tagen. *F* Dieselbe Maus wie auf Bild *E*, vollständige Abstoßung nach 12 Tagen. (Aus Billingham, R. E., Brent, L., Medawar, P. B.: Phil. Trans. B **239**, 357, [1956]. Mit Erlaubnis des Copyright-Inhabers)

Ein typisches Experiment an 2 Mäuseinzuchtstämmen ist in Abb. 14.1 dargestellt: Der eine Stamm ist braun (agouti) — Stamm CBA —, der andere weiß — Stamm A. Beide Stämme unterscheiden sich in mindestens 15 Transplantationsantigenen einschließlich derer des H2-Locus. Erstübertragungen von Haut von A- auf CBA-Mäuse wurden nach einer mittleren Überlebenszeit von $11,0 \pm 1,1$ (Standardabweichung) Tagen abgestoßen. Umgekehrt hatte CBA-Haut auf A-Mäusen eine Überlebenszeit von $10,2 \pm 0,9$ Tagen. Das erste Bild (A) zeigt die Injektion einer Zellsuspension von A-Gewebe in die Feten einer CBA-Maus; (B) zeigt zur Kontrolle, wie A-Haut, auf eine normale CBA-Maus transplantiert, nach 11 Tagen aussieht. Die Abstoßung ist vollständig. Bild (C) zeigt den gesunden weißen Haarwuchs von A-Hauttransplantaten auf 4 CBA-Mäusen, die in utero Zellen des Hautspenders erhalten hatten. In allen 4 Fällen ist die Transplantation auf der linken Seite 83 Tage, auf der rechten Seite 33 Tage zuvor durchgeführt worden. Bild (D) demonstriert die Spezifität der Toleranz gegen A-Zellen: Die beiden weißen Flecken sind gesunde Transplantate, die 48 bzw. 98 Tage überlebt hatten; dazwischen ist das Transplantat eines fremden AU-Stammes zu sehen, das 13 Tage zuvor übertragen worden war und gänzlich zerstört worden ist. Durch adoptive Übertragung eines Lymphknotens von einer normalen ausgewachsenen CBA-Maus, die mit Haut des A-Stammes immunisiert worden war, konnte die Toleranz gegen A-Haut gebrochen und das Transplantat zerstört werden. Die Bilder 14.1 (E) und (F) zeigen die Abstoßung eines 77 Tage lang tolerierten A-Transplantats 8 bzw. 12 Tage nach einer derartigen Lymphknotenimplantation. Die Einpflanzung eines Lymphknotens einer normalen, nicht immunisierten CBA-Maus führte ebenfalls zum Zusammenbruch eines tolerierten A-Transplantats, jedoch gewöhnlich erst nach längerer Zeit: Der Unterschied entspricht vermutlich der Zeit, die die Zellen eines normalen CBA-Lymphknotens benötigen, um immunologisch auf A-Transplantationsantigene zu antworten. Gleiche Beobachtungen, wie die hier beschriebenen, konnten bei Verwendung von A-Empfängern und CBA-Spendern gemacht werden.

Ähnliches konnte bei Hühnern festgestellt werden. Statt der Injektion von Zellen gibt es eine relativ einfache, von Hasek entwickelte Methode, die *Parabiosetechnik* (Abb. 14.2 A), mit deren Hilfe zwischen 2 Embryonen verschiedener Hühnerrassen eine Kreuzzirkulation des Blutes herbeigeführt wird. Freigelegte Stellen zweier Eier werden aneinandergelegt und mit einer dünnen Schicht geronnenen Plasmas verbunden. Nach wenigen Tagen bilden sich in diesem Plasmaklümpchen Blutgefäße, die die beiden Kreislaufsysteme verbinden. Aus derartigen Eiern ausgeschlüpfte Küken nehmen gegenseitig Hauttransplantate an. Die Abbildungen 14.2 (B) und (C) zeigen reziproke Transplantate von einem Rhodeländer auf ein weißes Leghorn und umgekehrt von einem Leghorn auf einen Rhodeländer, die 282 bzw.

240 Tage überlebt haben. Toleranz ist auch zwischen verschiedenen Species erzeugt worden, und zwar durch Parabiose zwischen Hühner- und Puteneiern sowie zwischen Hühner- und Enteneiern.

Der Kontakt von fetalen Tieren mit Antigenen hat also zur Folge, daß diese Antigene von den Empfängern nicht mehr als „fremd" erkannt, sondern als „selbst" angesehen werden. Da es sich bei den

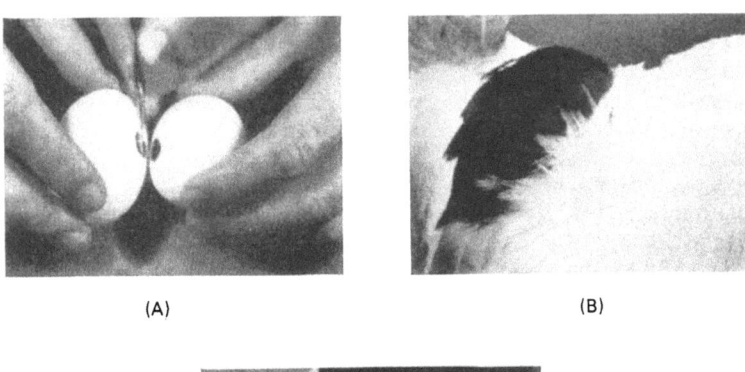

(A)   (B)

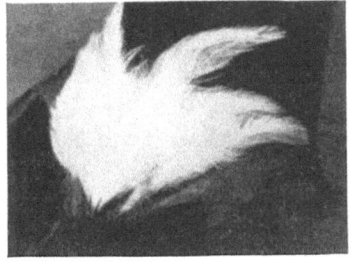

(C)

Abb. 14.2. *A* Parabiosetechnik mit zwei 11 Tage alten Hühnerembryonen zur Herbeiführung einer Kreuzzirkulation. *B* Ein Rhodeländer-Transplantat 282 Tage nach Übertragung auf den 6 Tage alten Parabiosepartner. *C* Transplantat von einem Weißen Leghorn 240 Tage nach Übertragung auf den gerade geschlüpften Rhodeländer-Parabiosepartner. (Aus Billingham, R. E., Brent, L., Medawar, P. B.: Phil. Trans. B **239**, 357 [1956]. Mit Erlaubnis des Copyright-Inhabers)

Antigenen in diesem Falle um Bestandteile lebender Zellen handelt, die sich vermehren, wird während der gesamten Lebensdauer des Wirtes ständig neues Antigen gebildet, und jeder weitere Kontakt mit Zellen gleichen Genotyps bzw. der gleichen Antigenzusammensetzung — z. B. mit Hauttransplantaten — wird ebenfalls als „selbst" behandelt und toleriert.

Das Alter, in dem mit lebenden Zellen Toleranz erzeugt werden kann, variiert von Species zu Species. Bei einigen kann sie noch kurz nach der Geburt bzw. nach dem Ausschlüpfen induziert werden, bei anderen nur pränatal.

Man vermutet, daß das Unvermögen der Feten oder der Neugeborenen, die zugeführten fremden Zellen abzustoßen, darauf beruht, daß ihr Immunapparat noch nicht voll entwickelt ist. Diese Hypothese wurde durch Befunde gestützt, nach denen es möglich war, bei erwachsenen Tieren experimentell Chimären zu erzeugen, indem man ihre immunologische Reaktivität durch hohe Dosen Röntgenstrahlung (die normalerweise letal sind) zerstörte und ihnen dann Knochenmarks- oder Milzzellsuspensionen eines anderen Stammes injizierte. Diese lebenden Knochenmarkszellen siedeln sich in den blutbildenden Organen des Empfängers an, teilen sich fortwährend und bilden reife rote und weiße Blutkörperchen. In diesem Fall kann sogar die Barriere zwischen verschiedenen Species durchbrochen werden: So sind z. B. bestrahlte Mäuse mit Rattenerythrocyten zu Chimären gemacht worden.

Welche Rolle das Alter bei der Erzeugung von Toleranz spielt, ist noch nicht genau geklärt. Wie man zeigen konnte, bildet der Schafsfetus, der nach 150 Tagen ausgetragen ist, schon nach 41 Tagen Tragezeit (6 Tage nach Injektion) Antikörper gegen ΦX 174 Bakteriophagen. Dagegen konnte der Fetus erst im Alter von 66 Tagen auf Ferritin und im Alter von 125 Tagen auf Eialbumin mit der Bildung von Antikörpern antworten. Eine Immunantwort auf *Salmonella typhi*, Diphtherietoxoid oder BCG (eine abgeschwächte Form des Tuberkelbacillus, mit der in der Humanmedizin immunisiert wird) erfolgte erst einige Tage nach der Geburt. Die Fähigkeit, Fremdtransplantate abzustoßen, entwickelte sich erst um den 80. Tag des fetalen Lebens. Bei einigen anderen Species jedoch ließ sich die Fähigkeit zur Immunglobulin- und Antikörperbildung bereits zu einem Zeitpunkt nachweisen, zu dem sich auch gut Toleranz induzieren läßt. Die allgemeine Ansicht, daß der Immunapparat bei der Geburt noch unentwickelt sei, ist also nicht allzu fest begründet.

Graft versus host-Reaktion

Ein wichtiges Problem bei der experimentellen Erzeugung von Toleranz ist die *Graft versus host*-Reaktion. Strahlenchimären haben keinen eigenen intakten Immunapparat mehr, der die übertragenen Zellen zerstören könnte. Da aber die fremden Zellen, vor allem Milzzellen, selbst immunkompetent sind, kann es geschehen, daß sie nicht nur proliferieren, sondern sogar gegen die Antigene des Empfängers immunologisch reagieren. Fremde immunkompetente Zellen, mit deren Hilfe in neugeborenen Mäusen Chimärismus erzeugt wurde, können in der gleichen Weise reagieren. Nicht immunkompetente Zellen wie Erythrocyten, Epithelzellen, Nierenzellen usw. haben diese Fähigkeit nicht; für die „Graft versus host-Reaktion" sind also die Zellen des lymphatischen Systems verantwortlich. Die Graft versus host-Reaktion ist die Ursache für ein Krankheitsbild, das bei heranwachsenden Mäusen *Runt disease,* bei bestrahlten erwachsenen Mäusen *Homologous disease* (Abb. 14.3) genannt wird. Es ist charakterisiert durch Diarrhoe, Wachstumshemmung, Haarausfall, Hautkrankheit und Atrophie des lymphatischen Gewebes im ganzen Körper. Häufig tritt auch hämolytische Anämie auf, allerdings nicht bei Mäusen. Die Schwierigkeiten, die sich durch die Runt-Krankheit für Toleranzexperimente ergeben, sind

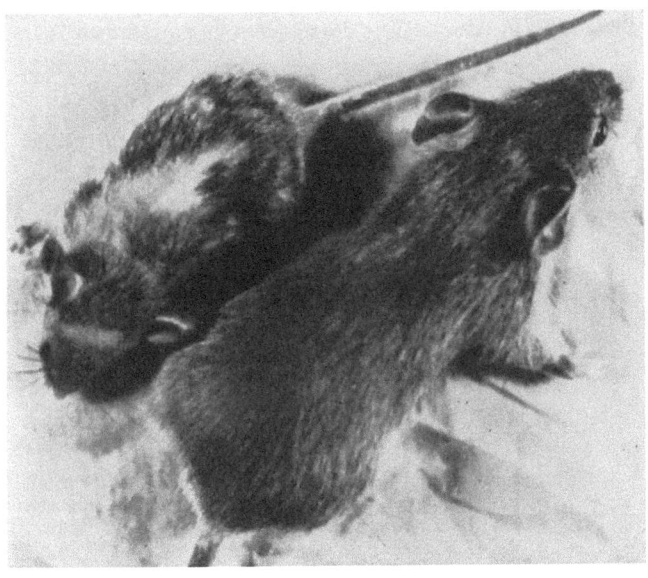

Abb. 14.3. Eine von der Runt-Krankheit befallene Maus (6,5 g), zusammen mit einer normalen Maus aus dem gleichen Wurf (17 g). Dem erkrankten, 40 Tage alten Tier — (ein $C_3H \times ST/A)F_1$-Hybrid — wurden im Alter von 2 Tagen 20 Mill. Milzzellen eines erwachsenen C_3H-Tieres injiziert. (Aus Simonsen, M.: Progr. Allergy 6, 349 [1962]. Basel-New York: Karger)

offensichtlich. Das oben beschriebene CBA-A-System wird noch als besonders vorteilhaft angesehen, denn die Letalität durch die Runt-Krankheit, selbst bei Übertragung von Milzzellen, liegt nur bei 50%. Graft versus host-Reaktionen sind auch das Haupthindernis für die therapeutische Anwendung von Knochenmarkstransplantationen beim Menschen.

Man kann jedoch Graft versus host-Reaktionen vermeiden, wenn man bestimmte genetische Regeln beachtet. Verwendet man F_1-Hybriden, so sind diese inkompatibel für beide Elternstämme, da sie Antigene tragen, die jeweils einem Elternteil fehlen. Andererseits sind

F_1-Zellen jedoch nicht in der Lage, eine Graft versus host-Reaktion bei den Elternstämmen auszulösen, denn sie besitzen ja Antigene von beiden Eltern. Toleranz von elterlichen Stämmen gegen F_1-Hybride kann deshalb bei Neugeborenen oder bei bestrahlten Tieren herbeigeführt werden, ohne daß dabei Runt-Krankheit auftritt. Im umgekehrten Falle tolerieren F_1-Hybride Zellen oder Hauttransplantate des einen oder anderen Elternteils. Wenn man aber F_1-Hybriden elterliche Zellen überträgt, dann können diese gegen die Antigene, die sie selbst nicht besitzen, reagieren und somit eine Graft versus host-Reaktion auslösen. Man verfügt also über ein System, das es erlaubt, jedes Phänomen in Abwesenheit des anderen zu untersuchen.

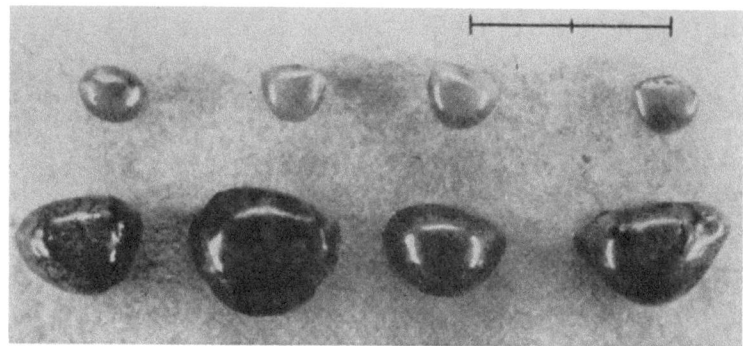

Abb. 14.4. Größenzunahme der Milz bei 3 Tage alten Küken, die mit Milzzellen ausgewachsener Hühner 3 Tage vor dem Ausschlüpfen intravenös injiziert wurden. Obere Reihe: Kontrollen. (Aus Simonsen, M.: Progr. Allergy 6, 349 [1962]. Basel-New York: Karger)

Die Graft versus host-Reaktion wurde zu einer Nachweismethode für immunkompetente Zellen entwickelt. Injiziert man gerade geschlüpften Küken oder Hühnerembryonen immunkompetente, inkompatible Zellen, so zeigt sich innerhalb von 8—10 Tagen eine wesentliche Vergrößerung der Milz (Abb. 14.4) und auch der Leber, bedingt durch die Vermehrung der fremden Zellen und durch einen stimulierenden Effekt auf die Zellen des Empfängers, die schneller proliferieren. Bei diesen Tieren kann sich eine mit Milzatrophie einhergehende Runt-Krankheit ausbilden. Mit Hilfe dieser Methode konnte nachgewiesen werden, daß Lymphocyten, nicht aber Monocyten oder polymorphkernige Leukocyten für die Immunantwort verantwortlich sind. F_1-Hybriden werden häufig als Empfänger benutzt, nicht nur wegen der oben erwähnten Vorteile, sondern auch weil F_1-Hybriden noch 10 bis 14 Tage nach der Geburt zu derartigen Versuchen herangezogen werden können, während andere inkompatible Stämme nur bis einen Tag nach der Geburt verwendbar sind. Auch bei anderen Species tritt 8—10 Tage nach Übertragung inkompatibler Zellen eine Milzvergrößerung auf.

Eine weitere brauchbare Modifikation der Graft versus host-Reaktion ist folgende: Man gibt inkompatible Zellsuspensionen aus Blut, Thymus, Milz usw. auf die Chorioallantoismembran eines Hühnerembryos. Die Beimpfung der Chorioallantois ist eine in der Viruszüchtung weitverbreitete Technik. Hebt man ein kleines Stück der Schale und der Eihaut eines befruchteten Hühnereis ab, so liegt die stark vascularisierte Chorioallantois frei. Sie kann von der Innenseite der Schale abgezogen werden, so daß eine große Fläche entsteht, auf die verdünnte Zellsuspensionen aufgetragen werden können. Man deckt

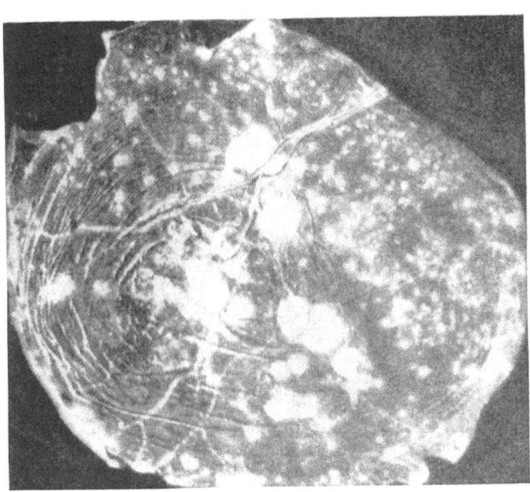

Abb. 14.5. Chorioallantoismembran eines Hühnerembryos, die am 12. Tag mit einer Suspension reifer Hühnerleukocyten inoculiert und nach 6tägiger Inkubation bei 38° C isoliert wurde. Typische größere Knötchen und viele kleinere Herde, wahrscheinlich sekundären Ursprungs, sind zu erkennen. (Aus Boyer, G.: Nature 185, 327 [1960]. Mit Erlaubnis des Copyright-Inhabers Macmillan [Journals], Ltd., London)

das Loch in der Eischale ab und inkubiert das Ei 4—7 Tage lang bei 37° C. Dann wird die Chorioallantois entfernt und untersucht. Man beobachtet eine große Zahl winziger Knötchen (Abb. 14.5). Stammen die übertragenen Zellen aber von kompatiblen Spendern, so können lediglich einige wenige Knötchen nachgewiesen werden. Quantitative Untersuchungen haben ergeben, daß ca. 10 000 Blutleukocyten erforderlich sind, um ein einziges Knötchen zu bilden. Außerdem sind viele konfluierende Areale zu sehen, die unter Umständen Sekundärherde darstellen (Abb. 14.5). Ursprünglich nahm man an, daß die wirksamen

Zellen große und mittelgroße Lymphocyten sind. Überschlagsrechnungen ergaben, daß 40—1000 solcher Zellen notwendig sind, um ein Knötchen zu bilden. Daneben wurde die Meinung vertreten, daß die kleinen Lymphocyten, die in weit größerer Anzahl vorhanden sind, die eigentlich wirksamen Zellen sind. Viele Forscher nehmen an, daß jedes Knötchen von einer einzigen Zelle induziert wird, und daß die anderen Zellen für die in der Chorioallantois vorhandenen Antigene nicht immunkompetent sind. Dieser Punkt ist wichtig für die Frage, auf wie viele Antigene eine einzige Zelle reagieren kann und damit auch entscheidend für die Beurteilung bestimmter Theorien der Antikörperbildung.

Sowohl bei der Induktion der Graft versus host-Reaktion als auch bei der Abstoßung von Transplantaten in toleranten Tieren scheint der kleine Lymphocyt die entscheidende Zelle zu sein, denn mit Lymphocyten aus dem Ductus thoracicus (vgl. Kapitel 10) lassen sich beide Phänomene auslösen.

Einfluß verschiedener Faktoren auf die Toleranz gegen lebende Zellen

Die Anzahl von Zellen, die nötig ist, um in neugeborenen Mäusen Toleranz zu erzeugen, hängt von den jeweiligen Histokompatibilitätsunterschieden ab. Wie aus Tabelle 14.1 ersichtlich, sind im Falle von Histokompatibilitätsunterschieden am starken H2-Locus 1,25 Mill. Zellen imstande, bei 43% der Tiere Toleranz zu erzeugen, während bei Unterschieden in schwachen Inkompatibilitätsloci schon 78 000 Zellen ausreichen, um denselben Effekt zu erzielen. Die notwendige Dosis steigt mit dem Alter der Empfänger schnell an. Mit 5 Mill. (CBA$\times$A)F_1-Zellen läßt sich bei allen A-Empfängertieren Toleranz erzeugen, wenn es sich um neugeborene Tiere handelt, aber lediglich bei 35% der Tiere, wenn sie 2 Tage alt sind und überhaupt nicht mehr, wenn sie bereits 4 Tage alt sind. Wählt man eine Dosis von 5 Mill. Zellen pro Gramm Körpergewicht (man bezieht die Dosis auf das Körpergewicht, um dadurch das Wachstum der Tiere in Rechnung zu stellen), so wird am 6. Tag noch bei 27% der Tiere, am 8. Tag jedoch überhaupt keine Toleranz mehr induziert. Nur riesige Mengen an Milzzellen und wiederholte Injektionen können ältere Mäuse tolerant machen: Mit 650 Mill. Zellen verteilt auf 12 Injektionen erzielte man bei 20 von 34 13 Tage alten Tieren Toleranz bei vorliegender H2-Inkompatibilität. Nur bei sehr geringen Histokompatibilitätsunterschieden ist es möglich, Toleranz bei erwachsenen Tieren zu erzeugen. Diese Tiere verhalten sich dann wie Chimären und gleichen im wesentlichen neonatal tolerant gemachten Tieren. Bei der Erzeugung von Toleranz ist die gleiche Dosis von Zellen intravenös injiziert wirksamer als intraperitoneal; völlig unwirksam ist die subcutane Verabreichung. Immunsuppressive Drogen und Bestrahlung begünstigen die

Tabelle 14.1. *Auswirkung von Histokompatibilitätsunterschieden auf die Induktion von Toleranz durch intravenöse Injektion von Zellen.* (Nach Rowland, G.: Brit. med. J. **21**, 123 [1965])

Spenderzellen	Empfänger	Histokompatibilitäts-unterschiede in folgenden Loci	Anzahl injizierter Zellen · 10^6							
			5,0	2,5	1,25	0,62	0,31	0,16	0,078	0,037	0,018
			% hochtoleranter Tiere [a]								
(CBA·A)F$_1$	A	H2 (stark)	100	70	43	0	0				
CBA	C3H	H1 und H3 (schwach)					100	79	42	22	0

[a] Als hochtolerant werden die Tiere bezeichnet, bei denen ein Testtransplantat im Vergleich zu Normaltieren die fünffache Zeit gesund überlebt.

Toleranzinduktion und verlängern die Lebenszeit von Homotransplantaten.

Die Erzeugung von Toleranz ist ein wichtiges Mittel zum Studium von transplantablen Tumoren, die auf nicht tolerante histoinkompatible Stämme nicht übertragen werden können.

Bei toleranten Enten, die Transplantate eines bestimmten Hühnerstammes tragen, führt die Injektion eines spezifisch gegen diese Transplantate gerichteten Antiserums zu ihrer schnellen Abstoßung. Gleichzeitig geht der Chimärismus verloren. Derartige Antiseren wurden in einem zweiten Hühnerstamm durch wiederholte Transplantation von Haut und durch Injektion von Knochenmarks- und Milzzellen des ersten Stammes in Freund-Adjuvans gewonnen.

Toleranz gegen nicht celluläre Antigene

Bei der durch lebende Zellen hervorgerufenen Toleranz steht die Persistenz des Antigens im toleranten Tier nicht in Frage. Darüber hinaus besteht bei diesen Tieren kein Zweifel am Fehlen einer Immunantwort, da die Übertragung von Lymphknoten die Toleranz bricht. Andere Arten immunologischer Reaktionsunfähigkeit sind durch Behandlung von Tieren mit nicht lebenden Antigenen nach verschiedenen Methoden induziert worden. Einige dieser Methoden werden im folgenden aufgeführt:

1. Die orale Verabreichung verschiedener Substanzen wie z. B. Dinitrochlorbenzol verhindert für 11—13 Monate bei einem sehr hohen Prozentsatz von Tieren die Ausbildung einer Überempfindlichkeit vom verzögerten Typ und die Bildung von Antikörpern gegen diese Substanzen. Weniger wirksam ist in diesem Fall die intravenöse Injektion.

2. Während Mäuse durch minimale Dosen (ca. 0,01 µg) typspezifischer Pneumokokkenpolysaccharide immunisiert werden, führt die Injektion höherer Dosen (500 µg) nicht zu Immunität, denn diese Mäuse sterben, wenn man sie anschließend mit nur wenigen Pneumokokken infiziert. Diese sog. *Immunparalyse* kann auch leicht bei ausgewachsenen Mäusen erzeugt werden.

3. Erwachsene Kaninchen sind nach Injektion großer Mengen Proteinantigene für längere Zeit unfähig, gegen das betreffende Protein Antikörper zu bilden *(immunologische Reaktionsunfähigkeit)*.

4. Gibt man während des ersten Kontaktes mit dem Antigen gleichzeitig Antimetaboliten wie 6-Mercaptopurin, Cyclophosphamid und Amethopterin, so bleibt die Bildung von Antikörpern aus und bei einem 2. Antigenkontakt ist keine Überempfindlichkeitsreaktion vom verzögerten Typ nachweisbar, selbst wenn der Antimetabolit weiter verabreicht worden ist.

Diese Ergebnisse und die Tatsache, daß Toleranz gegen lebende Zellen auch durch Extrakte dieser Zellen erzeugt werden kann, führten zu dem Schluß, daß Toleranz durch die Unterdrückung der Antikörperbildung infolge der Anwesenheit des Antigens aufrecht erhalten wird. Dies scheint für alle Formen der Toleranz zuzutreffen. Die benötigten Antigenmengen liegen, bezogen auf das Körpergewicht, für ausgewachsene Tiere in der gleichen Größenordnung wie für Neugeborene, und massive Antigendosen können auch bei erwachsenen Tieren in gewissem Umfang Toleranz induzieren.

Das Ausbleiben der Antikörperbildung läßt sich bei Tieren, die gegen Protein- oder Polysaccharidantigene tolerant sind, nach 2 Methoden nachweisen: Bei der 1. Methode wird gezeigt, daß nach intravenöser Injektion des radioaktiv markierten Antigens keine Immunelimination erfolgt, d. h., das Antigen verschwindet nicht schneller aus der Zirkulation als körpereigene Proteine. Diese Technik wird meist beim Studium der Toleranz gegen Serumproteine verwendet. Bei der 2. Methode wird mit Hilfe fluorescierender Antikörper nachgewiesen, daß Zellen toleranter Tiere keine gegen das betreffende Antigen gerichteten Antikörper enthalten. Beide Techniken werden häufig angewandt, ihre Empfindlichkeit ist jedoch nicht genau bekannt. Bei der 1. Methode wäre es wichtig zu wissen, wieviel Antikörper ein Tier pro Zeiteinheit produzieren muß, damit sich die entsprechende Antigeneliminationskurve von einer Normalkurve (Nichtimmunelimination) deutlich unterscheidet. Offensichtlich wird diese Antikörpermenge von der für den Test verwandten Dosis markierten Antigens abhängen, doch scheinen darüber keine experimentellen Daten bekannt zu sein. Die Fluorescenztechnik hat eine hohe Empfindlichkeit für den Nachweis solcher Zellen, die Antikörper in hoher lokaler Konzentration produzieren. Über die Nachweisgrenze ist allerdings nichts bekannt. Wahrscheinlich ist diese Methode nicht geeignet, um Zellen nachzuweisen, die zwar in großer Zahl vorhanden sein können, von denen jede einzelne aber nur sehr wenig Antikörper produziert. In einem solchen Falle könnte die gesamte im Organismus vorhandene Antikörpermenge beträchtlich sein. Sehr oft ist es schwierig, zwischen einem toleranten Tier, also einem Tier, das auf die erste Antigendosis mit der Ausbildung von Toleranz reagiert hat und einem Tier, das von vornherein auf das Antigen nicht reagieren kann, zu unterscheiden.

Unter Berücksichtigung dieser Einschränkungen konnten bei neugeborenen oder erwachsenen Mäusen, die 60 bzw. 40 Tage lang jeden Tag pro Gramm Körpergewicht 0,5 mg Rinderserumalbumin (BSA) und zusätzlich wöchentlich 2 mg des mit Aluminiumhydroxyd präcipitierten Antigens erhalten hatten, weder Antikörper noch antikörperbildende Zellen nachgewiesen werden. Dagegen genügte bei Kontrolltieren eine einzige Injektion von 2 mg des mit Aluminiumhydroxyd präcipitierten Antigens, um die Antikörperbildung zu stimulieren. In diesem Fall waren auch mit Hilfe der Fluorescenztechnik antikörperbildende Zellen nachweisbar. Nach der gleichen Methode konnten auch nach Injektion von 1 µg Pneumokokkenpolysaccharid antikörperhaltige Zellen nachgewiesen werden, nicht aber nach Injektion von 500 µg Polysaccharid.

Eine einzige Injektion von 500 mg BSA rief in der Regel bei neugeborenen Kaninchen eine 6 Monate lang andauernde Toleranz hervor, ohne daß ein weiterer Kontakt mit dem Antigen notwendig war. Diese Toleranz konnte durch Injektion kreuzreagierender Antigene gebrochen werden. So war z. B. Pferde- oder Menschenserumalbumin, das zu 15% mit BSA kreuzreagiert, in solchen toleranten Tieren stark antigen, denn es induzierte nicht nur die Bildung homologer Antikörper, sondern in über 80% der toleranten Tiere wurden, wie durch Immunelimination, Präcipitationsteste und passive Hämagglutination nachgewiesen werden konnte, auch Anti-BSA-Antikörper gebildet. Schweineserumalbumin, das 32% Kreuzreaktivität zeigt, brach die Toleranz nur bei 1/3 der Tiere, während Schafserumalbumin mit 75% Kreuzreaktivität überhaupt nicht imstande war, die Toleranz gegen BSA aufzuheben.

Ob der Kontakt mit einem Antigen zu Immunität oder Toleranz führt, hängt von der Art der Antigenapplikation ab. Bei Injektion von 2,8 µg Menschenserumalbumin in neugeborene, bis zu 36 Std alte Kaninchen konnten innerhalb der folgenden 4 Wochen keine Antikörper nachgewiesen werden und 28% der Kaninchen zeigten keine Immunelimination des markierten Antigens. Wenn allerdings die gleiche Antigenmenge zunächst mit einer überwiegend aus Makrophagen bestehenden Zellsuspensionen eines allotypisch unterschiedlichen Spenders bei 37° C inkubiert und erst dann den neugeborenen Empfängern injiziert wurde, bildeten diese Antikörper, die dem Allotyp des Empfängertieres und nicht dem des Spenders entsprachen. Daneben konnte normales Gammaglobulin vom Spenderallotyp in 8% der Empfängertiere längere Zeit in einer Konzentration nachgewiesen werden, die in etwa der heterozygoter Tiere entsprach.

Kuppelt man einfach aufgebaute Substanzen, wie z. B. Picrylchlorid oder Antigene wie BSA an die Membranen von Erythrocyten (Stroma) oder an Leukocyten, so erhält man Konjugate, die für die Toleranzinduktion bei ausgewachsenen Meerschweinchen hochwirksam sind. Dies konnte durch Ausbleiben sowohl der Überempfindlichkeit vom verzögerten Typ als auch der Antikörperbildung nachgewiesen werden. Wie lange diese Toleranz anhält, ist bislang noch nicht untersucht worden.

Es gibt Anzeichen dafür, daß der Zustand der Toleranz nicht absolut ist. Eine durch Verfütterung von Picrylchlorid hervorgerufene Toleranz kann durch intraperitoneale Injektion eines Konjugates aus Picrylchlorid und einem heterologen Protein gebrochen werden, wobei es zur Produktion zirkulierender anaphylaktischer Anti-Hapten-Antikörper kommt. Wurde das Antigen jedoch an Aluminiumhydroxyd adsorbiert, so bildeten sich präcipitierende Antikörper. Injizierte man picrylierte Meerschweinchenstromata zusammen mit Freund-Adjuvans und verabreichte zusätzlich Picrylchlorid cutan, so führte dies in gewissem Umfang zu Überempfindlichkeit vom verzögerten Typ.

Die durch Immunsuppressiva induzierte Toleranz wird stark von der Dosierung und vom Zeitpunkt der Verabreichung beeinflußt, Faktoren, die offensichtlich mit dem Status der antigenreaktiven Zellpopulation in Zusammenhang stehen. So zeigt sich, daß geringe Mengen 6-Mercaptopurin (6-MP), zugleich mit einem Proteinantigen in Freund-Adjuvans verabreicht, lediglich die Ausbildung der Überempfindlichkeit vom verzögerten Typ hemmen, nicht aber die Synthese zirkulierender Antikörper. Bei Verabreichung von 6-MP über einen längeren Zeitraum kommt es zu einer Hemmung der γG-Antikörpersynthese, während die Bildung von γM-Antikörpern nicht betroffen ist. Eine verstärkte Antikörperbildung kann man erzielen, wenn man 6-MP 1 Woche lang verabreicht und 8 Tage danach das Antigen gibt. Diesen Effekt erklärt man durch eine nach der Medikamenteinwirkung einsetzende verstärkte Lymphocytenproliferation, in deren Verlauf auch eine effektivere antigenreaktive Zellpopulation zu entstehen scheint.

Die Spezifität der Toleranz unterscheidet sich nicht wesentlich von der Spezifität, die man bei der Auslösung der Antikörperbildung, der Überempfindlichkeit vom verzögerten Typ und der Transplantatabstoßung beobachtet. Trotzdem bestehen einige Unterschiede. Die Tatsache, daß man durch geeignete Dosierung von Immunsuppressiva die Überempfindlichkeit vom verzögerten Typ unabhängig von der Bildung von γM- und γG-Antikörpern beeinflussen kann, läßt vermuten, daß jeweils verschiedene Zelltypen beteiligt sind. Bei einem Fall von Myasthenia gravis beobachtete man eine beschleunigte Transplantatabstoßung, aber keine Überempfindlichkeit vom verzögerten Typ. Danach ist es unwahrscheinlich, daß letztere die Grundlage für die Transplantatabstoßung ist. Untersuchungen mit synthetischen Polypeptiden legen den Schluß nahe, daß eine Substanz Toleranz induzieren kann, ohne selbst immunogen zu sein. Neugeborene Kaninchen, denen ein verzweigtes, aus einem poly-L-Lysin-Rückgrat und poly-D,L-Alanin-Seitenketten aufgebautes Polymeres injiziert wurde, das zu 91% aus Alaninresten bestand, erwiesen sich später als unfähig, Antikörper gegen die poly-Alanyl-Determinanten von poly-D,L-Alanyl-Humanserumalbumin oder poly-D,L-Alanyl-Ribonuclease zu bilden. Dagegen bildeten diese Tiere Antikörper gegen die Determinanten der Proteine. Ein ähnliches Ergebnis brachte die Injektion von nicht immunogener Polyglutaminsäure in neugeborene Kaninchen: Die Tiere waren nach dieser Behandlung nicht mehr imstande, gegen das schwach antigene Polypeptid poly-Glu[60]-Ala[40] Antikörper zu bilden, wohl aber gegen das stärkere Antigen poly-Glu[42]-Lys[28]-Ala[30]. Bei all diesen Phänomenen bleibt die exakte Rolle des Antigens noch zu bestimmen. Weitere interessante Aspekte der Toleranz, die hier jedoch nicht berücksichtigt werden konnten, sowie Beiträge zur Theorie der

Toleranz, der Antikörperbildung und der Überempfindlichkeit vom verzögerten Typ findet man in der am Ende des Kapitels vorgeschlagenen Literatur.

Immunologisches Enhancement

Ein weiteres, eng mit der Transplantatabstoßung und der Toleranz verbundenes Phänomen ist das sog. *immunologische Enhancement*. Enhancement wird meist durch Tumortransplantation an Mäusen demonstriert, scheint jedoch von allgemeinerer Bedeutung zu sein. Eine typische Versuchsanordnung ist folgende: Transplantiert man einer Maus vom Stamm B einen Tumor vom inkompatiblen Stamm A, so wird der Tumor abgestoßen. Erhält die Empfängermaus B aber vor der Tumortransplantation Injektionen lyophilisierter Tumorzellen oder anderer Zellen des Stammes A, so wächst der Tumor im Empfängertier trotz der Inkompatibilität beider Stämme. Diese Begünstigung des Tumorwachstums (Enhancement) beruht auf dem Vorhandensein zirkulierender Antikörper, denn derselbe Effekt kann auch durch passive Übertragung von Serum einer B-Maus, die mit A-Gewebe immunisiert worden war, erzielt werden. Durch elektrophoretische Auftrennung derartiger Seren konnte gezeigt werden, daß die für das Enhancement verantwortlichen Antikörper in anderen Fraktionen vorkommen als hämagglutinierende und cytotoxische Antikörper. Der Mechanismus, nach dem diese Antikörper das Tumorwachstum begünstigen und die Transplantatabstoßung unterdrücken, bleibt noch zu untersuchen. Von vordringlichem Interesse ist ferner die Charakterisierung der beteiligten Antigene sowie die Klärung der Frage, ob für Transplantatabstoßung und Enhancement die gleichen Antigene verantwortlich sind.

Literatur

Billingham, R. E., Brent, L., Medawar, P. B.: Quantitative studies on tissue transplantation immunity. III. Actively acquired tolerance. Phil. Trans. B **239**, 357 (1956). *Detaillierte Darstellung der Techniken der Transplantation und Toleranzinduktion.*
Brent, L.: (Scientific Ed.): Transplantation of tissues and organs. Brit. med. Bull. **21**, 97—182 (1965).
Bussard, A. (Organizer): Tolérance acquise et tolérance naturelle à l'égard de substances antigéniques définies. Colloques Internationaux du Centre National de la Recherche Scientifique. Editions C.N.R.S., Paris, No. 116 (1963). *Enthält wichtige Arbeiten über Toleranz.*
Hašek, M., Lengerová, A., Vojtišková (Eds.): Mechanisms of immunological tolerance. Publishing House: Czechoslovak Academy of Sciences, Prague (1962).
Wolstenholme, G. E. W., O'Connor, M. (Eds.): Cellular aspects of immunity. Ciba Foundation Symposium. London. Boston: Little, Brown & Co. 1960.

Die vier Symposien bringen detailliertes Grundlagenmaterial.

Chase, M. W. (Chairman): Symposium on immunological tolerance of defined antigens and haptens. Fed. Proc. 25, 145—168 (1966).

Dausset, J., Rapaport, F. T.: Role of ABO erythrocyte groups in human histocompatibility reactions. Nature (Lond.) 209, 209 (1966). *Erste Untersuchungen über die Rolle eines Antigens mit definierter Struktur bei der Transplantatabstoßung.*

Humphrey, J. H., White, R. G.: Immunology for students of medicine. 2nd ed. Philadelphia: F. A. Davis Company 1964.

Samter, M. (Ed.): Immunological diseases. Boston: Little, Brown & Co. (1965). *Ein knapper Überblick über Gewebstransplantation und mit Immunphänomenen einhergehende Erkrankungen.*

Seventh International Transplantation Conference. Ann. N.Y. Acad. Sci. 129, 1—884 (1966) and earlier conferences. *Verschiedene Gesichtspunkte und neue Entwicklungen auf dem Gebiet der Gewebstransplantation, Toleranz und verwandter Gebiete.*

Simonsen, M.: Graft versus host reactions. Their natural history and applicability as tools of research. Progr. Allergy 6, 349 (1962). Basel: Karger.

Sterzl, J. (Ed.): Molecular and cellular basis of antibody formation. Publishing House: Czechoslovak Academy of Sciences, Prague (1965).

Voisin, G. A., Kinsky, R. G., Jansen, F. K.: Transplantation immunity: Localization in mouse serum of antibodies responsible for hemagglutination, cytotoxicity and enhancement. Nature (Lond.) 210, 138 (1966). *Enthält viele Hinweise auf immunologisches Enhancement.*

15. Ausblick

Die Grundgedanken, die dieses Buch zum Ausdruck bringen wollte, lassen sich vielleicht am besten zusammenfassen, wenn man ausgehend von unserem heutigen Wissensstand versucht, mögliche Hauptrichtungen der immunologischen und immunchemischen Grundlagenforschung für die nächsten Jahre aufzuzeigen und weiterreichende Problemstellungen zu skizzieren, für die erst neue experimentelle Ansätze gefunden werden müssen.

1. Wichtige Entwicklungen sollten sich aus der Bestimmung der vollständigen Aminosäuresequenz und der Aufklärung des Umfangs der variablen Region der Peptidketten einer größeren Zahl von Bence Jones-Proteinen und Myelomglobulinen ergeben. Es ist zu hoffen, daß sich mit Hilfe dieser Ergebnisse Einblicke in die durch die Variation der Aminosäuresequenz bedingten Strukturänderungen der Immunglobelinmoleküle gewinnen lassen, die in direktem Zusammenhang mit der Struktur des Bindungsbereiches stehen sollten. Es wird wichtig sein, die strukturellen Grundlagen für die Heterogenität der Peptidketten von Myelomglobulinen zu untersuchen. Mit Hilfe der Sequenzdaten und der im Laufe der Sequenzaufklärung anfallenden Peptide sollte es möglich sein, jene Sequenzen zu identifizieren, die für die antigene Spezifität der H- und L- Ketten und für die Spezifität der allotypischen Determinanten (Gm-Typen usw.) verantwortlich sind. Von besonderem Interesse ist die Lokalisation jener Gruppierungen auf den H-Ketten, die bei der reversen, passiven cutanen Anaphylaxiereaktion die Bindung von Immunglobulinen an die Haut vermitteln. Ferner wird es wichtig sein, die Unterschiede zwischen H-Ketten verschiedener Unterklassen, zwischen L-Ketten des $\varkappa$- und λ-Typs und die strukturellen Grundlagen der Individualspezifität aufzuklären. Auf der Grundlage der Sequenzdaten für die variable Region sollte es möglich sein zu entscheiden, welche genetischen Mechanismen für die Bildung der verschiedenen Immunglobuline in Frage kommen. Aus der Röntgenstrukturanalyse und den Sequenzdaten von Bence Jones-Proteinen und Myelomglobulinen sollte sich ein Bild der Tertiärstruktur des durch die variablen Regionen von H- und L-Ketten bestimmten Molekülteils ergeben. Diese Ergebnisse sollten direkt auf Untersuchungen über die Struktur des Bindungsbereiches anwendbar sein. Es erhebt sich die Frage, ob durch die Anordnung der Aminosäuren und ihrer Seitenketten in Myelomglobulinen — ähnlich wie bei Lysozym — eine Kerbe oder eine Einbuchtung gebildet wird, in die eine deter-

minante Gruppe passen könnte. Aus der Anzahl der verschiedenen Myelomglobuline sollte sich auf die entsprechende Zahl der potentiell möglichen Zelltypen schließen lassen, die diese Myelomglobuline synthetisieren; derartige Ergebnisse könnten als Grundlage für Untersuchungen über die Differenzierung dieser Zellen während der Embryogenese dienen. Es wäre wichtig zu wissen, ob durch die Transformation, die zur unkontrollierten Teilung von Myelomzellen und zur Produktion von Myelomglobulin führt, auch die Fähigkeit dieser Zellen, Immunglobuline zu synthetisieren, im Vergleich zu ihren normalen Vorläuferzellen verändert oder eingeschränkt wird. Produzieren etwa bestimmte Myelomzellen nur einen einzigen Myelomglobulintyp, andere dagegen mehrere?

2. Für Sequenzstudien an Antikörpern sind homogenere Präparate erforderlich als die bisher verfügbaren. Besonderes Gewicht sollte deshalb auf die Entwicklung von Methoden gelegt werden, Antikörper von eng begrenzter Spezifität zu isolieren, die etwa gegen eine einzige Determinante gerichtet sind und deren Bindungsbereiche auch in ihrer Größe möglichst einheitlich sind. Das Problem der Fraktionierung von Antikörpern sollte sich durch die Wahl geeigneter Antigene und die Entwicklung besonderer Methoden zur Gewinnung homogener Antikörper entweder durch Immunisierung von Versuchstieren oder in Gewebekultur beträchtlich vereinfachen lassen. Unter Umständen könnten sich auch γM-Antikörper als geeigneter für derartige Untersuchungen erweisen, wenn sich etwa herausstellen sollte, daß die Größe ihres Bindungsbereiches einheitlicher ist als bei γG-Antikörpern. Eine andere Möglichkeit bieten Myelomglobuline, die Anti-Lipoprotein-, Anti-Streptolysin-, Anti-DNP-Aktivität usw. besitzen, deren Spezifität und Heterogenität jedoch noch genauer charakterisiert werden muß. Da Anti-Laevan-Antikörper vom Menschen nur aus einem H- und L-Kettentyp aufgebaut sind und bei der Stärkegelelektrophorese bei sauren pH-Werten nur 2 Banden zeigen, wären Untersuchungen über die Heterogenität des Bindungsbereiches dieser Antikörpermoleküle sehr aufschlußreich.

3. Durch Auftrennung von γM-, γA- und γG-Antikörpern wird es möglich sein, die unterschiedlichen Eigenschaften dieser Antikörperklassen im Zusammenhang mit ihrer Valenz und der Größe ihres Bindungsbereiches besser zu charakterisieren. Verbesserte Methoden sind erforderlich, um Antikörper zu gewinnen, die gegen einzelne Determinanten gerichtet und hinsichtlich der Größe ihres Bindungsbereiches homogener sind. Die Bestimmung der Bindungseigenschaften und weiterer thermodynamischer Konstanten dieser gegen einfache determinante Gruppen gerichteten Antikörper wird im Zusammenhang mit ihren biologischen Eigenschaften, etwa ihrer Schutzwirkung, ihrer anaphylaktischen Wirksamkeit usw., von großer Bedeutung sein. Die Ursachen für die Änderung der Affinität von Antikörpern im Verlauf der Immunisierung muß noch genauer untersucht werden.

4. Die weitere intensive Untersuchung von Protein- und Heteropolysaccharidantigenen wird zur Charakterisierung einzelner determinanter Gruppen und zur genaueren Bestimmung der Unterschiede in der Größe des Bindungsbereiches der Antikörpermoleküle führen. Ein wichtiger Aspekt dieser Studien wird es sein, festzustellen, ob — ähnlich wie bei linearen Heteropolysacchariden — auch innerhalb einer determinanten Gruppe eines Proteins jeder Aminosäurerest als immundominante Gruppe fungieren kann. Dadurch würde die Heterogenität der Antikörperantwort noch größer. Ein weiteres wichtiges Problem ist die Frage, welche Rolle die Konformation einer determinanten Gruppe für die Spezifität und die Heterogenität der gebildeten Antikörper spielt.

5. Besondere Bedeutung kommt der Aufklärung der Rolle des Antigens bei der Biosynthese von Antikörpern zu. Hat das Antigen einen direkten Einfluß auf die Synthese der Peptidketten, oder wirkt es auf cellulärer Ebene durch Selektion? Die experimentelle Bearbeitung dieses Problems ist dringend erforderlich.

6. Das Studium der genetischen Faktoren, die die Ausbildung des spezifischen Bindungsbereiches von Antikörpermolekülen beeinflussen, wird von der Zucht und Selektion geeigneter Tierstämme abhängen.

7. Auf dem Gebiet der Komplementforschung sollten weitere Untersuchungen zu einem besseren Verständnis der hämolytischen Aktivität und anderer Wirkungen der Komplementkomponenten auf molekularer Ebene führen. Dazu gehört etwa die Aufklärung der Struktur jener Gruppierungen, mit denen die C-Komponenten reagieren, die Charakterisierung der Substrate enzymatisch wirksamer C-Komponenten und die Charakterisierung der chemischen Veränderungen, die schließlich zu einem Loch in der Zellwand führen. Da verschiedene Einzelkomponenten in hochgereinigter Form zur Verfügung stehen und einzelne Reaktionen auch in Lösung ablaufen, sollte es möglich sein, die Bearbeitung dieser Probleme in Angriff zu nehmen. Ein wichtiges Gebiet ist auch das Studium anderer Folgereaktionen der Kombination von Antigen und Antikörper, die durch Auslosung enzymatischer Reaktionen zustande kommen, die Untersuchung ihrer Wirkung auf Zelloberflächen und ihre Beziehung zu immunpathologischen Veränderungen.

8. Anstrengungen sollten auch gemacht werden mit dem Ziel, die Reagine verschiedener Species, vor allem auch des Menschen, zu reinigen, um endgültig zu klären, ob sie sich — wie es derzeit den Anschein hat — von anderen Immunglobulinklassen unterscheiden. Da diese Antikörper nur in sehr kleinen Mengen und bei manchen Species nur für kurze Zeit gebildet werden, ist diese Aufgabe sehr schwierig. Es gelang, ein wahrscheinlich den menschlichen Reaginen entsprechendes Myelomglobulin zu isolieren. Ferner sollte versucht werden, die Menge der gebildeten Reagine zu erhöhen, und es wäre sehr wichtig, den Zelltyp zu identifizieren, der Reagine produziert.

9. Die Isolierung der neutralisierenden Antikörperfraktionen aus Diphtherie- und Tetanusantitoxinen und die Identifizierung der Determinanten, mit denen diese Antikörper reagieren, sollte zu einem besseren Verständnis ihrer Neutralisationswirkung und zur Charakterisierung der toxisch und antitoxisch wirksamen Strukturen führen.

10. Isolierung und Charakterisierung von Transplantations- und Histokompatibilitätsantigenen.

11. Aufklärung der Grundlagen der Allergiereaktionen vom verzögerten Typ, entweder als ein celluläres Phänomen oder vermittelt durch einen besonderen Antikörpertyp.

12. Untersuchungen über die Rolle des Antigens bei der Induktion und der Aufrechterhaltung der immunologischen Toleranz.

13. Untersuchungen zur Frage, welche potentiellen Möglichkeiten eine einzelne Zelle besitzt, verschiedene Antikörper zu synthetisieren, und welche Faktoren diese Möglichkeiten eventuell begrenzen, und zwar nicht nur in bezug auf einzelne Antigene, sondern auch im Hinblick auf die bekannte Heterogenität der gegen eine einzelne Determinante gerichteten Antikörper.

Anwendungen auf andere Disziplinen

Der weite Anwendungsbereich und die große Empfindlichkeit immunologischer und immunchemischer Methoden ermöglicht es, diese auf vielen anderen Gebieten der Naturwissenschaften anzuwenden. Wenn möglich, sollte im Verlaufe der Reinigung — auch der teilweisen Reinigung — eines Proteins versucht werden, Antikörper gegen das betreffende Protein zu gewinnen, da unter Umständen die weitere Reinigung und Charakterisierung dadurch wesentlich erleichtert wird. Von dieser Möglichkeit wird bei der Isolierung und Untersuchung von Enzymen und anderen Gewebsproteinen pflanzlichen und tierischen Ursprungs weitgehend Gebrauch gemacht. Spezifische Antiseren erlauben es, das Auftreten derartiger Substanzen etwa während der Embryogenese oder ihre Bildung in Gewebekulturen bzw. in zellfreien biosynthetischen Systemen zu verfolgen. Mit Hilfe Fluorescenz-markierter Antikörper lassen sich bestimmte Proteine in Geweben und Zellen lokalisieren, und mit Ferritin-markierten Antikörpern kann ihre Verteilung innerhalb der Zellen sichtbar gemacht werden. Diese Methoden werden daher für die Bearbeitung zukünftiger Probleme wie etwa der Embryogenese, der Zelldifferenzierung, der Speicherung, Abrufung und Übermittlung von Information im Nervensystem zunehmend an Bedeutung gewinnen.

Mit Hilfe eines spezifischen Antiserums konnte beispielsweise nach histochemischen Methoden gezeigt werden, daß ein aus dem Gehirn isoliertes basisches Protein um den Zellkern, nicht aber im Zellkern von Gliazellen des Zentralnervensystems vorkommt und auch im Kern von Nervenzellen in bestimmten Teilen des Gehirns vorhanden ist.

In einem zellfreien System waren 10—15% der neu synthetisierten Proteine mit einem gegen dieses basische Protein gerichteten Antiserum präcipitierbar.

Ein anderes aus den Submaxillaris-Drüsen der Maus, aus Maussarkomen oder aus Schlangengift isoliertes Protein wurde als „Nervenwachstumsprotein" bezeichnet; es stimuliert die Entwicklung der sensorischen und sympathischen Nervenganglien. Spezifische Antiseren hemmen nicht nur die Wirkung dieses Proteins, sondern führen nach Injektion in neugeborene Mäuse zum Verschwinden aller sympathischen Nervenzellen; es ist sogar möglich, Tiere aufzuziehen, denen das sympathische Nervensystem fehlt.

In anderem Zusammenhang fand man, daß das Enzym Lactatdehydrogenase in 2 verschiedenen Typen vorkommt, die sich in ihrer antigenen Spezifität unterscheiden. Der eine Typ findet sich in Skeletmuskeln, der andere im Herzmuskel. Beide Enzyme sind aus 4 Untereinheiten aufgebaut. Daneben kommen in verschiedenen Geweben Hybridmoleküle (Isozyme) vor, die aus Kombinationen der beiden Typen von Untereinheiten bestehen. Mit Hilfe typenspezifischer Antiseren konnte nachgewiesen werden, daß beim 6 Tage alten Hühnerembryo die im Brustmuskel vorhandene Lactatdehydrogenase mit der im Herzmuskel identisch ist. Im Verlaufe der weiteren Entwicklung des Embryos nimmt im Brustmuskel die Menge des typischen Herzmuskelenzyms ab, die des Skeletmuskelenzyms dagegen zu, so daß im Brustmuskel des 24 Tage alten Embryos schließlich überwiegend das typische Skeletmuskelenzym vorhanden ist. Zwischenzeitlich vorhandene Lactatdehydrogenase wird durch beide Antiseren präcipitiert; wahrscheinlich handelt es sich um Hybridmoleküle. Parallel zu diesen Unterschieden in der serologischen Spezifität ändert sich die elektrophoretische Wanderungsgeschwindigkeit in Stärkegel des aus dem Brustmuskel isolierten Enzyms, was darauf hindeutet, daß sich während der Entwicklung das Mengenverhältnis der vorhandenen Isozyme ändert.

Bei Strukturuntersuchungen an Kohlehydrat enthaltenden Substanzen wie Glykolipiden und Glykoproteinen wird die Identifizierung der Monosaccharidbausteine und die Aufklärung der Art ihrer Bindung durch Verwendung von Antiseren, die gegen Zuckerdeterminanten bekannter Struktur gerichtet sind, oft sehr erleichtert. Zu diesem Zweck sind typenspezifische Anti-Pneumokokkenseren, Seren, die gegen die verschiedenen α-glucosidischen Bindungen von Dextran gerichtet sind, Antiseren gegen die Determinanten der O-Antigene von Salmonellen und anderen Mikroorganismen und auch durch Immunisierung mit künstlichen Zucker-Proteinkonjugaten gewonnene Seren von größtem Wert. Schon mit sehr kleinen Substanzmengen können durch Kreuzreaktionen bestimmte Strukturelemente identifiziert werden (Kapitel 7). Derartige Antiseren haben nach Fluorescenz- oder Ferritinmarkierung auch wichtige Anwendungsmöglichkeiten bei der Lokalisierung von Zuckerdeterminanten im Gewebe oder in Zellen.

Antiseren gegen Purine, Pyrimidine, Oligonucleotide und Nucleinsäuren werden in der Biologie sicher viele interessante Anwendungen finden. So wurde beispielsweise gefunden, daß purin- und pyrimidinspezifische Antiseren die Entwicklung von befruchteten Seeigeleiern blockieren. Mit Hilfe spezifisch gegen einsträngige T4-Bakteriophagen-DNS gerichteter Antiseren konnte nachgewiesen werden, daß die bei langsamem Abkühlen hitzedenaturierter T4-DNS erfolgende Renaturierung nie vollständig verläuft, sondern daß vielmehr bis zu 20% einsträngige Regionen erhalten bleiben. Auch für Untersuchungen zur Hybridisierung von Nucleinsäuren sollten derartige Antiseren sehr nützlich sein. Wertvoll können in dieser Hinsicht auch die Seren von an Lupus erythematodes erkrankten Patienten sein, die spezifisch gegen doppel- oder einsträngige DNS gerichtete Antikörper enthalten.

Eine wichtige Rolle werden immunchemische Methoden auch bei Untersuchungen über den Zusammenhang zwischen Konformation, Quartärstruktur etc. und der biologischen Aktivität von Proteinen spielen. Derartige Studien mit Interspecies-Hybriden von Maushämoglobin und menschlichem Hämoglobin A ergaben beispielsweise, daß die Hybridhämoglobine $\alpha_2^{Maus} \beta_2^A$ und $\alpha_2^A \beta_2^{Maus}$ mit Anti-Maus- bzw. Menschenhämoglobinantiseren in der C-Bindungsreaktion oder in Hemmungstests weniger gut reagieren als die homologen Hämoglobine. Gegen isolierte α- und β-Ketten von menschlichem Hämoglobin gerichtete Antiseren fixieren C oder präcipitieren mit den homologen, nicht aber mit den heterologen Peptidketten. Dieselben Seren reagieren mit intaktem Hämoglobin A in geringerem Umfange als mit den isolierten Ketten. Diese Ergebnisse zeigen, daß die Determinanten der isolierten Ketten auch im intakten Molekül zugänglich sind, jedoch durch konformative Einflüsse verändert werden. Gegen die Einzelketten gerichtete Antiseren eignen sich ferner, um auf Mutationen zurückgehende einzelne Aminosäureunterschiede in den Peptidketten nachzuweisen.

Weitere Literaturhinweise und eindrucksvolle Beispiele für die Anwendungsmöglichkeiten immunologischer und immunchemischer Methoden finden sich in der „Literatur" und in allen Fachzeitschriften.

Literatur

Cohn, R. D., Kaplan, N. O., Levine, L., Zwilling, E.: Nature and development of lactic dehydrogenases. Science 136, 962 (1962).

Hydén, H., McEwen, B.: A glial protein specific for the nervous system. Proc. nat. Acad. Sci. (Wash.) 55, 354 (1966).

Levi-Montalcini, R.: The nerve growth factor: Its mode of action on sensory and sympathetic nerve cells. Harvey Lect. 60, 217 (1964—65).

— Booker, B.: Destruction of the sympathetic ganglia in mammals by an antiserum to the nerve growth protein. Proc. nat. Acad. Sci. (Wash.) 46, 384 (1960).

Levine, L., Wasserman, E., Murakami, W. T.: Immunochemical studies on bacteriophage DNA. VI. Renaturation of T_4 DNA. Immunchemistry 3, 41 (1966).

Reichlin, M., Bucci, E., Fronticelli, C., Wyman, J., Antonini, E., Iopolo, C., Rossi-Fanelli, A.: The properties and interactions of the isolated α and β chains of human hemoglobin. IV. Immunological studies involving antibodies against the isolated chains. J. molec. Biol. 17, 18 (1966).

— Hay, M., Levine, L.: Immunochemical studies on interspecies molecular hybrids of hemoglobin. Immunochemistry 2, 337 (1965).

Rosenkranz, H., Erlanger, B. F., Tanenbaum, S. W., Beiser, S. M.: Purine and pyrimidine specific antibodies: Effect on the sea urchin egg. Science 145, 282 (1964).

Sachverzeichnis

A-Substanz s. Blutgruppen-A-
Substanz
Aalserum (Anti-H) 105, 106
Abequose 121, 122
— (Modell) 122
Absorption von Antikörper 101
N-Acetyl-D-galaktosamin 101, 118
N-Acetyl-D-glucosamin 2, 114
— in Blutgruppen-A-Substanz
101—102, 118
—, α- und β-Acetylglucosaminidasen
114—117
N-Acetylhomocysteinthiolacton 136
N-Acetylmuraminsäure 1
D- oder L-Acetyltyrosin 274
N-Acetyl-L-tyrosinäthylester
(ATE) 232
Adenovirus 246
Adhäsion, serologische 47
Adjuvans 9, 18, 27, 28, 259, 277
—, Freund's 9, 27—29, 269, 277
—, Herstellung 27
— in der Antikörperbildung gegen
antigene Verunreinigungen 29
—, Wirkungsweise 27—29
Adsorption von Antigenen an
Erythrocyten etc. s. Hämagglu-
tination, passive
Äquivalenzzone der Präcipitations-
reaktion 53, 54
Affen, passive cutane Anaphylaxie
260
Affinity labeling als Bindungs-
bereiche am Antikörper 188,
189
Agammaglobulinämie 144, 196
Agardiffusion s. Geldiffusion,
Immunelektrophorese
Agglutination (s. auch Hämagglu-
tination) 3, 29—33, 60—62
— von antigenbeladenen Polystyrol-
kügelchen 29, 30
—, Kontaktagglutination 278
— von Erythrocyten durch andere
Agentien als Antikörper 46, 109
—, Hemmung durch lösliches Antigen
30

Agglutination, passive 30
—, qualitative Methoden 30
—, quantitative Methode 61—62
—, Verdünnungsstufe (Titer) 33
Agglutinin, quantitative chemische
Bestimmung 61—62
Aggregate, Hapten-Antikörper und
Antigen-Antikörper 30—32
—, Elektronenmikroskopie von 3,
4, 5, 191—196
Aggregation von Gammaglobulin,
Wirkung auf Komplement 47
— — Bakterien s. Agglutination
Akute Glomerulonephritis
280—282
Alanin-Pentapeptid 89, 90
Allergie 8, 251—282
—, Arzneimittel-induziert 252
—, induziert 251—275
—, Kontakt- 252
—, lokale Manifestationen
253—257, 260—264, 268—273
—, Sofort-Typ 251—269
—, Spontan- 251
—, verzögerter Typ 251, 269—275
Allergische Encephalomyelitis
277—278
Adoptiv erworbene Immunität 285
Aktiv erworbene Toleranz
285—290
Akute disseminierte Encephalo-
myelitis s. Encephalomyelitis
Allosterischer Effekt 104
Allotypen 111, 149—151, 211, 214,
226, 227, 298
—, Anwendung beim Studium der
Antikörperbildung 211, 214,
226, 227, 298
—, C 5 der Maus 237
Aluminiumhydroxyd, Verwendung
bei Immunisierung 10, 26
Aminobenzoesäure 104
sym-Aminoisophthalylglycylleucin
103
p-Aminophenylglycoside, als
Haptene 121, 123

Aminosäuren, Dinitrophenyl-Derivate 21, 274
Aminosäure-Zusammensetzung gereinigter Antikörper 190, 191
—, Sequenz von Bence Jones-Proteinen 171—188
Aminosäuren, D und L in synthetischen Polypeptid-Antigenen 17, 18, 274
Ammoniak, Einwirkung auf Komplement 231
Amnionflüssigkeit, Blutgruppensubstanzen in 15
Anamnestische Reaktion 202
Anaphylaktischer Schock 252—263
—, Symptome in verschiedenen Tieren 252, 253
Anaphylatoxin 238, 255
Anaphylaxie 252—263
—, aktive 258—263
—, Komplement in der 258, 260
—, Hemmung durch Fc-Fragment 262
—, lokale Manifestationen 253, 254
—, passive 255—263
—, — cutane 255—263
—, —, Latenzperiode bei 255
—, —, quantitative Studien 261—263
—, — reverse 261
—, pathologische Veränderungen bei 252—254
—, ausgelöst durch Penicillin 260, 267
—, pharmakologische Faktoren bei 252—254
—, schockauslösende Injektion 252
—, Schultz-Dale Reaktion 253, 255
—, sensibilisierende Injektion 252
—, Speciesdifferenzen 261, 262
—, Spezifität 254
Anämie, hämolytische 276, 282
Angioneurotisches Ödem, erbliches und C1a-Esterase 233
Antikörper s. auch unter den verschiedenen Antigenen
—, Absorption 101
— bei Allergie 251—282
—, Aminosäure-Zusammensetzung 188, 190
—, anaphylaktische 258—263
— bei Anaphylaxie 251—263
—, antigene Eigenschaften 143—151
—, ausflockende 59—61
—, Auto-, gegen Gewebeantigene 10, 59, 60, 276—282
—, Bestimmung von 53—63

Antikörper, Bestimmung, quantitative chemische 53—62
—, biologische Aktivitäten von 196
—, blockierende in der Allergie 262
—, cytophile 249
—, cytotoxische 278
—, Dissoziation vom Antigen, s. Antikörperreinigung
—, Eigenschaften, Einwirkung der Immunisierungsdauer auf 203
—, fluorescierende, zur Lokalisierung von Gewebeantigenen 48—51
—, Fragmente der Pepsin- oder Papainverdauung 162—167
—, gereinigte, Aminosäurezusammensetzung 190, 191
—, Heterogenität 7—66, 83—87, 101, 137—140, 143—197
—, immobilisierende 3, 5, 248—249
—, hautsensibilisierende 258—263, 304
— von Kaninchen 28
—, Ketten, schwere und leichte 148—151, 160—162
—, Komplexe in der Elektronenmikroskopie 191—196
— vom Menschen 148—152
—, Mikrobestimmung 9, 63
—, Molekulargewicht 141
—, nicht-präcipitierende 9
— vom Pferd 168—170
—, Reinigung von 133—141, 303, 304
—, —, durch Aggregation thiolierter Antigene 136
—, —, Azoproteinantikörper 134—135
—, —, chromatographische Adsorption und Elution 137
—, —, Dissoziation mit Hapten 134—135, 137—138
—, —, — — Salz 134
—, —, — — Säure 135
—, —, enzymatische Methoden 135
—, —, Konzentration 133
—, —, schrittweise Elution mit Oligosacchariden 138—139
—, —, mit unlöslichen Adsorbentien 101, 136—138
—, —, unspezifische Methoden 133
—, schützende 244—249
—, Sequenz am N-Terminus 179, 182

Antikörper, Speciesunterschiede 168—171
—, — beim anaphylaktischen Schock 261—263
—, Spiegel, Dauer von 202
—, thermodynamische Daten 69—70, 79—80, 86—88
—, Titer 32
—, Totalmenge, aus der Präcipitationsgleichung berechnet 54—58
—, —, Gehalt in Antiserum 60
—, Valenz 3, 68—70
—, Variation von Natur und Zahl der reaktiven Gruppen, s. bei Heterogenität
—, Unterschied zwischen Präcipitin und Antitoxin-Typen 60—62
— gegen Verunreinigungen 30
—, Wassermann 25
—, Bindungsbereich am, Affinity labeling 188—189
—, — — 3, 6, 82—111, 302, 303
—, — —, Ähnlichkeit mit dem reaktiven Zentrum am Enzym 3, 90—91
—, — —, Bedeutung bei Strukturuntersuchungen 112—132
—, — —, Bestimmung der Größe 82—111
—, — —, durch Gleichgewichtsdialyse 87—88
—, — —, Grenzgröße, obere 82—94
—, — —, —, untere 101—103
—, — —, durch Hemmung mit Oligosacchariden verschiedener Größe 82—88
—, — —, Heterogenität der Größe 83—86
—, — —, Trennung und Eigenschaften von Fragment, die ihn enthalten 161—167
—, Synthese 10, 199—227, 302
—, —, anamnestische Respons 202
—, —, in Einzelzelle 199—201, 205—217
—, —, Rolle der Macrophagen bei 210—213
—, —, Plaque-Technik 199—201
—, —, Primärantwort 202—203
—, —, Rosetten-Technik 201, 202, 213, 214
—, —, Sekundärantwort 201, 202
—, —, Theorien zur 220
—, —, Zellen und Gewebe, daran beteiligt 203—217

Anti-Dextran 82—88, 102—103, 136, 138—139, 148, 149, 306
Anti-DNP 92—93, 135, 137—138, 146, 160—161
Anti-Rh 154—155
Antigen-Antikörperkomplexe 42—45
Antigen-Bindungskapazität 63—64
Antigene 3, 9—26
—, Bereitung für Immunisierung 27—30
—, Bestimmung 59
—, durch Komplementfixation 64—65
—, — in spezifischen Präcipitaten 113—117
—, chemisch veränderte 19—24
—, Bestimmung von Verunreinigungen 6, 39—40, 113—117
—, gekuppelt an Cellulose 136
— in Gewebezellen, Nachweis von 48—50
—, Homogenität und Reinheit 113—117
—, Polysaccharide 11—16
—, quervernetztes Protein 136—137
—, Transplantations- 284—286
—, Wassermann 25
antigene Determinanten 3, 82—111, 112—132, 302
— — in Dextran 82—88
— — Diphtherie-Toxin 94—95
— — Gamma-Globulin 143—152
— — Myoglobin 96—99
— — von Salmonella 119—132
— — in Serumalbumin 7, 94—96
— — im Tabakmosaikvirus 100
Antikomplementärer Effekt 47
Antilymphocytenserum 269
Antiserum 3
—, Antikörper gegen Verunreinigungen in 30
—, Herstellung von 27—28
— gegen Humanserum 41—42
—, Konservierung von 28
Antitoxin 9, 244—247, 305
—, Einwirkung von Formalin auf 28
—, Verdauung mit Papain 162—168
—, — Pepsin 162—168
—, — — Trypsin 94—96
Apomyoglobin 104
Aquaphor als Adjuvans bei Immunisierung oder Sensibilisierung 28

311

Arsanilsäure als Hapten 20—21
Arteritis 266
Arthritis, rheumatische 279—280
Arthusreaktion 263, 264
Arzneimittelallergie 251, 267—268
Assoziationskonstante 66—81, 88, 92—93
Aufbewahren von Seren 28
Ausflockungsreaktion (spezieller Fall der Präcipitationsreaktion) 60—62
Autoimmunkrankheiten 276—282
Autotransplantat 284
P-Azobenzoat 104, 164
Azofarbstoff-Antigene 20—21
— mit 2 Determinanten 103
—, Substitution an anderen Gruppen als Trypsin und Histidin 24—25
p-Apophenyllactosid 68—70

Bakterienantigene 119—132
Bakteriolyse 230, 242, 243
—, Wirkung von Lysozym 243
Bakteriophage 124—128, 306
—, lysogene Konversionen in Salmonella 124—128
—, Neutralisation durch Antiserum 246
—, T2 209, 210
Bakterizidie 46, 230
Bence-Jones-Protein 145—148, 152—153, 302, 303
—, Finger prints 171—174
—, Sequenz des konstanten Bereiches 175—179
—, Sequenz des variablen Bereiches 179—188
Bentonit-Teilchen, mit Antigen beladen 201
Benzidin, bis-diazotiert 32
Benzylpenicillensäure 23—24
Beweglichkeit, elektrophoretische 40—43
Bindungsbereich am Antikörper s. bei Antikörper
Biogel 133
Biosynthese von Immunglobulinketten durch einzelne Zellen 213—217
Blutgruppen A-, B- und H-Substanzen 10, 15, 33—34, 118—119
—, — — — in Gewebe 49—50
—, — — —, Antigenität 15
—, — — —, Antikörper gegen 10, 11, 33—34, 148, 149, 151—152

Blutgruppen A-, B- und H-Substanzen, Biosynthese 15
—, — — —, Hemmung der Isoagglutination von A-Zellen durch 33—35
—, — — —, Oligosaccharide aus 101
—, — — —, Polyleucylderivate zur Reinigung von Anti-A 101
—, — — —, Reaktion mit Hämagglutininen aus Pflanzen 105—107
Bradykinin 254
Bursa fabricii 221—224, 274

^{14}C-markiertes Dextran in Dextran-Antidextranpräcipitaten 114
Ca^{++}, Wirkung auf Komplement 231
Carbodiimid 22, 24
N-Carboxy-α-aminosäureanhydride 16
Carboxypeptidase A 90—91
Cardiolipin 25
—, Emulsionen mit Cholesterin und Lecithin 26
Cerebrospinalflüssigkeit, Bestimmung von Gammaglobulin in 59
Chemotaxis 238
Chimären 286—288
Chitobiose 2
Chitotriose 2
Cholesterin 25
Chorioallantoismembran des Hühnerembryo 293—294
Chromatographie 156, 163, 233
Chymotryptische Peptide von Myoglobin 96—99
Clone immunglobulinsynthetisierender Zellen 145
Clostridium perfringens 245
Colitis ulcerosa u. Autoantikörper 282
Colitose 121, 131
—, Modell 122
Colostrum, Antikörper und Immunglobuline in 192, 196
Concanavalin A 109
Conglutination 236, 238
Conglutinin 236
Copolymere 16—18
Coproantikörper 204
Cortison 226
C-Polysaccharid aus Pneumococcus 248
Cytolipine 25—26
cytophile Antikörper 249
2'-Cytidylsäure 247
cytotoxische Antikörper 278

DEAE-Cellulose 133
2-Desoxiriboadenylsäure (Modell) 109
Desoxyribonucleinsäure (DNS) 109
— — Lupus erythematosus und Antikörper dagegen 113
— — in spezifischen Präcipitaten 113—114
Determinante Gruppe s. Hapten, antigene Determinante
Dextranasen 135
Dextrane, Antigenität von 12
—, — im Menschen 12
—, Antikörper gegen 82—88, 102—103
—, anaphylaktische Reaktionen gegen 257
—, allergische Reaktionen im Menschen, hervorgerufen durch 254
—, Bindungen in 12
—, ^{14}C-markiert 114
—, Hautreaktion mit 254
—, Hemmungsreaktionen mit Oligosacchariden 82—88
—, klinische 12
—, Kreuzreaktionen mit Anti-Pneumococcen-Antiseren 93
—, Molekulargewicht 12, 13
—, native 13
—, Präparation 12
—, Reaktion mit Concanavalin 109
—, spaltende Enzyme 135
—, spezifische Präcipitation von ^{14}C-markiertem Dextran mit Antidextran 114
—, Struktur 12—15
Dextransucrase 12
DFP (Diisopropylfluorphosphat), Wirkung auf Komplement 233—234
1,6-Diaminohexan 94
1,5-Diamino-pentan 94
Diazotierung 20—21, 24
Dichtegradienten-Ultrazentrifugation 101, 133, 158—159, 217—219
Didesoxihexosen bei der Spezifität von Salmonella-Antigenen 121—123
Diffusion, Doppel- 36—40
—, einfache 35
—, in Gel, von Antigen und Antikörper 35—40
Dinitroanilin 74
Dinitrofluorbenzol 21
Dinitrofluorbenzol, Empfindlichkeit gegen 267

Dinitrofluorbenzol zur Bestimmung N-terminaler Aminosäuren 21
—, Reaktion mit Aminogruppen 21
α-Dinitrophenyllysine 25, 89—90, 273, 274
ε-Dinitrophenyllysin als Hapten 72—74, 92—93
bis-Dinitrophenyloctylamin 190
Dinitrophenyltetrapeptid 92—93
Diphtherietoxin 3, 9
—, antigene Determinanten von 94—96
—, Behandlung mit Formaldehyd 28
Diphtherietoxoid 28
Dissoziation von Antigen-Antikörperkomplexen mit 15%/o NaCl 134
— — — — Säure 135
— — — — Hapten 134—135, 137—138
Dissoziationskonstanten 66
Disulfidbrücken in Antikörpern 163—168
— — Gammaglobulin 163—168
—, gekreuzte 167—168
— in Makroglobulin 168—169
Ductus thoracicus, Lymphocyten vom 205

E Ab C 1 233, 234
E Ab C 1a, 4, 2 235, 236
E Ab C 1a, 4 235
E. coli, Antigene von 119—132
— —, — —, beim Studium der Antikörperbildung 216
EDTA, Wirkung auf Komplement 233, 234
Eialbumin, Anaphylaxie mit, quantitative Untersuchungen 256
—, Antikörper gegen 55—56
—, quantitative Präcipitationsstudien 54—58
Eintreffer-Theorie der Komplementlyse 239, 241
Elektronenmikroskopie von Antigen-Antikörperaggregaten 4, 5, 51
— — Antikörper- und Komplementeinwirkung auf Erythrocyten 239—241
— — Hapten-Antikörperkomplexen 190—195
— — Viren und Antikörpern 4
Elektronen-Spinresonanz 75—77
Elektrophorese in Acrylamid 155

313

Elektrophorese, Immun- 40—43, 233
—, Papier- 44—45
— in Stärkegel 152—154
Elektrophoretisches Muster von Serum 42
Eliminierung von Antikörper 225, 266
Encephalomyelitis, akute disseminierte oder allergische 277—278
Endotoxine 120
Enhancement 300
Enthalpie 69
Entropie der Hapten-Antikörperinteraction 69
Enzyme, Ähnlichkeit des reaktiven Bereiches zum Bindungsbereich am Antikörper 2, 90—91
—, Dextran-spaltende 135
Epithelzellen in Granulomen, hervorgerufen mit Freund'schem Adjuvans 28—29
Erinnerung, immunologische 202, 212
Eryblastosis fetalis 11, 276
Erythrophagocytose 238, 276
Erythrocytenantigene s. Blutgruppensubstanzen, Kupplung von Antigenen an 31
— — —, Membranschädigung durch Antikörper und Komplement 230, 239—242
— — —, Sensibilisierung mit Antikörper 46—48, 230
— — —, Tamierung 32
Esteraseaktivität von Komplement 231—234
Evans Blau bei cutaner Anaphylaxie 255
Evolution der Immunglobuline 3, 186
Exotoxine s. Toxine

Fab-, Fab'-Fragmente von γG-Immunglobulin 162—169
Fc-, Fd-Fragmente von γG-Immunglobulin 162—169, 174
Feedback-Hemmung der Antikörpersynthese 226, 227
Ferritinmarkierung von Antikörper 51
Fingerprinting (Peptid-Analyse) 172—174
Flagella 5
Fluoresceinisocyanet 21
Fluoresceinisothiocyanat 21
Fluoreszenzlöschung 71—74
Fluorescenzpolarisation 78

Fluorescenztechniken zur Lokalisierung von Antigenen oder Antikörpern 31, 213, 214, 216, 217
Formaldehyd, Wirkung auf Toxine 28
Forssman-Antikörper 239, 241
Freie Energie der Hapten-Antikörperreaktion 66—71
Fucose in Blutgruppensubstanzen 101
—, D- und L-Fucose und Methyläther (Modelle) 106

Galaktose, O-Acetyl-D-Galaktose 125—126
— in Blutgruppensubstanzen 118—119
—, α-D-Galaktosyl (1,3)-D-galaktose 118, 132
—, 3-O-Methyl-D-, (Modell) 107
D-Galakturonsäure 11
Gammaglobulin (γG-Immunglobulin) s. Immunglobuline, antigene Determinanten von 143—152
— — — —, Antikörper gegen 49
— — — —, aggregiertes, Komplementbindung durch 48
— — — —, Bestimmung in Serum und Cerebrospinalflüssigkeit 59
— — — —, Beziehung zu Bence-Jones-Protein 144—148
— — — —, Beziehung zu Myelomproteinen 144—152
— — — —, Disulfidbrücken 164—170
— — — —, Elektrophorese 41—42
— — — —, enzymatischer Abbau 162—168
— — — —, Heterogenität 41
— — — —, Präcipitationsreaktion mit 39, 40—42
— — — —, Untergruppen 148—152
Gaußsche Fehlerfunktion zur Berechnung der Antikörperheterogenität 70—71
Gehirn, Antikörper gegen 10
—, kationisches Protein aus 305
Gelatine 17
Geldiffusion (s. Immunelektrophorese) 31, 35—40
— — —, Anfärbung in der 41
— — — von ϰ und λ Bence-Jones-Proteinen 147
— — —, Doppeldiffusion 36—40

Geldiffusion (s. Immunelektrophorese), einfache Diffusion 35
— — —, Grenzen der 36
— — — zur Identifizierung von Antigenen und Antikörpern 38—40
— — —, Kreuzreaktionen 38
— — — Nachweis von Verunreinigungen 36—40
Gelfiltration 133
gemischte Anhydride 22, 24, 102
Genetische Aspekte der Antikörperbildung 220, 221
gereinigte Antikörper, Herstellung 133—142
Gestalt von Antikörpermolekülen 189—194
Gewebezucht 271
Gewebeschädigung 276—282
Gleichgewichtsdialyse 66—71, 160
—, Bestimmung der Antikörpervalenz durch 68—71
— bei der Hapten-Antikörperreaktion 66—71
Gleichgewichtskonstante der Hapten-Antikörperreaktion 66—81
Glialzellen 305
Globulin (s. Gammaglobulin)
Glomerulonephritis 266—267, 280—282
Glucosamin in Blutgruppensubstanzen 101—102, 118
D-Glucuronsäure 117
—, 4-O-Methyl- 117
Glutaminsäurehexapeptid 89
Gm-Gruppen 11, 150—151, 165, 174, 187
Graft versus host-Reaktion 290—294
Granulom 29
Glycerinteichonsäure 104—105
Glykogen, Kreuzreaktionen mit Antipneumokokkenseren 135
Glykopeptide 15
Glykoproteine 15, 306

Hämagglutination 32—35, 45, 248, 249
—, Hemmungstest 45
—, passive 32, 267
— durch Viren 45—46, 109
Hämocyanin 135
Hämoglobin 307
Hämolyse durch Komplement und Antikörper s. Komplement
— — — — —, elektronenmikroskopische Aufnahmen 239

Hämolyse durch Komplement und Antikörper, Mechanismus 230—243
Hämolysin s. hämolytische Antikörper
hämolytische Anämie 276, 281
— Antikörper 46
Hämophilus influenzae 248
Hapten-Antikörper-Wechselwirkung, direkte Messung von 66—81
—, thermodynamische Daten 69—70
Haptene 19
—, Bestimmung von gebundenen und freien 66—81
—, Hemmung durch 82—107, 112—113, 118—131, 135, 137—140
Harnstoff, Verwendung bei der Stärkegelelektrophorese 152—154
Hashimoto-Thyroiditis s. Thyroiditis
Hautreaktionen, Quaddel-Erythem-Reaktionen 254, 256, 257, 260
— vom Spättyp (verzögerte) 268
Hautsensibilisierung, passive Übertragung 255—266
Hauttransplantate s. Transplantate
α-Helix in Myo- und Apomyoglobin 97, 104
Hemmreaktionen 45—46, 82—88, 93, 118—131
Hemmung der Enzymaktivität 245—247
— — Isoagglutination 45—46
— durch Antigenüberschuß 54—58
Hemmzone 54—56
Heptose in Salmonellen 120
Heterogenität, antigener Determinanten 17
— bei der Elektrophorese 41
— von Antikörpern 7, 66, 83—87, 101, 104, 137—140, 143—197
Heterogenitätsindex bei der Hapten-Antikörper-Wechselwirkung 70—71
Heufieber 252
Hexosaminbestimmung in spezifischen Präcipitaten 113
H. influenza, schützende Antikörper 248
Histamin 8, 254—258
Histochemische Lokalisierung von Antigenen durch Fluorescenz 48—50
— — — — — radioaktive Markierung 51
Histokompatibilitätsantigene 285, 286

Homologous disease 290
Homopolysaccharide s. Dextran, Laevan
Hundshai, Antikörperbildung in 186
H-Substanz s. Blutgruppen-H-Substanz
Hybridmoleküle 163
Hydrazin, Wirkung auf Komplement 231
Hydrophobe Bindung 1
Hydrophobe Gruppen 105—109
5-Hydroxytryptamin 254

Idiotypische oder Individualspezifität von Immunglobulinen 151—152
Immobilisation 3, 5, 248, 249
Immunadhärens 48, 230
—, Rolle von Komplement bei 236, 238
Immunelektrophorese 40—43, 144
—, Anfärbung der Banden 41
—, Antiserum für 41
—, gekreuzte 41—43
— von Serum 42—43
Immunglobuline 3, 41, 141, 143—196, 302—305
—, Aminosäuresequenz der Peptidketten 171—187
—, Biosynthese 217—220
—, Fragmente 162—167
—, γA oder IgA 41
—, γD oder IgD 144
—, γG oder IgG 41, 94, 101—102, 143
—, γM oder IgM 41, 94, 101—102
—, γ_1 oder γ_2 171, 258—263
—, Heterogenität 7, 66, 83—87, 101, 104, 137—140
—, Individualspezifität 151—152
—, Kohlehydratgehalt 141
—, Konzentration im Serum 143—144
—, Reinigung 133
—, Rekombination der Peptidketten 157—161
—, schwere und leichte Ketten 147—149, 152—157
— in Sekreten 192, 196
—, Unterklassen 143—150
—, Unterschiede der antigenen Spezifität 143—152, 168—171
Immunisierung 27—29
—, aktive 244
—, Aluminiumhydroxid als Träger 27

Immunisierung, Aquaphor, Paraffinöl und Tuberkelbacillen als Adjuvantien 28
— von Menschen mit Polysacchariden 11
—, passive 244
— mit Steroiden 25
—, Vorbereitung von Antigenen für 27—29
Immunität, adoptive 285
Immunkompetente Zellen 213, 291
Immunconglutinin 236
Immunodominante Gruppe 19, 88, 118, 121—123
Immunogenität 16
Immunologische Paralyse 296
— Reaktionsunfähigkeit 296
— Toleranz 284—300
Inhomogenität von Antikörpern s. Heterogenität von Antikörpern
Insulin 42—44, 96
Inv-Gruppen 11, 165, 175, 177, 178
Isoantigene 10
Isoantikörper 10, 11
Isoimmunisierung bei Schwangerschaft 11
Isomaltohexaose (Modell) 87
Isomaltonsäure und höhere Homologe 102—103
— — — —, Antiseren gegen 102—103
Isomaltose und höhere Homologe 13
— — — — im Dextran-Anti-Dextransystem 82—88
— — — —, Kreuzreaktionen mit Anti-Pneumokokkenseren 93
— — — —, Verwendung bei Hemmreaktionen 82—88
Isoenzyme 305

Jod und C-Inaktivierung 235
Jodide zur Auflösung von Antigen-Antikörperpräcipitaten 137
Jodierte Proteine 20
Jodierung 20

Ko (Assoziationskonstante) 66—81, 88, 92—93, 146
K- oder $\varkappa$-Ketten in gereinigten Antikörpern 146—149
Kaninchenantikörper, physikochemische Eigenschaften 141
—, Spaltung durch Papain 162—168
Kathepsine 265

Kationen, Wirkung bei Komplement-Hämolyse 231, 234
Kauffmann-White-Schema, strukturelle Grundlagen 119—120
Ketodesoxyoctonat (KDO) in Enterobacteriaceae 120
Kettenstruktur von Immunglobulinen und Antikörpern 151—179
Knochenmarks-Transplantation 290
Kohlenhydrat in Gammaglobulin 141
—, Konjugation mit Protein 102
Kojibiose 13
Komplement 8, 46—48, 230—242, 304
— in der Anaphylaxie 255
—, Antikörper gegen 49—51
—, Antikörperheterogenität hinsichtlich Komplementbindung 138—140
—, Einheit, basierend auf 50% Hämolyse 47
—, Einwirkung verschiedener Substanzen auf 230—242
—, Esterase 232—235
—, genetische Defekte 233, 237
—, Hitzeinaktivierung von 46
— immunelektrophoretische Komponenten 233—235
—, hämolytische Titration von 46—48
—, Komponenten 230—242
—, Mg^{++}-Effekt 234
—, Rolle des Ca^{++} 232
—, Wirkung bei Phagocytose 48
Komplementarität von schweren und leichten Ketten von Immunglobulinen 158—162
Komplementbindung 46—48, 64—65
—, quantitative, zur Antigenbestimmung 64—65
—, Speciesunterschiede 241, 242
Komplementhämolyse 46—47, 230—241
—, Definition von CH_{50} 47
—, Herstellung der Zwischenstufen 232—240
—, Reagentien 231, 232
—, Wirkung von Ca^{++} und Mg^{++} 232, 234
—, Wirkung von EDTA 232, 238
Komplementarität 1, 6
Komplexe von Gammaglobulin und Komplement 48

Komplexe, lösliche, von Antigen und Antikörper s. bei spezifische Präcipitate
Konformation 13, 86, 90, 104—105
konstanter Bereich von Bence-Jones-Protein 172—179
— — des Fc-Fragments 182
— — des Fd-Fragments 174
— — der schweren Kette 175, 176
Kontaktempfindlichkeit 251
Kreuzreaktion 6, 117—118
—, Analyse spezifischer Präcipitate bei 113—115
—, Größe des Bindungsbereiches kreuzreagierender Antikörper 93
—, Identifizierung von Zuckerbausteinen in Polysacchariden durch 112, 117—118
— in der Geldiffusion 38—40
— und chemische Struktur 112—113
— zwischen Dextranen und anti-Pneumokokken-Antiseren 93
— zwischen Glykogenen und Antipneumokokken-Antiseren 135
— zwischen Polysacchariden und Antipneumokokken-Antiseren 117—118

L- oder λ-Ketten von Immunglobulinen 143—149, 152—161
— — — — — in gereinigten Antikörpern 161—162
Lactose als Hapten 66—71, 88
Lac-Repressorprotein 71
Laevan 109
—, Antigenität beim Menschen 12
—, Herstellung 12
Laevansucrase 12
Latenzperiode bei der passiven Anaphylaxie 255
Lecithin 25—26
—, Reaktion mit α-Toxin von Cl. perfringens 244
L.E.-Faktor 280
Leukocytenmigration, Test für Allergie vom verzögerten Typ 271—273
Lewis a- oder Le a-Substanz 15, 118
Lipoidhaptene 25
Lipopolysaccharide gramnegativer Bakterien 14, 32, 120
Lipoproteine α und β 145—146
Lösliche Antigen-Antikörperkomplexe s. Hemmbereich oder nichtpräcipitierende Antikörper

Löslichkeit spezifischer Präcipitate 80
Lotus tetragonolobus Agglutinine 105—107
Lupus erythematodes 280
— —, Anti-DNA-Antikörper im Serum von Patienten 18—19, 113—114, 280, 306
Lymphknoten 217—220
Lymphoide Zellen 199—201, 205—217, 222—224, 292—294
Lyse durch Antikörper und Komplement 46—48
Lysogene Konversion bei Salmonella 124—128
Lysozyme 2, 91, 302
—, Wirkung bei der Bakteriolyse 243

Makroglobulinämie 195—197
Maltose 13
Mannan 109
Mastzellen bei der Anaphylaxie 256
Maus-Antikörper 171
Mäuse, Inzuchtstämme zum Studium der Toleranz 284—289
Meeresneunaugen, Antikörperbildung bei 222
Meerschweinchen-Antikörper 171, 259
Mercaptoäthanol, Reduktion von Disulfidbrücken in Proteinen und Antikörpern 152—168
—, Wirkung auf γM-Immunglobulin 168—169
6-Mercaptopurin und Immunantwort 226
3-O-Methyl-D-galaktose (Modell) 107
Methyliertes Rinderserumalbumin als Adjuvans 19
Methylpentosen in Bakterien 120—129
— in Blutgruppensubstanzen 101, 105—107
Metmyoglobin 104
Mg^{++}, Einfluß bei der Hämolyse durch Komplement 234
Milchproteine als Antigene 10
Milchsäuredehydrogenase 306
Milz, Bedeutung bei der Antikörperbildung 203, 204
Milzvergrößerung bei der „Homologous Disease" 291—293
Mitomycin C 271

Molekulargewicht von Antikörpern 141
M-Proteine von Streptokokken 248
Multiple Sklerose 277
Multiples Myelom 144—148
Muraminsäure 2
Mutanten von Bakterien 128—131
Myelin 277, 278
Myelomglobuline 144—148, 152—157, 302, 303
—, Antikörperaktivität 145—146, 303
Myoglobin, antigene Determinanten 96—99
—, chymotryptische Peptide 96—99

Nephritis, experimentelle Induktion mit Anti-Nierenseren 280—282
—, zum Mechanismus der Entstehung 280—282
Nervenwachstumsprotein 305, 306
Nerz, Aleutenkrankheit 205
Neutralisation durch Antikörper 8, 244—247
— durch Antitoxin 8, 245
— von Viren 8, 245—246
nichtpräcipitierende Antikörper 9
Nicht-Sekretor 12
Nieren, Antikörper gegen 280—282
Nigerose 13
Nucleinsäuren 18—19, 208—210, 306

O-Antigene von Salmonella 119—132
Ochsenfrosch 222
Oligosaccharide der Isomaltosereihe 13, 15, 82—88
— aus Salmonellapolysacchariden 122—132
—, Verwendung in Hemmexperimenten 82—88, 93
Opsonine 247
Optische Rotationsdispersion 86
Organspezifität 277
Oz-Faktor 177, 178

Papain, Einwirkung auf Antikörper und γ-Globulin 162—168
—, Wirkung auf Diphtherie-Antitoxin 162
Parabiose 288
Paraffinöl, Verwendung als Adjuvans bei der Immunisierung 28—30
Paramecium 3, 5

Paratose 121
—, Modell 122
Passive cutane Anaphylaxie (PCA) 255—263
Passive Hämagglutination 32
Penicillensäure 22
Penicillin 23—24
—, Agglutination von penicillinbeladenen Erythrocyten 268
— als antigene Determinante 23—24
—, Kupplung an Erythrocyten 268
—, Überempfindlichkeit gegen 256, 267—269
Penicillinase 247
Pepsin, Einwirkung auf Antitoxine, andere Antikörper und Immunglobuline 162—169, 191, 193
—, — — tryptische Peptide des Tabakmosaicvirus-Hüllproteins 98
Peptide als Haptene 89—94
—, Synthese an einem unlöslichen Träger 17
Peptidmuster 172—174
Perjodatoxidation 121
Pferdeantikörper 169—170
— und Immunglobuline 94
Pflanzenhämagglutinine 105—109
Pflanzenharze 117
Phagocytose 8, 48, 230, 242, 243, 247—249
—, Wirkung von Komplement 230, 242, 243
Phosphoryliertes Serumalbumin als Adjuvans 19
Physikochemische Eigenschaften von Antikörpern 141
Pinocytose 209
Placenta, Durchtritt von Antikörpern und Immunglobulinen 195
Pneumokokken Typ II, Kreuzreaktion mit Dextran 93
—, spezifische Polysaccharide 13, 14
—, — —, Antigenität 14
—, — —, Bindung von Komplement 64—65
—, — —, Immunisierung von Menschen 14
Poison ivy (Giftefeu) 269
Poliomyelitisviren 245
Pollenallergie 252, 256
—, Antikörper bei Patienten 256, 257, 259
Polylysin 89—91
Polymorphkernige Leukocyten 249
— — bei der Arthusreaktion 263

Polynucleotide, Wirkung auf Komplement 233
Polypeptide, Antigenität 9, 16—18, 89—91
—, synthetische 9, 16—18, 89—91, 273
Polypeptidyl-Proteine 89
Polyribitol-phosphat 114
Polysaccharide als Antigene 11
—, Beladung von Erythrocyten mit 32
—, Bestimmung durch Komplementbindung 64—65
—, Immunisierung von Menschen 11—16, 115
—, Kreuzreaktionen 117—118
—, lineare 91—92
—, partielle Hydrolyse 12
—, serologische Tests für die Reinheit von 113—117
—, Strukturaufklärung mit Hilfe immunchemischer Methoden 112—132
—, verzweigte 12
Polysomen bei der Synthese der Peptidketten von Immunglobulinen 217—220
Polystyrol, Kupplung von Antigenen an 31
Präcipitationsreaktion (s. Flockulationsreaktion) 3, 30—31, 53—62
—, Äquivalenzzone 54
—, Bedingungen für maximale Präcipitation 54—56
—, Bestimmung von Antikörpern 59
— vom Flockulationstyp 60—61
— in Gel (s. Geldiffusion)
—, Inhibitionszone 54—56
—, mathematische Beschreibung 57—58
—, Mechanismus 53—60
—, quantitative Untersuchungen mit Eialbumin 54, 55
—, Salzeffekte 133—134
—, Testen der Überstände 56, 59
Präcipitine, Bestimmung, quantitative 53—62
—, Korrelation mit dem Arthusphänomen 263—265
—, qualitativer Nachweis 30—31, 35—42
Prausnitz-Küstner-(PK-)Reaktion 256, 257
Primärantwort 201
Proteine 27

319

Proteine, determinante Gruppen von 94—100
—, Identifizierung durch Geldiffusion 38
—, jodmarkierte 20
—, Kupplung mit Zuckern 69
Protein-Polypeptidconjugate 16, 89
Purine 306
N-Purinoyl-6-glycin (Modell) 109
Pyrimidine 306

radioaktive Markierung bei der Gleichgewichtsdialyse 71
— — — — Immunelektrophorese 41
Radioautographie 41
Rauhformen von Salmonella 128—132
Reagine 258—263, 304
Reaktionsunfähigkeit, immunologische 296
Reduktion und Alkylierung von Immunglobulinen 152—162
Reinheitsgrad von Antigenen 6, 7, 113—117
— — —, Geldiffusion 35—42
— — —, immunchemische Kriterien 113—117
Rekombination von schweren und leichten Ketten von Antikörpern und Immunglobulinen 158—162
Reverse Arthusreaktion s. Arthusreaktion
reverse passive Anaphylaxie s. Anaphylaxie
Reversibilität der Hapten-Antikörperreaktion 66—71
L-Rhamnose 93, 118
—, 2,4-di-O-Methyl- 118
Rh-Antikörper 11, 149—150
Rh, D-Antigen 10, 11
Rheumafaktor 279, 280
Rheumatoide Arthritis (primär chronische Polyarthritis) 11
Ribonuclease 96
Ribonucleinsäure (RNS), Reaktion mit Antiseren gegen Ribosomen 19
Ribonucleoside, Kupplung an Proteine 24
Ribosomen, Antikörper gegen 19
— bei der Antikörpersynthese 217—220
Röntgenstrahlung, Strahlenchimären 290
—, Wirkung auf die Antikörperbildung 224, 225

Röntgenstrukturanalyse 2
Runt-Krankheit 290, 291

Salmonella 4, 14, 103, 119—132
—, Antikörper gegen 120, 248, 249, 306
—, Biosynthese der O-Antigene 129—132
— enteritidis 6
—, Extraktion von Antigenen 120
—, Kaufmann-White Schema, strukturelle Grundlagen 119—132
Schaferythrocyten s. Komplement, Erythrocyten oder hämolytische Antikörper
Schlangengifte 7, 244, 247
schützende Antikörper 247—249
Schultz-Dale-Reaktion 252—255
Schutzversuche bei Mäusen 249
Schutzwirkung 244—249
schwere Ketten von Immunglobulinen 143—183
— — — — in gereinigten Antikörpern 161—162
— — — —, Untergruppen 148—150
Seeigelei, Wirkung von anti-Purin- und anti-Pyrimidin-Antikörpern 306
Seidenfibroin 89
Sekretoren von Blutgruppensubstanz 15
Sekundärantwort 202
Selbst und Nicht-selbst 10
Sensibilisierung, aktiv, anaphylaktische, s. Anaphylaxie
— zur Arthusreaktion, s. Arthusreaktion
— gegen einfache Chemikalien 267—269, 273
—, passive, s. Anaphylaxie
Sephadex 133
— zur Fraktionierung von enzymatisch abgebautem γ-Globulin und den Peptidketten von Immunglobulinen 156, 164
— zur Reinigung von Antidextran 136, 138—139
Serotonin bei allergischen Reaktionen 254
Serum, Antigene 10
—, Aufbewahrung 28
—, Hitzeinaktivierung 94—95
—, immunelektrophoretische Auftrennung 42—43
Serumalbumin 6

Serumalbumin, antigene Determinanten 94—95
—, elektrophoretische Charakterisierung 42—43
—, enzymatischer Abbau 94—95
—, Polypeptidylderivate 89
—, Toleranz gegen 297
Serumgruppen, erbliche, beim Kaninchen 11
—, —, Menschen 11
Serumkrankheit 265—267
Serumproteine 27
Shigella 14
Sips-Verteilung 70—71, 74
Slow reacting substance (SRS) bei der Allergie 254
Somatische oder O-Antigene von Salmonella 119—131
Speciesunterschiede der passiven Sensibilisierung 258—263
Speichel, Blutgruppensubstanz im 15
—, Immunglobuline im 192—196
—, Komplementkomponenten im 192, 196
Spektralverschiebung bei der Wechselwirkung von Hapten mit Antikörpern 78—79
Spezifische Präcipitate zur Analyse von Antigenen 113—117
— — aus DNS und Antikörpern in Lupus erythematosus-Serum 113—114
— — zur Herstellung gereinigter Antikörper 133—140
— —, Zusammensetzung 58
Spezifität 4
Sphingosine 25
Stärkegelelektrophorese 152—154
Staphylococcus aureus, Teichonsäure 115—117
Stereoisomere und immunologische Spezifität 92—93, 105—108
Steroide, Immunisierung mit 25
Strahlenchimären 290
Streptococcen, gruppenspezifische Substanzen 118
—, Teichonsäure 104—105
Subtilisin, Einwirkung auf tryptische Peptide des Hüllproteins von Tabakmosaikvirus 99, 100
Sulfhydrylgruppen, Einführung in Proteine 136
—, Reduktion von Disulfidbrücken in Antikörpern 152—168

Tabakmosaicvirus 96, 100
Takatsy-Titration zur Herstellung von Verdünnungsreihen 32—33
Tannierte Erythrocyten, Hämagglutination nach Beladung mit Antigenen 32
Teichonsäure, Antikörper gegen 149—151
—, Glycerin als Baustein 104—105
—, Ribitol als Baustein 114—117
Tetanustoxin 9, 28
Thermodynamische Daten von Antigen-Antikörper- und Hapten-Antikörperreaktionen 69, 79—80, 86—88
Thymus 222—224, 275
Thyreoglobulin, Antikörper gegen, bei Thyreoiditis 10, 278, 279
Thyreoiditis, chronische (Hashimoto-Thyreoiditis) 10, 60—61, 278, 279
—, — —, Antikörper im Serum von Patienten 10, 60—61, 278, 279
Tiselius-Elektrophoreseapparatur 41
Titer 32
Titration von Antiseren 32
Toleranz 10, 284—300
p-Toluolsulfonyl-L-arginin-methylester (TAME) 231—233
Toxin, α von Cl. perfringens 245
—, Diphtherie- 3, 9, 28
—, Tetanus- 9, 28
Toxoid 28
Trägerspezifität 273
Transferfaktor 271, 274
Transfusionszwischenfälle 276
Transplantat, Toleranz gegen 286—290
Transplantatabstoßung 286, 287, 290—294
Transplantation von Geweben 284—294
— — —, Autotransplantate 284
— — —, Blutgruppenchimären 285—290
— — —, Histokompatibilitätsgene 285, 286
— — —, Homotransplantate 284
— — — bei Inzuchtstämmen 284
— — —, Strahlenchimären 290
— — —, Toleranz gegen 285—290
6-Trichlormethylpurin 108—109
Trypsin, Abbau von Antitoxin 94—95
—, tryptische Peptide von Bence-Jones-Proteinen und Immunglobulinen 172—174

Tryptische Peptide des Hüllproteins von Tabakmosaicvirus 99, 100
Tuberkelbacillen als Adjuvantien 28—30
Tuberkulintyp-Überempfindlichkeit 252, 268—275
—, Differenzierung von Allergien vom Soforttyp 251, 252, 268—274
—, Induktion mit Freund-Adjuvans 268
—, passiver Transfer durch Leukocytenextrakte 269—271
—, Transfer mit lebenden Zellen 271
—, Wirkung von Bestrahlung auf 269
Tyrosin, Kupplung an 20—21
Tyvelose (Modell) 121, 122

Überempfindlichkeit vom Soforttyp 251—268
— — Spättyp 268—273
Überstand von Präcipitaten, Tests für Antigen- oder Antikörperüberschuß 54—58
— — —, — — — — — als Kriterium für die Reinheit von Antigenen 54
Ultrazentrifugation zur Bestimmung von Assoziationskonstanten 74—75, 76
—, Untersuchung von Antikörpern 74—76, 141
Überschichtungszelle 75

Valenz von Antigenen 58
— — Antikörpern 3, 68—70

van der Waals-Kräfte 1
Variable Region von Bence-Jones-Proteinen 172—174, 179—185
— — — schweren Ketten 183
Verdünnungsmethoden zur Titration von Immunseren 32—35
Verunreinigungen in Antigenen 6, 39, 40, 113—117
— — —, Antiseren gegen 30
— — —, Bildung von Antikörpern gegen 7
— — —, Nachweis von 6, 7, 39, 40
Vibrio cholera, Lyse von 242, 243
Viren 3, 46, 109, 244—247

Waldenströmsche Makroglobulinämie 145—147
Warzenvirus 4
Wasser, Bedeutung bei Hapten-Antikörper-Wechselwirkungen 79—80
Wassermann-Antigen 25
Wassermann-Antikörper 25
Wasserstoffbrückenbindung 1, 105
Wheal and Erythema-Reaktion 254

Zellen, antikörperbildende 205—217
—, Lymph- 207—212
—, Makrophagen 208—212
—, Plasma- 206, 208
Zentrifugation im Dichtegradienten 101, 133, 217—220
Zirkulardichroismus 104
Zonen bei der quantitativen Präcipitation 54—59
Zwillinge, Blutgruppenchimären 286

Heidelberger Taschenbücher

Medizin—Biologie

- 3 W. Weidel: Virus- und Molekularbiologie. 2. Auflage. DM 5,80
- 4 L. S. Penrose: Einführung in die Humangenetik. DM 8,80
- 5 H. Zähner: Biologie der Antibiotica. DM 8,80
- 18 F. Lembeck/K.-F. Sewing: Pharmakologie-Fibel. DM 5,80
- 24 M. Körner: Der plötzliche Herzstillstand. DM 8,80
- 25 W. Reinhard: Massage und physikalische Behandlungsmethoden. DM 8,80
- 29 P. D. Samman: Nagelerkrankungen. DM 14,80
- 32 F. W. Ahnefeld: Sekunden entscheiden — Lebensrettende Sofortmaßnahmen. DM 6,80
- 41 G. Martz: Die hormonale Therapie maligner Tumoren. DM 8,80
- 42 W. Fuhrmann/F. Vogel: Genetische Familienberatung. DM 8,80
- 45 G. H. Valentine: Die Chromosomenstörungen. DM 14,80
- 46 R. D. Eastham: Klinische Hämatologie. DM 8,80
- 47 C. N. Barnard/V. Schrire: Die Chirurgie der häufigen angeborenen Herzmißbildungen. DM 12,80
- 48 R. Gross: Medizinische Diagnostik — Grundlagen und Praxis. DM 9,80
- 52 H. M. Rauen: Chemie für Mediziner — Übungsfragen. DM 7,80
- 53 H. M. Rauen: Biochemie — Übungsfragen. DM 9,80
- 54 G. Fuchs: Mathematik für Mediziner und Biologen. DM 12,80
- 55 H. N. Christensen: Elektrolytstoffwechsel. DM 12,80
- 57/58 H. Dertinger/H. Jung: Molekulare Strahlenbiologie. DM 16,80
- 59/60 C. Streffer: Strahlen-Biochemie. DM 14,80
- 61 Herzinfarkt. Hrsg. von W. Hort. DM 9,80
- 68 W. Doerr/G. Quadbeck: Allgemeine Pathologie. DM 5,80
- 69 W. Doerr: Spezielle pathologische Anatomie I. DM 6,80
- 70 a W. Doerr: Spezielle pathologische Anatomie II. DM 6,80
- 70 b W. Doerr/G. Ule: Spezielle pathologische Anatomie III. DM 6,80
- 76 H.-G. Boenninghaus: Hals-Nasen-Ohrenheilkunde für Medizinstudenten. DM 12,80
- 77 F. D. Moore: Transplantation. DM 12,80
- 79 E. A. Kabat: Einführung in die Immunchemie und Immunologie. DM 18,80
- 82 R. Süss/V. Kinzel/J. D. Scribner: Krebs — Experimente und Denkmodelle. DM 12,80
- 83 H. Witter: Grundriß der gerichtlichen Psychologie und Psychiatrie. DM 12,80
- 84 H.-J. Rehm: Einführung in die industrielle Mikrobiologie. DM 14,80

Aus den übrigen Fachgebieten

- 1 M. Born: Die Relativitätstheorie Einsteins. 5. Auflage. DM 10,80
- 2 K. H. Hellwege: Einführung in die Physik der Atome. 3. Auflage. DM 8,80
- 6 S. Flügge: Rechenmethoden der Quantentheorie. 3. Auflage. DM 10,80

7/8	G. Falk: Theoretische Physik I und I a auf der Grundlage einer allgemeinen Dynamik.
	Band 7: Elementare Punktmechanik (I). DM 8,80
	Band 8: Aufgaben und Ergänzungen zur Punktmechanik (I a). DM 8,80
9	K. W. Ford: Die Welt der Elementarteilchen. DM 10,80
10	R. Becker: Theorie der Wärme. DM 10,80
11	P. Stoll: Experimentelle Methoden der Kernphysik. DM 10,80
12	B. L. van der Waerden: Algebra I. 7. Auflage der Modernen Algebra. DM 10,80
13	H. S. Green: Quantenmechanik in algebraischer Darstellung. DM 8,80
14	A. Stobbe: Volkswirtschaftliches Rechnungswesen. 2. Auflage. DM 12,80
15	L. Collatz/W. Wetterling: Optimierungsaufgaben. DM 10,80
16/17	A. Unsöld: Der neue Kosmos. DM 18,—
19	A. Sommerfeld/H. Bethe: Elektronentheorie der Metalle. DM 10,80
20	K. Marguerre: Technische Mechanik. I. Teil: Statik. DM 10,80
21	K. Marguerre: Technische Mechanik. II. Teil: Elastostatik. DM 10,80
22	K. Marguerre: Technische Mechanik. III. Teil: Kinetik. DM 12,80
23	B. L. van der Waerden: Algebra. 4. Auflage der Modernen Algebra II. DM 14,80
26	H. Grauert/I. Lieb: Differential- und Integralrechnung I. 2. Auflage. DM 12,80
27/28	G. Falk: Theoretische Physik II und II a.
	Band 27: Allgemeine Dynamik. Thermodynamik (II). DM 14,80
	Band 28: Aufgaben und Ergänzungen zur Allgemeinen Dynamik und Thermodynamik (II a). DM 12,80
30	R. Courant/D. Hilbert: Methoden der mathematischen Physik I. DM 16,80
31	R. Courant/D. Hilbert: Methoden der mathematischen Physik II. DM 16,80
33	K. H. Hellwege: Einführung in die Festkörperphysik I. DM 9,80
34	K. H. Hellwege: Einführung in die Festkörperphysik II. DM 12,80
36	H. Grauert/W. Fischer: Differential- und Integralrechnung II. DM 12,80
37	V. Aschoff: Einführung in die Nachrichtenübertragungstechnik. DM 11,80
38	R. Henn/H. P. Künzi: Einführung in die Unternehmensforschung I. DM 10,80
39	R. Henn/H. P. Künzi: Einführung in die Unternehmensforschung II. DM 12,80
40	M. Neumann: Kapitalbildung, Wettbewerb und ökonomisches Wachstum. DM 9,80
43	H. Grauert/I. Lieb: Differential- und Integralrechnung III. DM 12,80
44	J. H. Wilkinson: Rundungsfehler. DM 14,80
49	Selecta Mathematica I. Hrsg. von K. Jacobs. DM 10,80
50	H. Rademacher/O. Toeplitz: Von Zahlen und Figuren. DM 8,80
51	E. B. Dynkin/A. A. Juschkewitsch: Sätze und Aufgaben über Markoffsche Prozesse. DM 14,80
56	M. J. Beckmann/H. P. Künzi: Mathematik für Ökonomen I. DM 12,80

62 K. W. Rothschild: Wirtschaftsprognose. Methoden und Probleme. DM 12,80
63 Z. G. Szabó: Anorganische Chemie. DM 14,80
64 F. Rehbock: Darstellende Geometrie. 3. Auflage. DM 12,80
65 H. Schubert: Kategorien I. DM 12,80
66 H. Schubert: Kategorien II. DM 10,80
67 Selecta Mathematica II. Hrsg. von K. Jacobs. DM 12,80
71 O. Madelung: Einführung in die Halbleiterphysik. DM 12,80
72 M. Becke-Goehring/H. Hoffmann: Komplexchemie. DM 18,80
73 G. Pólya/G. Szegö: Aufgaben und Lehrsätze aus der Analysis I. DM 12,80
74 G. Pólya/G. Szegö: Aufgaben und Lehrsätze aus der Analysis II. DM 12,80
75 Technologie der Zukunft. Hrsg. von R. Jungk. DM 15,80
78 A. Heertje: Grundbegriffe der Volkswirtschaftslehre. DM 10,80
80 F. L. Bauer/G. Goos: Informatik — Eine einführende Übersicht. DM 9,80
81 K. Steinbuch: Automat und Mensch. DM 16,80
86 Selecta Mathematica. Hrsg. von K. Jacobs. DM 12,80
87 H. Hermes: Aufzählbarkeit, Entscheidbarkeit, Berechenbarkeit. DM 14,80

MIX
Papier aus verantwortungsvollen Quellen
Paper from responsible sources
FSC® C105338

If you have any concerns about our products,
you can contact us on
ProductSafety@springernature.com

In case Publisher is established outside the EU,
the EU authorized representative is:
**Springer Nature Customer Service Center GmbH
Europaplatz 3, 69115 Heidelberg, Germany**

Printed by Libri Plureos GmbH
in Hamburg, Germany